W0255306

# Langenbecks Archiv für Chirurgie

Supplement 1975

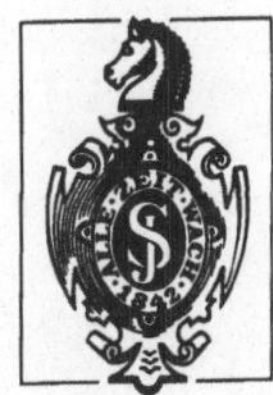

# *Chirurgisches Forum '75*

## für experimentelle und klinische Forschung

*92. Kongreß der Deutschen Gesellschaft für Chirurgie, München, 7.–10. Mai 1975*

*Wissenschaftlicher Beirat*

F. Linder (Vorsitzender)
H. G. Borst, Hannover
W. Brendel, München
F. W. Eigler, Essen
W. Isselhard, Köln
F. Largiadèr, Zürich
J. Schmier, Heidelberg
L. Schweiberer, Homburg
M. Turina, Zürich
E. Wolner, Wien

*Schriftleitung*

F. Linder, H.-D. Röher, U. Mittmann

*Herausgeber*

H. Junghanns, Generalsekretär der Deutschen Gesellschaft für Chirurgie

Springer-Verlag Berlin Heidelberg GmbH

ISBN 978-3-540-07239-3 ISBN 978-3-662-05557-1 (eBook)
DOI 10.1007/978-3-662-05557-1

The exclusive copyright for all languages and countries, including the right for photomechanical and other reproductions, also in microform, is transferred to the publisher.

The use of registered names, trademarks, etc. in this publication does not imply, even in the absence of a specific statement, that such names are exempt from the relevant protective laws and regulations and therefore free for general use.

Alle Rechte, einschließlich das der Übersetzung in fremde Sprachen und das der fotomechanischen Wiedergabe oder einer sonstigen Vervielfältigung, auch in Mikroform, vorbehalten. Jedoch wird gewerblichen Unternehmen fur den innerbetrieblichen Gebrauch nach Maßgabe des zwischen dem Börsenverein des Deutschen Buchhandels e.V. und dem Bundesverband der Deutschen Industrie abgeschlossenen Rahmenabkommens die Anfertigung einer fotomechanischen Vervielfältigung gestattet. Wenn für diese Zeitschrift kein Pauschalabkommen mit dem Verlag vereinbart worden ist, ist eine Wertmarke im Betrage von DM 0,40 pro Seite zu verwenden. *Der Verlag läßt diese Beträge den Autorenverbänden zufließen.*

Die Wiedergabe von Gebrauchsnamen, Handelsnamen, Warenbezeichnungen usw. in dieser Publikation berechtigt auch ohne besondere Kennzeichnung nicht zu der Annahme, daß solche Namen im Sinne der Warenzeichen- und Markenschutz-Gesetzgebung als frei zu betrachten wären und daher von jedermann benutzt werden dürften.

© Springer-Verlag Berlin Heidelberg, 1975
Ursprünglich erschienen bei Springer-Verlag Berlin Heidelberg 1975
Library of Congress Catalog Card Number: 74-2788

# Vorwort

Hiermit liegt der 4. Sonderband des Chirurgischen Forums für Experimentelle und Klinische Forschung als Beitrag zum 92. Deutschen Chirurgen-Kongreß vor.

Die Auswahl der 100 angenommenen Vorträge aus insgesamt 225 Einsendungen erfolgte wiederum durch die wissenschaftliche Forum-Kommission der Deutschen Gesellschaft für Chirurgie, satzungsgemäß ergänzt durch Präsident und Generalsekretär. Beurteilungsgrundlagen waren die termingemäß eingegangenen Abstrakte, deren Herkunft für die Prüfer durch Abtrennung des Kopfes unkenntlich gemacht worden war.

Erfreulich waren die erstmals in größerer Zahl aus der englischsprechenden Welt erhaltenen Anmeldungen. Englisch als moderne „Lingua scientifica" stellt immer mehr die wissenschaftliche Brücke in der naturwissenschaftlichen und medizinischen Welt dar und wurde aus diesem Grunde auch von Anfang an als offizielle Verhandlungssprache des Forums anerkannt.

Bedauerlich war es, daß die Ablehnungsquote aus reinem Zeitmangel während des Kongresses auf knapp unter 50% angesetzt werden mußte. Sicherlich ist so mancher wissenschaftlicher Chirurg der jüngeren Generation nicht zum Zuge gekommen, obwohl er es seiner Leistung nach verdient hätte. Die Limitierung von Autoren thematisch verwandter Arbeiten aus einer Gruppe soll in Zukunft eine breitere Streuung ermöglichen.

Bei der redaktionellen Bearbeitung und der Erstellung der druckfertigen Manuskripte dieses 4. Bandes wurde Professor Dr. H.-D. Röher unterstützt durch Priv.-Doz. Dr. U. Mittmann und unsere Chefsekretärin Fräulein Barbara Jakob.

Die Bedingungen für die Annahme von Beiträgen zum Forum 1976 finden sich auf den Seiten 475/76 dieses Bandes ebenso wie im Heft 2/1975 der Mitteilungen der Deutschen Gesellschaft für Chirurgie.

Heidelberg, März 1975

| H.-D. Röher | F. Linder |
|---|---|
| Für die Schriftleitung | Für die wissenschaftliche Forum-Kommission |

# Inhaltsverzeichnis

Leber - Galle - Pankreas



Herz- und Gefäßchirurgie

Transplantation



Wundheilung



Schock

Traumatologie

Prae- und postoperative Therapie



Endokrinologie

# Contents

Liver - Bile Duct - Pancreas



Cardiac and Vascular Surgery

Transplantation



Wound Healing



Shock

# *Leber – Galle – Pankreas*

## 1. Behandlung von Leberwunden mit Isobutyl-2-Cyanoacrylat unter Blutleere

J. Koning, G. den Otter, P. Blok und J.J. Visser

Afdeling Experimentelle Chirurgie, Vrije Universiteit Amsterdam (Leiter: Prof. Dr. G. den Otter) und Pathologisch Instituut (Leiter: Prof. Dr. R. Donner und Prof. Dr. J. Oort) Academisch Ziekenhuis der Vrije Universiteit Amsterdam

In unserem Experiment wurde bei Bastardhunden mit einem Gewicht von 20 - 32 kg die Verwendbarkeit von Isobutyl-2-Cyanoacrylat (IBCA)[+] bei einer standardisierten Leberverletzung getestet.
Bei 5 Hunden wurde ein radiärer Einschnitt in den linken lateralen Leberlappen vorgenommen mit einer Länge von 5 cm und einer Basis von 2,5 cm.
Bei 25 Hunden wurde eine subtotale Lobektomie am gleichen Leberlappen verrichtet. Hierbei war die Wundfläche durchschnittlich 10 x 2,5 cm gross. Die Narkose wurde mit $O_2$, $N_2O$, Fluothan und Pavulon gegeben. Es wurde eine positive Druckbeatmung mit Hilfe eines endotrachealen Schlauches angewandt. Um Blutleere auf der Wundfläche zu erreichen, wurde die Leberzirkulation durch Abklemmung des Lig. Hepatoduodenale und Einbringen eines internen Shunts in die V. cava inferior gänzlich unterbrochen. Durch lokale digitale Kompression der Leber wurde die Wundfläche völlig trocken. Auf diese somit blutfreie Wundfläche wurde IBCA getropft. Sobald die Polymerisation erreicht war, wurde die digitale Kompression aufgehoben. Bei einer eventuellen Blutung wurde nochmals Kleber angebracht. Nachdem wurde die Leberzirkulation wieder eingesetzt. Bei den 5 Hunden mit radiärem Einschnitt und bei 5 Hunden mit einer subtotalen Lobektomie wurden während einiger Wochen die auftretenden Leberfunktionsstörungen beobachtet. Bei den anderen Hunden wurde in Gruppen von 5 nach jeweils 3, 7, 14, 21 und 42 Tagen eine Relaparotomie verrichtet zur Beurteilung des makroskopischen Ergebnisses und Ausführung von Leberbiopsien.

Resultate: Bei allen Hunden war die Hämostasie ausgezeichnet. In einigen Fällen mußte nach Aufheben der digitalen Kompression nochmals Kleber appliziert werden. Gefäße, die einen maximalen Durchmesser von 8 mm hatten, konnten gut verklebt werden. Die Leberzirkulation wurde durchschnittlich 15 Minuten lang total unterbrochen. Hierbei nahm der Blutdruck im Durchschnitt von

---
+ Butacryl der Fa. Ethicon, Hamburg

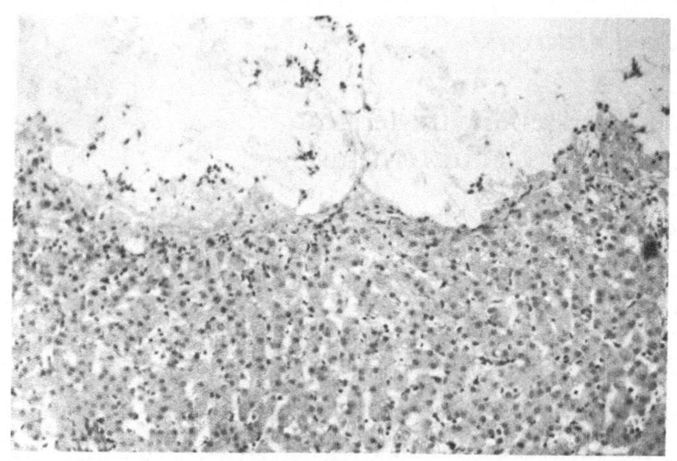

Abb. 1: 3 Tage p. op. Färbung HE (64 x)

115/75 mm Hg bis 50/35 mm Hg ab.
Durch Infusion von Haemaccel via der V. cava superior wurde dieses Niveau aufrecht erhalten. Der postoperative Zustand verlief bei allen Tieren ohne Komplikationen.
Es wurde keine Mortalität durch Leberinsuffizienz beobachtet.
Die Leberfunktionsstörungen, die nach der Operation auftraten, waren innerhalb 6 Wochen verschwunden.
Bei den Reoperationen wurden keine Zeichen von Blutung, Gallenleckschaden oder Infektion gefunden.
Nach 3 Tagen hatte sich ein Omentumzipfel gegen die geklebte Wundfläche gelegt. Nach 7 Tagen war dieser fest mit der Leberoberfläche verwachsen. Später nahm die Anzahl der Adhäsionen mit dem geklebten Leberteil ab. Der Kleber wurde durch eine glatte Bindegewebsschicht abgekapselt.

Histologische Untersuchung

Bei der Beurteilung der Leberbiopsien wurden die folgenden Punkte beachtet:

1. die histologische Reaktion in der direkten Umgebung des Klebers
2. die Veränderungen am Rande der Resektionsfläche
3. Veränderungen anderwärts in der Leber

1. Die histologische Reaktion in der direkten Umgebung des Klebers: In allen Präparaten wurde der Kleber zurückgefunden. Es entstand eine mit der Zeit dicker werdende Schicht Fibrokollagen-Bindegewebe um den Kleber. Nach 3 Tagen war diese 10 - 40 Mikron, nach 6 Wochen 40 - 100 Mikron dick.
In der ersten Woche war das Bindegewebe locker mit viel Fibro-

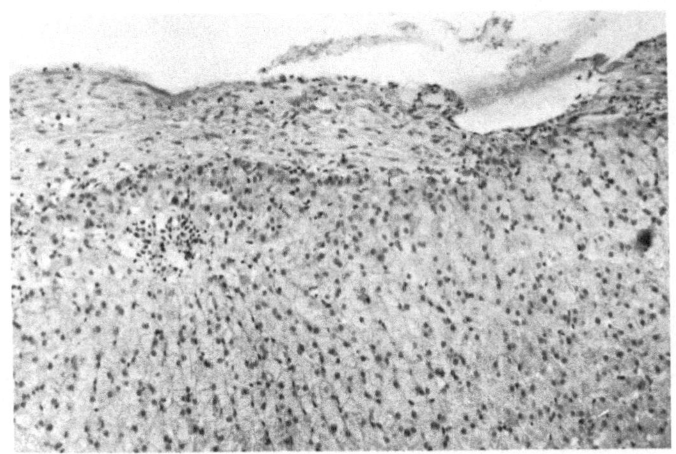

Abb. 2: 14 Tage p. op. Färbung HE (64 x)

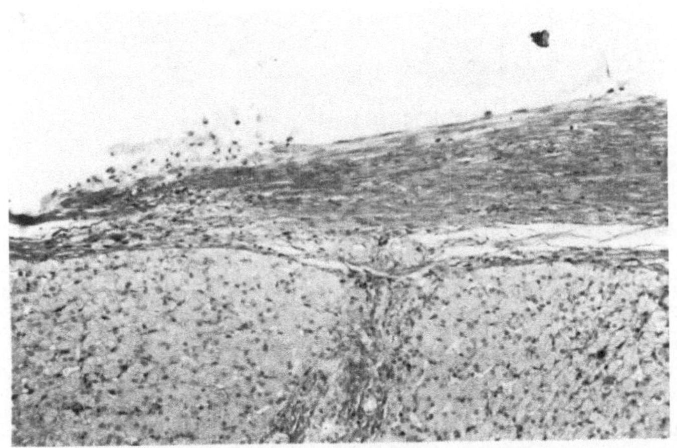

Abb. 3: 42 Tage p. op. Färbung PAS-Diastase (64 x)

blasten-Aktivität, später straffer zusammengesetzt mit weniger Zellelementen (Abb. 1, 2, 3).

In der ersten Woche p. op. wurde eine mäßig starke, akute Entzündungsreaktion beobachtet. Nach 14 Tagen nahm diese Reaktion ab und es waren vornehmlich chronische Entzündungsstellen vorhanden. In den Biopsien nach 42 Tagen wurden sporadisch Lymphozyten und Plasmazellen angetroffen. In direkter Umgebung des Klebers wurden nach 7 Tagen Fremdkörperriesenzellen angetroffen, die auch in allen folgenden Biopsien beobachtet wurden.

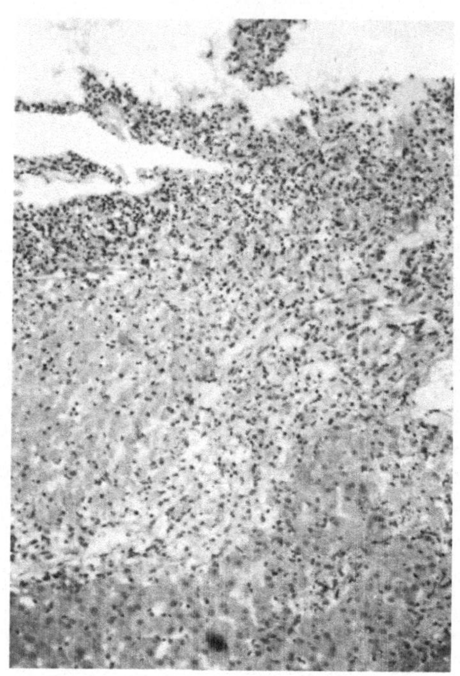

Abb. 4: 3 Tage p. op. Färbung HE (64 x).

2. Die Veränderungen am Rande der Resektionsfläche: Im Leberparenchym an der Resektionsfläche wurden nach 3 Tagen manchmal bis zu 700 Mikron große Gebiete vorgefunden mit deutlichen Zeichen von Leberzellverfall. Hier entstand auch eine ausgeprägte Infiltration mit akuten Entzündungszellen. Außerdem wurde eine starke Fibroblasten-Aktivität wahrgenommen (Abb. 4).
Nach 7 Tagen bestand eine deutliche Zunahme der Fibrosis und es waren viele Makrophagen anwesend. In allen Fällen kam ein wechselndes Quantum von Gallenthrombi vor.

3. Veränderungen anderwärts in der Leber: nach 3 Tagen wurde in den Leberlappen bei allen Biopsien Ödem in den portalen Gebieten festgestellt. Diese Erscheinung war nach 21 Tagen mehr oder weniger verschwunden. Auch war in 80% der Fälle eine Dilatation der Sinusoiden erkennbar. Diese war nach 14 Tagen verschwunden. Bis zu 14 Tagen p. op. wurde manchmal eine geringe diffuse Infiltration mit Entzündungszellen gesehen.
In verschiedenen Biopsien von allen Zeitabständen p. op. wurden Zeichen gefunden von hydropischer Degeneration von Leberzellen im centrilobulären Gebiet. Dieses Phänomen kam nach 14 Tagen in 80% der Fälle vor. In drei Fällen führte diese Leberbeschädigung zu centrilobulärem Zelluntergang und Infiltration mit akuten Entzündungszellen, Makrophagen und Fibroblasten.

Konklusion: Mit der durch uns angewandten Technik war die Behandlung von Leberschäden mit Isobutyl-2-Cyanoacrylat gut möglich. In der postoperativen Phase entstanden keine Komplikationen. Der Kleber verursachte eine mäßig ausgeprägte Entzündungsreaktion mit Formung von Fremdkörperriesenzellen, die nach 6 Wochen so gut wie verschwunden war.
Eine viel heftigere Entzündungsreaktion wurde verursacht durch Leberzelldegeneration infolge von Zirkulationsstörungen als Folge des Operationstraumas.
Die Abweichungen, die durch die 15 Minuten dauernde vaskuläre Isolation der Leber entstanden, waren reversibel. Nur in drei Fällen entstanden irreversible Abweichungen im centrilobulären Gebiet.

Conclusion: By means of the applied technique the treatment of liver damage with isobutyl-2-cyanoacrylate was easily possible. No complications were observed in the postoperative phase. The glue caused a mild inflammatory reaction with formation of foreign body giant cells which disappeared after 6 weeks. A more pronounced inflammatory reaction was caused by liver cell degeneration due to circulatory disturbances following operative trauma. The changes following the vascular isolation of the liver for period of 15 minutes were reversible. Only in three cases irreversible changes took place in the centrilobular area.

Dr. J. Koning, Afd. Heelkunde Vrije Universiteit
De Boelelaan 1117, Amsterdam/ NL

# 2. Enzymausstattung und morphologisches Bild der normalen und cirrhotischen Rattenleber nach Pfortaderligatur und Subcutantransposition der Milz

Zelder, O., R. Dorn, H.H. Bürcklein, Chr. Bode, J.Ch. Bode, C.R. Jerusalem

Chirurgische und Medizinische Universitätsklinik Marburg/Lahn, Labor voor Cytologie en Histologie, Universiteit Nijmegen/NL

Fragestellung: Es sollte der Einfluß einer Pfortaderligatur (PL) nach Subcutantransposition (SCT) der Milz und Kollateralisierung (Abb. 1a und b) auf die Enzymausstattung und den morphologischen Befund der normalen und cirrhotischen Rattenleber untersucht werden.

Methodik und Material: An normalen (A, n = 14) und cirrhotischen (B, n = 12) Wistar-Ratten wurde 21 Tage nach Subcutantransposition der Milz die Pfortader ligiert, nachdem sich eine gute Kollateralisierung hauptsächlich zur V. cava inferior ausgebildet hatte. 7 Tage (I SCT/PL) bzw. 14 Tage (II SCT/PL) später wurden je 7 (6) Tiere getötet und in der Leber neben Gesamt-, löslichem und mikrosomalem Protein die Aktivitäten von 15 "Marker-Enzymen" verschiedener zellulärer Lokalisation (Cytoplasma, Mitochondrien, Mikrosomen) und Stoffwechselwege (Glykolyse, Glukoneogenese, Zitronensäurezyklus, Transaminierung, Harnstoffzyklus) nach Standardmethoden gemessen. Bei beiden Gruppen (A und B) und Serien (I und II SCT/PL) dienten je 7 (6) scheinoperierte (S) und nicht operierte (K) Tiere, die unter Paarfütterung gehalten wurden, als Kontrollen. Neben histologischen Untersuchungen wurden Körper- und Lebergewichte kontrolliert. Die Lebercirrhose wurde durch perorale Gabe von 30% Thioacetamid (TAA) im Trinkwasser über 4 Monate hin erzeugt. Die Kollateralisierung wurde durch Splenoportographie (Abb. 1 a und b) und Autopsie überprüft.

Ergebnisse: Die Überlebensrate im Beobachtungszeitraum bis zur Tötung betrug 100% in beiden Gruppen (A und B). Das Körpergewicht nahm in Gruppe A und B in Serie I im Mittel um ca. 20 g, in Serie II um ca. 30 g ab. Wesentliche Unterschiede zwischen SCT, S und K waren nicht vorhanden. Das Lebergewicht war bereits 7 Tage nach Pfortaderligatur um durchschnittlich 25% vermindert, ein weiterer Abfall war nach 14 Tagen nicht erkennbar.

Gruppe A: Gesamtprotein und lösliches Protein waren kaum verändert.

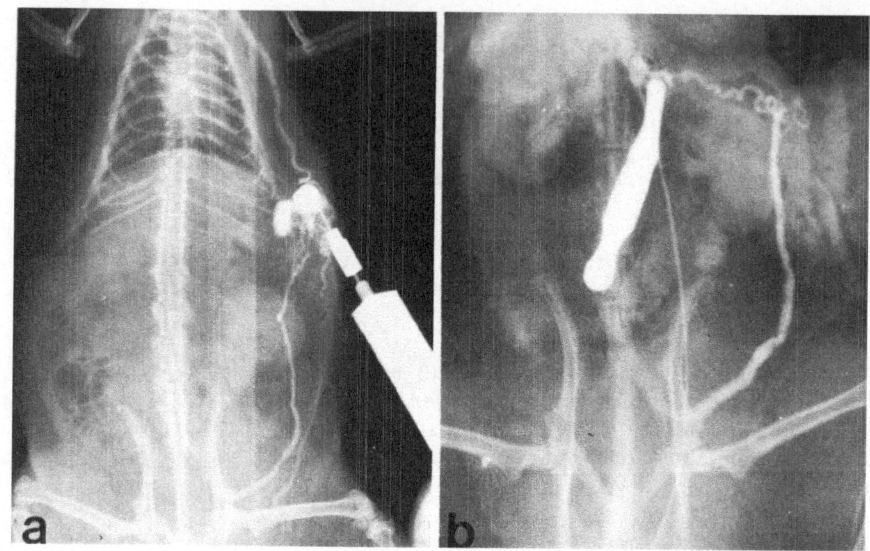


Abb. 1a und b: a) Splenographie nach Subcutantransposition der Milz und Pfortaderligatur. Sofortige Füllung der Kollateralen und Abflüsse zur V. cava; keine Darstellung der Venen im Splanchnikusgebiet. b) Portographie nach Einführen eines Katheters in die Pfortader und peripherer Abklemmung nach Subcutantransposition der Milz und Pfortaderligatur. Retrograde Füllung der V. lienalis der Kollateralen und Abflüsse zur V. cava.

Glykolytische Enzyme: (HK, F-6-PK) waren in A I/SCT und II/SCT mäßig stark erhöht, die des oxydativen Stoffwechsels (Zitratzyklus: CE, T-IDH, D-IDH) des G-6-P-shunts und der Glukoneogenese (Glukose-6-Pase ) und des Alpha-Glycerophosphatzyklus ($GP_{ox}$) leicht erniedrigt. Auffällig war eine signifikante Abnahme der Arginase ($p < 0,05$). Die Aktivitäten mikrosomaler, am Arzneimittelabbau beteiligter Enzyme (Acetanilidhydroxylase, Cytochrom-C-Reduktase (NADH/NADPH)) zeigten uneinheitliches Verhalten. Histologisch fand man nach Pfortaderligatur eine geringe bis mäßiggradige Leberzellatrophie mit teilweise vermindertem Glykogengehalt.

Gruppe B: Es wurde nach viermonatiger peroraler TAA-Gabe (30%) im Trinkwasser eine für dieses Modell typische, gemischt klein bis grobknotige Lebercirrhose erzeugt (4). Auffällig war die hohe Zahl von großen Zellen mit hell gefärbtem Cytoplasma (Abb. 2). Gesamt- und lösliches Protein und Enzymaktivitäten zeigten ähnliches Verhalten wie in A. Auch hier eine signifikante Erniedrigung der Arginaseaktivität ($p < 0,05$) bei SCT gegenüber S (Tabelle 1). Die mikrosomalen Enzyme waren nicht verändert.

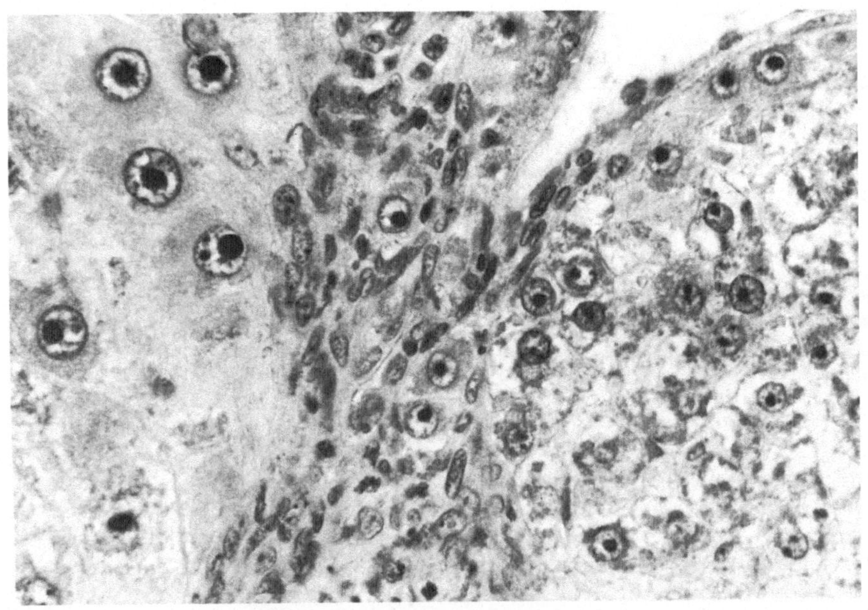

Abb. 2: Lebercirrhose nach peroraler Gabe von 30% Thioacetamid (TAA) bei der Ratte vom gemischt klein- bis grobknotigen Typ. Auffällig sind große Hepatocyten mit hellem Cytoplasma, großen Zellkernen mit 1 oder 2 Nucleoli.

Histologisch fanden sich nach Pfortaderligatur keine weiteren Veränderungen an der Cirrhoseleber.

Schlußfolgerung: Die Änderung von Enzymaktivitäten der Glykolyse (↑) und des oxydativen Stoffwechsels (↓) sind als adaptiver Prozess an die durch SCT veränderte Durchblutung zu deuten. Bei der Cirrhoseleber muß dies bereits vor der Pfortaderligatur als Erklärung für die insgesamt höheren Werte angenommen werden. Ähnliches Verhalten von Enzymaktivitäten wurde in anderen Untersuchungen (z. B. portocavale Anastomose, Lebertransplantation) beobachtet (2, 5). Der signifikante Abfall der Arginase (Harnstoffzyklus) ist nicht durch verminderte Proteinzufuhr (Paarfütterung) erklärt. Da ein allgemeiner Verlust löslicher Proteine nicht vorlag, bleibt als Erklärung eine Verminderung des Substratangebotes ($NH_3$) pro Zeiteinheit an das bestehende Leberzellvolumen (3).

Zusammenfassung: Es wird der Einfluß einer Pfortaderligatur nach Subcutantransposition der Milz auf Enzymausstattung und morphologisches Bild der normalen und cirrhotischen Rattenleber untersucht.

Tabelle 1

| | I SCT/PL | I S | I K | II SCT/PL | II S | II K |
|---|---|---|---|---|---|---|
| Normal | 446 ± 234 xx | 601 ± 157 | 872 ± 352 | 387 ± 199 x xx | 625 ± 129 | 709 ± 122 |
| Cirrhose | 753 ± 133 x | 1016 ± 104 | 1049 ± 302 | 1003 ± 235 | 1136 ± 223 | 1293 ± 522 |

Arginase-Aktivitäten (U/g Leber) in der normalen und cirrhotischen Rattenleber, 7 (I SCT/PL) bzw. 14 (II SCT/PL) Tage nach Pfortaderligatur (PL) und Subcutantransposition (SCT) der Milz im Vergleich zu Lebern scheinoperierter (S) und nicht operierter (K) Tiere unter Paarfütterung.

Normaltiere: n = 7 je Gruppe (SCT,S,K)
Cirrhosetiere: n = 6 je Gruppe (SCT,S,K)
Signif.-t-Test: x SCT/S p 0,05
xx SCT/K p 0,05

Der Anstieg von Enzymaktivitäten der Glykolyse und der Abfall von Enzymaktivitäten des oxydativen Stoffwechsels werden als Adaptation an die veränderte Durchblutung der Leber gedeutet. Der signifikante Abfall der Arginase (Harnstoffzyklus) ist nicht auf die verminderte Proteinzufuhr (Paarfütterung) sondern als Verminderung des Substratangebotes $NH_3$/t/Leberzellvolumen zu deuten. Das histologische Bild der normalen und cirrhotischen Rattenleber änderte sich nach Pfortaderligatur nur gering.

Summary: The effect of portal vein ligation after subcutaneous transposition of the spleen is investigated on enzyme-activities and morphological pattern of the normal and cirrhotic rat-liver. The increase of glycolytic enzyme-activities and the decrease of enzyme-activities of oxidative metabolic pathways can be explained by adaptation on throttled blood supply of the liver. Significant decrease of arginase-activity (urea-cycle) can not be explained by reduced protein content of food (pair-fed-animals). Diminished substrate (ammonia)-level ($NH_3$/t/hepatocytes) may be an explanation. Histological pattern of normal and cirrhotic rat liver is nearly unchanged after portal vein ligation.

Literatur

1. Bengmark, S., B. Börjesson, T. Olin, S. Sakuma, J. Vosmic: Subcutaneous transposition of the spleen-an experimental study in the rat. Scand. J. Gastroent. 5, Suppl. 7 175 - 179 (1970)

2. Bode, Chr., O. Zelder, A. Middeler, J. Ch. Bode: Einfluß einer portocavalen Anastomose (PCA) auf die Aktivität cytoplasmatischer, mitochondrialer und mikrosomaler Enzyme in der normalen und in der cirrhotischen Rattenleber. Langenbecks Arch. Chir. Suppl. Chir. Forum 149-152 (1974)

3. Schimke, R.T.: Adaptive characteristics of urea-cycle enzymes in the rat. J. Biol. Chem. 237, 459-468 (1962)
- The importance of both synthesis and degradation in the control of arginase-levels in rat liver. J. Biol. Chem. 239, 11, 3008 - 3817 (1964)

4. Thoenes, W., P. Bannasch: Elektronen- und lichtmikroskopische Untersuchungen am Cytoplasma der Leberzellen nach akuter und chronischer Thioacetamidvergiftung. Virchow's Arch. Path. Anat. 335, 556 - 583 (1962)

5. Zelder, O.: Zur Chirurgie im Bereich des Pfortadersystems und zur heterotopen auxiliären Lebertransplantation. Habil-Schrift, Görich und Weiershäuser, Marburg (1974)

Priv.-Doz. Dr. O. Zelder, Chirurgische Universitäts-Klinik 355o Marburg, Robert- Koch- Str. 8

# 3. Neubewertung der Wirkung der totalen Colektomie und der intestinalen Sterilisation nach portocavalem Shunt

J. Funovics, J. H. James, J.M. Keane, R.I.C. Wesdorp und J.E. Fischer

I. Chirurgische Universitätsklinik Wien (Vorstand: Prof. Dr. P. Fuchsig) und Department of Surgery, Massachusetts General Hospital and Harvard Medical School Boston, Mass./USA

Der therapeutische Effekt der "intestinalen Sterilisation" und der Colektomie bei Patienten mit hepataler Encephalopathie ist in zahlreichen, auch prospektiven Untersuchungen nachgewiesen. Beiden Verfahren wurde allgemein eine Verminderung der Urease-produzierenden Bakterienflora und des Ammoniakspiegels zugesprochen, was als indirekte Bestätigung des Konzeptes über die Pathogenese aufgefaßt wurde, daß der Ammoniak schlechthin die Substanz ist, die vor allem durch Interferenz mit dem Energiestoffwechsel für die cerebralen Ausfälle verantwortlich ist. Diese Auffassung hat in Klinik und im Experiment kritischen Prüfungen kaum entsprochen, weswegen nach Alternativen gesucht wurde. Einen wesentlichen Beitrag dazu leisteten die Ergebnisse von Fischer, Baldessarini u. Ma. (1), die neben den Veränderungen der neutralen Aminosäuren im Gehirn eine Störung der Transmitterfunktion als gemeinsame Ursache der vielfältigen klinischen Ausfälle im Coma hepaticum nachgewiesen haben. Die Akkumulation von falschen Neurotransmittern und die Abnahme der physiologischen Katecholamine Noradrenalin und Dopamin verursachen durch verminderte Impulsweitergabe die Abschwächung des neuralen Erregungsablaufes im Gehirn, was sich klinisch als Encephalopathie äußert. Beide therapeutischen Maßnahmen sollten daher den cerebralen Gehalt an falschen Neurotransmittern senken und einen Einfluß auf die aromatischen Aminosäuren Phenylalanin, Tryptophan und Tyrosin, die alle Präkursorsubstanzen aktiver Amine sind, ausüben.

Material und Methodik: 96 Sprague-Dawley-Ratten beiderlei Geschlechts, zwischen 2oo und 225 g wurden in 2 Gruppen (GR) geteilt: GR I.: $A_1$ = Kontrolltiere + Wasser, $B_1$ = Kontrolltiere + Kanamycin, $C_1$ = portocavaler Shunt + Wasser, $D_1$ = Shunt + Kanamycin. Anlegen des portocavalen Shunts mit der Teflon-Knopf-Technik, Stabilisierung der Tiere durch 4 Wochen 1oo mg Kanamycin/kg 2 x tgl durch 3 Tage per Magensonde.
GR II.: $A_2$ = Kontrolltiere, $B_2$ = Colektomie, $C_2$ = portocavaler Shunt, $D_2$ = Shunt + Colektomie. Die Colektomie wurde 3 Wochen nach dem Shunt durchgeführt, die Ileorectostomie durch einschichtige invertierende Anastomose.

Tabelle 1

| Aminosäure | Freie Plasma-Aminosäuren µg/ml Kontr. | Shunt | Freie/Gesamt Plasma-Aminosäuren µg/ml Kontr. | Shunt | Freie/Gehirn Aminosäuren µg/ml Kontr. | Shunt |
|---|---|---|---|---|---|---|
| Tryptophan | 0,901 ± 0,059 | 1,420 ±0,108 | 0,046 ±0,004 | 0,080 ±0,007 | 0,175 ±0,005 | 0,097 ±0,010 |
| | p < 0,01 | | p < 0,01 | | p < 0,001 | |
| Phenylalanin | 3,061 ±0,182 | 3,392 ±0,151 | 0,185 ±0,010 | 0,186 ±0,010 | 0,127 ±0,008 | 0,097 ±0,007 |
| | n. s. | | n. s. | | p < 0,05 | |

Tabelle 2

| | | | $A_1$ Kontr. +Wasser | $B_1$ Kontr. +Kanamycin | $C_1$ Shunt +Wasser | $D_1$ Shunt +Kanamycin | |
|---|---|---|---|---|---|---|---|
| Gehirn | OKT | ng/g | 5,84±0,50 | 6,16±0,58 | 16,61±1,93 | 10,56±1,12 | ++ |
| | PHE | µg/g | 24,09±0,54 | 23,91±0,52 | 37,15±1,39 | 32,03±1,44 | ++ |
| | TYR | | 13,30±0,37 | 14,28±0,57 | 34,70±2,05 | 30,81±2,50 | |
| | TRY | | 4,21±0,14 | 4,33±0,26 | 13,12±1,28 | 10,71±1,04 | |
| Plasma | PHE | µg/ml | 16,11±0,27 | 15,46±0,34 | 20,46±1,04 | 16,88±0,57 | +++ |
| | TYR | | 12,49±0,47 | 14,17±0,55 | 21,49±0,71 | 18,49±1,57 | |
| | TRY | | 18,02±0,72 | 18,79±0,81 | 17,45±0,90 | 15,27±1,04 | |

++ = p < 0,02
+++ = p < 0,01

Tötung aller Tiere durch Dekapitation 3 Wochen nach der Colektomie. Enzymatischer Nachweis des Oktopamins im Gehirn, photofluorometrischer Nachweis der Aminosäuren im Gehirn und Plasma.

Ergebnisse: Die Änderung der Relation der Aminosäurefraktionen nach portocavalem Shunt siehe Tabelle 1: Signifikante Zunahme (p < 0,01) des freien Plasmatryptophans, Verschlechterung des Quotienten freies gegen Gesamttryptophan im Plasma (p < 0,01) und des Quotienten freie gegen Gehirnaminosäuren sowohl bei Tryptophan (p < 0,01) als auch bei Phenylalanin (p < 0,05).

Tabelle 3

| | $A_2$ Kontrolle | $B_2$ Colektomie | $C_2$ Shunt | $D_2$ Shunt + Colektomie | |
|---|---|---|---|---|---|
| Gehirn | | | | | |
| OKT ng/g | 5,70±1,01 | 4,90±0,64 | 19,06±4,58 | 11,07±1,72 | +++ |
| PHE µg/g | 24,39±0,31 | 27,75±1,86 | 44,05±2,64 | 38,41±2,80 | ++ |
| TYR | 13,33±0,72 | 16,32±1,20 | 27,52±3,71 | 24,61±2,36 | |
| TRY | 4,28±0,26 | 5,95±0,25 | 11,07±1,01 | 9,94±1,43 | |
| Plasma | | | | | |
| PHE µg/ml | 16,08±2,27 | 16,54±0,52 | 23,49±1,12 | 20,37±1,50 | |
| TYR | 8,76±0,29 | 14,05±1,52 | 20,43±2,02 | 18,14±1,29 | |
| TRY | 18,00±0,70 | 16,08±1,01 | 16,07±0,72 | 12,88±1,03 | ++ |

++ = p 0,02

+++ = p 0,01

Bei GR I bewirkt die "intestinale Sterilisation" (Tabelle 2) bei Kontrolltieren keine Änderung des Gehirnoktopamins, bei Shunttieren eine signifikante Abnahme von 16,61±1,93 auf 10,56±1,12 ($p < 0,02$) ng/g. Ebenso signifikanter Abfall des Phenylalanins im Gehirn von 37,15 ± 1,39 auf 32,03 ± 1,44 µg/g ($p < 0,02$) und im Plasma von 20,46 ± 1,04 auf 16,88 ± 0,57 µg/ml ($p < 0,01$).

Der Ammoniakspiegel beträgt für $A_1$ 264 ± 36 µg%, $B_1$ 258 ± 19, $C_1$ 422 ± 62, $D_1$ 395 ± 56 (p = n.s.). GR II: Signifikanter Abfall des Oktopamins von 19,06 ± 4,58 auf 11,07 ± 1,72 ng/g ($p < 0,01$) und des Plasmaphenylalanins von 44,05 ± 2,64 auf 38,41 ± 280 µg/g ($p < 0,02$). Sowohl bei Kontrolltieren als auch bei Tieren mit Shunt Abnahme des Plasmatryptophans nach Colektomie von 16,07 ± 0,72 auf 12,88 ± 1,03 µg/ml ($p < 0,02$). Die Plasma und Gehirnspiegel von Tyrosin sind durch die Therapie nicht signifikant beeinflußt.

Diskussion: Die Ergebnisse dieses Experimentes deuten auf die Vielfalt der Änderungen der beiden therapeutischen Methoden. Zwar tritt auch eine nicht signifikante Senkung des Ammoniakspiegels auf, aber die klarsten Unterschiede liegen in der Beeinflußung der falschen Neurotransmitter, für die im Gegensatz zu Ammoniak eine direkte Korrelation mit dem Stadium des Coma hepaticum auch bei Patienten nachgewiesen wurde (2). Pharmaka, die selektiv den Ammoniakspiegel senken, haben demnach auch zu keiner Besserung der Encephalopathie geführt (3). Diese mehrfache Diskrepanz ist mit der bisherigen Annahme unvereinbar, daß Ammoniak schlechthin die pathogene Substanz im Coma hepaticum ist, auch wenn hohe Ammoniakkonzentrationen im Gehirn, wie sie bei Störungen des Urea-Zyklus vorkommen, eine Encephalopathie auslösen können, was aber im Grunde auch für viele andere Verbindungen gilt (4). Hohe Plasmakonzentrationen an aromatischen Aminosäuren Phenylalanin, Tyrosin und weniger Tryptophan sind bei Leberinsuffizienz in Klinik und im Experiment gefunden worden. Diese Aminosäuren sind teilweise Muttersubstanzen der Katecholamine und deren cerebraler Spiegel bestimmt daher weitgehend die Syntheserate, wobei vor allem das Phenylalanin durch Hemmung eines Fermentes (der Tyrosinhydroxylase) die Ansammlung von falschen Neurotransmittern begünstigt. Die Erhöhung des Gehirntryptophans bei unveränderten Konzentrationen des Gesamtplasmaspiegels wird durch den Anstieg des freien Plasmatryptophans erklärlich, das nicht an Albumin gebunden ist und das den Gehirnspiegel direkt beeinflußt. Damit wieder geht ein erhöhter Serotoninspiegel einher, einem hemmenden Neurotransmitter, dessen Anstieg im Coma ebenso nachgewiesen wurde (5). "Intestinale Sterilisation" und Colektomie bewirken daher über eine Änderung der aromatischen Aminosäuren eine Normalisierung der cerebralen Neurotransmitter, weshalb klinisch eine Besserung der hepatalen Encephalopathie erwartet werden kann.

Zusammenfassung: Der therapeutische Effekt der totalen Colektomie und der "intestinalen Sterilisation" nach porto-cavalem Shunt wurde an 96 Sprague-Dawley-Ratten untersucht: Beide Verfahren haben keinen signifikanten Einfluß auf den Serumammoniakspiegel, führen zur signifikanten Abnahme des Oktopamins - einem bekannten falschen Neurotransmitter - im Gehirn und beeinflussen unterschiedlich die Konzentrationen der aromatischen Aminosäuren im Gehirn und Plasma, die Präkursoren biogener Amine sind. Die therapeutische Wirksamkeit erfolgt somit über eine Beeinflussung der zentralen und peripheren Neurotransmitter.

Summary: The effect of total colectomy and "intestinal sterilisation" following chronic portocaval shunt was investigated in 96 Sprague-Dawley rats: while both therapeutic procedures are of no significant impact on serum ammonia concentrations there is a significant reduction of brain octopamine, a known false neurochemical transmitter, and a clear response on aromatic amino acid levels in brain and plasma. The interference with central and peripheral neurotransmitters is suggested as an alternative mechanism in experimental encephalopathy.

Literatur

1. J.E. Fischer, R.J. Baldessarini: False Neurotransmitters and Hepatic Failure Lancet 2, 75 (1971)

2. K.C. Lam, A.R. Tall et al.: Role of a False Neurotransmitter. Octopamine in the Pathogenesis of Hepatic and Renal Encephalopathy. Scand. J. Gastroent. 8, 465 (1973)

3. A. Dawson, S. Sherlock: The Effect of the Amine Oxydase Inhibitor Marsilid on Ammonium Metabolism in Liver Disease. Cli. Sci. 17, 587 (1968)

4. A.G. Campbell, L. Rosenberg et al.: Ornithine Transcarbamylase Deficiency. N. Engl. J. Med. 288, 1 (1973)

5. R.J. Baldessarini, J.E. Fischer: Serotonin Metabilism in Rat Brain after Surgical Diversion of the Portal Venous Circulation. Nat. New Biol. 245, 140 (1973)

Dr. J. Funovics, I. Chirurgische Universitätsklinik
A 1090 Wien / Oesterreich, Alserstr. 4

# 4. Senkung des Serumbilirubinspiegels durch Hämoperfusion nach experimenteller Gallengangsunterbindung. Affinitätschromatographische Bindung von Bilirubin an Albumin konjugiert mit Agarose

L. Lehr

Abteilung für Experimentelle Chirurgie (Leiter: Prof. Dr. R. Gottlob) der I. Chirurgischen Universitätsklinik Wien (Vorstand: Prof. Dr. P. Fuchsig)

Einleitung: Während wasserlösliche, nicht proteingebundene Substanzen wie z.B. Harnstoff oder Ammoniak durch Hämodialyse und Hämoperfusion über Aktivkohle aus dem Blut entfernt werden können (3), versagen diese Verfahren bei fettlöslichen, eiweißgebundenen Stoffen. Serumbilirubin liegt über einen Konzentrationsbereich von 0 - 200 mg/l zu 98 - 99% in an primäre Bindungsstellen hoher Affinität des Albuminmoleküls und zu 1-2% in an solche höherer Ordnung und geringerer Affinität gebundener Form und nur zu 0,000011 - 0,0028 frei vor (5). Während bei fulminantem Leberversagen nach Hämoperfusion über das Adsorberharz XAD-2 die Serumbilirubinspiegel signifikant unter den Kontrollwerten lagen (3), konnte die Hyperbilirubinämie nach Gallengangsunterbindung am Hund weder mit XAD-2 noch mit dem Ionenaustauscherharz Dowex 1X4, trotz nachgewiesener Bindung von Bilirubin nicht beeinflußt werden (4).

Durch einstündige Hämoperfusion über kovalent an Agarose gebundenes Albumin gelang an Gunn Ratten und Ratten mit Gallengangsunterbindung eine bis zu 70%ige Senkung des Serumbilirubinspiegels bei 100%iger Überlebensrate und minimalen Veränderungen des Blutbildes, der Plasmaelektrolyte und -proteine (2). Dieses Verfahren basiert auf dem Prinzip der Affinitätschromatographie (1), eine in der Biochemie übliche Reinigungsmethode, die auf der spezifischen Wechselwirkung von zwei Reaktionspartnern (dem sogen. Effektor und dem affinen Partner) beruht. Der Effektor wird kovalent an einen wasserunlöslichen Träger gebunden und in eine Chromatographiesäule gepackt. Schickt man eine Lösung des affinen Partners darüber, so wird dieser durch Komplexbildung mit dem unlöslichen Effektor festgehalten.

Methodik: In Pharmacia Chromatographiesäulen Type K 15/30 1,5 x 30 cm wurden nach Aufbohren der Ausflußöffnung auf 3,7 mm ∅ und Einsetzen eines bed support net mit einer Porengröße von 42 µ 50 ml Agarose (Sepharose 4 B) als Träger an die mittels der Bromcyanmethode bovines Albumin als Effektor gebunden worden war, gefüllt. Untersuchungen mit $^{131}$J Albumin ergaben 10 - 20 mg gebundenes Albumin pro g Gel.

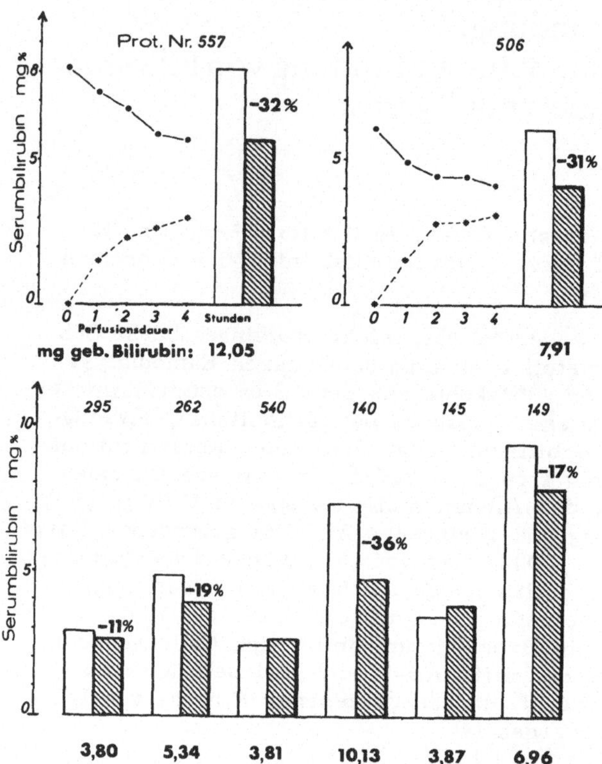


Abb. 1: Serumbilirubinspiegel (ausgezogene Kurven) und Bilirubinkonzentration im aus der Säule abfließenden Blut (strichliert). Verhalten während 4-stündiger Hämoperfusion. Serumbilirubinspiegel vor (weiße Säule) und nach (schraffiert) 4-stündiger Perfusion und Abnahme in %. Während 4-stündiger Perfusion von 50 ml Gel gebundene Bilirubinmenge.

An acht Kaninchen, 2.000 - 2.500 g schwer, wurde, 3 - 10 Tage nach Unterbindung des Gallenganges, in Nembutalnarkose das Blut des heparinisierten Tieres über ein mit Macrodex gefülltes extracorporales Schlauchsystem mit einer Geschwindigkeit von 50 ml/h aus der A. femoralis durch die Säule und über einen Katheter in der V. femoralis in das Tier zurückgepumpt. Ein Lichtzutritt und eine dadurch mögliche Zerstörung von Bilirubin wurde mittels Aluminiumfolie verhindert. Während der drei- bis vierstündigen Hämo-

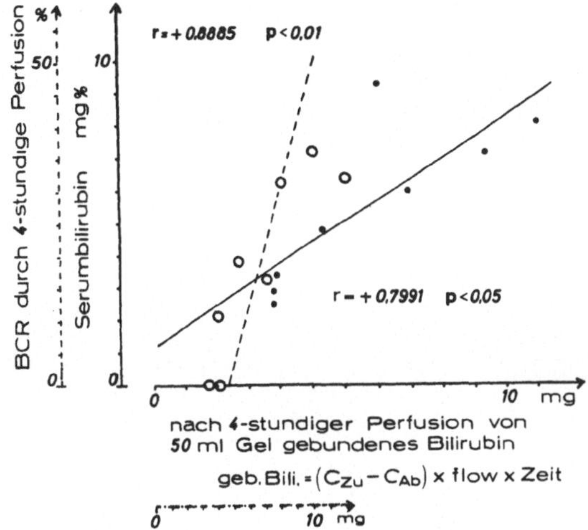


Abb. 2: Beziehung zwischen der von dem Gel gebundenen Bilirubinmenge und Serumbilirubinspiegel (ausgezogene Linie) bzw. Bilirubin-Clearance-Rate (BCR) (strichliert).

perfusion wurden Blutproben in stündlichen Intervallen aus den zu- und abführenden Schenkeln des Perfusionssystems entnommen. Bestimmt wurden: Gesamtbilirubin, direktes und indirektes Bilirubin (Biochemica Testsatz), Zahl der Erythrozyten, der Leukozyten und Thrombozyten, Hämatokrit, gebundenes und freies Hämoglobin. Berechnet wurde die gesamte von dem Gel gebundene Bilirubinmenge nach : Konzentration im Zufluß - Konzentration im Abfluß x Flußgeschwindigkeit x Zeit und die Bilirubin Clearance Rate (BCR): a) nach BCR = $SB_o$ - $SB_t$) / $SB_o$ x 100 % ($SB_o$ = Serumbilirubin vor Beginn der Hämoperfusion) als Ausdruck der erzielten Bilirubinspiegelsenkung (Abb. 2); b) nach BCR = ($C_{Zu}$ - $C_{Ab}$) / $C_{Zu}$ x 100% ($C_{Zu}$ = Bilirubinkonzentration im Zufluß zur Säule) als Maßstab für die Bilirubinbindungskapazität des Gels (Abb. 3).

Ergebnisse: In 6 Experimenten konnte eine Senkung des Serumbilirubinspiegels um 11 bis zu 36% erreicht werden (Abb. 1). Das Ausmaß der Senkung ist unabhängig von dessen Höhe vor Beginn der Hämoperfusion und, scheinbar von individuellen Faktoren (rasche Mobilisierung gewebsgebundenen Bilirubins ?) beeinflußt, nicht vorhersagbar. Die gebundene Bilirubinmenge betrug bis zu 12 mg pro 50 ml Gel; sie ist umso höher, je höher die Serumbilirubinkonzentration ist (Abb. 2, ausgezogene Gerade). Die mit abnehmender Menge an gebundenem Bilirubin ebenfalls abnehmende BCR wird, wenn im Verlauf von vier Stunden weniger als rund

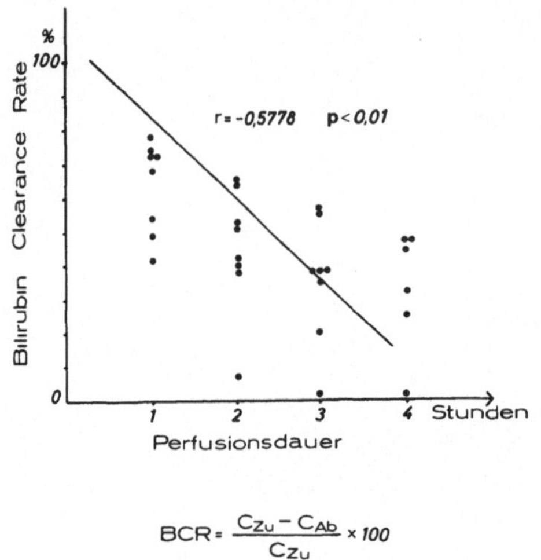


$$BCR = \frac{C_{Zu} - C_{Ab}}{C_{Zu}} \times 100$$

Abb. 3: Abnahme der Bilirubin-Clearance-Rate (der Anteil Bilirubin im Zufluß zur Säule der bei Passage des Gels gebunden wird) mit zunehmender Perfusionsdauer.

Tabelle 1

| Protokoll Nr | ABNAHME IN % | | | | |
|---|---|---|---|---|---|
| | Ery/mm³ | Hk % | Hb g% | Leuko/mm³ | Thrombo/mm³ |
| 149 | 2,5 | 0 | 10,0 | 45,4 | 47,3 |
| 557 | 6,9 | 2,9 | 7,6 | 65,4 | 94,0• |
| 140 | 8,3 | 11,5 | 14,2 | 87,4 | 42,8 |
| 506 | 23,2 | 7,7 | 24,4 | 79,1 | 68,5 |
| 540 | 0 | 6,0 | 11,2 | 64,0 | 90,6• |
| 262 | 2,5 | 24,0 | 12,5 | 66,6 | 56,8 |
| 295 | 15,7 | 19,6 | 21,7 | 78,5 | 37,5 |
| 289 | 40,0 | 29,1 | 38,6 | 45,4 | 89,5• |
| 145 | 0 | 0 | 0 | 23,3 | 20,2 |
| DURCHSCHNITT | 11,01 | 11,2 | 15,5 | 61,67 | 60,8 |

• unter 50.000

4 mg Bilirubin gebunden werden gleich Null (Abb. 2, strichlierte Gerade), d. h. ein Effekt auf den Blutspiegel bleibt aus. Aus dem Verlauf der Geraden, die man durch Auftragen des Anteiles Bilirubin in Prozent (= BCR) der vom Zufluß zur Säule bei der Passage des Gels gebunden wird gegen die Zeit erhält (Abb. 3),

läßt sich ablesen, daß die Kapazität des Gels nach 5 - 6 Stunden, unabhängig von der Serumbilirubinkonzentration, erschöpft sein dürfte und durch fortgesetzte Perfusion kein Effekt mehr zu erwarten ist.

Die Leukozytenzahlen erfuhren eine durchschnittliche Verminderung um 60%, ebenso die der Thrombozyten (Tabelle 1); bei drei von neun Tieren fielen die Thrombozyten auf unter 50.000. Die übrigen Parameter zeigten zu vernachlässigende Veränderungen. Das freie Hämoglobin blieb im Normalbereich.

Das vor der Hämoperfusion milchig weiß gefärbte Gel war danach dunkel-braungelb verfärbt. Das gebundene Bilirubin konnte mit 5%iger Albuminlösung eluiert und danach das Gel wieder verwendet werden.

Zusammenfassung: Prinzip und Vorgehen bei der praktischen Anwendung einer neuen Methode zur Bindung proteingebundener, nicht dialysierbarer Substanzen aus dem Blut durch Hämoperfusion werden beschrieben. In sechs von acht Experimenten konnte eine Senkung des Serumbilirubinspiegels um 11 bis zu 36% erreicht werden. Über die beobachteten Blutbildveränderungen wird berichtet, die Beziehungen zwischen Höhe des Serumbilirubinspiegels, gebundener Bilirubinmenge und Bilirubin-Clearance-Rate diskutiert.

Summary: Principle and procedure of a new method in the treatment of experimental hyperbilirubinemia for removing protein-bound, not dialyzable substances from blood by extracorporeal hemoperfusion are described. In six out of eight experiments a decrease of serum bilirubin levels between 11 and 36% has been accomplished. Changes in hemograms are reported and correlations between serum bilirubin value, amount bilirubin bound by the agarose beads and bilirubin clearance rate are discussed.

## Literatur

1. Cuatrecasas, P., C.B. Anfinsen: Affinity chromatography. Ann. Rev. Biochem. 40, 259 - 278 (1971)

2. Scharschmidt, B.F., P.H. Plotz, P.D. Berk, J.G. Waggoner, J. Vergalla: Removing substances from blood by affinity chromatography. II. Removing bilirubin from the blood of jaundiced rats by hemoperfusion over albumin-conjugated agarose beads. J. Clin. Invest. 53, 786 - 795 (1974)

3. Weston, M.J., B.G. Gazzard, B.H. Buxton, J. Winsch, A.L. Machado, H. Flax, R. Williams: Effects of haemoperfusion through charcoal or XAD-2 resin on an animal model of fulminant liver failure. Gut 15, 482 - 486 (1974)

4. Willson, R.A., A.F. Hofmann, G.G.R. Kuster: Toward an artificial liver: II. Removal of cholephilic anions from dogs with biliary obstruction by hemoperfusion through charged and uncharged resins. Gastroenterology 66, 95 - 107 (1974)

5. Wosilait, W.D.: A theoretical analysis of the binding of bilirubin by human serum albumin: the contribution of the two binding sites. Life Sci. 14, 2189 - 2198 (1974)

Dr. L. Lehr, Abteilung für Experimentelle Chirurgie der I. Chirurgischen Universitätsklinik A 1o97 Wien IX /Oesterreich Alserstr. 4

# 5. Der $O_2$-Druck an der Leberoberfläche nach portocavaler Anastomose und nach Gabe vasoaktiver Substanzen beim lebergesunden Hund

J. Lenz, W. Hartel, M.M. Linder, H. Becker, W. Fabian und P. Alken

Chirurgische Abteilung des Zentralkrankenhauses der Bundeswehr Koblenz (Leiter: Priv.-Doz. Dr. W. Hartel), Chirurgische Klinik des Krankenhauses Nordwest Frankfurt/M.-Praunheim (Direktor: Prof. Dr. E. Ungeheuer), Chirurgische Klinik der Städtischen Krankenanstalten Mannheim (Direktor: Prof. Dr. M. Trede)

Seit der Entwicklung verlässlicher Platinelektroden (Davies und Bronk; Ingvar et al; Silver; Clark; Lübbers und Kessler) läßt sich der Sauerstoffgewebsdruck auf nichttraumatisierende Weise an der Organoberfläche parenchymatöser Organe messen. Diese Methode hat sich bisher in eigenen Untersuchungen an Niere und Magen bewährt (Hartel; Linder, Hartel, Lenz, Alken; Lenz, Hartel, Linder, Muschaweck). Bisher sind keine Untersuchungen über das Verhalten des Gewebssauerstoffdruckes der Leber als Parameter der Mikrozirkulation vor und nach porto-cavalen Anastomosen mitgeteilt worden. Von großem Interesse ist außerdem die Veränderung des Gewebssauerstoffdruckes nach Gabe von vasoaktiven Substanzen (Orciprenalin, Noradrenalin, Octapressin).

Methode: Die Untersuchungen wurden an Beagle-Hunden beiderlei Geschlechts mit einem Durchschnittsgewicht von $15,5 \pm 5,5$ kg durchgeführt. Die Narkose wurde jeweils mit 25 mg/kg Körpergewicht Pentobarbital eingeleitet. Nach Intubation mit einem Manschettentubus erfolgte die Beatmung mit Zimmerluft (20,94% $O_2$) über einen Poliomaten (Dräger, Lübeck). Zur Relaxierung wurde Succinylbischolin infundiert. Blutverluste wurden mit 3,5% Gelatine ausgeglichen.
Nach Laparotomie wurden fortlaufend gemessen: Druck in Aorta, V. cava, V. portae, Blutdurchfluss in der A. hepatica und V. portae mit elektromagnetischen, nonokklusiven Flowmetern und der Sauerstoffgewebsdruck an der Leberoberfläche mit einer aus 3 Feldern integrierenden Platinmehrdrahtelektrode nach Clark. Vor und nach der Anastomose wurden venöses HB und $pO_2$, $pCO_2$ und pH in Aorta, V. cava, V. portae und V. hepatica bestimmt. Die porto-cavale Anastomose wurde End-zu-Seit mit Hilfe einer dem Gefäßkaliber angepassten PVC-T-Drainage angelegt.

---

Die Untersuchungen wurden in der Abteilung Pharmakologie der Farbwerke Hoechst (Leiter:Prof. Dr. G. Vogel), Labor Dr. R. Muschaweck, unter technischer Assistenz von Frau R. Nawrot und Herrn L. Holzwarth durchgeführt.

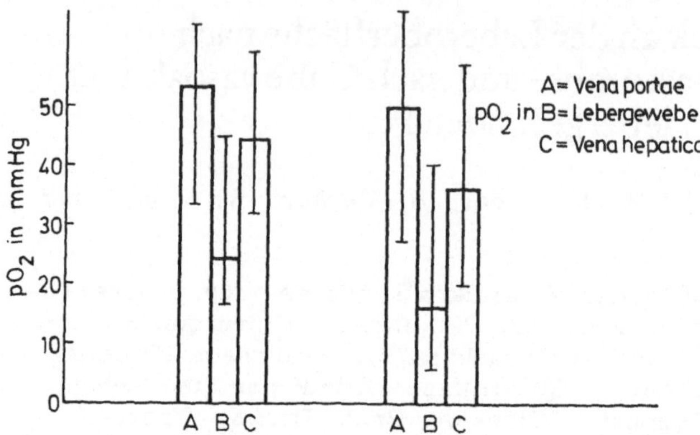


Abb. 1: Durchschnittswerte des $pO_2$ in Vena portae (A), Lebergewebe (B) und Vena hepatica (C) vor und nach porto-cavalem Shunt.

Nach Abschluß der Anastomose wurden die Messungen mindestens über 2 Stunden fortgeführt. Zu Beginn und am Ende des Versuches wurde eine Leberbiopsie entnommen.

## Ergebnisse

Die wichtigsten Ergebnisse sind:

I. 1) Nach der Shuntoperation kommt es bei 7 Hunden nach 3o bis 180 Minuten zu einem $pO_2$-Abfall im Lebergewebe, wie es nach jeder mehrstündigen Laparotomie üblich ist (Hartel), nämlich durchschnittlich um 22,8%. Die Umleitung des V. portae-Blutes durch die Shuntoperation verursacht also keine zusätzliche Verminderung des Lebergewebs-$pO_2$.

2) Während nach der Anastomose der $pO_2$ in der V. portae von $x = 53,0 \pm 19,0$ auf $45,4 \pm 22,4$ mm Hg abfällt, sinkt er in der V. hepatica von $x = 44,7 \pm 14,3$ auf $35,8 \pm 16,2$ mm Hg stärker ab. Dieser Effekt kommt durch eine stärkere Ausnutzung des angebotenen Sauerstoffs in der Leber zustande. Abb. 1 stellt eine Zusammenfassung der $pO_2$-Werte in der V. portae, dem Lebergewebe und der V. hepatica vor und nach dem Shunt dar. Das Blut-pH und der $CO_2$-Gehalt des Blutes wurden durch die Shuntoperation nicht beeinflußt.

3) Nach porto-cavaler Anastomose zeigt der Flow in der A. hepatica einen durchschnittlichen Anstieg um 36,5%. Auch die Zunahme des Flusses in der A. hepatica weist auf die kompensatorischen Mechanismen der Leberdurchblutung hin. Der Flow in der V. portae war durchschnittlich um 25,8% höher als in der A. hepatica.

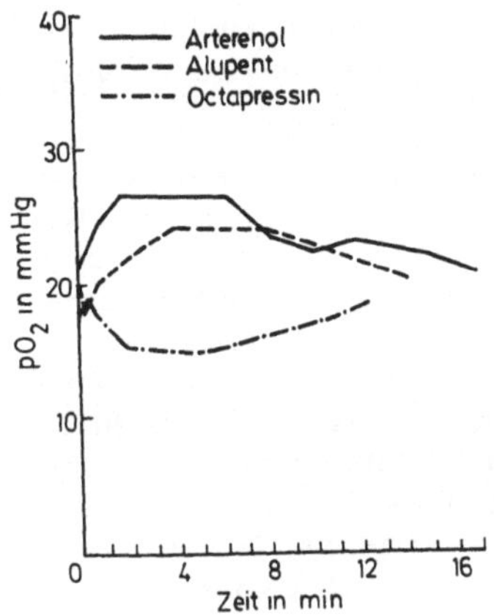


Abb. 2: Durchschnittswerte des Lebergewebs-$pO_2$ nach intravenöser Injektion von Arterenol (——), Alupent ( -- ) und Octapressin (—— •).

4) Der arterielle systemische Druck blieb während des Versuchsablaufs unverändert, während der Druck in der V. cava infolge der Zunahme durch das Shuntvolumen von x = 2, 3 $\pm$ 2, 7 auf 9, 8 $\pm$ 7, 3 mm Hg anstieg.

5) Der Pfortaderdruck lag vor der Anastomose bei x = 9, 9 $\pm$ 4, 1 mm Hg, 60 Minuten nach dem Shunt betrug er nur noch 6, 7 $\pm$ 3, 3 mm Hg.

II. Nach Gabe vasoaktiver Substanzen ohne Anastomosenoperation ergaben sich folgende Veränderungen:
Octapressin$^R$ wurde mit 0, 02 - 0, 04 I. E. /kg KG dosiert. Da die individuellen Registrierkurven bei den verschiedenen Dosierungen keinen Unterschied ergaben, wurden die Tiere zu einem Kollektiv (n = 7) zusammengefaßt (s. Abb. 2). Nach intravenöser Injektion stieg der systemische arterielle Mitteldruck um x = 37, 2 $\pm$ 8, 3%. Bei einem Abfall des Flusses in der A. hepatica um x = 33, 0 $\pm$ 19, 2% und in der V. portae um x = 62, 7 $\pm$ 32, 7% sank der Lebergewebs-$pO_2$ um 41, 4 $\pm$ 38, 2%. Daraus geht hervor, daß eine Senkung der Durchblutung des portalen Systems mit einer Minderdurchblutung des Lebergewebes erkauft werden muß.

Orciprenalin (Alupent$^R$) wurde in einer Dosierung von 0, 008 - 0, 0016 mg/kg KG intravenös injiziert. Wegen der dosisunabhängigen gleichartigen Reaktion konnte auch diese Tiergruppe (n = 5) zusammengefaßt werden. Bei einem systemischen arteriellen Mitteldruckabfall um 34, 5 $\pm$ 8, 1%, einem Flowanstieg in der A. hepatica um x = 30, 1 $\pm$ 17, 1% und in der V. portae um x = 28, 9 $\pm$ 38, 1% kam es zu einem Anstieg des

Lebergewebs-$pO_2$ um x = 27,6 ± 12,1%. Diese Untersuchungen zeigen, daß mit Alupent die Sauerstoffversorgung der Leber verbessert werden kann (s. Abb. 2).

Noradrenalin-hydrochlorid (Arterenol$^R$) wurde mit 2 - 4 $\mu$g/kg KG 6 Hunden intravenös injiziert. Bei einem systemischen arteriellen Mitteldruckanstieg um x = 59,4 ± 40,6%, einem Flowanstieg in der A. hepatica um x = 18,5 ± 10,1% und in der V. portae um x = 28,2 ± 19,5% stieg im Gegensatz zu anderen Organen des Gastrointestinaltraktes der Lebergewebs-$pO_2$ durchschnittlich um 66,2 ± 21,2% an. Der Ausgangswert wurde frühestens nach 20 Minuten wieder erreicht. Dies folgt aus der Umgehung der Darmmukosa-Durchblutung und der damit verbundenen besseren Oxygenierung des der Leber über die V. portae zufliessenden Blutes. In einem besonders ausgeprägten Fall stieg der $pO_2$ in der V. portae 2 Minuten nach Injektion sogar von 39 auf 51 mm Hg an (s. Abb. 2).

Zusammenfassung: Die wichtigsten Ergebnisse und Konsequenzen aus diesen Untersuchungen sind:

1) Bei einem lebergesunden Hund sinkt nach porto-cavaler Anastomose der Sauerstoffdruck des Lebergewebes nur in dem Masse ab, wie es einer mehrstündigen Laparotomie entspricht.

2) Nach intravenöser Gabe von Octapressin kommt es zwar zu einer Durchblutungsminderung im portalen System, aber auch zu einer Verminderung der Leberdurchblutung mit einem Lebergewebs-$pO_2$-Abfall.

3) Im Gegensatz dazu führt Orciprenalin zu einer verbesserten Leberdurchblutung mit einem Anstieg des Lebergewebs-$pO_2$.

4) Durch Umgehung der Mikrozirkulation im Splanchnikusgebiet führt Noradrenalin zu einer schnellen und anhaltenden Anhebung des $pO_2$ im Lebergewebe.

Summary

1) Following acute portocaval anastomosis in healthy dogs liver tissue - $pO_2$ drops by 23%, an extent regulary occuring in hour long laparotomy.

2) Intravenous octapressin lowers splanchnic blood flow, concomitantly liver blood-flow and tissue -$pO_2$ is decreased.

3) In contrast to octapressin orciprenalin improves liver blood-flow and tissue-$pO_2$

4) By shunting of arterial blood through the gut norepinephrine causes a rapid and lasting elevation of liver tissue-$pO_2$.

Literatur

1. Hartel, W.: Tierexperimentelle Untersuchungen über Veränderungen des Gewebssauerstoffdruckes im hämorrhagischen Schock und nach Volumenersatz. Habil.-Schrift, Frankfurt (1970)

2. Linder, M.M., W. Hartel, J. Lenz und P. Alken: Der akute Verlauf des Gewebssauerstoffdruckes an der Nierenoberfläche des Hundes im Endotoxinschock. Langenb. Arch. Chir. Suppl. Chir. Forum 339 (1973)

Dr. J. Lenz, Chirurgische Abteilung des Zentralkrankenhauses der Bundeswehr 5400 Koblenz 1

# *Herz- und Gefäßchirurgie*

## 6. Erfahrungen mit einer elektrisch leitenden Kunststoffelektrode zur temporären Schrittmacherstimulation bei Kleinkindern

W. Heimisch, H. Meisner und R. Schöber

Deutsches Herzzentrum München: Klinik für Herz- und Gefäßchirurgie (Direktor: Prof. Dr. F. Sebening), Klinik für Herz- und Kreislauferkrankungen im Kindesalter (Direktor: Prof. Dr. K. Bühlmeyer)

In der Intensivpflege von Frühgeborenen, Neugeborenen und Kleinkindern bereitet die Therapie von Rhythmusstörungen mit temporären Herzschrittmachern häufig Schwierigkeiten. Das Einführen von mit Elektroden versehenen Kathetern scheitert oft am Mangel eines geeigneten transvenösen Zuganges. Vor allem in Notfällen lassen sich zeitraubende Prozeduren unter Einsatz eines Röntgengerätes nur selten durchführen. Auch die transkutane Stimulation ist nicht immer erfolgreich. Eine transthorakale Punktion zur Applikation der Elektroden birgt die Gefahr einer Blutung oder Infektion. Die Stimulation des Herzens über eine transösophageale Sonde schließt nahezu alle diese Komplikationen aus; allerdings sind bei den bisher angewandten Elektroden Reizspannungen zwischen 20 und 250 V notwendig. Nun wurde eine Ösophagussonde entwickelt, die bei der genannten Patientengruppe eine Stimulation mit den üblichen batteriebetriebenen Schrittmachern erlaubt.

Methode: An Fogarty-Ballon-Kathetern (8 - 14 F) wurde ein elektrisch leitender, flexibler Kunststoff als unipolare Elektrode angebracht. Der verwendete Kunststoff CHO-SEAL 1215 (1) besteht aus Silikongummi, in dem versilbertes Kupfergranulat dispergiert ist. Dieses Material erlaubt eine Elongation um 213% und folgt allen Bewegungen, welche beim Einführen und Füllen des Ballon-Katheters entstehen. Durch die Elastizität wird ein optimaler Kontakt mit der Ösophaguswand erreicht. Die Fläche der 0,81 mm dicken Elektrode wurde auf ca. 100 $mm^2$ bemessen; ihr elektrischer Widerstand beträgt im ungedehnten Zustand max. 0,009 Ohmcm. Dieser ösophageale Katheter (Abb. 1) wird mit dem Minuspol eines externen Schrittmachers konnektiert. Als Pluspol dient eine Nadelelektrode, welche an der Thoraxvorderwand in Höhe des 4. ICR parasternal links eingestochen wird.

Ergebnisse und Diskussion: In-vitro-Tests haben gezeigt, daß bei einer Impulsbreite von 1 ms und einer Spannung von 6 V in 0,9% Kochsalzlösung eine Distanz von 150 mm mit einem Stimulationsstrom von 30 mA überbrückt wird. Nach 18-stündiger Lagerung

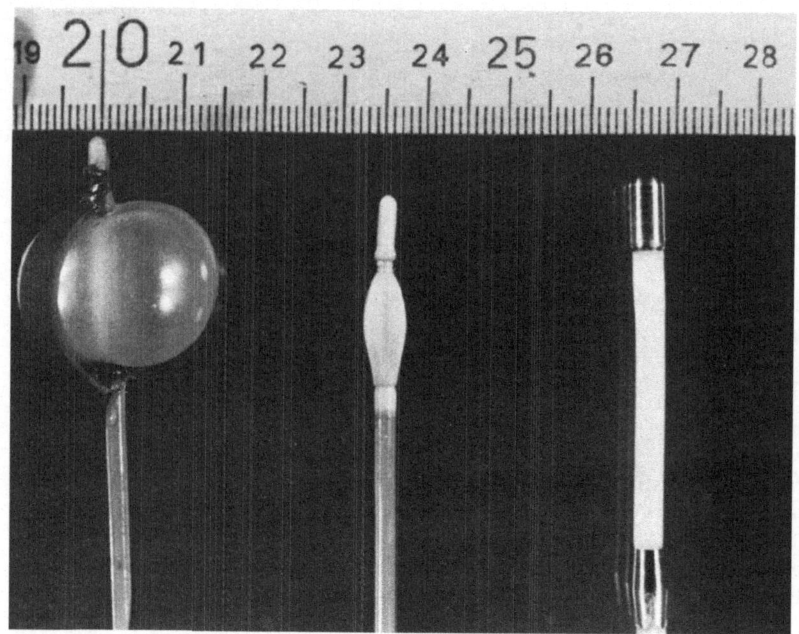

Abb. 1: Der Ösophagus-Ballon-Katheter mit Kunststoffelektrode (gefüllt mit 10 ml Luft) mit unmodifiziertem Fogarty-Okklusions-Katheter und bipolarer, konventioneller Schrittmacher-Sonde OESOCATH (6).

der Kunststoffelektrode in physiologischer NaCl-Lösung stieg der Reizstrom auf 38 mA an. Die beobachtete Stromzunahme ist auf eine Reduzierung des Übergangswiderstandes zwischen Elektrodenoberfläche und Lösung zurückzuführen. Als Ursache dafür muß eine leicht zu nehmende Benutzung angesehen werden.

In der klinischen Anwendung wurde die Sonde bei Säuglingen von wenigen Lebenstagen und Kleinkindern mit AV-Blockierung nach Operationen am offenen Herzen und Myokarditis über den Ösophagus in Höhe des linken Vorhofes plaziert. Der stromgesteuerte Impulsgeber Medtronic 5880 A konnte bei 20 mA eine regelrechte Impulsübertragung bewirken. Die auftretenden Spannungen lagen in Abhängigkeit vom Patientenwiderstand zwischen 7,5 und 12,5 V. Ein spannungsgesteuerter, ebenfalls batteriebetriebener Schrittmacher Elema em 145 bewirkte mit 10 V Ausgangsamplitude in etwa 90% der festfrequent abgegebenen Impulse eine Kontraktionsantwort.

Seit Shafiroff et al. (2) 1956 erste Versuche mit transösophagealer Stimulation beschrieben haben, konnte diese Methode lange Zeit

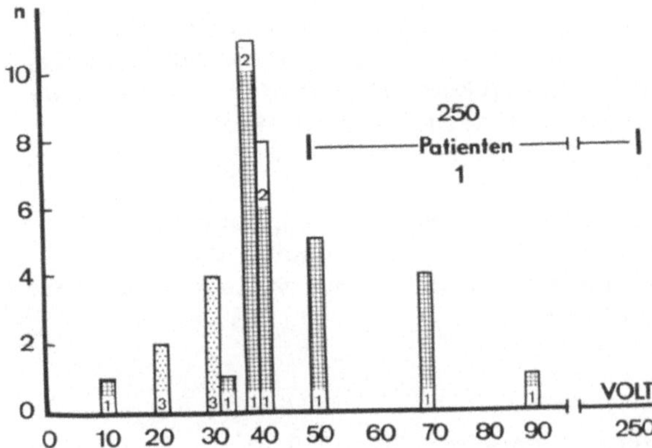


Abb. 2: Zusammenstellung der in der Literatur benannten Reizspannungen bei Stimulation mit transösophagealen Schrittmacher-Kathetern:
1: bipolare Katheter (2, 4, 6)
2: unipolare Katheter (5)
3: bipolarer Ballon-Katheter mit Metallelektroden (3)

nicht wesentlich verbessert werden. Bei der Verwendung konventioneller unipolarer wie bipolarer Sonden lagen die zur Überschreitung der Reizschwelle notwendigen Impulsspannungen im allgemeinen zwischen 30 und 250 V (Abb. 2). Diese energiereichen Impulse führten fast immer zu einer Stimulation des Diaphragmas und nahe gelegener Muskelpartien. Die subjektiv vom erwachsenen Patienten tolerierte Schmerzgrenze wird zwischen 40 und 100 V angegeben. Beschädigungen des Ösophagus durch die unmittelbare Einwirkung des elektrischen Stromes wurden dabei nicht beobachtet. T. Mitsui et al. (3) stellten 1973 eine bipolare Ösophagus-Ballon-Elektrode vor, mit der eine Stimulation bei 20 bis 30 V erreicht wurde. Die als Elektroden aufgebrachten Metallbügel erweisen sich jedoch nur dann als günstig, wenn der Umfang des aufgeblasenen Ballons exakt mit der Elektrodenlänge übereinstimmt. Bei zu geringem Füllvolumen besteht die Gefahr, den Ösophagus durch die steifen Elektroden zu verletzen. Bei zu hoher Füllung wölbt sich der Ballon über die Metallbügel hinaus und verhindert dadurch den erwünschten guten Kontakt.

Die von uns entwickelte Sonde ermöglicht eine schmerzfreie Stimulation durch niedrige Reizspannungen. Sie erlaubt mit einem batteriebetriebenen Schrittmacher einen ortsunabhängigen Einsatz und ist leicht transösophageal einzuführen. Die elastische Elektrode gestattet eine optimale Anpassung an die anatomischen Verhältnisse des Patienten und verhindert Läsionen der Ösophagusschleimhaut.

Zusammenfassung: Ein Ballon-Katheter mit elektrisch leitender Kunststoffelektrode zur transösophagealen Schrittmacher-Stimulation von Kleinkindern wurde entwickelt. Die Sonde ermöglicht den Einsatz mit batteriebetriebenen externen Schrittmachern. Die niedrige Impulsspannung stellt eine schmerzfreie Reizung sicher.

Summary: An esophageal balloon catheter is equipped with an electrical conductive rubber electrode. Cardiac pacing by battery-powered external pace-makers with low output voltage was successfull in babies and young children.

Literatur

1. Technische Unterlagen: Chomerics Inc., (1973)

2. Shafiroff, B.G.P., J. Linder: J. Thoracic Surg. 33, 544 - 550 (1957)

3. Mitsui, T., T. Tanaka, M. Saigusa: Proc. 4th Int. Symp. for Cardiac Pacing, Groningen/NL, 282 - 287 (1973), Royal van Gorcum Publ. , Assen/NL

4. Burack, B., S. Furman: Am. J. Cardiol. 23, 469-472 (1969)

5. Lubell, D.L.: Am. J. Cardiol. 27, 641 - 644 (1971)

6. Roth, F., C. Salzmann: Vygon-Information 2 (1973)

Dipl.-Ing. W. Heimisch, Deutsches Herzzentrum
8000 München 2, Lothstr. 11

# 7. Reizschwellenveränderungen bei chronischer transvenöser Herzstimulierung

F.M. Grögler

Klinik für Thorax-, Herz- und Gefäßchirurgie, Department für Chirurgie der Medizinischen Hochschule Hannover

Die elektrische Reizschwelle (RS) des Myokards stellt für die Herzschrittmachertherapie einen der limitierenden Faktoren dar. Ihre Kenntnis gewährleistet eine effektive Stimulierung und eine optimale Ausnutzung der Batteriekapazität. Um eine Aussage über den Reizschwellenverlauf während jahrelanger kontinuierlicher Herzstimulierung zu ermöglichen, wurden Untersuchungen bei 2 Patientengruppen durchgeführt. Die Reizschwellen wurden als Spannungs-Werte bei einer Impulsdauer von 1,5 msec. ermittelt.

Material

a) Bei 33 Patienten wurden EM 169 "Vario" Herzschrittmacher implantiert, die eine Reizschwellenkontrolle in implantiertem Situs durch Verringerung der Impulsamplitude mittels magnetisch auslösbarer Stufenschaltung ermöglichen. Innerhalb von 3o Monaten wurden in kurzfristigen Abständen insgesamt 526 Reizschwellenmessungen durchgeführt (jeweils nach 3 Tagen, 1 Woche, 2, 3, 4, 6, 8, 12, 16, 20, 24, 32, 40 und 52 Wochen, danach in vierteljährlichen Abständen bis 2 1/2 Jahre nach Implantation).
b) Die zweite Gruppe bestand aus 286 Patienten mit konventionellen Schrittmachersystemen, bei denen anläßlich von Batteriewechseln oder Revisions-Eingriffen insgesamt 455 Reizschwellenwerte bis zu 76 Monate nach Erstimplantation intraoperativ ermittelt wurden.

Ergebnisse: Die Ergebnisse der konsekutiven Reizschwellenmessungen der "Vario"-Gruppe sind in Abb. 1 wiedergegeben. Im Mittel fand sich ein unmittelbar nach der Implantation einsetzender steiler Schwellen-Anstieg, der ein Maximum von 204% des Initialwertes 4 Wochen nach Implantation aufwies. Danach zeigte sich ein RS-Rückgang, bis nach 4 Monaten eine Stabilisierung um 160% des Ausgangswertes eintrat, die bis etwa 18 Monate nach Implantation anhielt. Anschließend setzte wiederum eine langsame RS-Zunahme ein, wobei nach 30 Monaten 188% der Implantationsschwelle erreicht wurden. Statistische Untersuchungen durch den Scheffé-Test ergaben signifikante Unterschiede ($p < 0,05$) der einzelnen Phasen. Im Gegensatz zu diesen eindeutigen Tendenzen der RS-Mittelwerte zeigten sich bei einzelnen RS-Verläufen erhebliche Abweichungen während des gesamten Beobachtungszeitraumes.

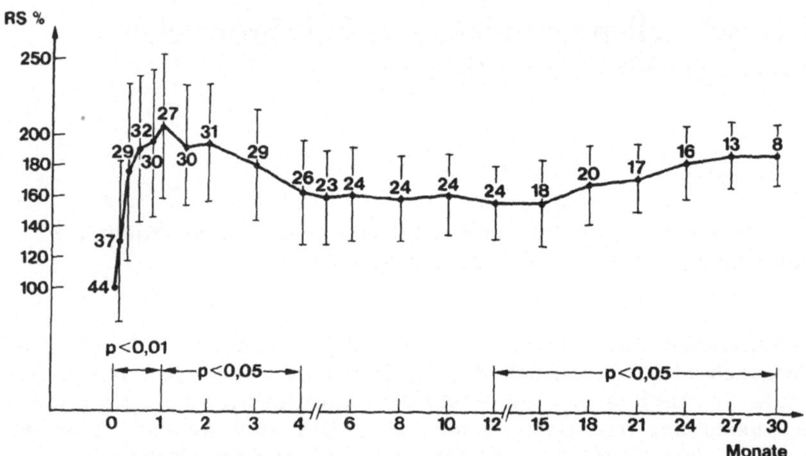


Abb. 1: Reizschwellenveränderungen transvenöser Elektroden innerhalb 30 Monaten nach Implantation. Serielle Messungen bei EM 169 "Vario" Schrittmachern (n = 526, 33 Patienten).

Die operativ ermittelten Reizschwellenwerte der zweiten Serie wurden ebenso auf die individuellen Implantationsschwellen von 100% bezogen und zeitlich in 4-Monats-Abständen in Gruppen zusammengefaßt (Abb. 2). Auch hier fand sich ein RS-Plateau um 160% des Initialwertes, das etwa 1 1/2 Jahre anhielt. Danach war ein langsamer, kontinuierlicher RS-Anstieg zu beobachten, 3 Jahre nach Implantation wurden im Mittel 200%, nach 6 Jahren 240% des Ausgangswertes erreicht. Dies entspricht einer jährlichen Zunahmerate von 15%. Statistische Untersuchungen ergaben in 3-Jahres-Abständen signifikante Unterschiede (Scheffé-Test, $p < 0,05$).

Von den 455 Einzelwerten dieser zweiten Gruppe betrafen 74 gekuppelte Elektroden, bei denen insgesamt höhere Reizschwellen ermittelt wurden. Jedoch zeigte sich auch hier qualitativ die gleiche Tendenz, signifikante Unterschiede gegenüber den anderen Elektroden konnten rechnerisch nicht festgestellt werden.

Das Mittel der Implantationsreizschwellen der zweiten Serie von 286 Patienten betrug 1,22 Volt. Ein Vergleich des RS-Verlaufes anfangs niedriger Werte ( $\leq$ 1,2 Volt, n= 234) mit dem anfangs hoher Werte ( $>$1,2 Volt, n= 221) ergab folgende Unterschiede: Initial niedrige RS zeigten primär einen steilen Anstieg auf Werte um 200% mit einer geringen weiteren Zunahme um 12% pro Jahr. Initial hohe RS zeigten primär einen flachen Anstieg auf Werte um 130% und im weiteren Verlauf eine erhebliche jährliche Zunahmerate um 19%. Die mittleren Verlaufswerte beider Gruppen sind innerhalb der ersten 5 Jahre statistisch signifikant unterschiedlich (Student's - T - Test, $2p < 0,05$).

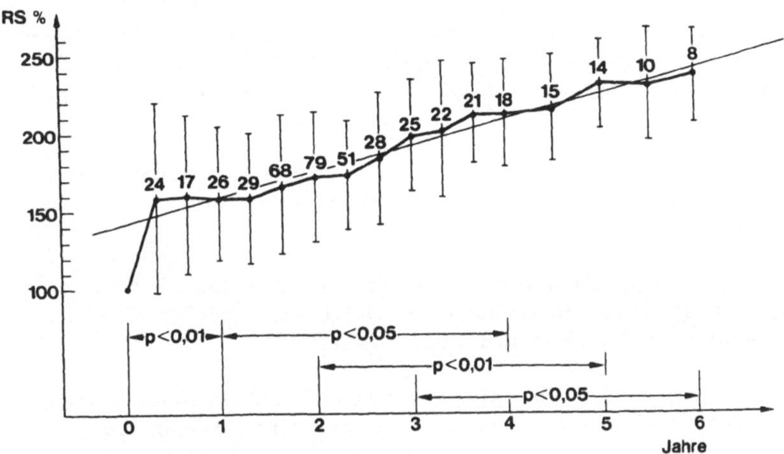


Abb. 2: Reizschwellenveränderungen transvenöser Elektroden bis zu 72 Monate nach Implantation. Intraoperative Messungen bei Revisions-Eingriffen (n = 455, 286 Patienten).

Zusammenfassung: Reizschwellenveränderungen während chronischer transvenöser Herzstimulierung wurden ermittelt durch serielle Messungen bei 33 Patienten mit EM 169 "Vario" Herzschrittmachern und zusätzlich bei 286 Patienten während operativer Revisionen bis zu 6 Jahre nach Erstimplantation. Nach steilem RS-Anstieg innerhalb der ersten 4 Wochen trat eine Stabilisierung in Höhe von 160% des Ausgangswertes ein, die bis 1 1/2 Jahre nach Implantation anhielt. Danach setzte eine weitere RS-Zunahme in Höhe von 15% pro Jahr ein. Wegen häufiger und erheblicher Varianzen individueller Verläufe erscheint die prognostische Beurteilung im Einzelfall jedoch schwierig.

Summary: Alterations in stimulation threshold in long term transvenous cardiac pacing were recorded by serial measurements in 33 patients with EM 169 "Vario" pacemakers and additionally in 286 patients at operative revisions up to 6 years post implantation. A rapid threshold increase within the first 4 weeks was followed by stabilization at 160% of initial value. After about 1 1/2 years a further continuous increase of threshold with an annual rate of 15% occured. Prognostic calculations in individual cases, however, seem to be difficult because of frequent and considerable variations.

## Literatur

1. Davies, J.G. and Sowton, E.: Electrical threshold of the human heart. Brit. Heart J. 28, 231 (1966)

2. Fontaine, G., Kevorkian, M., Welti, J.J., Ribot, A. and Petitot, J.C.: Comparison between endocardial versus myocardial and unipolar versus bipolar thresholds after long term pacing. Cardiac Pacing, Proc. 4th Internat. Sympos., Van Gorcum, Assen (1973)

3. Preston, T.A. and Jude, R.D.: Alterations of pacemaker threshold by drug and physiological factors. Ann. NY Acad. Sci. 167, 686 (1969)

4. Schulten, H.K., Grosser, K.D. und Steinbrück, G.: Langzeitmessungen von Reizschwellen bei endocardialen Schrittmachersonden. Z. Kardiol. 62, 617 (1973)

5. Westerholm, J.C.: Threshold studies in transvenous cardiac pacemaker treatment. Scand. J. Thor. Cardiovasc. Surg. Suppl. 8 (1971)

Dr. F.M. Grögler, Klinik für Thorax-, Herz- und Gefäßchirurgie, Department für Chirurgie der Medizinischen Hochschule 3000 Hannover, Karl-Wiechert-Allee 9

# 8. Haemostasis and Healing following Median Sternotomy

T.G.J. Brightmore, P. Hayes, J. Humble and A.D. Morgan

Westminster Hospital, London

Aim: The aim of this study was to find a haemostatic agent for cancellous bone of the sternum without the disadvantage of bone wax. Examination of sterna from 5 patients who died from between 5 weeks and 5 years after median sternotomy showed that poor bone healing was due to unabsorbable bone wax which presented a physical barrier to bony union and caused resorption of cancellous bone.

Method: Eighty three goats were used. Under general anaesthesia an arterial line was inserted to monitor blood pressure and a sternal marrow sample taken. Median sternotomy was performed and heparin given. Animals were divided into 6 groups. Control group (22 animals); bone wax group (12 animals); collagen group (11 animals); isobutylcyanoacrylate group (IBC 15); collagen + IBC group (12); autologous red cell compound group (ARCC, 11). For 15 minutes sterna in each group bled unchecked. Shed blood was collected in swabs supported on a cellophane sheet stretched across the mediastinum between the retractor arms and the blood loss measured colorimetrically.
From 15 to 30 minutes sterna bled unchecked only in the control group and in the other groups haemostatic agents were applied to the sterna. These were bone wax (12 animals), strips of collagen sponge (11 animals), isobutylcyanoacrylate (12 animals), and an autologous red cell compound (11 animals).
The autologous red cell compound (ARCC) was devised for this study and prepared at operation by mixing autologous blood with a powder of autologous red cells. The latter was prepared by washing red cells successively in 5% glucose in water and acetone. The cells were dried, ground to powder, double packed in nylon envelopes and sterilised by Y-irradiation.
At 30 minutes protamine was given, the area of divided sternum measured and the wound closed in routine fashion. One animal in each group was sacrificed at the termination of operation and at post operative intervals of 1, 3, 5, 7, 14, 28, 56, 112 and 168 days. Prior to death a sternal marrow sample was obtained under general anaesthesia. The sternum was then removed placed in formalin, photographed and x-rayed. Sternal transverse sections were cut between the levels of the third and fourth and the fifth and sixth ribs. These were photographed, x-rayed, submitted to tensiometry and after decalcification histological sections were

Table 1: Blood loss in MLS 15 - 30 mins

| Group | n | mean | SD |
|---|---|---|---|
| Control | 17 | 3.8 | 3.1 |
| Wax | 12 | 0.8 | 1.0 + |
| Collagen | 9 | 1.7 | 2.3 |
| IBC | 15 | 1.0 | 1.9 + |
| Collagen + IBC | 12 | 1.4 | 2.0 ++ |
| ARCC | 11 | 0.6 | 1.1 + |

+ p 0.01
++ p 0.03

prepared. The microscopical characteristics of healing were noted and at each time interval a scoring system was related to the most advanced characteristic in the internal and external callus.

Results: Differences in means of age, coagulation indices and sternal area between the groups could not be shown to be significant.
None of the haemostatics produced an adverse systemic response as reflected by the blood pressure, and differences in the means of marrow samples before sternotomy and prior to death between the groups could not be shown to be significant.
Blood was lost from the sterna as an ooze of varying intensity in all animals. In 7 animals (5 control and 2 collagen) arterial spurting from marrow resulted in abnormally high individual losses of up to 69 mls. and these were excluded from analysis. In the first 15 minutes during which all sterna bled unchecked, differences in means of blood loss between the groups could not be shown to be significant.
From 15 to 30 minutes only control group sterna bled unchecked and the mean loss was significantly higher than the other groups except collagen (table 1). Collagen absorbed blood and was easily dislodged from the sternum, whereas the other compounds did not absorb blood and adhered well. Prior to 2 weeks there was no evidence of osteogenesis in the internal callus and differences in healing scores between the groups could not be shown to be significant.
From 14 days the healing scores of each group was expressed as a percentage of the control group healing score at the equivalent time. The mean healing score of each group is shown in table 2. Compared with the control group , wax, IBC and collagen with IBC significantly retarded healing. As in the human, wax formed

Table 2: Mean Healing Scores

| Group | n | Mean% | SD | $t_4$ | p |
|---|---|---|---|---|---|
| Control | 5 | 100 | - | - | - |
| Wax | 5 | 57 | 12 | 8.6 | o.001 |
| Collagen | 5 | 82 | 27 | 1.5 | > o.2o |
| IBC | 5 | 74 | 12 | 5.2 | < o.o1 |
| Collagen + IBC | 5 | 37 | 24 | 4.1 | < o.o2 |
| ARCC | 5 | 78 | 26 | 1.8 | > o.1o |

a physical barrier to healing, inhibited osteogenesis and produced absorption of cancellous bone. The IBC also formed a physical barrier to healing, but gradually disintegrated into pools around which reparitive tissue grew. IBC combined with collagen, produced a physical barrier which severely retarded healing. Collagen by itself was permeated by serous fluid and was teased into a loose fibrillar network easily invaded by reparitive tissue. With the ARCC there was no significant interference with healing. Unlike collagen, ARCC was a good haemostatic.
A human autologous red cell compound has therefore been applied to the sterna of 15 patients after median sternotomy with good haemostatic effect.

Summary: Experiments in goats showed that the application of bone wax to the divided sternum retarded healing. An autologous red cell compound was an efficient haemostatic and lacked the obstructive effect of wax. A human autologous red cell compound has been applied to the sterna of 15 patients following median sternotomy with good effect.

Zusammenfassung: Experimentelle Untersuchungen an Ziegen zeigten, daß die Anwendung von Knochenwachs an das gespaltete Brustbein die Wundheilung hinderte. Eine Ziegenerythrozytenverbindung wirkte als blutstillendes Mittel ohne solche Verhinderung der Wundheilung. Eine menschliche Erythrozytenverbindung wurde mit guten Ergebnissen an die Brustbeine von 15 Patienten nach Mittelbrustbeinspaltung angewandt.

T.G.J. Brightmore, M.B., FRCS,
Westminster Hospital, London SW 1

Langenbecks Arch. Chir. Suppl. Chir. Forum 1975

# 9. Experimenteller Nachweis eines gleichmäßigen Wachstums verschiedener Kollateralnetze im Bereich chronischer iliacaler AV-Fisteln

U. Schulz, H.-D. Schmidt und D. Krumhaar

Chirurgische Universitätsklinik Heidelberg (Direktor: Prof. Dr. F. Linder), Physiologisches Institut der FU Berlin und Städtisches Krankenhaus Spandau-Süd, Berlin

Zielsetzung: Die arteriovenöse Fistel ist bekanntlich der stärkste Reiz für das Wachstum von Gefäßkollateralen (Reid 1925, Holman 1949). In früheren Untersuchungen konnte einige Zeit nach Eröffnung einer experimentellen iliacalen AV-Fistel beim Hund eine Flußumkehr in der distalen Fistelarterie nachgewiesen werden. Dieser retrograde Fluß ist innerhalb eines Jahres bis zu 40% am Shunt-Volumen beteiligt (Krumhaar et al. 1974) und sicher wesentlich mitverantwortlich für die ausgeprägte Stimulation von Kollateralgefäßen. In der vorliegenden Untersuchung sollte überprüft werden, über welche Kollateralen dieser retrograde Fluß gespeist wird und wie stark und in welchem Verhältnis zueinander die einzelnen Kollateralnetze im Verlauf eines Jahres wachsen.

Methodik: Bei 13 Hunden mit einem mittleren Körpergewicht von 27 kg wurde eine 2 cm lange arteriovenöse Fistel zwischen rechter Beckenarterie und Beckenvene angelegt (s. Abb. 1). Vor Fisteleröffnung, sowie akut (Stadium I), 3 Monate (Stadium II) und 6 - 12 Monate (Stadium III) danach wurden Druck- und Flußmessungen in der verschlossenen Beckenarterie, bzw. in der distalen Fistelarterie durchgeführt. Die Gefäße im Fistelbereich wurden angiographisch und durch postmortale Aralditausgußpräparate dargestellt.

Ergebnisse: Die röntgenologische Darstellung der Gefäße im Fistelbereich und die postmortalen Ausgußpräparate zeigen, daß sich nach Fisteleröffnung im wesentlichen 3 Kollateralnetze bilden, welche von der Schwanzarterie, der linken Beckenarterie und von einem Seitenast der Bauchaorta ausgehen. In der distalen Fistelarterie wird im Stadium I ein Fluß von durchschnittlich 35 ml/min, im Stadium II und III jedoch ein retrograder, zur Fistel gerichteter Fluß von -752 bzw. -1248 ml/min gemessen. Zur exakten Beurteilung der Kollateralentwicklung wird der starke orthograde Zufluß zur Fistel ausgeschlossen. Wird zu diesem Zweck während der Flußmessung die proximale Fistelarterie abgeklemmt, dann beträgt der nun unbehinderte retrograde Fluß im Stadium I -70 ml/min und im Stadium II - 1230 ml/min. Die Kapazität der Kollateralnetze muß also schon während der ersten 3 Monate erheblich zugenommen haben. Wird im Stadium II zusätzlich die Schwanzar-

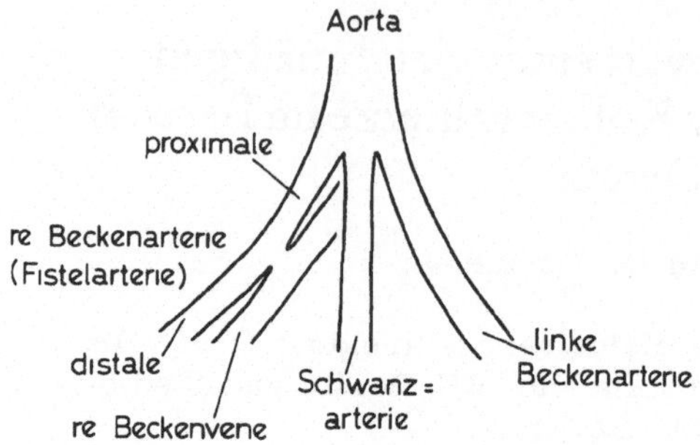


Abb. 1: Schematische Darstellung der iliacalen AV-Fistel und der benachbarten Arterien.

| | Akut | | 3 Monate | | | | 6 - 12 Monate | | | |
|---|---|---|---|---|---|---|---|---|---|---|
| | p. F. A. | | p. F. A. | | p. F. A. geschlossen | | p. F. A. | | p. F. A. geschlossen | |
| | offen | geschl | offen | geschl | plus S. A. | plus li. B. A. | offen | geschl | plus S. A. | plus li. B. A. |
| Fluß in der distalen Fistelarterie ml/min | 35 ± 36 | -70 ± 51 | -752 ± 670 | -1230 ± 821 | -711 ± 578 | -403 ± 337 | -1248 ± 378 | -1755 ± 578 | -986 ± 415 | -597 ± 413 |
| % | | | | 100 | 58 | 33 | | 100 | 56 | 34 |
| Druck in der distalen Fistelarterie mm Hg | | | | 91 ± 22 | 51 ± 23 | 36 ± 17 | | 83 ± 13 | 44 ± 24 | 30 ± 18 |
| % | | | | 100 | 56 | 40 | | 100 | 53 | 36 |
| Blutdruck (system) | 128 ± 19 | 134 ± 8 | 142 ± 9 | 152 ± 10 | 153 ± 9 | 152 ± 7 | 145 ± 9 | 155 ± 8 | 157 ± 9 | 161 ± 10 |
| n Hunde | 13 | 13 | 7 | 7 | 4 | 4 | 6 | 6 | 6 | 6 |

Abb. 2: Ergebnisse der Fluß- und Druckmessung in der distalen Fistelarterie vor und nach Abklemmen der proximalen Fistelarterie und zusätzlichem sukzessiven Verschluß der Schwanz- und linken Beckenarterie in den einzelnen Stadien nach Anlage der iliacalen AV-Fistel.

p. F. A. = Proximale Fistelarterie
S. A. = Schwanzarterie
Li. B. A. = linke Beckenarterie

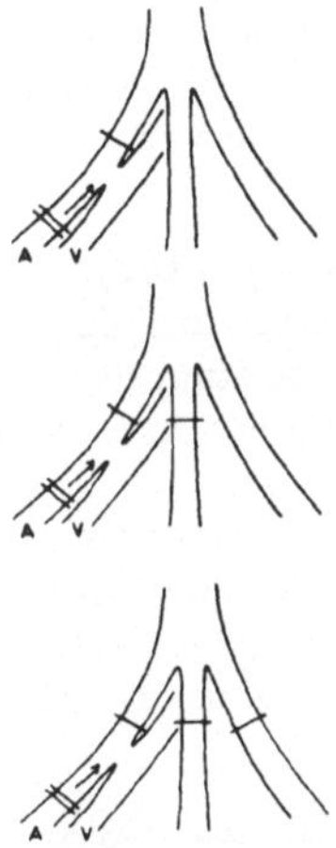

| vor - art. Druck % | nach - Fistelanlegung 3 Monate | | 6-12 Monate | |
|---|---|---|---|---|
| | Druck % | Fluß % | Druck % | Fluß % |
| 100% | 100% | 100% | 100% | 100% |
| 53% | 56% | 58% | 53% | 56% |
| 34% | 40% | 33% | 36% | 34% |

Abb. 3: Aufstellung der relativen Druck- und Flußwerte nach Verschluß der proximalen Fistelarterie und schrittweisem Abklemmen der Schwanzarterie und linken Beckenarterie im Stadium II und III und Gegenüberstellung mit den vor Fistelanlegung ermittelten relativen Druckwerten.

terie verschlossen und damit ein Kollateralnetz ausgeschaltet, so reduziert sich dieser "reine" retrograde Fluß auf -711 ml/min. Er fällt auf -403 ml/min, wenn außerdem die linke Beckenarterie abgeklemmt wird. Im Stadium III hat die Kapazität der Kollateralnetze weiter zugenommen. Der "reine" retrograde Fluß in der distalen Fistelarterie beträgt in diesem Stadium -1755 ml/min und fällt auf -986, bzw. -597 ml/min bei zusätzlichem schrittweisen Abklemmen von Schwanzarterie und linker Beckenarterie. Der ungehinderte retrograde Fluß nimmt also im Laufe eines Jahres insgesamt um das 25-fache zu. Dabei ist jedoch zu berücksichtigen, daß der arterielle Systemdruck im Stadium I deutlich niedriger als im Stadium II und III liegt.
Im Stadium II beträgt der Druck in der distalen Fistelarterie bei abgeklemmter proximaler Fistelarterie durchschnittlich 91 mm Hg; nach sukzessivem zusätzlichen Verschluß von Schwanzarterie und linker Beckenarterie fällt dieser Druck auf 51 bzw. 36 mm Hg ab. Bei diesen schrittweisen Abklemmversuchen vermindert sich der Druck im Stadium III von 83 auf 44, bzw. 30 mm Hg (s. Abb. 2). Werden die in der distalen Fistelarterie bei verschlossener proximaler Fistelarterie im Stadium II und III gemessenen Fluß- und Druckwerte jeweils = 100 % gesetzt, dann zeigt sich,

daß beide Meßwerte bei zusätzlichem Verschluß der Nachbargefäße in beiden Stadien gleich stark abfallen: bei Verschluß der Schwanzarterie auf 53 bis 59% und der linken Beckenarterie auf 33 - 40%. Es ist bemerkenswert, daß schon vor Fistelanlegung der Druck in der verschlossenen rechten Beckenarterie nach zusätzlichem Abklemmen der Schwanzarterie auf 53% und nach Verschluß der linken Beckenarterie auf 34% abfällt (s. Abb. 3). Zwischen keinem dieser Werte aus der gleichen Abklemmphase besteht über die verschiedenen Stadien hinweg ein signifikanter Unterschied.

Zusammenfassung: Im Laufe eines Jahres nach Eröffnung einer iliacalen AV-Fistel nimmt die Kapazität der Kollateralen um etwa das 25-fache zu. Das Verhältnis der Kollateralen zueinander bleibt während des Wachstums unverändert und entspricht dem Verhältnis der praeformierten Kollateralgebiete.
Von der Schwanzarterie ausgehende Kollateralen tragen zu etwa 44% und von der linken Beckenarterie stammende Brückengefäße zu durchschnittlich 20% zum retrograden Fluß in der distalen Fistelarterie bei. Die restlichen 36% stammen von Kollateralen, die von der Bauchaorta ihren Ausgang nehmen.

Summary: A 2 cm long iliac av-fistula is established in 13 dogs. Flow and pressure measurements are performed in the distal fistula artery and the adjacent arteries before and immediately (stage I) as well as 3 months (stage II) and 6 to 12 months (stage III) post shunt. The development of extensive collaterals adjacent to the chronic iliac av-fistula is demonstrated angiographically and by post-mortem vascular casts. After occlusion of the proximal fistula artery a retrograde flow is directed towards the fistula even in the acute stage. This "free" retrograde flow increases from 70 ml/min to 1230 ml/min in stage II and to 1755 ml/min in stage III. Collaterals of the tail artery contribute approximately 44%, of the contralateral iliac artery 20% and side branches of the abdominal aorta most of the remaining 36% of the retrograde arterial fistula flow.
Successive occlusion of the tail artery and the contralateral iliac artery in stages II and III results in a nearly identical per cent decrease in "free" retrograde flow and in pressure. Even in the pre-fistula stage clamping of the iliac artery induces the same relative pressure-drop in the distal iliac artery. These findings indicate, that the three main collateral networks adjacent to the iliac artery all expand proportionally to their prefistula status in the 6 - 12 months following construction of the iliac av-fistula.

Literatur

1. Holman, E.: Surgery 26, 880 (1949)
2. Krumhaar, D. et al.: Basic research cardiology 69, 447 (1974)
3. Reid, M.R.: Arch. Surg. 11, 25 (1925)

Dr. U. Schulz, Chirurgische Universitätsklinik
69oo Heidelberg, Im Neuenheimer Feld 100

# 10. Wirkungen von Akupunkturanalgesie und konventioneller Narkose auf die Änderungen von Kreislaufgrößen und Blutgaswerten während herzchirurgischer Eingriffe

P. Walter, H. Herget und J. Mulch

Abteilung für Kardiovaskuläre Chirurgie und Abteilung für Anaesthesiologie am Zentrum für Chirurgie der Universität Giessen

Vom 8. 1o. 1973 bis zum 6. 12. 1974 wurden an der Universität Giessen 77 offene Herzoperationen in Akupunktur-$O_2$-$N_2O$-Analgesie durchgeführt. Zur Beurteilung dieses Analgesieverfahrens wurden Kreislaufgrößen und Blutgaswerte untersucht und einer Kontrollgruppe in Neurolept-Analgesie gegenübergestellt.

Methode: Gegenstand dieser Untersuchung sind 110 Herzpatienten, von denen 55 in Akupunktur-$O_2$-$N_2O$-Analgesie (Gruppe I) und 55 in Neurolept-Analgesie (Gruppe II) operiert wurden. In Gruppe I wurde bei 17 Patienten eine Mitralklappe, bei 30 Patienten eine Aortenklappe und bei 4 Patienten eine Doppelklappe implantiert. Bei 3 Patienten wurde ein Ventrikelaneurysma reseziert und bei einem Patienten eine Valvulotomie der Aortenklappe durchgeführt. Die Gruppe II bestand aus 24 Patienten mit einem Mitralklappenersatz, 26 Patienten mit einem Aortenklappenersatz, 3 Patienten mit einem Doppelklappenersatz und aus 2 Patienten mit einem resezierten Ventrikelaneurysma. Nach üblicher Prämedikation und Narkose für die Intubation wurde in Gruppe I eine kombinierte Akupunktur-Analgesie mit Wechselspannungsimpulsen von 5 - 15 Hz und 90 Volt an 8 Akupunkturpunkten bei kontrollierter Beatmung mit $O_2$ (3, 5 l) und $N_2O$ (3, 5 l) durchgeführt. Die genaue Nadelposition sowie das Blockschaltbild sind der Abb. 1 zu entnehmen. Die Patienten der Gruppe II wurden in Neurolept-Analgesie operiert. Während der extrakorporalen Zirkulation (EKZ) wurde bei beiden Gruppen der Blutfluß in der Herz-Lungen-Maschine (HLM), der Druck in der Arteria radialis, der pH-, der $pCO_2$- und der $pO_2$-Wert im venösen Blut gemessen. Zusätzlich wurde bei je 6 Patienten die $O_2$-Zufuhr zur HLM bestimmt. Bei Narkoseeinleitung, während der Operation und 1 Stunde nach dem Eingriff wurde bei 10 Patienten in beiden Gruppen der Blutzucker-, Laktat- und Pyruvat-Wert nach dem Biochemica-Test (Boehringer, Mannheim) bestimmt. Für die statistische Auswertung der Ergebnisse wurde der T-Test für unabhängige Stichproben verwendet. ($\bar{x} \pm s\bar{x}$)

Ergebnisse: Der arterielle Druck vor der EKZ betrug in Gruppe I 133 ± 3,78 und in Gruppe II 125 ± 4,07 mm Hg. Während der Dauer des totalen Bypasses wurde der Druck in beiden Gruppen zwischen 60 und 70 mm Hg konstant gehalten. Zehn Minuten nach Bypassende wurden die Ausgangswerte annähernd wieder erreicht.

**Anwendung des Akupunktur-Stimulationsgerätes Typ 71-1**
Schematische Darstellung des Blockschaltbildes

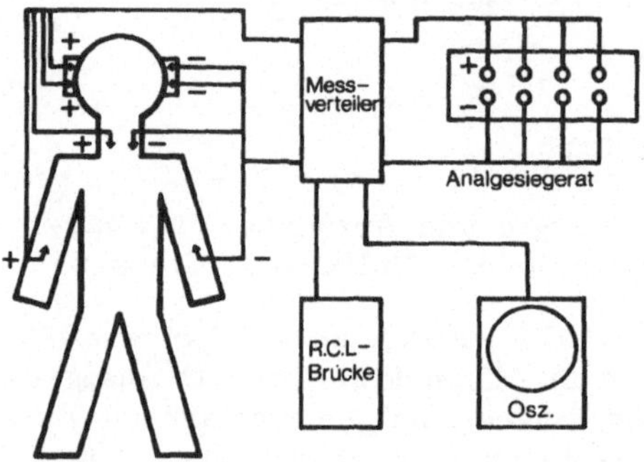


Abb. 1: Schematische Darstellung der Stimulationspunkte am Patienten und des Stimulationsgerätes Typ 71-1

Der Blutfluß durch die Herz-Lungen-Maschine fiel in Gruppe I von 3388,63 $\pm$ 123 ml/min zu Beginn des totalen Bypass auf 3224 $\pm$ 125 ml/min 2o Minuten nach extrakorporaler Zirkulation. Während des partiellen Bypasses betrug er 3265 $\pm$ 98 ml/min. In Gruppe II zu Beginn des totalen Bypasses bestand ein Maschinenfluß von 3672 $\pm$ 125 ml/min. Er stieg nach 20 Minuten auf 3849 $\pm$ 169 ml/min und fiel während des partiellen Bypasses auf 3661 $\pm$ 115 ml/min wieder ab. Der Unterschied des Maschinenflusses beider Gruppen ist mit Ausnahme des Ausgangswertes statistisch signifikant bei $p < 0,05$ (s. Abb. 2). Die Zufuhr von $O_2$ in die HLM während der EKZ betrug in Gruppe I während des partiellen Bypasses 7,83 l/min und während des totalen Bypasses 9,16 l/min. In Gruppe II bestand während des partiellen Bypasses eine $O_2$-Zufuhr von 5,87 l/min und während des totalen Bypasses von 6,87 l/min. Die Blutgasbestimmungen (venös) zu Beginn des totalen Bypasses ergaben einen pH-Wert von 7,3560 $\pm$ 0,0074 in Gruppe I und in Gruppe II von 7,3611 $\pm$ 0,0078. Am Ende der EKZ stieg er in Gruppe I auf 7,3846 $\pm$ 0,0083 und in Gruppe II auf 7,377 $\pm$ 0,0082. Der $pO_2$-Wert schwankte in beiden Gruppen während des gesamten Bypasses zwischen 53 und 60 mm Hg und der $pCO_2$-Wert zwischen 39 und 43 mm Hg (s. Abb. 3). In Gruppe I betrug die Ischämiezeit 46,1 $\pm$ 1,50 Minuten bei einer Bypassdauer von 60,2 $\pm$ 2,33 Minuten. In Gruppe II betrug die Ischämiezeit 43,6 $\pm$ 1,77 Minuten bei einer Bypassdauer von 58,3 $\pm$ 2,57 Minuten . Bei Narkoseeinleitung bestand in Gruppe I ein Blutzucker von 106,86 $\pm$ 6,89 mg% und in Gruppe II 141,27 $\pm$ 14,45 mg%. Der Unterschied ist statistisch signifikant für $p < 0,05$. Am Ende der Operation stieg in Gruppe I der Wert auf 360,10 $\pm$ 25,72 mg% und in Gruppe II auf 407,74 $\pm$ 37,87 mg%. Der Laktatspiegel bei Narkoseeinlei-

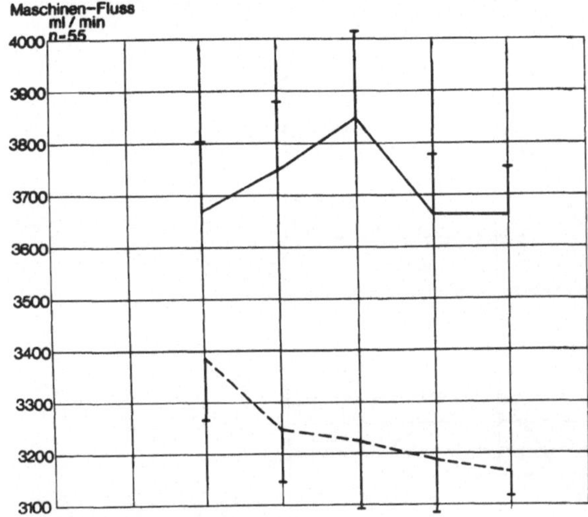


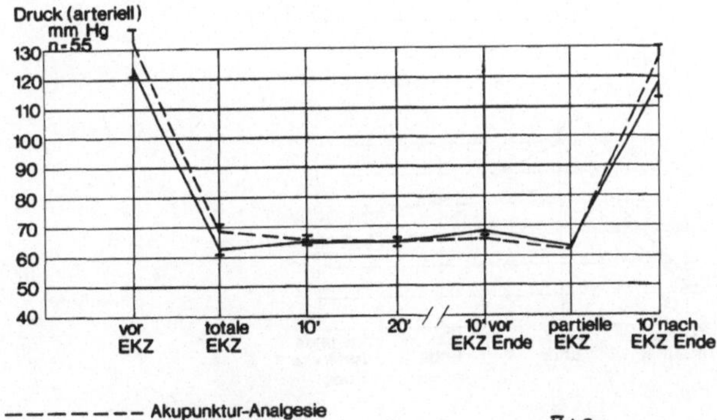


Abb. 2: Veränderungen des Maschinenflusses sowie des arteriellen Druckes während Herzoperationen in EKZ. Vergleich Akupunktur - und Neurolept-Analgesie.

tung war in Gruppe I 15,65 ± 2,47 mg% und in Gruppe II 12,82 ± 1,83 mg%. Am Ende der Operation betrug er in Gruppe I 53,13 ± 5,95 mg% und in Gruppe II 70,12 ± 5,11 mg%. Der Unterschied ist statistisch signifikant für $p < 0,05$. Der Pyruvatspiegel bei Narkoseeinleitung betrug in Gruppe I 0,85 ± 0,16 mg% und in Gruppe II 0,69 ± 0,11 mg%. Am Ende der Operation erhöhte sich der Wert in Gruppe I auf 3,09 ± 0,32 mg% und in Gruppe II auf 3,95 ± 0,27 mg% (s. Abb. 4).

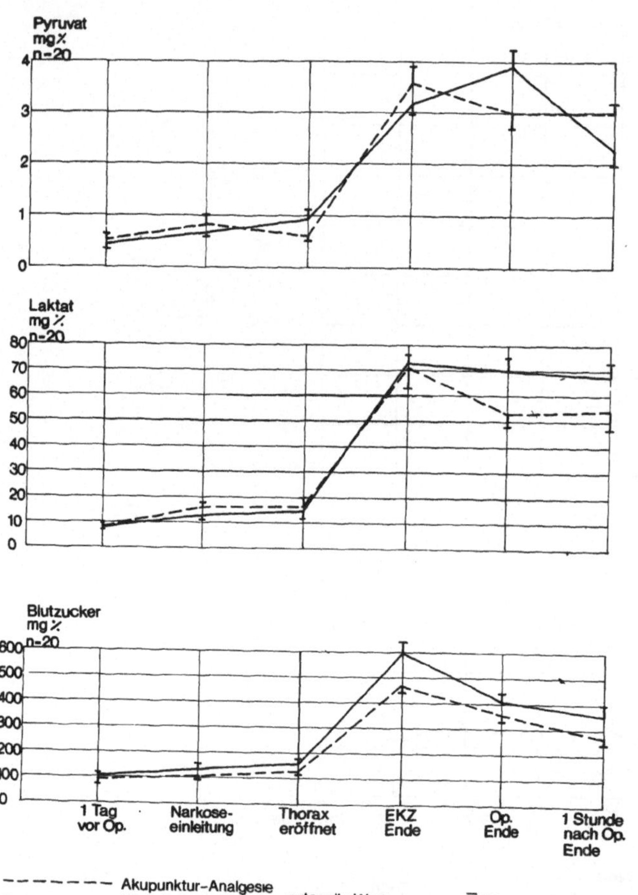


Abb. 3: Einfluß von Akupunktur- und Neurolept-Analgesie auf die arteriellen Werte von Glukose-, Laktat und Pyruvat während herzchirurgischer Eingriffe.

Zusammenfassung: Der Einfluß der Akupunktur-$O_2$-$N_2O$-Analgesie (Gruppe I) sowie der Neurolept-Analgesie (Gruppe II) auf die Veränderungen des Kreislaufs und der Blutgase während herzchirurgischer Eingriffe in EKZ wurde bei je 55 Patienten untersucht. Der Blutfluß während der EKZ war in Gruppe II höher als in Gruppe I bei konstantem arteriellen Druck zwischen 60 und 70 mm Hg in beiden Gruppen. Der pH-, $pO_2$- und $pCO_2$-Wert in beiden Gruppen war klinisch nicht unterschiedlich. In beiden Gruppen fand sich ein Anstieg des Blutzuckers, des Laktat- und Pyruvatspiegels am

Blutgasanalysen während Herzoperationen in Extrakorporaler-Zirkulation
Vergleich Akupunktur- und Neurolept-Analgesie
(venöse Werte)

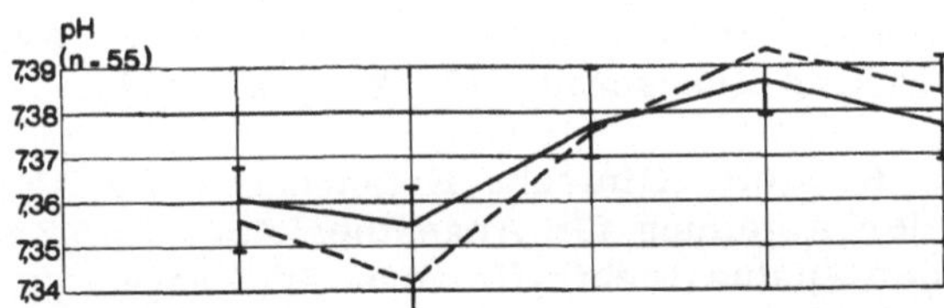


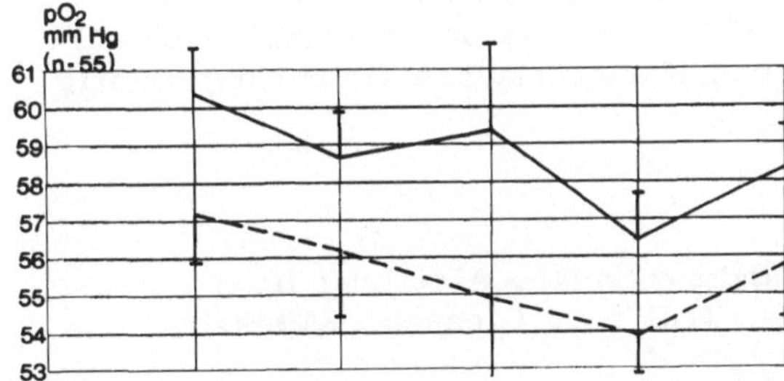


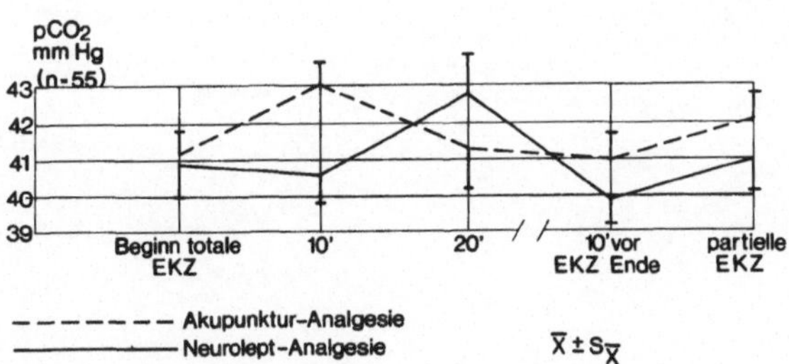


Abb. 4: Unterschiede für den pH-, $pO_2$- und $pCO_2$-Wert im venösen Blut bei Akupunktur- bzw. Neurolept-Analgesie.

Ende des EKZ. Der Laktatspiegel in Gruppe II war höher als in Gruppe I.


Summary: The influence of Acupuncture-$O_2$-$N_2O$-Analgesie (group I) and of Neurolept-Analgesia (group II) on the changes of blood flow and blood gases during cardiac operations in extracorporal circulation (EKZ) was investigated in two groups of 55 patients. During EKZ constant arterial pressure between 60 - 70 mm Hg in both groups was maintained, and the amount of blood flow during the EKZ in group II was higher than in the group I. A clinically significant difference of pH, $pO_2$ and $pCO_2$ of both groups could not be shown. At the end of the EKZ there was a rise in the level of blood-glucose, lactate and pyruvate in both groups.

Literatur

1. Offene Herzoperationen mit Herz-Lungen-Maschinen unter Akupunkturanaesthesie. Peking Rundschau, 47, 23 - 24 (1974)

2. Herget, H. F. und K. Kalweit: Klinische Erfahrungen mit Akupunkturanalgesie an der Abteilung für Anaesthesiologie im Zentrum für Chirurgie der Justus-Liebig-Universität Giessen. Akupunktur-Theorie und Praxis 3, 2 (1974)

3. Walter, P. und H. F. Herget: Open-Heart-Surgery in Analgesia by Acupuncture. XV. Kongress der Polnischen Gesellschaft für Thorax- und Kariovaskuläre Chirurgie, Danzig 9. - 10. 5. 1974

Prof. Dr. P. Walter, Kardiovaskuläre Abteilung im Zentrum für Chirurgie der JLU 6300 Giessen, Klinikstr.

# 11. The Adrenergic Response to Cardiopulmonary Bypass

W.G. Wood, I.P. Hine, R.W. Mainwaring-Burton, M.J. Butler and M.H. Irving

Department of Surgery, Department of Anaesthesia and Department of Chemical Pathology St. Bartholomew's Hospital, London

Introduction: It is generally believed that catecholamine secretion is increased during cardiopulmonary bypass. It has been suggested that this progressive rise in plasma catecholamines is responsible for the irreversible shock-like state, with myocardial failure and low-output syndromes, occasionally seen in patients undergoing this procedure. Three causes of increased catecholamine production have been suggested to be associated with relative inefficiency of tissue perfusion during bypass, the effect of acute haemodilution in causing lightening of the plane of anaesthesia and the general stress induced by surgery.
Studies of the adrenergic response during surgery are infrequent. This may be due to the methodological difficulties encountered in measuring plasma catecholamines, which have only recently been improved to become sufficiently sensitive and reproducible.
This study has been undertaken to fill the gaps at present existing in knowledge of the adrenergic response to different types of surgery.

Materials and Methods: During the investigation, surgeons and anaesthetists followed their standard procedures, except that arterial and venous sampling lines were inserted into peripheral vessels.
Thirteen patients (mean age 50 yr range 11 - 68 yr) undergoing cardiac surgery requiring extracorporeal circulation were studied, Table 1. There was no selection of cases except for the exclusion of very young children.
Patients were premedicated 60 - 90 minutes prior to induction of anaesthesia. Neuromuscular block was effected with pancuronium or tubocurarine. In the intermittent positive pressure ventilation used, the respiratory rate and tidal volume was determined by the anaesthetist.
Cardiopulmonary bypass and extracorporeal circulation employed the standard apparatus generally in use at the hospital (Bentley Temptrol Adult type Q 100 with the Sarn modular type de Bakey roller pump).
Extracorporeal circulation was maintained at 2200 ml $min^{-1}$ $m^{-2}$ body area and urinary output measured hourly.

Table 1: Analysis of patients undergoing cardiac surgery

| Patient | Sex | Age | Wt. kg | Operation |
|---|---|---|---|---|
| 1 | M | 34 | 70 | Mitral Valve Replacement |
| 2 | F | 51 | 68 | Mitral Valve Replacement |
| 3 | M | 50 | 85 | Vein Graft to Coronary Artery[a] |
| 4 | F | 58 | 51, 5 | Aortic Valve Replacement |
| 5 | M | 11 | 31, 5 | Aortic Valvotomy |
| 6 | F | 50 | 52, 4 | Mitral Valve Replacement |
| 7 | M | 53 | 70 | Aortic Valve Replacement[b] |
| 8 | F | 50 | 58 | Mitral and Aortic Valve Replacement |
| 9 | F | 64 | 52, 5 | Mitral Valve Replacement |
| 10 | F | 60 | 56 | Mitral Valve Replacement |
| 11 | M | 68 | 55 | Left Ventricular Aneurysm Repair[c, d] |
| 12 | F | 50 | 50 | Mitral Valve Replacement |
| 13 | F | 48 | 75 | Aortic Valve Replacement |

a Clinical Premedication Inadequate
b Negro, HbF 30%
c Pre-op. L.V.F.
d Patient Died

Samples of arterial and venous blood were withdrawn for catecholamine analysis at the following times:

1. Before induction of anaesthesia
2. After induction
3. Pre-incision
4. After exposure of the heart
5. Immediately before bypass
6. Every 30 minutes on bypass
7. At the end of bypass
8. At the end of operation

Arterial samples were taken from the peripheral arterial cannula, or from the reservoir chamber of the oxygenator during bypass. Venous blood was taken from the central venous line throughout. In 11 out of the 13 patients, intravenous infusion of synthetic catecholamines was considered desirable on clinical grounds, to stimulate, reinforce or maintain cardiac output.
Measurement of catecholamines was by a modification of McCullough's method (2) in which total catecholamines and noradrenaline were measured separately, adrenaline being determined by difference. The method was semi-automated to standardise the procedure for every sample. Cross-reaction between noradrenaline and adrenaline in the measurement of noradrenaline was $<$ 2%.

Table 2: Catecholamine levels during cardiac surgery.

| | | PRE ANAESTHESIA | POST ANAESTHESIA | AT INCISION | POST THORACOTOMY | PRE BYPASS | BYPASS + 30 MIN | BYPASS + 60 MIN | BYPASS +90 MIN |
|---|---|---|---|---|---|---|---|---|---|
| TOTAL CATECHOLAMINES $\mu g$ litres$^{-1}$ | | | | | | | | | |
| ARTERIAL | MEAN | 1.13 | 1.34 | 0.85 | 1.24 | 1.05 | 1.71 | 1.87 | 2.18 |
| | S.D. | 0.71 | 0.99 | 0.38 | 0.77 | 0.87 | 0.80 | 1.44 | 1.42 |
| VENOUS | MEAN | 0.95 | 1.08 | 0.74 | 1.24 | 1.16 | 1.65 | 1.38 | 1.20 |
| | S.D. | 0.50 | 0.59 | 0.41 | 0.55 | 0.97 | 1.04 | 1.05 | 0.27 |
| NORADRENALINE $\mu g$ litres$^{-1}$ | | | | | | | | | |
| ARTERIAL | MEAN | 0.60 | 0.59 | 0.34 | 0.47 | 0.45 | 1.00 | 1.06 | 0.97 |
| | S.D. | 0.42 | 0.48 | 0.28 | 0.41 | 0.64 | 0.72 | 0.51 | 0.65 |
| VENOUS | MEAN | 0.53 | 0.44 | 0.28 | 0.65 | 0.72 | 1.18 | 0.67 | 0.71 |
| | S.D. | 0.45 | 0.27 | 0.15 | 0.38 | 0.68 | 0.99 | 0.68 | 0.47 |
| ADRENALINE $\mu g$ litres$^{-1}$ | | | | | | | | | |
| ARTERIAL | MEAN | 0.53 | 0.75 | 0.52 | 0.77 | 0.60 | 0.71 | 0.81 | 1.21 |
| | S.D. | 0.42 | 0.68 | 0.36 | 0.76 | 0.50 | 0.46 | 0.47 | 1.11 |
| VENOUS | MEAN | 0.42 | 0.64 | 0.46 | 0.59 | 0.44 | 0.47 | 0.71 | 0.49 |
| | S.D. | 0.42 | 0.38 | 0.39 | 0.57 | 0.38 | 0.26 | 0.45 | 0.21 |

Results: 12 out of 13 patients survived the operation and cardiopulmonary bypass. One patient, died following excision of a ventricular aneurysm, after which no recordable cardiac output was seen, although the operation was technically successful.

Figure 1 shows the response of a patient who needed no catecholamine infusion throughout the operation (lower trace) and one who required catecholamines during bypass (upper trace).
Figure 2 shows the catecholamine levels in the patient who died.
In all cases the graphs show total catecholamines.

Table 1 shows the patients`details.
Table 2 shows the mean catecholamine plasma levels excluding samples where synthetic catecholamines were given.

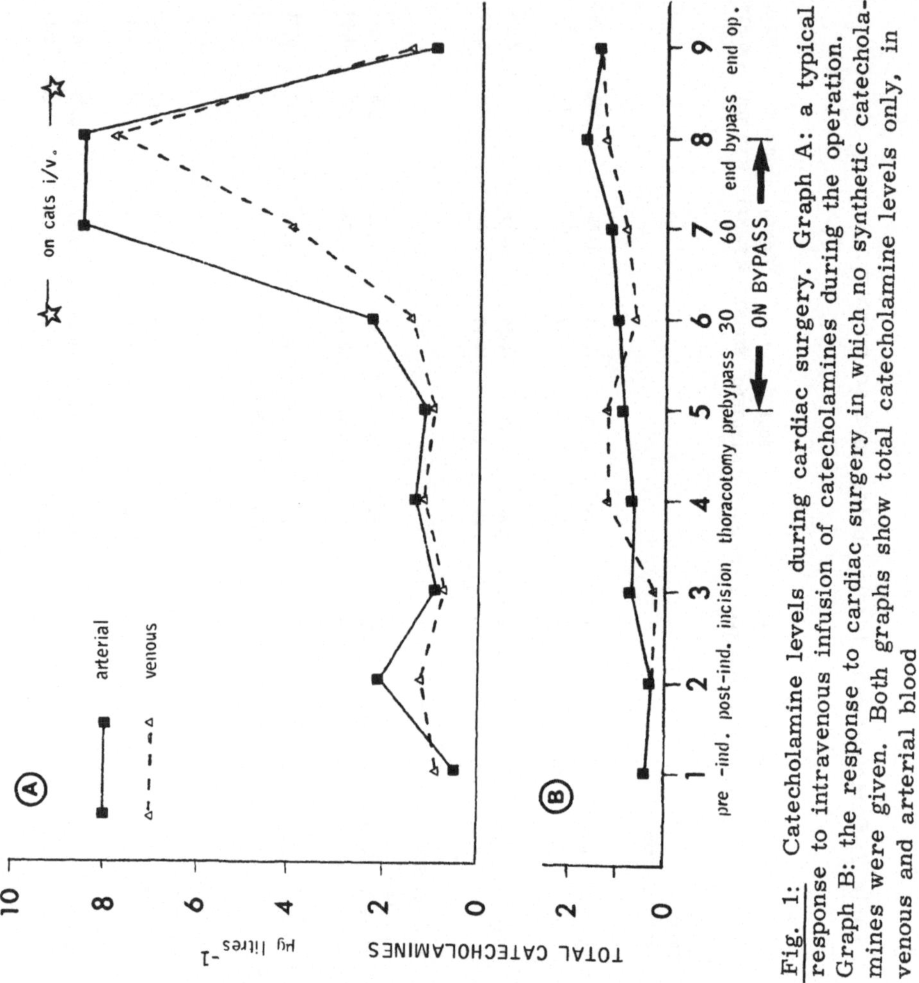


Fig. 1: Catecholamine levels during cardiac surgery. Graph A: a typical response to intravenous infusion of catecholamines during the operation. Graph B: the response to cardiac surgery in which no synthetic catecholamines were given. Both graphs show total catecholamine levels only, in venous and arterial blood

Arteriovenous difference in catecholamines only reached significant differences in the following cases: total catecholamines at thoracotomy and after 20 minutes on bypass. ($p < 0.005$ in both cases), venous plasma adrenaline levels were also different at two points, pre bypass ($p = 0,025$) and after 30 minutes on bypass ($p < 0.05$). There were no significant arteriovenous differences in noradrenaline at any period.

There were no significant changes in plasma catecholamine levels between pre and post-induction samples, but between post induction sample and at incision arterial noradrenaline levels fell significantly ($p = 0.05$) as did total catecholamines ($p < 0.05$). Thoracotomy resulted in significant rises in total catecholamines ($p < 0.05$). Thoracotomy resulted in significant rises in total catecholamines

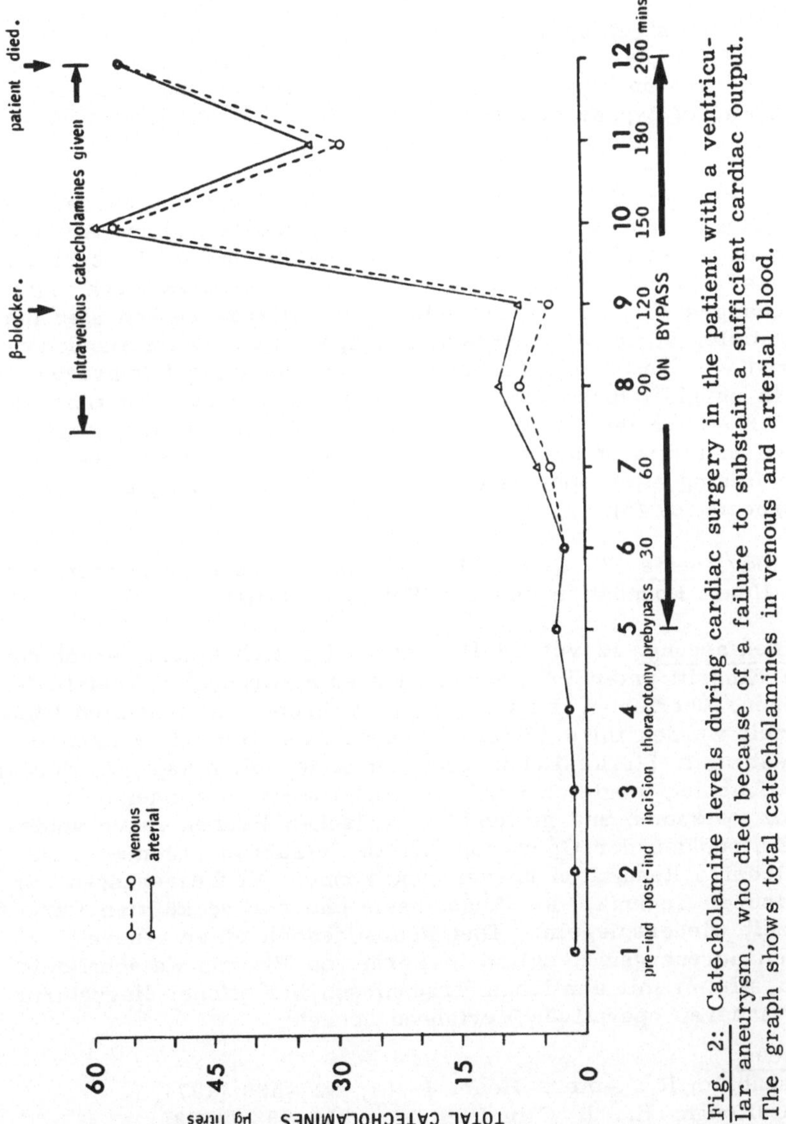


Fig. 2: Catecholamine levels during cardiac surgery in the patient with a ventricular aneurysm, who died because of a failure to substain a sufficient cardiac output. The graph shows total catecholamines in venous and arterial blood.

($p < 0.05$ arterial, $p < 0.001$ venous) and noradrenaline ($p < 0.05$ arterial, $p < 0.0025$ venous). There were no significant changes in adrenaline levels. After 60 minutes on bypass total catecholamines were significantly raised over pre-bypass levels ($p < 0.01$ arterial, $p < 0.05$ venous) as was the arterial noradrenaline ($p < 0.025$). Increase in adrenaline levels also reached significance at this point ($p < 0.025$ arterial, $p < 0.05$ venous). When the levels were compared with those of the preceding 30 minutes no significant increases were seen between 30 to 150 minutes. Two patients did not need catecholamine infusions during the operation and in these,

there were no significant changes in catecholamines between pre-bypass and samples taken during, or after bypass.
The mean time on bypass was 105 min (range 45-225 min) and between end of bypass and end of operation 102 min (range 70 - 165 min).

Summary: 12 out of 13 patients who underwent cardiac surgery requiring extracorporeal circulation survived the operation. Arterial and venous catecholamines were measured throughout the operation. Large rises in catecholamine levels were not seen although significant changes did occur in arteriovenous differences and also between samples at certain points in the operation. These facts do not agree with Lillehei's findings (3) and may reflect improvements in surgical technique, anaesthesia and the reduced time on bypass. However the lack of an overall measurable adrenergic response in terms of plasma catecholamine levels does agree with similar finding after open heart surgery (4) and during other surgical procedures (5).

Acknowledgements: We would like to acknowledge support from the British Heart Foundation and the Wellcome Trust.

Zusammenfassung: 12 von 13 Patienten, die sich einem herzchirurgischen Eingriff unter Verwendung des extrakorporalen Kreislaufs unterzogen, überlebten die Operation. Während der gesamten Operationszeit wurden im arteriellen und venösen Blut die Katecholamine bestimmt. Starke Erhöhungen der Katecholaminspiegel wurden nicht beobachtet, obgleich deutliche Änderungen der arteriovenösen Differenz vorkamen und gleichfalls zwischen Proben zu verschiedenen Zeitpunkten der Operation. Diese Tatsachen stimmen nicht mit Lillehei's Resultaten überein und könnten Verbesserungen der chirurgischen Technik, der Anaesthesie und der verkürzten Perfusionszeit wiederspiegeln. Das Fehlen jedoch einer generell meßbaren adrenergen Reaktion in Form von Plasma-Katecholaminspiegeln stimmt mit ähnlichen Ergebnissen bei offener Herzchirurgie und anderen operativen Verfahren überein.

References

1. Rosenblum, R.: Amer. Heart J. 87, 527-530 (1974)
2. McCullough, H.: J. Clin Path. 21, 759-763 (1968)
3. Kehlet, H. et al.: Br. J. Anaesth. 46, 73-77 (1974)
4. Turton, M.D. et al.: Clin. Chem. Acta 50, 419-423 (1974)
5. Lillehei, R.C. et al.: Ann. Surg. 160, 682-710 (1964)

Dr. W.G. Wood, St. Bartholomew's Hospital,
West Smithfield, London E C 1 A 7 B E

# 12. Einfluß der koronaren Bypassoperation auf Myokarddruck und Ventrikelfunktion beim Hund

R.H. Wirth, J.R. Allenberg, R. Braun, W. Dietze, R. Finke, U. Mittmann, J. Schmier und J. Schröder

Abteilung für Experimentelle Chirurgie (Leiter: Prof. Dr. J. Schmier) der Chirurgischen Universitätsklinik Heidelberg

Nach aorto-coronaren Bypassoperationen ist oft keine signifikante Besserung der Ventrikelfunktion nachzuweisen (1, 2, 4). Deshalb wird in den vorliegenden Tierexperimenten untersucht, ob nach myokardialer Revaskularisation die Gesamtfunktion der linken Kammer oder die regionale Myokardfunktion gebessert werden.

Methodik: Bei 7 Schäferbastarden wird ein Ameroidring und ein elektromagnet. Flußmeßkopf am Abgang des R. circumflexus der A. coron. sin. implantiert. Ist die Koronardurchblutung im R. circumflexus im Mittel nach 18 Tagen auf 0 - 32 ml/min abgefallen, wird die Gefäßstenose von 80 - 100% mit einem carotis-coronaren Bypass aus einem Silikon-Kautschukschlauch überbrückt. Gegenübergestellt werden bei geschlossenem und offenem Bypass: EKG, arterieller Druck und Bypassfluß (elektromagnetisch, Statham). Die Myokarddrucke werden mit zwei Miniaturdruckaufnehmern (Millar) im Bereich des R. circumflexus ($IMP_C$) und R. descendens ($IMP_D$) jeweils in 7 mm Tiefe gemessen. Mit einem weiteren Miniaturdruckaufnehmer (Konigsberg) werden linker Ventrikeldruck (LVP) und $dp/dt_{max}$ gemessen. Die maximale Verkürzungsgeschwindigkeit der kontraktilen Elemente ($V_{max}$) wird bestimmt.
Die gleichen Parameter werden ferner unter akuter Druckbelastung des linken Ventrikels (Angiotensininfusion 0, 1 ug/kg · min) bei geschlossenem und offenem Bypass gemessen. Halbstündlich werden pH, $pCO_2$ und Standard-Bikarbonat kontrolliert und, wenn nötig, korrigiert. Zum Ausschluß von Myokardinfarkten und zur Beurteilung der Kollateralversorgung werden Koronarkorrosionspräparate (Technovit) der Herzen angefertigt.

Ergebnisse: Nach Bypassöffnung beträgt der mittlere Bypassfluß $34 \pm 17$ ml/min. Der enddiastolische Ventrikeldruck (LVEDP) fällt geringfügig von $7 \pm 2,9$ mm Hg auf $5 \pm 3,4$ mm Hg ab. Auch LVP, $dp/dt_{max}$ und $V_{max}$ ändern sich nicht signifikant (Tabelle 1). Während $IMP_D$ von $115 \pm 23$ mm Hg auf $119 \pm 26$ mm Hg nur wenig ansteigt, nimmt $IMP_C$ von $73 \pm 23$ mm Hg auf $87 \pm 23$ mm Hg signifikant zu ($p < 0,01$).
Abb. 1 zeigt eine Originalregistrierung während Bypassöffnung.

Abb. 1: LVP, $dp/dt_{max}$ **LVEDP**, $IMP_D$ und $V_{max}$ ändern sich nach Öffnen des Bypass nur geringfügig, $IMP_C$ steigt jedoch deutlich an.

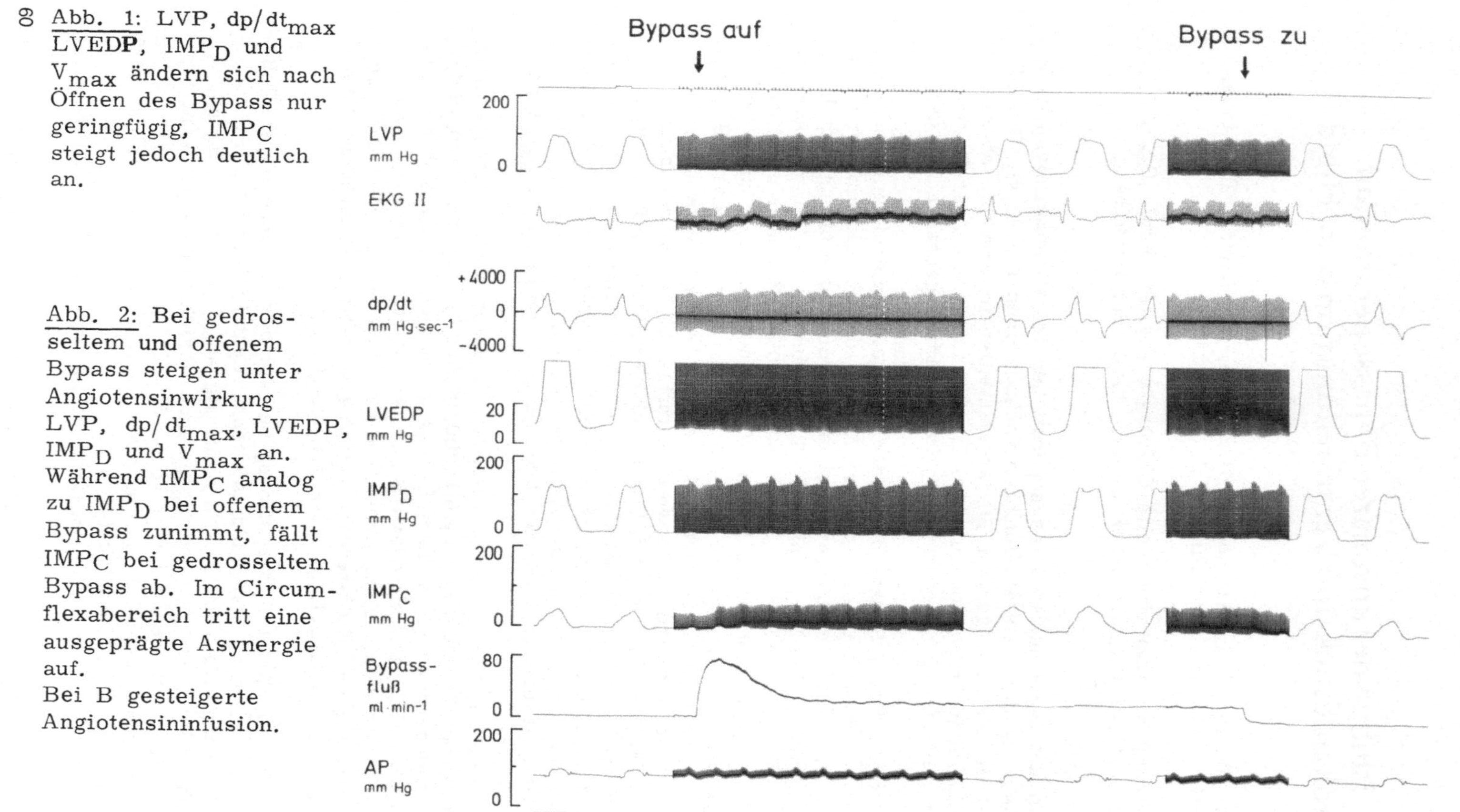


Abb. 2: Bei gedrosseltem und offenem Bypass steigen unter Angiotensinwirkung LVP, $dp/dt_{max}$, LVEDP, $IMP_D$ und $V_{max}$ an. Während $IMP_C$ analog zu $IMP_D$ bei offenem Bypass zunimmt, fällt $IMP_C$ bei gedrosseltem Bypass ab. Im Circumflexabereich tritt eine ausgeprägte Asynergie auf.
Bei B gesteigerte Angiotensininfusion.

Bypass gedrosselt
Bypass auf
Angiotensin 0,1 μg·kg-1·min-1
Angiotensin 0,1 μg·kg-1·min-1
A)
LVP mm Hg
200
0
EKG II
dp/dt mm Hg·sec-1
+4000
0
-4000
LVEDP mm Hg
20
0
IMPD mm Hg
200
0
IMPC mm Hg
200
0
Bypass-fluß ml·min-1
50
0
AP mm Hg
200
0
Vmax = 2,35 ML·sec-1
Vmax = 2,55 ML·sec-1
Vmax = 2,03 ML·sec-1
Vmax = 2,25 ML·sec-1

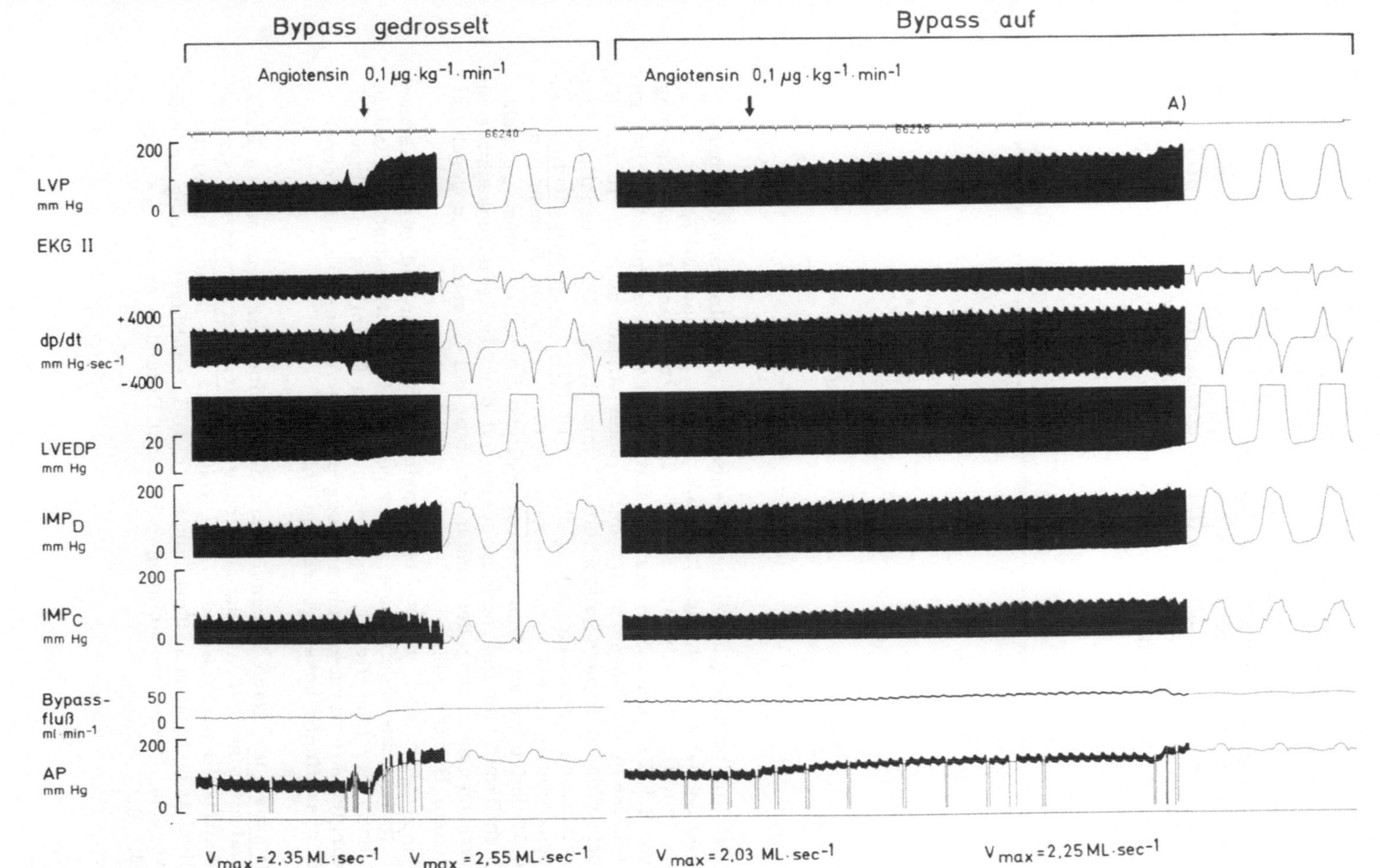

Abb. 2

Tabelle 1: Mittelwerte des Bypassflusses (By-Fl), des arteriellen Druckes (AP), der Herzfrequenz (HF), des linken Ventrikeldruckes (LVP), des enddiastolischen Druckes (LVEDP), der max. Druckanstiegsgeschwindigkeit ($dp/dt_{max}$), der Verkürzungsgeschwindigkeit der kontraktilen Elemente ($V_{max}$), der Myokarddrucke im Bereich des R. circumflexus ($IMP_C$) und des R. descendens ($IMP_D$). Mittelwerte bei gedrosseltem und offenem Bypass, s = Standardabweichung, Signifikanzniveau beim gepaarten T-Test: $^{+}p < 0,05$, $^{++}p < 0,01$ .

| | | By-Fl ml min⁻¹ | AP mm Hg | HF S min⁻¹ | LVP mm Hg | LVEDP mm Hg | $dp/dt_{max}$ mm Hg sec⁻¹ | $V_{max}$ ML sec⁻¹ | $IMP_D$ mm Hg | $IMP_C$ mm Hg |
|---|---|---|---|---|---|---|---|---|---|---|
| Bypass zu | m | ++9 | 116/90 | 161 | 110 | 7 | 2361 | 2,22 | 115 | ++73 |
| | ±s | 15 | 14/8 | 24 | 15 | 2,9 | 834 | 0,30 | 23 | 23 |
| Bypass auf | m | ++34 | 117/90 | 160 | 113 | 5 | 2445 | 2,31 | 119 | ++87 |
| | ±s | 17 | 14/9 | 24 | 15 | 3,4 | 806 | 0,47 | 26 | 23 |

Auf Angiotensininfusion bei offenem und geschlossenem Bypass steigen LVP um durchschnittlich 35 mm Hg und $IMP_D$ um 24 mm Hg an (p 0,01; Tabelle 2). Die mittlere Drucksteigerung von LVEDP um 3 mm Hg ist statistisch nicht signifikant. Bei geschlossenem Bypass steigt $IMP_C$ unter Angiotensin um 16 mm Hg, bei offenem Bypass jedoch um 41 mm Hg an. Das Verhältnis Myokarddruck/Ventrikeldruck ($IMP_C/LVP$) fällt bei geschlossenem Bypass von 0,72 auf 0,65 , steigt aber bei offenem Bypass von 0,73 auf 0,84 an. Das unterschiedliche Verhalten ist statistisch signifikant. Im Descendensbereich ist der Myokarddruckanstieg unter Druckbelastung der linken Kammer bei offenem und geschlossenem Bypass gleich.

$V_{max}$ zeigt auch unter Angiotensin bei offenem und geschlossenem Bypass keine signifikante Änderung der Gesamtfunktion des linken Ventrikels (Tabelle 2). In einigen Fällen kommt es im minderversorgten Myokardbereich zu ausgeprägten Asynergien, die durch Bypassöffnung beseitigt werden (Abb. 2).

Diskussion: Nach Bypassöffnung ist anhand der gemessenen Parameter keine wesentliche Änderung der Gesamtfunktion des linken Ventrikels nachzuweisen. Der Ruhebedarf des minderversorgten Myokards kann zum Teil durch die Kollateraldurchblutung gedeckt werden. Diese Beobachtung entspricht Befunden anderer Autoren (3, 5).

Tabelle 2: Die Mittelwerte werden bei gedrosseltem und offenem Bypass vor und nach Angiotensininfusion angegeben, s = Standardabweichung; Signifikanzen beim gepaarten T-Test: $^{+}$ $p < 0,05$, $^{++}$ $p < 0,01$. Abkürzungen wie bei Tab. 1

| | | By-Fl ml $min^{-1}$ | AP mm Hg | HF S $min^{-1}$ | LVP mm Hg | LVEDP mm Hg | $dp/dt_{max}$ mm Hg $sec^{-1}$ | $V_{max}$ ML $sec^{-1}$ | $IMP_D$ mm Hg | $IMP_C$ mm Hg | $\frac{IMP_C}{LVP}$ | $\frac{IMP_D}{LVP}$ |
|---|---|---|---|---|---|---|---|---|---|---|---|---|
| | | | | | | Kontrolle | | | | | | |
| Bypass zu | m | 11 | **113/87 | 173 | *104 | 6,2 | 2024 | 2,18 | *108 | 75 | 0,72 | 1,04 |
| | ±s | 15 | 7/5 | 18 | 5 | 2,2 | 454 | 0,27 | 25 | 19 | 0,16 | 0,27 |
| | | | | | | Angiotensin | | | | | | |
| | m | 15 | **149/123 | 143 | *139 | 8,7 | 2137 | 2,28 | *131 | 91 | 0,65 | 0,96 |
| | ±s | 20 | 9/11 | 29 | 10 | 4,7 | 410 | 0,67 | 34 | 53 | 0,36 | 0,30 |
| | | | | | | Kontrolle | | | | | | |
| Bypass auf | m | 32 | **116/91 | 170 | *106 | 5,7 | 1948 | 2,26 | **108 | 78 | 0,73 | 1,02 |
| | ±s | 19 | 7/8 | 23 | 6 | 1,7 | 449 | 0,53 | 32 | 18 | 0,14 | 0,32 |
| | | | | | | Angiotensin | | | | | | |
| | m | 37 | **148/123 | 152 | *140 | 9,1 | 2407 | 2,29 | **133 | 119 | 0,84 | 0,97 |
| | ±s | 19 | 10/17 | 31 | 15 | 5,2 | 636 | 0,49 | 38 | 53 | 0,32 | 0,36 |

Der Einfluß der Revaskularisation läßt sich hier nur anhand eines regionalen Funktionsparameters nachweisen. Der Myokarddruck steigt in dem vom Bypass versorgten Bereich signifikant an.

Bei erhöhtem Energiebedarf kommt die regional eingeschränkte Myokardfunktion deutlicher zum Ausdruck. Akute Druckbelastung der linken Kammer bewirkt bei geschlossenem und geöffnetem Bypass keine wesentliche Änderung der Gesamtfunktion des linken Ventrikels. Der Myokarddruck im Circumflexabereich jedoch steigt als Ausdruck einer regionalen Funktionsverbesserung nur bei geöffnetem Bypass deutlich an. Bei geschlossenem Bypass ist der Anstieg signifikant geringer. Die unter Druckbelastung entstehenden Asynergien beweisen eine stark eingeschränkte Myokardfunktion.

Zusammenfassung: Bei 7 Hunden wird im Verlauf von im Mittel 18 Tagen eine hochgradige Stenose des R. circumflexus der linken Koronararterie erzeugt. Es wird der Einfluß der myokardialen Revaskularisation auf Ventrikelfunktion und Myokarddrucke im Circumflexa- und Descendens-Bereich geprüft. Unter Kontrollbedingungen und bei akuter Druckbelastung der linken Kammer bewirkt Öffnung eines carotis-circumflexa Bypass keine signifikante Änderung der

Gesamtfunktion des linken Ventrikels, beurteilt an den Parametern $dp/dt_{max}$, $V_{max}$ und am enddiastolischen Ventrikeldruck.
Als Ausdruck der regional gebesserten Myokardfunktion steigt der Myokarddruck im Circumflexabereich bei Bypassöffnung an. Unter Druckbelastung des linken Ventrikels erhöht sich bei verschlossenem Bypass der Myokarddruck im Circumflexabereich nur geringfügig, es treten Asynergien auf. Diese regionalen Funktionsstörungen werden durch die Bypassöffnung beseitigt.

Summary: In 7 dogs a severe stenosis of the left circumflex coronary artery (CCA) is produced in the course of 18 days. The influence of myocardial revascularization on left ventricular function and on intramyocardial pressures in the areas supplied by the CCA and by the left anterior descending coronary artery is studied. Neither under control conditions nor during acute left ventricular pressure load does opening a bypass graft between the carotid artery and CCA induce a significant change in total ventricular function ($dp/dt_{max}$, $V_{max}$, left ventricular enddiastolic pressure). However, immediately after opening the graft intramyocardial pressure rises in the CCA area indicating a regional improvement of myocardial function.

Literatur

1. Arbogast, R., A. Solignac a. M.G. Bourassa: Influence of aortocoronary saphenous vein bypass surgery on left ventricular volumes and ejection fraction: comparison before and one year after surgery in 51 patients. Amer. J. Med. 54, 290 (1973)

2. Bolooki, H., S. Mallon, A. Ghahramani, L. Sommer, A. Vargas, D. Slavin and G.A. Kaiser: Objective assessment of the effects of aorto-coronary bypass operation on cardiac function. J. Thor. Cardiovasc. Surg. 66, 916 (1973)

3. Rosenfeldt, F.L., C.C. Gill, A.S. Wechsler and D.C. Sabiston jr.: Ventricular function following experimental coronary artery bypass grafting: the relationship of functional improvement to hemodynamics in the graft. Cardiovasc. Res. 8, 26 (1974)

4. Shepherd, R.L., S.B. Itscoitz, D.L. Glancy, E.B. Stinson, R.L. Reis, G.N. Olinger, C.E. Clark and S.E. Epstein: Deterioration of myocardial function following aorto-coronary bypass operation. Circulation 49, 467 (1974)

5. Wechsler, A.S. et al.: J. Thor. Cardiovasc. Surg. 64, 861 (1972)

Dr. R.H. Wirth, Abteilung für Experimentelle Chirurgie der Chirurgischen Universitätsklinik 69oo Heidelberg, Im Neuenheimer Feld

# 13. Coronarwiderstandserhöhungen während Ischämie und ihre Beeinflußbarkeit durch coronardilatierende Substanzen

W. Schäfer und H. Böttcher

Abteilung für Pharmakologie im Zentrum Theoretische Medizin II (Abteilungsleiter: Prof. Dr. H. Lüllmann), Abteilung für Allgemeinchirurgie (Abteilungsleiter: Prof. Dr. B. Löhr) des operativen Zentrums I der Universität Kiel

Die erfolgreiche Wiederbelebung von Herzen nach normothermen, ischämischen Herzstillständen von 30 bzw. 45 Minuten Dauer kann durch Erhöhung des Coronarwiderstandes in der Reperfusionsphase erschwert oder sogar unmöglich gemacht werden. Diese auch von anderen Autoren (1, 2) beobachteten Steigerungen des Coronarwiderstandes stehen in ursächlichem Zusammenhang mit einer Einengung des Coronargefäßquerschnittes. Von den Perfusionsstörungen ischämisch geschädigter Herzen ist besonders die Innenschicht des linken Ventrikels betroffen (3, 4). In den vorliegenden Untersuchungen sollte der zeitabhängige Anstieg des Coronarwiderstandes untersucht und seine Beeinflußbarkeit durch coronardilatierende Substanzen geprüft werden.

Methodik: Die Versuche wurden an 35 Herz-Lungen-Präparaten von Katzen durchgeführt. Nach Fertigstellung der Präparate in Chloralose-Narkose (60 mg/kg KG i.p.) wurden die Herzen präischämisch mit einem HMV von 33 ml/kg KG belastet. Die Einleitung des normothermen, ischämischen Herzstillstandes erfolgte durch Abklemmen der venösen Blutzufuhr bei gleichzeitiger Drainage beider Ventrikel. In Gruppe 1 (n=7) wurden nach Einführen von Kathetern in die Coronarostien in 30minütigen Abständen Coronarperfusionen von 5minütiger Dauer mit einer sauerstoffarmen, glucosefreien 3,5%igen Gelatinelösung mit physiologischen Elektrolytkonzentrationen durchgeführt. Die Herzen der Gruppe 2 (n=13) wurden nach 15 bzw. 30minütiger Ischämie durch eine Coronarperfusion mit oxygeniertem Eigenblut-Dextran-Gemisch wiederbelebt. Die Wiederbelebung der Herzen der Gruppe 3 erfolgte nach Vorbehandlung mit Papaverin (n=7) und Nitroglycerin (n=8) in gleicher Weise. In allen Versuchen wurden aus den kontinuierlich registrierten Druck- und Flusswerten Coronarwiderstands- und Gefäßquerschnittsänderungen berechnet.

Ergebnisse: 1) Die mit einer künstlichen Perfusionslösung intermittierend perfundierten Katzenherzen zeigten bei konstantem Fluß (∅ = 10 ml/min) eine Erhöhung des Coronarwiderstandes. In Ta-

mit Unterstützung der Deutschen Forschungsgemeinschaft

Tabelle 1: Coronarwiderstandsänderungen nach normothermem ischämischen Herzstillstand in Abhängigkeit von der Ischämiedauer (Absolutwerte von 7 Einzelversuchen)

| Versuch Nr. | Coronarwiderstand ($\frac{mmHg \cdot min}{ml}$) nach Ischämiedauer von | | | | |
|---|---|---|---|---|---|
| | 5 Min. | 40 Min. | 75 Min. | 110 Min. | 145 Min. |
| 1 | 1.88 | 3.42 | 6.33 | 7.00 | 8.11 |
| 2 | 1.82 | 2.29 | 5.09 | 6.81 | 8.17 |
| 3 | 1.98 | 3.43 | 5.01 | 6.70 | 7.00 |
| 4 | 1.49 | 3.11 | 5.66 | 6.48 | 6.89 |
| 5 | 1.50 | 3.00 | 6.79 | 7.00 | 7.00 |
| 6 | 2.06 | 2.93 | 5.02 | 7.44 | 9.31 |
| 7 | 1.38 | 2.76 | 6.09 | 7.23 | 9.76 |

belle 1 sind die aus Perfusionsdruck und -fluß errechneten Coronarwiderstände aufgeführt. Während der Perfusion wurden keine mechanischen und nur vereinzelte unregelmäßige elektrische Aktivitäten registriert. Abb. 1 zeigt in Abhängigkeit von der Ischämiezeit die relativen Widerstandszunahmen bezogen auf den Coronarwiderstand nach 5 Minuten Ischämie. Schon nach 40minütigem Herzstillstand zeigte sich eine Widerstandserhöhung auf 176 ± 12% des Ausgangswertes. Unter der Annahme, daß während der Perfusion keine zusätzlichen arteriovenösen Anastomosen eröffnet werden, lassen sich auf der Grundlage des Hagen-Poiseulleschen Gesetzes die relativen Veränderungen des Gesamtquerschnittes berechnen. Abb. 1 zeigt schon nach 40 Minuten Ischämie eine Abnahme auf 76 ± 3% des Ausgangswertes.

2) In Gruppe 2 wurden die Coronarwiderstände der Herzen nach 15 und 30minütiger Ischämie während der anschließenden Perfusion zur Wiederbelebung mit oxygeniertem Eigenblut-Dextran-Gemisch bestimmt. Nimmt man die Coronarwiderstände nach 15 Minuten Ischämie als Bezugswerte, so lassen sich nach 30minütigem Herzstillstand Widerstandszunahmen auf über 300% errechnen. Dem entspricht eine Abnahme des Gefäßquerschnittes auf unter 60% (Abb. 2). Eine erfolgreiche Wiederbelebung mit voller hämodynamischer Belastbarkeit war nur in der Hälfte dieser Fälle möglich.

3) In der Gruppe 3 konnten durch eine Coronarperfusion in der ischämischen Phase mit einer Ringer-Nitroglycerin-Lösung (0.02 mg/ml) bzw. Ringer-Papaverin-Lösung (0.01 mg/ml) die Coronarwiderstände während der Perfusion zur Wiederbelebung reduziert werden. Abb. 2 zeigt nach Vorbehandlung mit Nitroglycerin Widerstandserhöhungen auf nur 203 ± 24% des Ausgangswertes, die

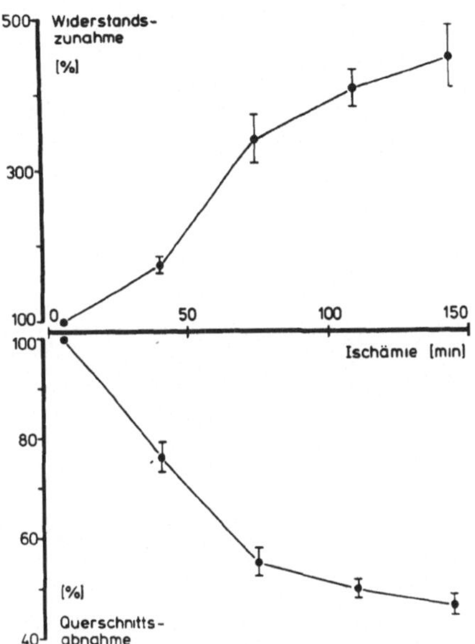


Abb. 1: Relative Änderung von Coronarwiderstand und -querschnitt in Abhängigkeit von der Ischämiezeit bei intermittierender Coronarperfusion mit sauerstoffarmer, künstlicher Perfusionslösung und perfusionsfreien Intervallen von 30 Minuten.

nach Einsetzen der Herzaktionen noch absanken. Nach Papaveringabe betrug die Zunahme 177 ± 25% ebenfalls absinkend. Die errechneten Gefäßquerschnittsabnahmen auf 72 ± 4% nach Nitroglycerin-, auf 78 ± 3% nach Papaverinvorbehandlung lagen unter den Vergleichswerten der Gruppe 2. Eine erfolgreiche Wiederbelebung war in allen Fällen möglich.
Die vorliegenden Experimente haben gezeigt, daß sich die erheblichen Gefäßquerschnittsabnahmen und die damit verbundene Minderdurchblutung des Myokards durch die Perfusion coronardilatierender Substanzen günstig beeinflussen läßt, so daß die Erfolgsaussichten bei der Wiederbelebung ischämisch stillgestellter Herzen steigen.

Zusammenfassung: Bei der intermittierenden Coronarperfusion von Katzenherzen nach normothermem ischämischen Entlastungsstillstand zeigte sich eine beträchtliche Zunahme des Coronarwiderstandes und eine Abnahme des Coronargefäßquerschnittes in Abhängigkeit von der Ischämiedauer. Nach Vorbehandlung der Herzen durch Perfusion mit Nitroglycerin bzw. Papaverin in der ischämischen Phase liess sich der Coronarwiderstand deutlich senken, der Gesamtgefäßquerschnitt nahm zu. Die postischämische Minderdurchblutung des Myokards kann durch coronardilatierende Substanzen

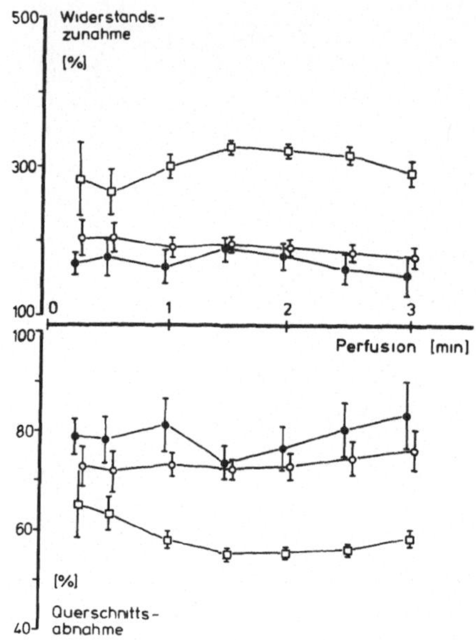


Abb. 2: Relative Änderung von Coronarwiderstand und -querschnitt bei wiederbelebender Coronarperfusion mit oxygeniertem Eigenblut-Dextran-Gemisch □——□ sowie nach Vorbehandlung mit Nitroglycerin o——o bzw. Papaverin •——•.

offenbar günstig beeinflußt werden, so daß die Erfolgsaussichten bei der Wiederbelebung ischämisch stillgestellter Herzen steigen.

Summary: Following normothermic cardiac arrest an increase of the coronary resistance and a decrease of the cross section of the coronary arteries have been measured as a function of the duration of the ischaemic period during intermittent coronary perfusion. A significant decrease of the coronary resistance, however, was observed when nitroglycerin or papaverin were perfused during the ischaemic period. This therapeutic procedure may improve myocardial circulation, which is insufficient during the postischaemic phase, and provides a better basis for a successful resuscitation of the heart.

Literatur

1. Baghirzade, M.F., Kirsch, U., Hauschild, U.: Capillareinengung bei anoxisch und ischämisch bedingtem Anstieg des Coronarwiderstandes im Meerschweinchenherzen. Virchows Arch. Abt. A Path. Anat. 351, 193 (1970)

2. Hauschild, U., Baghirzade, M.F., Kirsch, U.: Capillarkompression als Ischämiefolge. Elektronenoptische Unter-

suchungen an Papillarmuskeln des Menschen und des Meerschweinchens. Virchow Arch. Abt. A Path. Anat. 351, 205 (1970)

3. Salisbury, P.F., Cross, C.E., Rieben, P.A.: Acute Ischemia of Inner Layers of Ventricular Wall. Amer. Heart J. 60, 650 (1963)

4. Taylor, R.S.: The Significance of the Left Intra-ventricular Pressure on the Distribution of Blood to the Myocardium During Early Resuscitation Following Temporary Total Myocardial Ischaemia. Thoraxchirurgie 22, 295 (1974)

Dr. H. Böttcher, Chirurgische Universitätsklinik
2300 Kiel, Hospitalstrasse 4o

# 14. Tierexperimentelle Untersuchungen zur Beeinflussung der ischämischen Schädigung im Myokard nach temporärer Koronararterienunterbindung

D. Ibbeken und A. Krug

Abteilung für Allgemeinchirurgie im Zentrum Operative Medizin I der Universität Kiel (Prof. Dr. B. Löhr)

Durch einen temporären Koronararterienverschluß von 45 - 6o min Dauer kann im Katzenherzen eine reproduzierbare, ischämisch bedingte Zellschädigung erzeugt werden (1, 4). Die Untersuchungen sollen die Frage beantworten, ob an diesem Versuchsmodell die Substanzen Trasylol[R] - ein Proteinaseninhibitor -, Trasicor[R], eine β-sympathikolytisch wirksame Substanz - und das zellentwässernd wirkende Mannit das Ausmaß der ischämischen Schädigung im Myocard beeinflussen.

Methode: Wie in vorausgegangenen Untersuchungen (4), wurde nach einer Gesamtversuchsdauer von 18o min bei vorausgegangener temporärer Koronararterienunterbindung von 45 und 6o min Dauer durch Intravitalfluorochromierung mit Acirinorange (5mg/kg), Überprüfung der Wasserstoffionenkonzentration am Herzgefrierschnitt, enzymhistochemische (Succinodehydrogenasereaktion) und histochemische Untersuchungen (PAS-Reaktion) die Ausdehnung der irreversiblen Zellschädigung planimetrisch am Herzgefrierschnitt 0,5 cm oberhalb der Herzspitze bestimmt. Errechnet und angegeben wird die Infarktrückbildung (IRB) in Prozent vom ursprünglich ischämisch geschädigten Versorgungsbereich der temporär unterbundenen Koronararterie (erkennbar durch histochemisch nachweisbaren Glykogenschwund in diesem Bereich).

Ergebnisse: Die Ergebnisse (Tabelle) zeigen: keine Beeinflussung der ischämischen Schädigung nach temporärem Koronarverschluß von 45 min Dauer, dagegen eine signifikante Verbesserung der Infarktrückbildung nach temporärem Koronarverschluß von 6o min Dauer, wenn 1. Mannit (1 g/kg) bereits vor und während der Koronarligatur gegeben wird und nicht erst nach Lösung der Ligatur, 2. Trasicor (3 mg/kg) erst nach Lösung des Koronarverschlusses gegeben wurde und nicht vor oder während des Koronarverschlusses. Trasylol, gegeben vor, während und nach dem temporären Koronarverschluß, ließ bei hoher Dosierung (100 000 KIE/kg) trotz Senkung des arteriellen Mitteldruckes um 1o-2o mm Hg eine signifikant bessere Infarktrückbildung gegenüber einer Versuchs-

Mit Unterstützung der Deutschen Forschungsgemeinschaft. Für die finanzielle Unterstützung der Trasylolversuche danken wir der Firma Bayer/Leverkusen

Tabelle 1: Infarktrückbildung (IRB ± SM) in Prozent vom ursprünglich ischämisch geschädigten Versorgungsbereich der temporär unterbundenen Koronararterie bei einer Gesamtversuchsdauer von 180 min.

| Versuchsanordnung | Dauer der temporären Koronarligatur 45 min | 60 min |
|---|---|---|
| Kontrollen | 95,7 ± 2,2<br>n = 10 | 67,7 ± 4,8°<br>n = 10 |
| Trasylol 100 000 KIE/kg vor, während und nach Koronarligatur | 88,o ± 3,1<br>n = 7 | 80,0 ± 5,1 §<br>n = 15 |
| Trasylol 50 000 KIE/kg vor, während u. nach Koronarligatur | | 60,4 ± 6,3§<br>n = 10 |
| Trasicor 3 mg/kg vor und während Koronarligatur | | 81,2 ± 8,8<br>n = 7 |
| Trasicor 3 mg/kg nach Koronarligatur | 89,9 ± 4,6<br>n = 8 | 86,5 ± 4,8°<br>n = 10 |
| Osmofundin 1 g/kg vor und während Koronarligatur | 94,5 ± 2,3<br>n = 8 | 85,o ± 5,4°<br>n = 10 |
| Osmofundin 1 g/kg nach Koronarligatur | | 81,7 ± 6,1<br>n = 9 |

° und § = signifikante Mittelwertdifferenz $p < 0,05$
n = Tierzahl

gruppe mit einer Dosierung von 50 000 KIE/kg erkennen. Hieraus wird der Schluß gezogen, daß die geprüften Substanzen zwar die Entstehung von Nekrosen nicht verhindern können, die Ausdehnung der ischämischen Herzmuskelschädigung nach temporärer Ischämie aber vermindern. Hervorzuheben ist

1. daß durch Trasicor die ischämische Schädigung auch noch nach Lösung des temporären Koronarverschlusses signifikant vermindert wird. Hierin wird eine Stützung der Hypothese gesehen, daß ein Teil der irreversiblen Zellschädigung bei temporärem Koronarverschluß erst nach Lösung der Ligatur erfolgt und noch beeinflußt werden kann (3),

2. Trasylol, wie auch am Skelettmuskel (4), erst bei hoher Dosierung die ischämische Zellschädigung günstig beeinflußt.

Zusammenfassung: Eine durch temporäre Koronararterienunterbindung von 60 min Dauer erzeugte Herzmuskelzellschädigung wird durch das zellentwässernd wirksame Mannit und die β-sympathikolytisch wirksame Substanz Trasicor$^R$ günstig beeinflußt. Der Proteinaseninhibitor Trasylol$^R$ läßt einen günstigen Effekt erst bei einer Dosierung von 100 000 KIE/kg erkennen. Das Ausmaß der Herzmuskelzellschädigung wurde bei einer Gesamtversuchsdauer von 180 min durch Intravitalfluorochromierung mit Acridinorange, Überprüfung der Wasserstoffionenkonzentration am Herzgefrierschnitt, enzymhistochemische und histochemische Methoden bestimmt.

Summary: Ischemic myocardial damage produced by temporary coronary artery occlusion of 60 min duration is diminished by β-sympathicolytic acting Trasicor$^R$ (3 mg per kg) and osmotically cell-dehydrating Manitol (1 g per kg). Trasylol, a proteinases inhibiting substance, caused a favourable effect at very high doses (100 000 KIE per kg) only. The extent and irreversibility of myocardial ischemic damage was determined by experiments of 180 min duration by intravital fluorochromatisation with acrine orange, determination of hydrogen ion concentration at frozen section of heart muscle with pH-indicatorpaper and enzymehistochemical and histochemical methods.

Literatur

1. Blumgart, H.L., Gilligan, D.R., Schlesinger, M.J.: Amer. Heart J. 22, 374 - 389 (1941)

2. Heugel, E., Molzberger, H., Isselhard, W.: Langenbecks Arch. Chir. Suppl. Chir. Forum 17-20 (1973)

3. Krug, A., du Mesnil de Rochemont, W., Korb, G.: Circulat Res. 19, 57 - 62 (1966)

4. Krug, A.: Arch. Kreislaufforschg. 67, 326-388 (1972)

Dr. D. Ibbeken, Chirurgische Universitätsklinik
23oo Kiel, Hospitalstr. 40

# 15. Der Effekt einer Viskositätserniedrigung auf die myocardiale Durchblutung und Funktion beim Infarktherzen

C. Hottenrott, G.D. Buckberg und J.V. Maloney jr.

Chirurgische Universitätsklinik Heidelberg (Direktor: Prof. Dr. F. Linder) und Universität von Californien, Los Angeles (Direktor: Prof. Dr. J.V. Maloney jr.)

Es ist bekannt, daß eine Viskositätserniedrigung des Blutes über die vaskuläre Widerstandserniedrigung zur verbesserten Mikrozirkulation führt. Diese erhöhte Gewebsdurchblutung hat unter normalen Bedingungen wegen der gleichzeitigen Verminderung des Blut-Sauerstoffgehaltes keine verbesserte Gewebsoxygenierung zur Folge und ist durch die Verringerung der Sauerstoffträger limitiert. Diese Studie am infarcierten Hundeherzen zeigt, daß unter pathologischen Bedingungen erst die Ermöglichung einer Blutzirkulation im infarcierten Myocard trotz Verringerung des Blut-Sauerstoffgehaltes über die erhöhte Gewebsoxygenierung zur verbesserten myocardialen Funktion führt.

Methodik: 5 22 kg schwere Hunde wurden am Rechtsherzbypass untersucht. Die Herzfrequenz betrug nach Ausschaltung des Sinusknotens und Anlegen eines Schrittmachers konstant 100/min. Über einen mit Oxygenator versehenen gleichzeitigen Bypass zwischen venösem Reservoir und der Aorta wurde der mittlere Aortendruck konstant bei 100 mm Hg gehalten. Nach Unterbindung des Ramus descendens anterior (LAD) der linken Coronararterie wurde der Hämatokrit von zunächst 41 ± 4 % isovolumetrisch durch teilweises Entbluten und gleichzeitigen Ersatz des Blutverlustes durch 0,9% NaCl-Lösung stufenweise, zunächst auf 32 ± 6%, zuletzt auf 17 ± 9% gesenkt. Während der einzelnen Etappen wurden die Veränderungen des coronaren Blutflusses im nichtbetroffenen und infarcierten linksventrikulären Myocard mit radioaktiven Microspheres (8-10 $\mu$) unter konstantem Herzminutenvolumen gemessen. Gleichzeitig erfolgte die Aufzeichnung linksventrikulärer Funktionskurven (Sarnoff) unter Messung des linken Vorhofdruckes (LAP) und Veränderung des Herzminutenvolumens im Rechtsherzbypass bei konstanter Herzfrequenz und konstantem Aortenmitteldruck.

Ergebnisse: Tabelle 1 zeigt die Veränderungen des coronaren Blutflusses im gesamten linken Ventrikel sowie im infarcierten Myocard unter den genannten Bedingungen. Während die Gesamtdurchblutung des linken Ventrikels in ml/100 g Gewebe/min bei unverändertem

---

Diese Arbeit wurde unterstützt vom U.S. Public Health Service, der Beaumont Foundation und der Wilbur May Foundation.

Tabelle 1

| | Control | LAD occluded HC 41 ± 4 % | LAD occluded HC 32 ± 6 % | LAD occluded HC 17 ± 9 % |
|---|---|---|---|---|
| LV-Flow Total | 85 ± 15 | 63 ± 17 * | 112 ± 21 * | 147 ± 30 |
| Change % of Control | 0 | - 26 * | + 58 * | + 41 |
| LV-Flow Infarct | 87 ± 19 | 11 ± 8 * | 52 ± 13 * | 64 ± 11 |
| Change % of Control | 0 | - 88 * | + 47 * | + 14 |

LAD = Left anterior descending coronary artery

LV = Left ventricular

Flows are in cc/100 g/min

Values are mean ± S.D., n = 5

* $p < 0.05$

Hämatokrit nach Unterbindung der LAD um nur 26% abnahm, wurde die Durchblutung im direkt infarcierten Myocardbereich um 88% von 87 ± 19 auf 11 ± 8 gesenkt. Nur durch diese Maßnahme war bei allen Tieren eine deutliche Depression der linksventrikulären Funktionskurve gegenüber den Kontrollkurven zu erzielen. Durch die Senkung des Hämatokrits von 41 ± 4% auf 32 ± 6% konnte am linken Ventrikel insgesamt eine Flußvermehrung um fast 100% registriert werden. Gleichzeitig jedoch stieg die Durchblutung im infarcierten Myocard von 11 ± 8 auf 52 ± 13 an. Dies entspricht einer Durchblutungsverbesserung um fast 400%; 4mal so hoch wie in den nicht betroffenen Myocardanteilen. Eine Verbesserung der linksventrikulären Kurven mit Annäherung an die Kontrollkurven wurde bei allen Tieren beobachtet. Bei der weiteren Senkung des Hämatokrits von 32 ± 6% auf 17 ± 9% kam es zum weiteren Anstieg des Coronarflusses im infarcierten und nicht infarcierten Myocard. Während der Coronarfluß im gesamten linken Ventrikel um durchschnittlich weitere 29% auf 147 ± 3o anstieg, kam es im infarcierten Myocard-Areal zu einer nur ebenso großen Durchblutungsvermehrung von durchschnittlich 23% auf 64 ± 11. Zu diesem Zeitpunkt zeigten alle Tiere schwere Beeinträchtigung der linksventrikulären Funktion im Sinne eines raschen Anstiegs des linken Vorhofdruckes unter nur geringgradig ansteigender Arbeit des linken Ventrikels.

Zusammenfassung: Die Ergebnisse zeigen, daß eine Viskositätserniedrigung geringen Ausmaßes aufgrund der drastisch gesteigerten Mikrozirkulation trotz des verminderten Sauerstoffgehaltes zu einer Verbesserung der myocardialen Oxygenierung im Infarktgebiet und somit zu einer verbesserten Herzleistung führt. Eine weitere Senkung des Hämatokrits bewirkt zwar eine weitere Steigerung der lokalen Coronardurchblutung, führt jedoch jetzt wegen gleichzeitiger Verschlechterung der Oxygenierung zur zunehmenden Beeinträchtigung der Herzfunktion.

Summary: In 5 dogs the effect of a decrease in blood viscosity on myocardial blood flow (radioactive microspheres) and left ventricular function (Sarnoff curves) following ligation of the left anterior descending coronary artery was tested. Moderate anaemia produced a significant increase in coronary blood flow to the total left ventricle (+ 100%) and to the ischemic area (+ 400%). Depressed left ventricular function after coronary ligation alone was restored when blood viscosity was lowered only slightly. Severe anaemia further increased coronary blood flow but left ventricular function worsened.

Dr. Ch. Hottenrott, Chirurgische Universitätsklinik
69oo Heidelberg, Im Neuenheimer Feld

# 16. Ventrikelfunktion nach Versteifung des Mitralostiums

P. Petropoulos und M. Turina

Chirurgische Universitätsklinik A, Kantonsspital Zürich

Der starre Ring der Mitralklappenprothese führt zu einer Versteifung des Mitralostiums. Die hämodynamische Auswirkung dieser Versteifung ist experimentell nur ungenügend geklärt, obschon sie oft als Ursache des ungünstigen postoperativen Verlaufes nach dem Mitralklappenersatz angenommen wird.

Methodik: Bei 15 Hunden wurde das Herzminutenvolumen in normo-, hypo-(Entbluten 10 und 20 ml/kg) und hypervolämem (Infusion von Physiogel 10, 20 und 30 ml/kg) Zustand bestimmt und die Ventrikelfunktionskurve (Schlagvolumen als Funktion des Lungenkapillardruckes) aufgezeichnet. Nach einer Woche wurde im normothermen kardiopulmonalen Bypass ein adäquater Chromstahlring supraannulär in das Mitralostium eingenäht. Die Ventrikelfunktionskurve wurde 2 Wochen ("frühpostoperativ") und 6 Monate ("spätpostoperativ") nach der Operation aufgezeichnet. Die Schlußfähigkeit der Mitralklappe wurde mittels Angiographie geprüft. Jedes experimentelle Tier dient dabei als eigene Kontrolle.

Resultate: Die Untersuchung konnte bei 9 Tieren abgeschlossen werden. Das Herzminutenvolumen war im normovolämen Zustand früh- und spätpostoperativ gegenüber dem Vorwert unverändert. Eine hämodynamisch wirksame postoperative Mitralinsuffizienz konnte ausgeschlossen werden. Die relativen Änderungen der Ventrikelfunktionskurve sind tabellarisch dargestellt (± unverändert, 8 besser, - schlechter).

Tabelle

| Hund No. | Früh postoperativ | Spät postoperativ |
|---|---|---|
| 103 | - | ± |
| 109 | - | - |
| 122 | | + |
| 393 | ± | + |
| 407 | ± | + |
| 446 | - | + |
| 451 | ± | + |
| 525 | - | |
| 537 | | ± |
| 830 | ± | - |

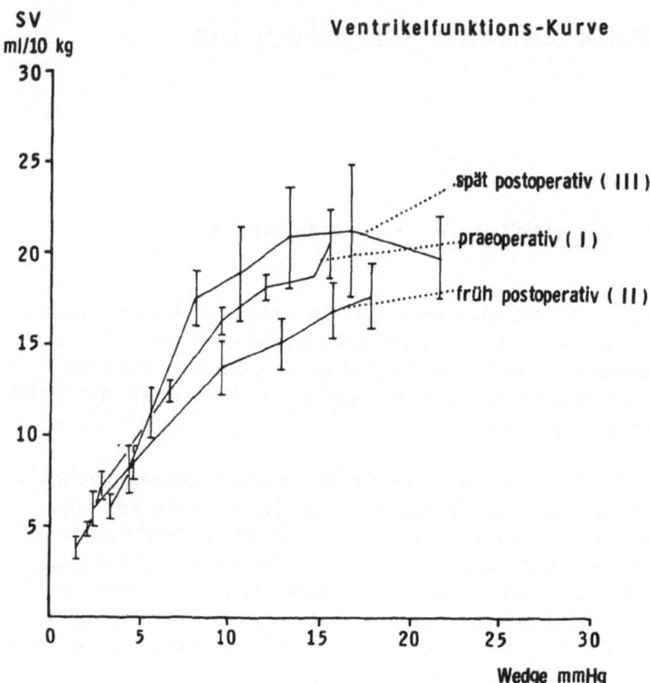


Abb. 1: Ventrikel-Funktions-Kurve: präoperativ, früh- und spät-operativ nach Versteifung des Mitralostiums

Zusammenfassung: Im frühpostoperativen Verlauf nach Versteifung des Mitralostiums scheint die Ventrikelfunktion leicht beeinträchtigt zu sein. Sechs Monate nach der Operation ist die Ventrikelfunktion jedoch unverändert, was gegen eine wesentlich hämodynamische Beeinträchtigung durch die Versteifung des Mitralostiums spricht.

Summary: After implantation of a metal ring into the mitral position the ventricular function seems to be slightly impaired in the early postoperative phase. 6 months after operation, however, ventricular function is unchanged which excludes a significant hemodynamic influence of mitral valve stiffening.

Dr. P. Petropoulos, Kantonsspital Zürich, Chirurgische Universitätsklinik A, CH 8006 Zürich, Rämistrasse 100

# 17. Early Clinical Experiences with a Heart Assist Device

R.S. Litwak, R.M. Koffsky, G. Silvay, S.B. Lukban, R.A. Jurado, A. Fischer

Department of Surgery (Division of Cardiothoracic Surgery) Mount Sinai Medical Center, New York, N.Y. / USA

Introduction: Low cardiac output is a continuing cause of mortality after intracardiac operations in patients coming to surgery with advanced myocardial dysfunction. Intra-aortic balloon counterpulsation (IABC) may be effective in improving the hemodynamic state of some of these patients. However, there are patients who clearly require even greater circulatory support if they are to survive. It has been a common experience that the hemodynamic state of patients who are unable to come off cardiopulmonary bypass (CPBP) may be stabilized as long as volumes substantially less than total systemic blood flow (approximately 25% to 50%) are mechanically shunted around the left ventricle. Although there is agreement that partial left ventricular bypass (PLVB) could be of value in managing post-cardiotomy low output, a major impediment has been the need to reenter the thoracic cage for subsequent cannula removal. A technique of cardiac support has been developed using cannulae sutured to the left atrium and ascending aorta which are connected to a simple pump circuit. Thoracic reentry is not required when cardiac support is discontinued.

System Design: Development of a left heart support system required that cannulae connected to the left atrium and the ascending arch of the aorta be:

1. available subcutaneously so that support could be terminated without thoracic reentry
2. non-obstructive to the heart and great vessels
3. minimally disruptive of laminar flow so that blood trauma and thromboembolic potential would be reduced and
4. biocompatible so that they might remain permanently implanted (3, 4).

Both the left atrial and ascending aortic cannulae are assembled from silicone elastomeric tubing and possess polyester skirts which allow for convenient suturing. A feature which allows for bypass to be discontinued without thoracic reentrance has been the design of obturators, each of which accurately fills the cannula lumen. Exact orientation of the obturator and cannula is assured by the matching angularity of the obturator shoulder and the distal

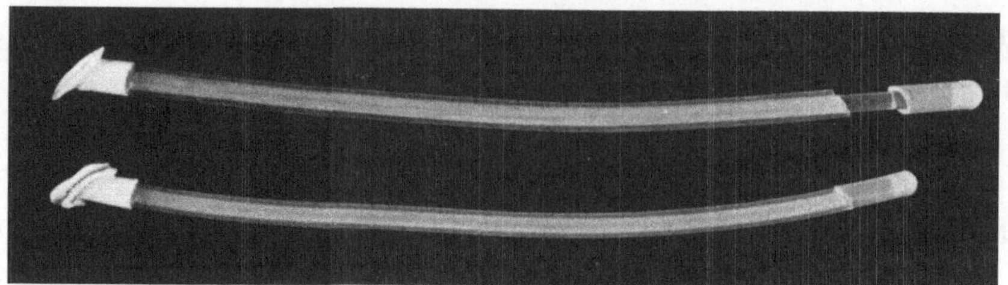

Fig. 1: Heart assist device cannulae (left atrial above, aortic below). The left atrial obturator is only partially inserted and reveals the matching oblique angularity between the distal cannula tip and obturator shoulder, thereby assuring smooth planar alignment of the occluded cannula centrally when mechanical cardiac assistance has been terminated and the obturator inserted through its entire length. The double skirted ascending aortic cannula is seen to be completely occluded by the obturator.

end of the cannula. When mated, axial and radial orientation of the obturator within the cannula is such that exact alignment at the proximal tip is assured (Figs. 1, 2).

Operation of the Heart Assist Device (HAD): Institution of PLVB with the HAD is based upon evidence that cardiac performance remains inadequate such that the patient cannot come off CPBP despite supportive therapy, including IABC. After suturing the cannulae into place and connecting them to the roller pump, PLVB is instituted as conventional CPBP is discontinued. The HAD flow rate is guided by left atrial pressures. Once hemodynamic stability has been established and CPBP discontinued, partial heparin reversal is accomplished with protamine ( 1, 0 mg/kg). This allows satisfactory hemostasis to be established while the HAD continues to function. Thereafter the whole-blood activated coagulation time (1, 2) is maintained at 110 - 130 seconds by means of heparin (3 to 10 IU/kg). After sternal closure, the patient is moved to the intensive care unit with the HAD operating on battery power during the transfer.

When cardiac performance has improved to the point that measurements of systemic blood flow remain satisfactory while left atrial pressures are acceptably low, the HAD flow rates are gradually reduced. Separation of the patient from the device is deemed permissible when PLVB is less than 5oo ml/min. With the patient awake, a small right subcostal skin incision is performed under local anesthesia and the subcutaneous distal ends of both cannulae are exposed. The pump is turned off, separation accomplished and the obturator of each cannula inserted, thereby obliterating the cannula lumen. Each distal cannula-obturator junction is secured

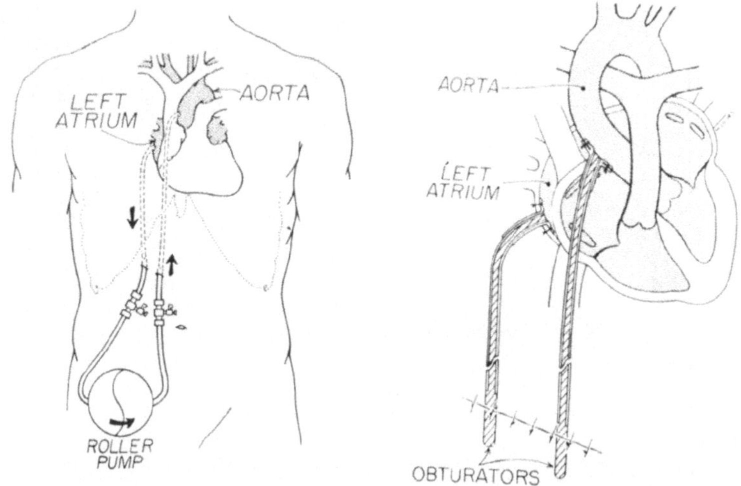


Fig. 2: Left: The heart assist device. The left atrial and aortic cannulae have been sutured into place and their distal tips positioned subcutaneously in the right upper quadrant of the abdominal wall where they connect to a tubing loop and roller pump. When assistance is subsequently discontinued and the patient separated from the extracorporeal pump a small abdominal incision is made, the subcutaneously lying cannular tips exposed, the pump connections separated and the occluding obturators slid into place (see text).
Right: Left atrial and aortic cannular relationships after separation from the heart assist device and insertion of the obturators. The occluded cannulae have been replaced in the subcutaneous pocket and the skin closed over them.

with ligatures and silicone glue and the skin closed over the occluded cannulae.

Clinical Experience: Ten patients (Table 1) who could not be separated from CPBP because of persistently poor myocardial performance (despite adjuvant therapy including IABC) underwent circulatory assistance. Immediate hemodynamic stability with the HAD was achieved in 9 of the 10 patients. Maximal HAD flow rates varied from 1500 to 3600 ml/min (40 to 100 percent of total systemic blood flow). Four patients demonstrated continued dependency on the HAD and all subsequently succumbed. Six patients could be weaned from the HAD and 4 of these survived and remain well after HAD support of approximately 44, 67, 42 and 71 hours (Table 1). In 2 of the surviving patients it had not been possible to deploy an intra-aortic balloon pump.

Table 1

| Pt. No. | Age | NYHA Class | Operation | Partial Left Ventricular By-pass (HAD) Max. Flow (ml/min) | Max. Contr. to Tot. Syst. Blood Flow (%) | Duration | Concomitant Use of IABC Yes | No [a)] | Immed. Hemod. Stabilization with HAD Yes | No | Subsequent HAD Dependency Yes | No | Outcome |
|---|---|---|---|---|---|---|---|---|---|---|---|---|---|
| 1. | 63 | 4-4 | CABG and PLVB for establ. cardiogenic shock(48h) | 3600 | 100 | 95 hrs. 10 min. | X | | X | | X | | Succumbed |
| 2. | 61 | 4-4 | MVR, AVR | 3600 | 100 | 66 hrs. 48min. | | X | X | | X | | Succumbed |
| 3. | 51 | 4-4 | MVR, AVR | 3600 | 100 | 2 hrs. | X | | | X | X | | Succumbed |
| 4. | 52 | 4-4 | Attempted mult. ITA implants: emergency CABG(after card. arrest) desp. poor runoff | 1800 | 60 | 33hrs. | X | | X | | X | | Succumbed |
| 5. | 66 | 4-4 | MVR, AVR | 2800 | 65 | 44hrs. 23min. | | X | X | | | X | Living |
| 6. | 66 | 4-4 | Mult. CABG, LV Aneurysmectomy | 1500 | 50 | 67hrs. 18min. | | X | X | | | X | Living |
| 7. | 60 | 4-4 | MVR, CABG | 2200 | 67 | 69hrs. 56min. | X | | X | | | X | Late death (9 weeks)persist. card. arrhythm. prosth. valve thrombosis. |

| | | | | | | | | | | |
|---|---|---|---|---|---|---|---|---|---|---|
| 8. | 44 | 4-4 | Multiple CABG, LV Aneurysmectomy | 3000 | 100 | 164hrs. 11min. | X | X | X | Succumbed (4 weeks) persist. low cardiac output; multiple subsystem failure |
| 9. | 50 | 4-4 | Multiple CABG | 1700 | 49 | 42hrs. 58min. | X | X | X | Living |
| 10. | 60 | 4-4 | MVR, TVR | 1500 | 40 | 71hrs. 11min. | X | X | X | Living |

a) Although use of IABC was attempted routinely before the HAD was employed, retrograde passage of the balloon could not always be accomplished.

<u>Abbreviations:</u>

| | |
|---|---|
| AVR (aortic valve replacement) | Max. (maximal) |
| CABG (coronary artery bypass graft) | min. (minutes) |
| HAD (heart assist device) | MVR (mitral valve replacement) |
| hrs. (hours) | No. (number) |
| IABC (intra-aortic balloon counterpulsation) | NYHA (New York Heart Association) |
| ITA (internal thoracic artery) | PLVB (partial left ventricular bypass) |
| LV (left ventricle) | Pt. (patient) |

Summary: A method of left heart (left atrium-aorta) support after open heart surgery is described. Thoracic reentry is not required when support is terminated. The system has been employed in 10 patients, 4 of whom are long-term survivors.

Zusammenfassung: Es wird eine Methode zur Linksherzunterstützung nach chirurgischen Eingriffen am offenen Herzen beschrieben (links-atrial-aortal). Wiedereröffnung des Thorax bei Beendigung der Unterstützungspumpe ist nicht erforderlich. Das System wurde bei 10 Patienten eingesetzt, von denen 4 langzeitig überlebten.

References

1. Hattersley, P.G.: Activated coagulation time of whole blood. JAMA 196, 436 (1966)

2. Hill, J.D., Dontigny, L., de Leval, M., C.H. Mielke, jr.: A simple method of heparin management during prolonged extracorporeal circulation. Ann. Thorac. Surg. 17, 129 (1974)

3. Litwak, R.S., Koffsky, R.M., Lukban, S.B., Jurado, R.A., Elster, S.K., Lajam, F., R.W. Brancato: Implanted heart assist device after intracardiac surgery. New Eng. J. Med. 291, 1341 (1974)

4. Litwak, R.S., Lajam, F.A., Koffsky, R.M. , Silvay, G., Shiang, H., Geller, S.A., R. Pedersen: Obturated permanent left atrial and aortic cannulae for assisted circulation after cardiac surgery. Trans. Amer. Soc. Artif. Int. Organs 19, 243 (1973)

R.S. Litwak, M.D., Division of Cardiothoracic Surgery, Mount Sinai Medical Center, 1 East 100th Street, New York, N.York 1oo29

# 18. Rasterelektronenmikroskopische Untersuchungsbefunde und Gastransferergebnisse bei Langzeitperfusionen mit Membranoxygenatoren im Tierversuch

Herzer, J.A., K. Falke, H.D. Schulte, A. Krian, K.A. Rosenbauer und W. Bircks

Chirurgische Klinik (Direktor: Prof. Dr. W. Bircks, Prof. Dr. K. Kremer), Institut für Anaesthesiologie (Direktor: Prof. Dr. M. Zindler) und III. Anatomischer Lehrstuhl (Direktor: Prof. Dr. K.A. Rosenbauer) der Universität Düsseldorf

Die zunehmende Notwendigkeit des Einsatzes prolongierter extrakorporaler Zirkulation in der Chirurgie führte zu umfangreichen Untersuchungen über Anwendbarkeit und pathologische Auswirkungen dieser Systeme.
Nachdem sich die traditionellen Bubble- und Filmoxygenatoren, wie sie bei kurzdauernden, herzchirurgischen Eingriffen zur Anwendung kommen, bei Langzeitperfusionen wegen zunehmender schwerer Blut-Traumatisierung als unzureichend erwiesen haben, bemühten sich mehrere Arbeitsgruppen um die Entwicklung von Oxygenatoren, bei denen die Blut- und Gasphase voneinander getrennt sind (Membranoxygenatoren).
Die bei unseren Versuchen eingesetzte General Electric DuaLung (GEDL) stellt eine Modifikation des Peirce-Membranoxygenators dar und besitzt Membranen aus Silikon-Polykarbonat-Copolymer mit einer Gesamtoberfläche von ca. 3 $m^2$ beim Modell GEDL 150. Unsere Untersuchungen dienten dem Zweck, die GEDL in Hinsicht auf ihre Bluttraumatisierung und ihre Anwendbarkeit bei langdauernden chirurgischen Eingriffen am offenen Herzen sowie für längerfristigen extrakorporalen Gasaustausch bei schwerer pulmonaler Insuffizienz zu überprüfen. Über Teile dieser Ergebnisse ist bereits an anderer Stelle berichtet worden (1, 2, 3, 4). In der vorliegenden Arbeit soll aus diesem Programm zu Gasaustauscheigenschaften in Verbindung mit beobachteten Ablagerungen auf den Oxygenatormembranen Stellung genommen werden.

Methodik: Mit einer GEDL 150 und einer GEDL 50 in paralleler Anordnung und mit zwei okklusiven Rollerpumpen (Bramson-HLM) wurde an 3 ca. 60 kg schweren anaesthesierten Schafen ein normothermer partieller Bypass für mindestens 12 Std. durchgeführt. Die venöse Drainage erfolgte über die V. cava inf. am offenen Thorax und die V. cava sup., die über die rechte V. jugularis int. kanüliert wurde. Das arterialisierte Blut wurde über die re. A. carotis zurückgeführt.

Mit Unterstützung der DFG/SFB 30, Kardiologie Düsseldorf

Tabelle 1: $CO_2$-Transfer der GEDL 150 in Abhängigkeit vom venösen $pCO_2$ am Einlaß. Angabe der auf Standard-Temperatur- und Druckbedingungen korrigierten Werte.

| $pCO_2$ mmHg | 40 - 50 | 50 - 60 | 60 - 70 | 70 - 80 |
|---|---|---|---|---|
| $CO_2$ - TRANSFER $cm^3/min/m^2$ | 23 | 35 | 32 | 51 |
| | 23 | 35 | 35 | |
| | 25 | 37 | 36 | |
| MW(n=3) | 23,7 | 35,7 | 34,3 | |

Vor der Kanülierung erhielten die Schafe 3 mg Heparin pro kg Körpergewicht und danach 2 mg/kg/Std.
Durch ungünstige Beatmung für mehrere Stunden vor dem Bypass (reiner Sauerstoff, niedriges Atemzugvolumen, keine Befeuchtung) wurden pulmonale venöse Shunts erzeugt, die 30 - 40% des Herzzeitvolumens betrugen.
Der Sauerstoffgehalt des Blutes wurde mit einem Lex-$O_2$-Con, die $CO_2$-Konzentration des aus der Membranlunge ausströmenden Gases mit einem Infrarotabsorptionsspektrometer und die Blutgase mit einer standardisierten Elektrodentechnik (AVL) bestimmt. Gas- und extrakorporaler Blutfluß wurden über kalibrierte Flowmesser kontrolliert.
Nach Beendigung der 12-stündigen Perfusionen wurden die Membranoxygenatoren entleert und mit 1 000 ml physiologischer Kochsalz-Lösung gespült, danach eröffnet, Membranproben an verschiedenen Stellen herausgeschnitten und der weiteren Bearbeitung zur rasterelektronenmikroskopischen Untersuchung zugeführt. Nach erneutem, mehrmaligem Durchziehen der Proben durch physiologische Kochsalzlösung wurden sie in einer aufsteigenden Alkoholreihe (70 - 100%) fixiert und luftgetrocknet. Anschließend erfolgte das Aufkleben der Proben auf Messingpilze mit Leitsilber und nachfolgender Goldbeschichtung (300 Å). Die Untersuchung der fertigen Proben wurde dann mit dem Rasterelektronenmikroskop JSM-U3 (Jeol) vorgenommen, das mit elektronischen Zusatzeinrichtungen zur Entzerrung (LWU-Kontron), sowie zur Gamma-Kontrolle, Kantenverstärkung und Rauschunterdrückung (SDT) ausgerüstet ist.

Ergebnisse: Während drei tierexperimenteller Perfusionen wurde der $O_2$-Transfer bei unterschiedlichen extrakorporalen Blutflußraten und bei variierendem Sauerstoffgehalt des venösen Blutes ermittelt.
Der $O_2$-Transfer stieg, wenn der Blutfluß von 1 auf 4 l/min erhöht wurde. So betrug bei 2 l/min Blutfluß der mittlere $O_2$-Transfer 42,1 $cm^3/min/m^2$ und stieg bei 3 l/min auf 48,1 $cm^3/min/m^2$

Tabelle 2: Maximaler $O_2$-Transfer der GEDL 150 in Abhängigkeit von der Perfusionsdauer.

| ZEIT Hrs. | 0,1 - 1 | 6 - 7 | 12 - 13 |
|---|---|---|---|
| max $O_2$-TRANSFER $cm^3/min/m^2$ | 63 | 57 | 54 |
| | 57 | 49 | 45 |
| | 51 | 48 | 42 |
| MW(n=3) | 57 | 51 | 47 |

an, was einer Zunahme von 14% entspricht.
Wenn der maximale $O_2$-Transfer des Membranoxygenators erreicht wurde, lagen bei dem genannten Blutfuß die Werte im Mittel bei 53, 8 $cm^3/min/m^2$. Diese Situation sahen wir als gegeben an, wenn der $pO_2$ am arteriellen Blutauslaß des Oxygenators unter 100 mm Hg fiel.

Die Tabelle 1 zeigt die für die $CO_2$ - Elimination in einer Membranlunge typische direkte Korrelation zwischen $CO_2$-Transfer und venösem Blut-$pCO_2$ unter Bedingungen verschiedenen Blutflusses und konstanten $O_2$-Gasflusses von 3 l/min und pro $m^2$ Membranoberfläche.
Es wird ersichtlich, daß der $CO_2$-Transfer der GEDL 150 das Niveau des $O_2$-Transfers von etwa 5o $cm^3/min/m^2$ erst bei einem venösen $pCO_2$ zwischen 70 - 80 mm Hg erreicht. Bei "normalem" venösen $pCO_2$ von 50 mm Hg werden dagegen nur ungefähr 30 $cm^3/min/m^2$ $CO_2$ übertragen.

Die Tabelle 2 zeigt den max. $O_2$-Transfer der GEDL 150 in Abhängigkeit der Perfusionsdauer. Aufgeführt sind nur die Werte, die von einem Oxygenator unter gleichen Blutflußbedingungen stammen. Der niedrigste Wert lag nach 12 Std. Perfusionsdauer bei 42 $cm^3/min/m^2$. Im Mittel war nach 12 Std. ein Effektivitätsverlust von 18% für den max. $O_2$-Transfer zu verzeichnen.

Die Abb. 1 zeigt die Verhältnisse an einer Schnittkante einer unbenutzten Membran bei 9000-facher Vergrößerung von der Gasseite her. Überraschend für uns war die "Kraterstruktur" an der Oberfläche des Membranmaterials. Es gelang uns nicht zu zeigen, ob diese Vertiefungen als "Poren" von einigen Zehntel Å Durchmesser die Membrantiefe bis zur Blutseite durchdringen oder nicht.
Die Oberflächenbeschaffenheit der Membran von der Blutseite her ist mit dem gezeigten Befund im wesentlichen identisch.

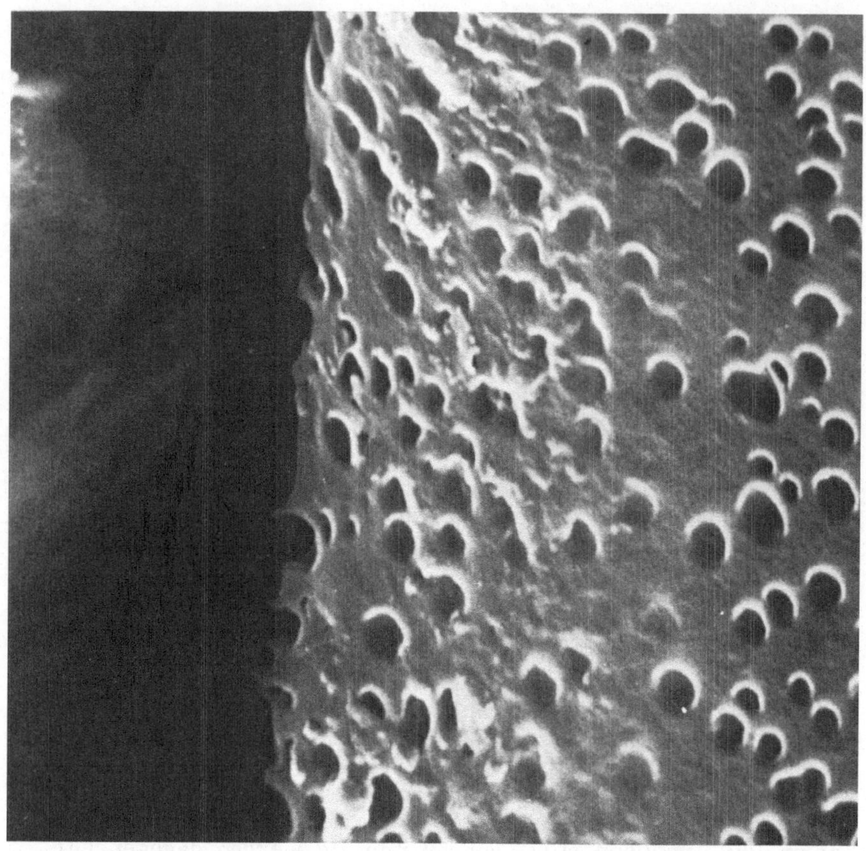

Abb. 1: Rasterelektronenmikroskopische Aufnahme einer unbenutzten Oxygenatormembran (GEDL 150). Vergrößerung: 9000.

Die Abb. 2 zeigt bei 6000-facher Vergrößerung die Blutseite der Membran nach 12-stündiger Perfusion mit Auflagerungen von Plasmaproteinen unter Einschluß von Zellen oder Zelltrümmern. Daneben kommt in der Tiefe die Membran als unregelmäßige, flachhöckrige Oberfläche zur Darstellung, die hier keine Vertiefungen wie in Abb. 1 mehr aufweist.

Diskussion: Die bei der funktionellen Testung des Membranoxygenators festgestellte Reduzierung des max. $O_2$-Transfers um 18% nach 12 Std. Perfusionsdauer werten wir als Ausdruck einer zunehmenden Beschichtung der Membranoberfläche an der Blutseite, wodurch die Diffusion für die Gase erschwert wird.
Bei dem Beschichtungsvorgang dürfte die Oberflächenstruktur der "nativen" Membran mit ihren Vertiefungen einen begünstigenden Faktor darstellen.

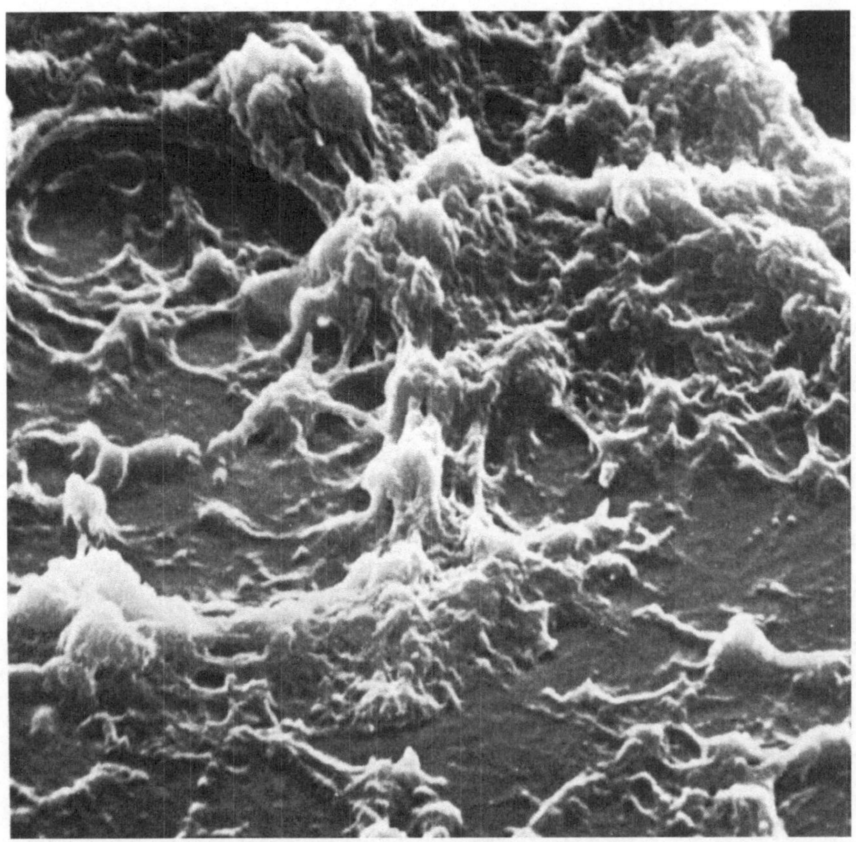

Abb. 2: Rasterelektronenmikroskopische Aufnahme einer Oxygenatormembran (GEDL 150) nach 12 Std. Perfusion. Vergrößerung: 6000.

Es wäre möglich, daß bei noch länger dauernden Perfusionen die Beschichtungsdicke weiterhin zunimmt und von einem weiteren Leistungsabfall im Gasaustausch begleitet wird.
Denkbar wäre aber auch, daß der Beschichtungsprozess von einem bestimmten Zeitpunkt an stationär bleibt.
Um hierüber Auskunft zu bekommen, sind noch weitere Untersuchungen notwendig.
Bis dahin scheint es uns jedoch ratsa, im Einsatz der GEDL, wie wahrscheinlich ebenso bei allen anderen Membranoxygenatoren, bei der Bemessung der benötigten Membranoberfläche zum Gasaustausch eher großzügig zu verfahren.

Zusammenfassung: Im Tierversuch wird über 12 Std. bei experimentell erzeugter pulmonaler Insuffizienz mit der General Electric-DuaLung im partiellen Bypass eine ausreichende Sauerstoffversorgung des Blutes erreicht. Der mittlere max. $O_2$-Transfer der GEDL 150 betrug 53,8 $cm^3/min/m^2$ Membranoberfläche bei 2 und 3 l/min Blutfluß und der $CO_2$-Transfer lag bei normalem venösen $pCO_2$ bei ca. 30 $cm^3/min/m^2$.
Es zeigte sich, daß der $O_2$-Transfer mit Zunahme der Perfusionsdauer eine abnehmende Tendenz aufweist. Der max. $O_2$-Transfer war nach 12 Std. im Mittel um 18% erniedrigt.
Da sich bei rasterelektronenmikroskopischen Untersuchungen der Membranoberfläche nach Perfusion eine Beschichtung mit Plasmaeiweißkörpern und Zelltrümmern zeigte, wird die dadurch verursachte Erschwerung des Gasaustausches für den Leistungsabfall des Oxygenators verantwortlich gemacht.

Summary: Twelve hours partial extracorporeal circulation using the GEDL was carried out in sheep with experimental pulmonary insufficiency. The maximal $O_2$-transfer was 53,8 $ccm/min/m^2$ membrane surface at blood flows of 2 and 3 l/min. The $CO_2$-transfer was nearly 30 $ccm/min/m^2$ if the $pCO_2$ was within the normal range. There was evidence, that the $O_2$-transfer decreases during prolonged perfusion.
Scanning-electron-microscopic studies revealed a thickening of the membrane with protein and cell-fragments which were thought to be the reason for the observed decrease in $O_2$-transfer.

Literatur

1. Falke, K., H.D. Schulte, J.A. Herzer, A. Krian, M. Marschall, E. Vesper: Zwölf Stunden extrakorporaler Gasaustausch mit der General Electric DuaLung bei Schafen mit experimenteller pulmonaler Insuffizienz. Vortrag XXIII. Kongress der European Society of Cardiovascular Surgery, July 4-6, 1974 Oslo/Norwegen.

2. Falke, K., H.D. Schulte, J.A. Herzer, A. Krian, W. Habig, E. Vesper: Sechs bis 24 Stunden extrakorporaler Gasaustausch mit Membranoxygenatoren: GE Dua-Lung und Kolobow-Spiralmembranlunge (in Vorbereitung)

3. Schulte, H.D., J.A. Herzer, A. Krian, J. Rademacher, B. Ulrich, M. Verté: In vitro-Vergleichsuntersuchungen verschiedener Membranoxygenatoren. Thoraxchirurgie 22, 340 (1974)

4. Schulte, H.D. et al.: Vergleich neuerer Bubble- und Membranoxygenatoren im in vitro-Rezirkulationsversuch. Langenbecks Arch. Chir. Suppl. Chir. Forum 21-24 (1974)

Dr. J.A. Herzer, Chirurgische Universitätsklinik
4000 Düsseldorf, Moorenstr. 5

# 19. Zum Teilersatz des Herzens

W. Fasching, M. Deutsch, W. Haider, U. Losert, W. Peter, F. Stellwag, F. Unger, H. Thoma, E. Wolner und J. Navratil

II. Chirurgische Universitätsklinik (Vorstand: Prof. Dr. J. Navratil) und Institut für Anaesthesiologie (Vorstand: Prof. Dr. O. Mayerhofer) Wien

Neben der Herztransplantation und dem total künstlichen Herzen stellt die Implantation von künstlichen Hilfspumpen die dritte theoretische Behandlungsmöglichkeit des irreversiblen Pumpversagens des linken Ventrikels dar. Durch die Arbeiten von Bernhard und LaFarge (1) wurde erstmalig die Möglichkeit einer länger dauernden Unterstützung des versagenden Herzens durch eine implantierte Pumpkammer gezeigt.

Um tierexperimentell die Möglichkeiten eines Langzeitersatzes der Funktion der linken Herzkammer zu studieren, wurde eine aus Aluminium, Acrylglas, Polyurethan und Silikonkautschuk bestehende Pumpkammer gebaut (2). Diese wurde bei Kälbern ohne die Verwendung einer Herzlungenmaschine so in den linken Brustkorb implantiert, daß sie das Blut der linken Herzkammer über die Herzspitze übernimmt und in die absteigende Aorta pumpt.

I. Hämodynamische Untersuchungen

a) Methodik: An 15 Kälbern wurde die Blutpumpe in Halothan-Intubationsnarkose installiert. Über Katheter in der linken Herzkammer, der Aorta und dem Sinus coronarius wurden die jeweiligen Drucke blutig gemessen bzw. Blutproben zur Bestimmung des myocardialen Sauerstoffverbrauches ($MVO_2$) entnommen. Flußmeßköpfe auf der Arteria pulmonalis, R. circumflexus der linken Kranzarterie, Truncus brachiocephalicus communis, Aorta descendens und am Ausflußtrakt der Blutpumpe dienten zur Bestimmung des Blutflusses.

b) Ergebnisse: Wie die Ergebnisse in Tabelle 1 zeigen, konnte bei Kälbern mit einem Körpergewicht zwischen 74 und 120 kg der Druck in der linken Herzkammer von 106/4 mm Hg auf 18/-22 mm Hg gesenkt werden. Die künstliche Blutpumpe konnte im Durchschnitt aller Versuche nur 88% des Herzminutenvolumens fördern. Bei den Versuchstieren unter 85 kg Körpergewicht wurde immer das gesamte HMV gefördert. So ist auch die Senkung des $MVO_2$ um nur 21% im gesamten Versuchsdurchschnitt zu interpretieren, denn bei den total entlasteten Kälbern kam es zu einer Senkung

Mit Unterstützung des Österreichischen Forschungsrates

Tabelle 1: Haemodynamische Ergebnisse (Mittelwerte aus 15 Versuchen und mittlere Streuung)

| Meßgröße | Einheiten | ohne Pumpe | mit Pumpe | Signifikanz |
|---|---|---|---|---|
| P arteriell | | | | |
| systolisch | mm Hg | 108 ± 21 | 118 ± 8 | $p \leq 0,05$ |
| mittel | mm Hg | 87 ± 14 | 92 ± 6 | n. s. |
| diastolisch | mm Hg | 76 ± 12 | 78 ± 6 | n. s. |
| P Ventrikel | | | | |
| systolisch | mm Hg | 106 ± 19 | 18 ± 28 | $p \leq 0,05$ |
| diastolisch | mm Hg | 4 ± 1,3 | -22 ± 31 | $p \leq 0,05$ |
| dp/dt | mm Hg. $sec^{-1}$ | 31oo± 12oo | + | + |
| Q Pulmonalis | ml. $min^{-1}$ | 8900±1610 | 9200±870 | n. s. |
| Q Pumpe | ml. $min^{-1}$ | 2350±460 | 7900±800 | $p \leq 0,05$ |
| Q Aorta | ml. $min^{-1}$ | 4700±910 | -1400±840 | $p \leq 0,05$ |
| Q Truncus | ml. $min^{-1}$ | 2100±320 | 2280±480 | n. s. |
| Q Coronarie | ml. $min^{-1}$ | 130,2±19,2 | 120,9±31,6 | $p \leq 0,05$ |
| $AVDO_2$ (Sättigung) | % | 57,35±5,95 | 48,75±1,35 | $p \leq 0,05$ |
| $AVDO_2$(Gehalt) | ml% | 9,885++ | 8,403++ | |
| $MVO_2$ | ml. $min^{-1}$ | 12,87++ | 10,16++ | |

+ nicht bestimmbar

++ errechnete Werte

n. s. = nicht signifikant

auf 40% der Ausgangswerte.

II. Langzeitversuche

a) Methodik: In einer zweiten Serie von 14 präkonditionierten Milchkälbern wurde eine Blutpumpe steril implantiert. Postoperativ bekamen die Tiere eine fünftägige Antibiotikaprophylaxe, danach für den weiteren Versuchsverlauf eine perorale Antikoagulantien- und Eisenbehandlung. Während des Versuches wurden zweimal wöchentlich folgende Laborwerte bestimmt: Hb, Hk, Leukocyten, Thrombocyten, Fibrinogen, TZ, PTZ, Plasmahämoglobin, SGOT, SGPT, alkalische Phosphatase, LDH, Serumelektrolyte und Blutgase.
Bei den Kälbern Nr. 10, 11 und 12 wurden nach etwa 3 Wochen Pumpdauer Angiocardiographien durchgeführt.

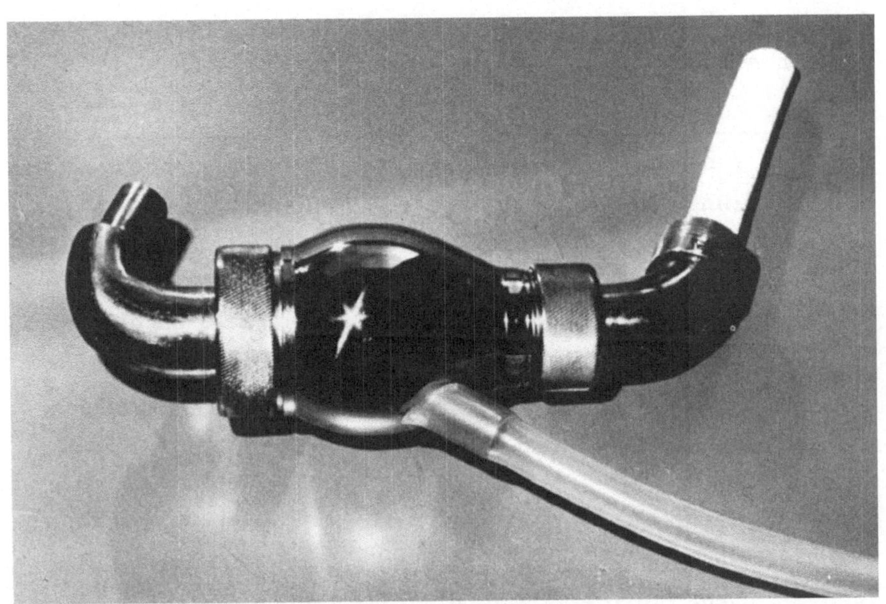

Abb. 1: Ventrikulo-aortale Blutpumpe Nr. 13/1. Der in der Herzspitze liegende Einstromkonnektor (links) übernimmt das Blut der linken Herzkammer. Die pneumatisch betriebene Blutpumpe wirft es dann über den Ausstromkonnektor rechts in die absteigende Aorta.

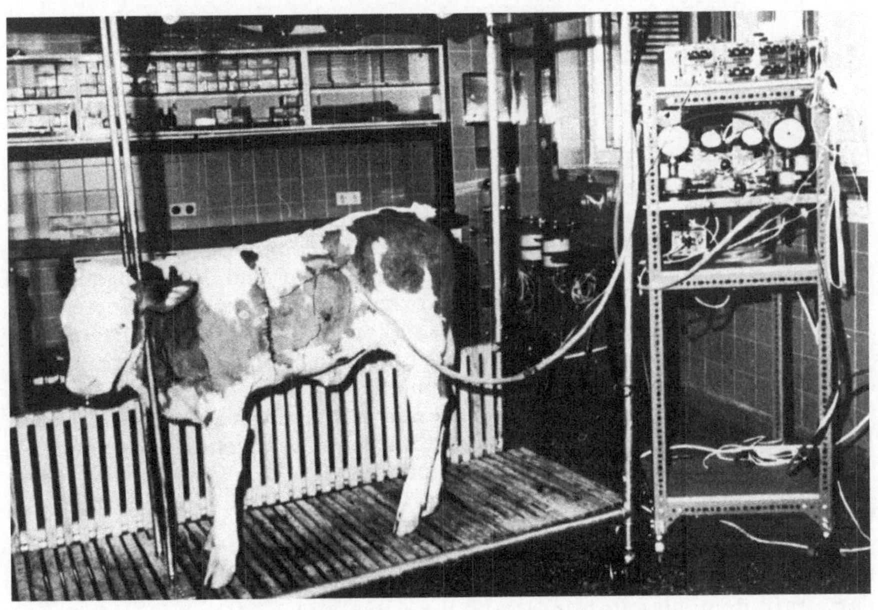

Abb. 2: Kalb Nr. 10. Esmeralda im Nachsorgewagen.

Tabelle 2: Ergebnisse der Langzeitexperimente (Stand vom 31. 12. 1974, n = 14)

| Nummer | Name | Pumpdauer | Ergebnis |
|---|---|---|---|
| 1 | Amanda | 57 h | Pumpenthrombose |
| 2 | Bimbi | 27 h | Blutung |
| 3 | Bambi | 76 h | getötet wegen Pumpenthrombose |
| 4 | Clarissa | 64 h | Pulmonale Insuffizienz |
| 5 | Dorabella | 12 h | Pulmonale Insuffizienz |
| 6 | Delphine | 38 h | getötet wegen Pumpenthrombose |
| 7 | Dorothea | 25 h | Blutung |
| 8 | Emma | 6 h | Pulmonale Insuffizienz |
| 9 | Endorra | 7 h | undichte Pumpe |
| 10 | Esmeralda | 73 d | Pumpe entfernt, lebt |
| 11 | Graziella | 51 d | Bruch der Auswurfklappe, Zerebralembolie |
| 12 | Hortense | 46 d | Bruch der Auswurfklappe, Koronarembolie |
| 13 | Isolde | 69 d | dzt. laufender Versuch |
| 14 | Jutta | 29 d | dzt. laufender Versuch |

b) Ergebnisse: In Tabelle 2 sind die erzielten Überlebenszeiten bei den 14 Kälbern dieser Serie zu sehen. Bei den 5 länger überlebenden Tieren erbrachte die Analyse der Laborbefunde folgende Ergebnisse. In den ersten Stunden des Versuches kam es zu einer starken Abnahme von Hk, Hb, Thrombocyten und Fibrinogen. Zwischen dem 6. und 40. Versuchstag kam es wieder zur Normalisierung aller Laborwerte, so daß außer einer geringfügig erhöhten LDH keinerlei pathologische Auswirkung der Langzeitpumpaktion zu finden war. Die Angiographien erbrachten beim Kalb Nr. 10 eine geringfügige Stenosierung des Einstromtraktes, bei den beiden anderen Tieren eine ungestört funktionierende Blutpumpe. Beim Kalb Nr. 10 wurde die Blutpumpe am 73. Versuchstag entfernt und das Tier lebt jetzt - ein Jahr nach der Implantation - bei guter Gesundheit.

Soweit die vorliegenden Ergebnisse einen Schluß zulassen, stellt die ventrikulo-aortale Blutpumpe das erste implantierbare System dar, mit dem eine totale Entlastung des linken Herzens auf längere Zeitabschnitte hinaus erreicht werden kann,

Zusammenfassung: Eine ventrikulo-aortale Blutpumpe wurde zum funktionellen Ersatz des linken Herzens gebaut. Hämodynamische Untersuchungen erbrachten, daß bei Kälbern unter 85 kg Körpergewicht das gesamte Herzminutenvolumen von der Pumpe übernommen wird. Dabei sinkt der myocardiale Sauerstoffverbrauch auf 4o% ab. Die Laborergebnisse bei 5 Langzeitversuchen erbrachten eine vollständige Anpassung des Körpers an das künstliche Organ bis zu 73 Tagen.

Summary: A ventricular-aortic blood pump was constructed for the functional replacement of the left heart. Hemodynamic experiments showed that the device was able to pump the total cardiac output in calves with a body weight under 85 kg. In these cases the myocardial oxygen consumption decreased to 40%. Laboratory findings in 5 longterm experiments revealed a complete adaptation of the body to the artificial organ up to 73 days.

Literatur

1. Bernhard, W.F., LaFarge, C.G. , Husain, M., Yamamura, N., Robinson, T.C.: J. thorac. cardiovasc. Surg. 60, 807 (1970)

2. Fasching, W., Deitsch, M., Losert, U., Probst, P. , Stellwag, F., Wolner, E., Polzer, K., Navratil, J.: TrESAO 1 (1974) im Druck

Dr. W. Fasching, II. Chirurgische Universitätsklinik
A 1090 Wien/Österreich, Spitalgasse 23

# 20. Der Einfluß der Temperatur auf die Herzkonservierung über 24 Stunden

U. Stockmann

Chirurgische Klinik und Poliklinik im Klinikum Charlottenburg der Freien Universität Berlin (Direktor: Prof. Dr. E.S. Bücherl)

In der Organkonservierung gibt es zwei Gruppen: die einen konservieren bei $4^{o}$ C, die anderen bei $10^{o}$ C. Bei den vorgelegten Versuchen werden diese beiden Temperaturen an Hand der Konservierung von Rattenherzen miteinander verglichen.

Material und Methodik: Sprague-Dawley-Ratten wurden in Äthernarkose nach Intubation über ein Tracheostoma mechanisch ventiliert und thorakotomiert. Das Herz wurde über einen Aortenkatheter mit cardioplegischer Lösung stillgestellt. Nach der Ligatur der Hohlvenen und Entnahme des Herz-Lungen-Präparates wurde der rechte Ventrikel über die A. pulmonalis und der linke Ventrikel über die linke Lungenvene katheterisiert. Mit Hilfe der drei Katheter wurde das Herz über 24 Stunden kontinuierlich pulsatil mit einem Mitteldruck um 25 mm Hg perfundiert (4). Das Perfusat war stromafreies - in einer Elektrolyt-Lösung[+] suspendiertes - Haemoglobin mit folgenden Zusätzen: Dextran 2o g/l, Glucose 2o g/l, Lidocain 1 g/l, Atropin 12,5 mg/l, Gentamycin 2oo mg/l, Chloramphenicol 1,25 g/l, Insulin 4o I.E./l. Die Lösung war hyperosmolar (um 390 m Osmol). Die Viskosität war bei $1o^{o}$ C geringer als die von Rattenblut bei $37^{o}$C.

Die rezirkulierende Perfusionslösung wurde in einem Membranoxygenator mit reinem Sauerstoff aufgesättigt (Abb. 1). Während der Perfusion wurden mittlerer Perfusionsdruck (mm Hg), Coronarfluß (Tropfenrate/min), pH-Wert des Perfusates und die Aufbewahrungstemperatur im Organbehälter ständig registriert. Nach der Konservierung wurde das Herz zur Vitalitätsprüfung mit Hilfe der eingebundenen Katheter im Sinne der allogenen Perfusion an die abdominellen Gefäße eines anderen Tieres angeschlossen (Abb. 2). Die spontane Erholung des Herzens bis zum geordneten Kontraktionsablauf mit supraventrikulärem Rhythmus wurde als Zeichen der erfolgreichen Konservierung gewertet. Die Qualität der Kontraktion ließ sich an Hand zweier Parameter dokumentieren: 1. dem Druck im linken Ventrikel, der mit Hilfe des Ventrikel-

Mit Hilfe der Deutschen Forschungsgemeinschaft

[+] $Na^{+}$ 13o, $K^{+}$ 7, $Ca^{++}$ 6, $Mg^{++}$ 3, $Cl^{-}$ 1o3, $HCO_3^{-}$ 8, $Lactat^{-}$ 4o mval/l

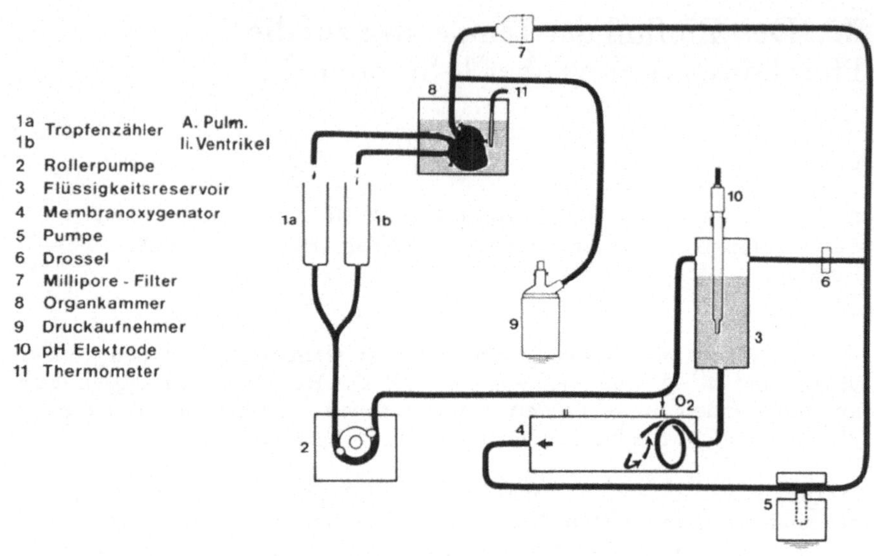


Abb. 1: Schematische Darstellung der Perfusionseinheit.

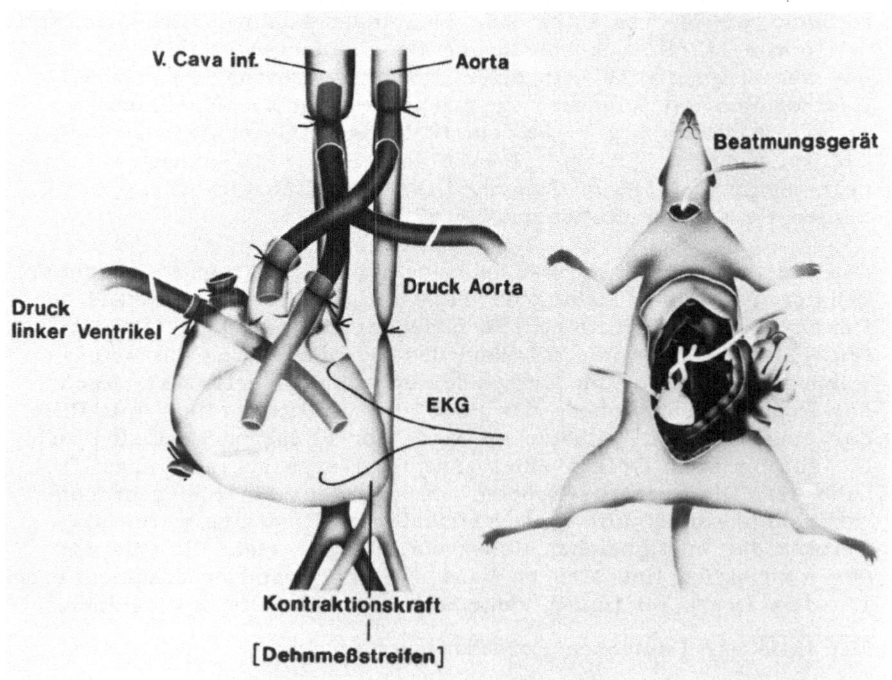


Abb. 2: Schema der Vitalitätsprüfung durch allogene Perfusion.

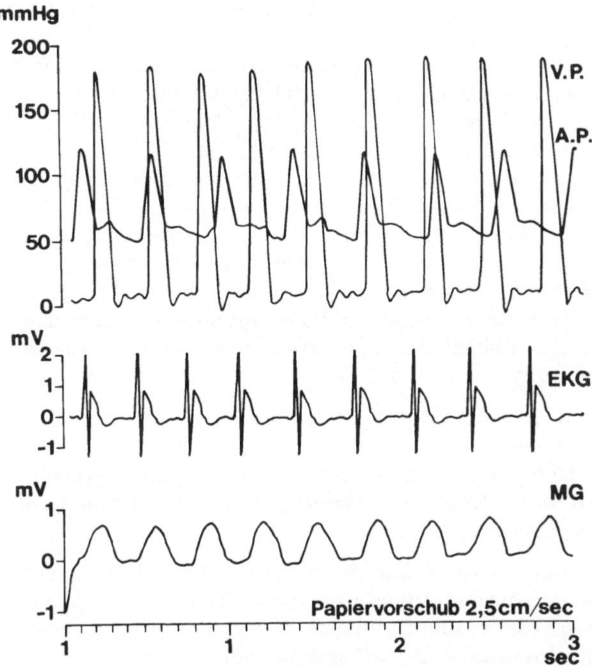


Abb. 3: EKG, Mechanogramm und Druck im linken Ventrikel (VP) eines 24 Std. konservierten Herzens bei 10°C. Aortendruck des perfundierenden Tieres zusätzlich registriert (AP).

katheters gemessen wurde.

2. dem Mechanogramm, das durch Zug des Herzens an einem Faden mit definierter Vorspannung an einem Dehnmeßstreifen gewonnen wurde.

## Ergebnisse

Serie A: 22 Herzen, Aufbewahrungstemperatur: 4°C.
Sechsmal schlugen beide Kammern nicht ("outflow block").
Zehnmal schlug nur der rechte Ventrikel.
Viermal schlugen zwar beide Ventrikel, aber es stellte sich kein geordneter Kontraktionsablauf mit supraventrikulärem Rhythmus ein.
Nur zweimal schlug das Herz mit normaler Aktivität; der linke Ventrikel brachte dabei Drucke um 100 mmHg auf.
Serie B: 10 Herzen. Aufbewahrungstemperatur: 10°C.
Alle 10 Organe schlugen kräftig. Die linken Ventrikel brachten regelmäßig Drucke zwischen 100 und 150 mm Hg, einmal sogar mehr als 150 mm Hg auf (s. Abb. 3).

Diskussion und Schlußfolgerungen: Eine Erklärungsmöglichkeit für den beobachteten Unterschied zwischen den beiden Serien könnte in der Temperaturabhängigkeit des Na-K-ATPase Systems gegeben sein. Beim Herzen ist bei 10°C eine Restaktivität des Systems noch nachweisbar, bei 4°C jedoch nicht mehr. Bei der Leber ist ab 20°C das System kaum noch funktionsfähig, bei der Niere jedoch bis 4°C. Die Temperaturabhängigkeit des Membranpotentials des Rattenmyocards könnte damit in Zusammenhang stehen. Ab 10°C ist kein Aktionspotential mehr auslösbar. Unabhängig von der Tatsache, daß es auch in neuerer Zeit Berichte über erfolgreiche Konservierung des Herzens über 3 - 4 Tage bei 4°C gibt (2), bietet sich bei dem hier vorgetragenen Versuchsmodell nur die Temperaturdifferenz als Erklärung der Diskrepanz zwischen den beiden Serien bei 4°C bzw. 10°C an.

Zusammenfassung: Bei der Herzkonservierung über 24 Stunden in Hypothermie wurde die Serie A bei 4°C mit der Serie B bei 10°C verglichen. Nur bei 10°C waren die Organe regelmäßig gut konservierbar und erlangten bei allogener Perfusion wieder einen kräftigen und geordneten Kontraktionsablauf.

Summary: By heart preservation about 24 hours in hypothermia series A at 4°C was compared to series B at 10°C. The preservation was only possible at 10°C. These hearts normally regained a good myocardial performance by allogenic perfusion.

Literatur

1. Belzer, F.O., R. Hoffman, J. Huang, G. Downes: Endothelial damage in perfused dog kidney and cold sensitivity of vascular Na-K-ATPase. Cardiology 9, 457 (1972)

2. Jones, G.R.N., G. Matthews, T. Jones, E. Proctor: The metabolism and viability of the canine heart during hypothermic (4°C) asanguinous perfusion for 72 - 96 hour. Cardiology 10, 177 (1973)

3. Martin, D.R., D.F. Scott, G.L. Downes, F.O. Belzer: Primary cause of unsuccessful liver and heart preservation: Cold sensitivity of the ATPase system. Ann. Surg. 175, 111 (1972)

4. Stockmann, U., B. Liepe, F. Wallner, E.S. Bücherl: Organ preservation: A comfortable experimental storage system for rat hearts. Trans. Amer. Soc. Artif. Int. Organs 17, 49 (1971)

5. Webb, W.R., F.X. Jones, St. D. Wax, R.R. Ecker: Temperature effects on transmembrane potentials of rat ventricle. Cryobiology 6, 235 (1969)

Dr. U. Stockmann, Chirurgische Klinik und Poliklinik im Klinikum Charlottenburg der FU 1000 Berlin 19, Spandauer Damm 13o

# 21. Die Transplantation vitaler Langerhans'scher Inseln bei diabetischen Empfängertieren

K.D. Rumpf, G. Schweitzer, R. Pichlmayr und I. Trautschold

Klinik für Abdominal- und Transplantationschirurgie (Leiter: Prof. Dr. R. Pichlmayr) der Medizinischen Hochschule Hannover

Zielsetzung: Bei dem Ziel, statt des gesamten Pankreasorganes nur die isolierten Inseln zur Diabetesbehandlung zu transplantieren - wie es z.Zt. in einigen Arbeitsgruppen bearbeitet wird - ergeben sich mehrere Probleme: die Technik der Inselzellisolierung, die Vitalitätskontrolle isolierter Inseln, das Angehen am Ort der Transplantation im Empfängerorganismus und die Frage der möglicherweise geringeren Immunogenität im Gegensatz zur Transplantation des Gesamtorgans.
Dazu haben wir in einer Versuchsserie vor allem die Fragen der Isolierung und erfolgreichen Transplantation bearbeitet.

Methodik: Die Untersuchungen wurden an streptozotocin-diabetischen Inzuchtratten des Stammes Lewis durchgeführt. Die Spendertiere waren über 300 g schwer, bei den Empfängertieren handelte es sich bei ca. 200 g um jüngere Ratten. Die Isolierung erfolgte 1. durch manuelle Dissektion unter dem Steromikroskop nach einem vorangegangenen Aufschluß des Pankreasorganes mit Kollagenase und 2. durch Fraktionierung der dichten Inseln gegen einen absteigenden Ficoll-Gradienten, wie von Gerner, Wacker et al. angegeben. Die Inokkulation der Inseln erfolgte in den Peritonealraum. In regelmäßigen Zeitabständen haben wir das Gewicht der Empfängerratten bestimmt und Nüchternblut zu folgenden Untersuchungen abgenommen: Glucose im Serum, Insulingehalt im Serum, bestimmt mit der Radio-immun-Tracer-Methode. Weiterhin wurden i.v.-Glucosebelastungstests zu verschiedenen Zeiten nach der Transplantation durchgeführt.

Ergebnisse

1. Die Inselpräparation mit höchstem Reinheitsgrad gelingt durch die manuelle Isolierung unter dem Stereomikroskop. Diese Methode ist jedoch zeitaufwendig und mengenmäßig wenig ergiebig. Die Ficoll-Isolierung ist technisch einfacher zu handhaben. Sie ist in der Lage, Inseln in einer Anzahl zu liefern, die zur funktionellen Substitution des Pankreasorgans benötigt werden. Der Reinheitsgrad dürfte für Transplantationszwecke ausreichen. Es wurden mit dieser Methode pro Tier 200 - 300 Inseln gewonnen.

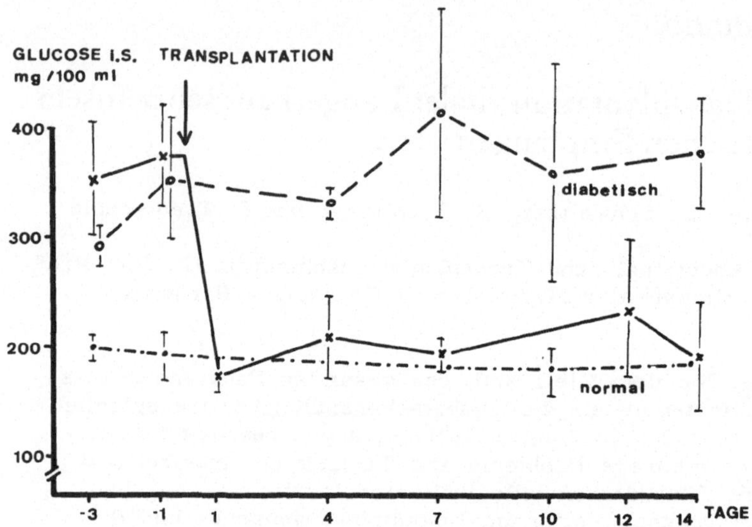


Abb. 1: Blutzuckerverhalten bei streptozotocin-diabetischen Ratten nach i.p.-Inokkulation von Langerhans`schen Inseln.
$\bar{x}$ bei n = 12; (± S)

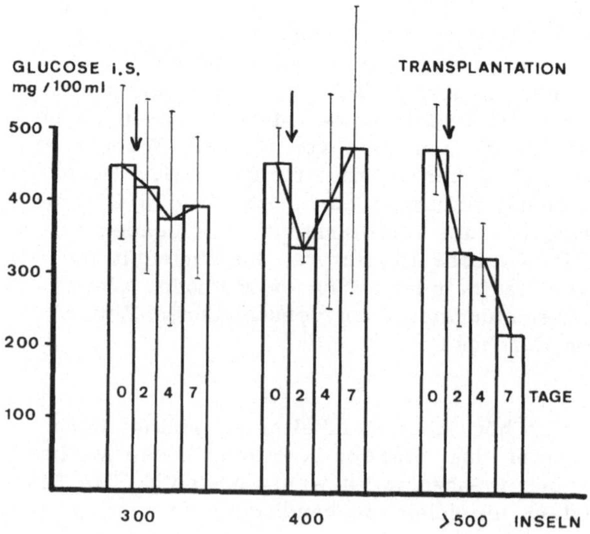


Abb. 2: Darstellung der antidiabetischen Wirkung transplantierter Langerhans`scher Inseln in Abhängigkeit von ihrer Menge.
$\bar{x}$ bei n = 11 ; (± S)

Nach Inseltransplantation zeigt sich, daß in 1 - 2 Tagen ein Abfall der Blutzuckerwerte von ca. 380 mg/100 ml auf 190 mg/100 ml einsetzt. Diese Werte konnten konstant über 14 Tage gemessen werden. Sie nähern sich dabei den normalen Blutzuckerwerten eines nicht diabetischen Vergleichskollektivs (Abb. 1).

Es konnte ferner ein Stagnieren der Gewichtsabnahme bei den diabetischen Tieren festgestellt werden. Der Seruminsulinspiegel schien bei einigen Tieren (n = 6) am 4. Tag nach der Insel-Transplantation von $\bar{x}_0$ 11,2 $\pm$ 5,0 auf $\bar{x}_4$ 24,6 $\pm$ 11,0 angestiegen zu sein. Der Insulinwert bei diabetisch gebliebenen Ratten hingegen änderte sich kaum, wenngleich die methodische Genauigkeit im unteren Meßbereich sehr schwankt.

3. Nach Inokkulation von 300, 400 und 500 Inseln zeigt sich, daß erst mehr als 500/200 g Tier eine Glykämie wirksam senken können. Dabei dürfte die Reinheit der Inseln, d.h. die exokrine Potenz des verbliebenen Drüsengewebes eine Rolle spielen (Abb. 2).

Die exakte Stoffwechselwirkung endogen vorhandenen Insulins sollte auch bei der Ratte anhand von i.v.-Glucose-Belastungen untersucht werden. Eine Insulinwirkung läßt sich hier direkter aus ihrer gegenregulatorischen Stoffwechselwirkung ablesen. (Tabelle)

Zusammenfassung: Die Isolierung Langerhans`scher Inseln aus dem Pankreas in größerer Anzahl zum Zwecke der Transplantation scheint sich bei der Ratte zu bewähren. Die Ficoll-Trennmethode ist geeignet, große Mengen ausreichend reiner Inseln zu gewinnen. Die Gesamtzahl der zu transplantierenden Inseln muß sicher über 500 liegen, um Insulin in einer Menge freizusetzen, die einen deutlich meßbaren Blutzuckerabfall nach sich zieht. Der Erfolg der Transplantation sollte jedoch auch durch i.v.-Glucose-Belastungstest verifiziert werden.

Summary: Pancreatic islets of 300 g-Lewis-rats have been transplantated to 200 g streptozotocin-diabetic rats after preparation by manual-dissection method and by the Ficoll-method. The transplantation of more than 500 intact pancreatic islets into the peritoneal cavity of streptozotocin-diabetic-Lewis-rats results in a significant reduction of hyperglycemia, an increase of insulin output and a restoration of weight gain. It is suggested, that it is best to use the glucose-tolerance-test for interpretation of insulin-output and insulin-effect.

Tabelle 1: i.v.-Glucose-Belastungstest bei normalen, diabetischen und insel-transplantierten Ratten von 200 g Körpergewicht. Belastung mit 500 mg Glucose i.v./Tier.

| | Min. | 0 | 5 | 15 | 25 | 35 | 45 |
|---|---|---|---|---|---|---|---|
| diabetische Ratten n=11 | s | 162 | 232 | 226 | 166 | 138 | 45 |
| | $\bar{x}$ | 220 | 702 | 571 | 594 | 454 | 231 |
| | $s_{\bar{x}}$ | 94 | 134 | 130 | 117 | 79,8 | 26 |
| transplant. Ratten n=10 | s | 77 | 156 | 106 | 27 | 31,8 | 107 |
| | $\bar{x}$ | 490 | 1278 | 1066 | 878 | 782 | 720 |
| | $s_{\bar{x}}$ | 34 | 70 | 47 | 13,5 | 22,5 | 33,6 |
| normal n=4 | s | 16 | 369 | 228 | 131 | | 25,3 |
| | $\bar{x}$ | 179 | 657 | 446 | 327 | / | 194 |
| | $s_{\bar{x}}$ | 8 | 184 | 114 | 57 | | 12,6 |

## Literatur

1. Ballinger, W.F., Lacy, P.E.: Transplantation of intact pancreatic islets in rats . Surg. 72, 2, 175-186 (1972)

2. Gerner, R., L`aee-Stehr, J., Tjioe, T.O., Waker, A.: Zur Isolierung Langerhans`scher Inseln aus Rattenpankreas. Hoppe Seylers Z. Physiol. Chem. B 351, 309 - 312 (1970)

3. Hellerström, C., Täljedal, I.B., Hellmann, B.: Quantitative Studies on isolated pancreatic islets of mammals. Acta Endocrinologica 45, 476-486 (1964)

4. Lacy, P.E., Kostianowsky, M.: Method for the isolation of intact islets of langerhans from the rat pancreas. Diabetes 16, 1, 35-39 (1967)

5. Löffler, G., Trautschold, I., Schweitzer, T., Lohmann, E.: Zur Wirkung von Glukagon 3; 5;-cyclo-AMP und Sulfonyl-Harnstoffen auf Insulinfreisetzung und Glukosestoffwechsel isolierter Langerhans`scher Inseln der Ratte. 4. Kongr. d. Dtsch. Diabetes-Gesellschaft (1969)

Dr. K.D. Rumpf, Klinik für Abdominal-und Transplantationschirurgie der Medizinischen Hochschule 3000 Hannover, Karl-Wiechert-Allee 9

# 22. Isogenic and Allogenic Transplatation of Isolated Langerhans Islets into the Liver

R. Eloy, M. Kedinger, J.C. Garaud, K. Haffen, A.J. Moody and J.F. Grenier

Surgical Research and Biophysiopathology of the Intestine
Institut National de la Santé et de la Recherche Médicale, Strasbourg

The discovery of insulin by Banting and Best more than fifty years ago has saved lives of multitude of diabetic patients but the disabling late complications of the disease are not prevented by this treatment. If, as suggested by several, the diabetic patient's fundamental defect is an ineffective beta cell, transplantation of normal pancreatic tissue might be indicated. However only one of the thirty patients receiving such grafts has survived as long as one year. Thus, transplantation of the whole gland with its vascular supply remains a major undertaking and the problems of thrombosis, leakage and digestion associated to immunological rejection have so far limited success. Still approximately 98 percent of the tissue mass in a whole pancreatic transplant is extraneous since the islets comprise only two percent of the organ. Moreover endocrine islets seem less susceptible to rejection than the acinar tissue and recently there has been much interest in the possibility of pancreatic islets transplants. Many investigators have described some degree of success in a number of different animal species. The site of transplantation of the isolated islets remains a much debated question and although the intraperitoneal siting of these islets reduced hyperglycaemia and polyuria of streptozotocin induced diabetes in rats, normal values for blood sugar and urine volume were rarely obtained. Therefore, considering that under normal circumstances insulin is secreted into the portal venous system, Kemp et al (3) demonstrated the interest of an intraportal site providing a more physiological environment for the transplanted islets with more effective utilization of the secreted hormones than can be achieved by siting the islets intraperitoneally or subcutaneously. Therefore, utilizing an original procedure (1) of intrahepatic tissue graft the aim of the present work was to test the functional anatomical and immunological value of this site of implantation for the isolated endocrine islets.

Table 1: Evolution of the functional parameters in rat after transplantation

| | 1 day before | After transplantation 1st day | 8 days | 15 days | 22 days | 30 days | 40 days | 50 days | 60 days |
|---|---|---|---|---|---|---|---|---|---|
| Urine Volume cm3 | 60 | 14.5 | 7 | 12.5 | 11 | 9 | 11 | 13,.5 | 12 |
| Glycemia gr/$^{o}$/oo | 4.4 | 0.98 | 1.04 | 0.82 | 1.32 | 1.24 | 1.24 | 1.30 | 1.32 |
| Glycosuria gr/24 h | 7.9 | o | o | o | o | o | o | o | o |
| Insulinemia uU/ml | o | - | 52 | 60 | 60 | 55 | 30 | 14 | 15 |

Table 2: Insulinemia during glucose tolerance test

| Time in minutes<br>Insulinemia µU/ml | 0 | 2 | 5 | 10 | 20 | 25 | 30 | 45 |
|---|---|---|---|---|---|---|---|---|
| Control rat | 25 | 185 | 250 | 350 | 465 | 370 | 300 | 315 |
| Rat + streptozotocine 65 mg/kg | 10 | 0 | 0 | 0 | 0 | 5 | 0 | 0 |
| Rat + streptozotocine + islet transplantation (35th day) | 0 | 105 | 160 | 265 | 330 | 385 | 315 | 265 |

Materials and methods: Pancreatic islets were harvested from inbred Lewis rats by the collagenase digestion method of Lacy and Kostianovsky (4). Through the dissecting microscope, intact islets appear as small ovoid grayish white bits of tissue. 500 - 600 islets were used for each implantation and transplanted directly. In recipient animals, under ether anaesthesia, a midline laparotomy was performed to expose the anterior hepatic lobe. Isolated islets were either injected through a fine polythene catheter within the hepatic parenchym, or placed in small holes drilled with a fine forceps into the anterior lobe. Despite a very simple and rapid procedure , less than 4 minutes, no surgical complication occured and neither hemostasis nor hepatic sutures were necessary.

In a first group, previously healthy inbred Lewis rats were made diabetic seven days before transplantation by the intravenous injection of streptozotocin (UPJOHN) at the dose of 65 mg/kg. Weights were recorded twice weekly, urine volume were measured daily, blood sugar and urine glucose concentrations were estimated weekly. Functional value of the transplanted islets was also tested by intravenous glucose tolerance tests. Histological examination was realized on both the recipient pancreas and liver section of the anterior hepatic lobe 6 - 7 weeks after the implantation in normal control animals. Liver sections were also stained by the indirect immunofluorescence method for insulin and glucagon. Immunocytochemical controls included the absorption of the specific antisera by insulin or glucagon, the substitution of the serum of the first layer by sera of non immunized animals.

In a second group allogeneic islets grafts have been realized in the genetic obese diabetic mice of/ob. In this case islets were provided by swiss mice. A similar technique as above was used for harvesting the islets and for their transplantation into the anterior hepatic lobe of the recipient.

Results: Control rats were diabetic within the first 24 hours after the injection of streptozotocin and remained so for the period of observation. All lost weight continuously and some of them died during the period of observation or before the grafting procedure. In diabetic rats, the urine volume averaged well over 60 cc for 24 hours and urine glucose losses were about 7 - 9 gr/ 24 h. Marked swings of blood glucose levels ranging as high as 700 mg percent were observed and such variations permitted no opportunity for statistical evaluation. After transplantation, diabetic rats stopped their weight loss, weight increased regularly as in normal control animals. Blood sugar levels, urine volume, glycosuria and insulinemia from one rat are summarized on table 1. Results of glucose tolerance tests in control, diabetic and transplanted rats are given on table 2.

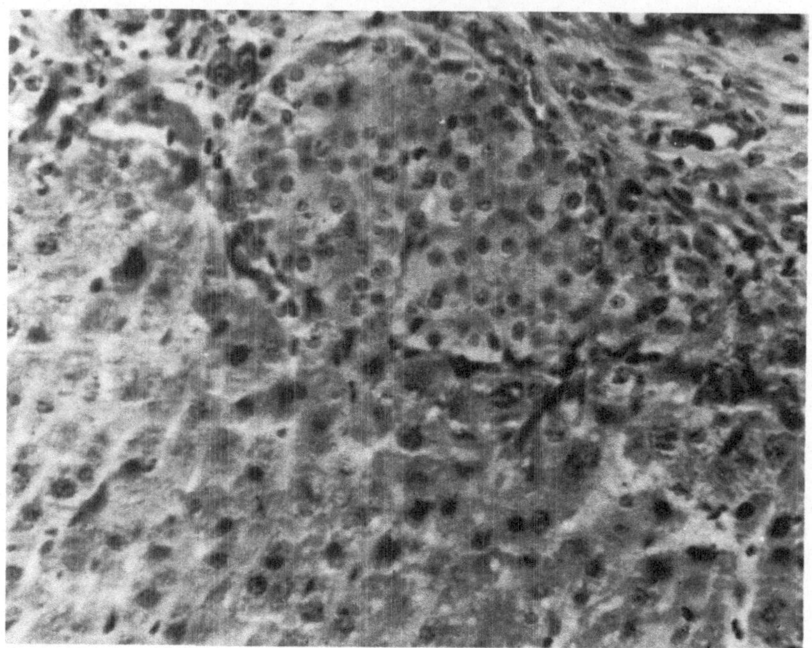

Fig. 1: Microscopic appearance of an islet within the liver ( x 800 Hematoxylin-eosin staining) 6 weeks after the transplantation.

These data demonstrate that the implantation of isolated islets into the liver resulted in normoglycaemia, normal urine volume and abolition of glycosuria. This metabolic status remained for at least 8 weeks.

At histological examination of the anterior hepatic lobe, the transplanted islets were easily retrievable (fig. 1). Neither necrosis nor fibrosis occured around the Langerhans islets and with aldehyde Fuchsin staining normal beta cell granulation were observed. On the opposite, no endocrine functional tissue has been bound within the pancreas of the recipient. On liver section of the anterior hepatic lobe, the distribution of cells reacting with antiinsulin sera (fig. 2) was found to reflect closely the morphology of the grafted islet at histological examination. Positive cells reacting with antiglucagon sera were visualized and localized at the periphery of the endocrine islet. Their morphology was similar to that observed in A-cells of the rat pancreas. Controls with antirat sera was negative and no positive reaction to antiglucagon or antiinsulin serum was observed in the liver beyond the transplanted islet.

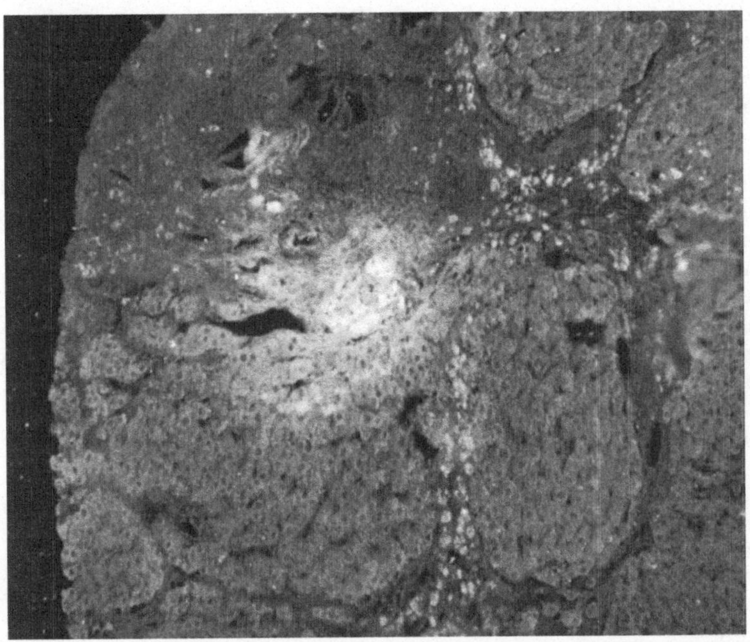

Fig. 2: Immunofluorescence staining of an islet with antiinsulin sera 6 weeks after the transplantation.

The last point to be related is the maintainance of a valuable functional and anatomical status of the transplanted islets in allogeneic combination, glycemia being normalized (from 4.2 to 0,90 gr‰) for at least 25 days without immunosuppression. The absence of rejection during the period of study is however of interest if one remember that rejection of the whole pancreas generally occured between the 8th and 12th day. These results suggest the role of the liver during enhancement or facilitation (5) and the presence of an hepatic enzyme capable of inactivating transplantation antigens in vitro has been previously demonstrated. Moreover Fukuda et al (2) observed that transplantation antigens made available to the host through the portal route may be processed in the liver in a manner different from that associated with systemic administration of these antigens.

Summary: This preliminary experimental report confirms the previous interest of isolated endocrine islet transplantation. Moreover a new "privileged position" for the islets grafts is proposed and is as uneventful as a liver biopsy. The functional value of this grafting procedure has been assessed on biological and functional criteria. The transplanted islets are easily retrievable and histological and especially immunocytochemical studies demonstrate the morphological behaviour of such islets. Finally the preliminary survival of allogeneic grafts into the liver supports the concept of the role of the liver during enhancement or facilitation and will be the subject of further investigations.

Zusammenfassung: Dieser vorläufige experimentelle Bericht bestätigt das frühere Interesse an der Transplantation isolierter Inselzellen. Vor allem wird eine neue "bevorzugte Lage" der Inseltransplantate vorgeschlagen, die so unproblematisch wie eine Leberbiopsie ist. Der funktionelle Wert dieses Transplantationsverfahrens wurde hinsichtlich biologischer und funktioneller Kriterien erprobt. Die transplantierten Inseln sind leicht auffindbar und histologische und vor allem immunchemische Untersuchungen zeigen das morphologische Verhalten solcher Inseln. Schließlich unterstützten das vorläufige Überleben der allogenen Transplantate in der Leber das Konzept von der begünstigenden Rolle der Leber und soll Gegenstand weiterer Untersuchungen sein.

Acknowledgments: Appreciation is expressed to Upjohn-Laboratories for the streptozotocin used in this study.

References

1. Eloy, M.R., Vaultier, J.P., Grenier, J.F.: A new surgical technique of isolated Peyer`s patches transplantation in rats. First results. 9th Congress of European Society for Experimental Surgery. Salzburg , May 14-17 (1974)

2. Fukuda, A., Hanaoka, T., Solowey, A.C., Rapaport, F.T.: Inhibition of second set renal allograft responses by portal vein drainage. Transplant. Proc. 1, 602 (1969)

3. Kemp, C.B., Knight, M.J., Scharp, D.W., Ballinger, W.F., Lacy, P.E.: Effect of transplantation site on the results of pancreatic islet isografts in diabetic rats. Diabetologia 9, 486 (1973)

4. Lacy, P.E., Kostianovsky, M.: Method for the isolation of intact islets of Langerhans from the rat pancreas. Diabets 16, 35 (1967)

5. Sakai, A.: Role of the liver in kidney allograft rejection in the rat . Transplantation 9, 333 (1970)

Dr. R. Eloy, Unité de Recherche 61 de l`Inserm, F-672 Strasbourg/Frankreich, Hautepierre, Av. Molière

# 23. Untersuchungen über den optimalen Perfusionsdruck, den renalen Widerstand und den Sauerstoffverbrauch der Niere bei hypothermer pulsierender Perfusion

R. Grundmann, E. Meusel, M. Raab, R. Kirchhoff und H. Pichlmaier

Chirurgische Universitätsklinik Köln-Lindenthal ( Direktor: Prof. Dr. Dr. H. Pichlmaier)

Ziel der vorliegenden Untersuchungen war es zum einen, den für die maschinelle hypotherme Nierenperfusion günstigsten Druck bzw. Durchströmungsrate zu finden. Ein anderer Teil unserer Untersuchungen befaßte sich mit dem Sauerstoffverbrauch der Niere in Hypothermie. Die für die Perfusion notwendigen Sauerstoffspannungen werden mit 8o (1) - 5oo mm Hg (5) angegeben, dabei werden arterio-venöse Sauerstoffdifferenzen (avD-$O_2$) von 35 - 18o mm Hg gefunden. In den vorliegenden Untersuchungen erfolgte die Oxygenierung über einen Membranoxygenator mit Raumluft, die arterielle Sauerstoffspannung lag bei maximal 14o mm Hg. Ob diese Sauerstoffspannung ausreichend ist, sollte untersucht und - wenn ja - auch theoretisch begründet werden.

Material und Methodik: 36 Hundenieren wurden für 72 Stunden pulsierend perfundiert und anschließend transplantiert. Als Perfusat wurde eine Human-Albumin-Lösung von 7° C gewählt. Die arterielle Sauerstoffspannung des Perfusates lag bei 14o mm Hg, der pH zwischen 7, 1 und 7, 3. Während der Perfusion wurden Druck, Durchströmungsrate, $O_2$-Verbrauch, Nierengewicht und Enzymausschüttung (LDH, GOT) bestimmt. Die Sofortfunktion der Nieren wurde für 6 Std. nach Transplantation durch PAH- und Inulin-Clearance kontrolliert. War die Sofortfunktion gering (PAH-Clearance unter 3o ml/min), wurde zusätzlich das Serumkreatinin für 1 Woche nach Transplantation verfolgt. Die Nieren wurden mit unterschiedlichen Drucken perfundiert:

Gruppe I (n=1o): 16, 7 $\pm$ 1, 8 mmHg; II (n=8): 2o, 9 $\pm$ 1, 1 mm Hg
" III (n=1o): 42, 9 $\pm$ 3, 2 mmHg; IV (n=4): 51, 3 $\pm$ 3, 2 mmHg
" V (n=4) : 61, 5 $\pm$ 5, 3 mmHg.

Ergebnisse: Die Ergebnisse sind in Tab. 1 zusammengefaßt. In allen Versuchen fiel der Perfusionsdruck initial ab und mußte deshalb in den ersten Stunden der Konservierung auf das gewünschte Druckniveau reguliert werden. Danach kam es zu keinen weiteren Veränderungen im Perfusionsdruck. Die renalen Widerstände in den einzelnen Gruppen unterschieden sich nicht signifikant, viel-

---

Mit Unterstützung des Sonderforschungsbereiches 37

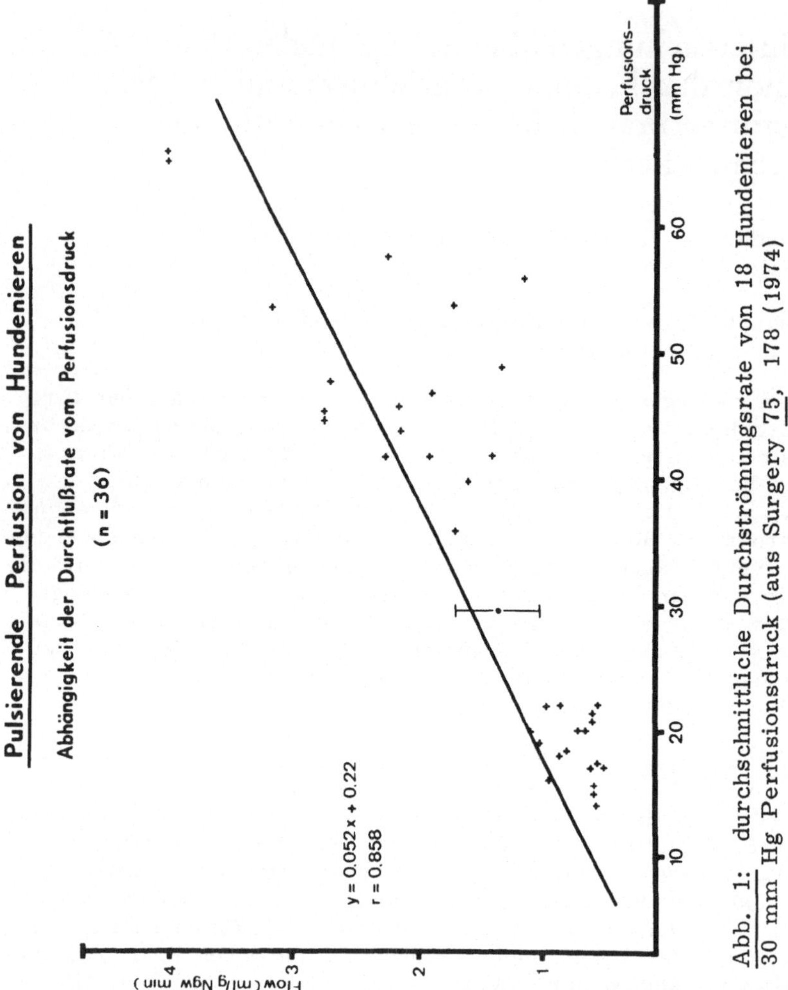


Abb. 1: durchschnittliche Durchströmungsrate von 18 Hundenieren bei 30 mm Hg Perfusionsdruck (aus Surgery 75, 178 (1974)

mehr war die Durchflußrate dem Perfusionsdruck linear proportional (Abb. 1). Alle Nieren zeigten eine gleichmäßige Enzymausschüttung; nach Anschluß an die Gefäße waren sie rosig und gut durchblutet. Sauerstoffverbrauch der Nieren siehe Tabelle 1 und Abb. 2.

Diskussion: Wie die Ergebnisse zeigen, lassen sich Nieren grundsätzlich mit ganz verschiedenen Drucken erfolgreich perfundieren. Es ergeben sich aber erhebliche Unterschiede im Perfusionsverhalten der Nieren und ihrer Funktion nach Transplantation: Nieren, die mit einem Druck von 20 mm Hg - 0,8 ml/g/min Durchströmungsrate - perfundiert wurden, zeigten die beste, Nieren, die mit 50 und 60 mm Hg perfundiert wurden, die schlechteste Funktion nach Transplantation. In dieser Versuchsreihe wurde ein Perfusions-

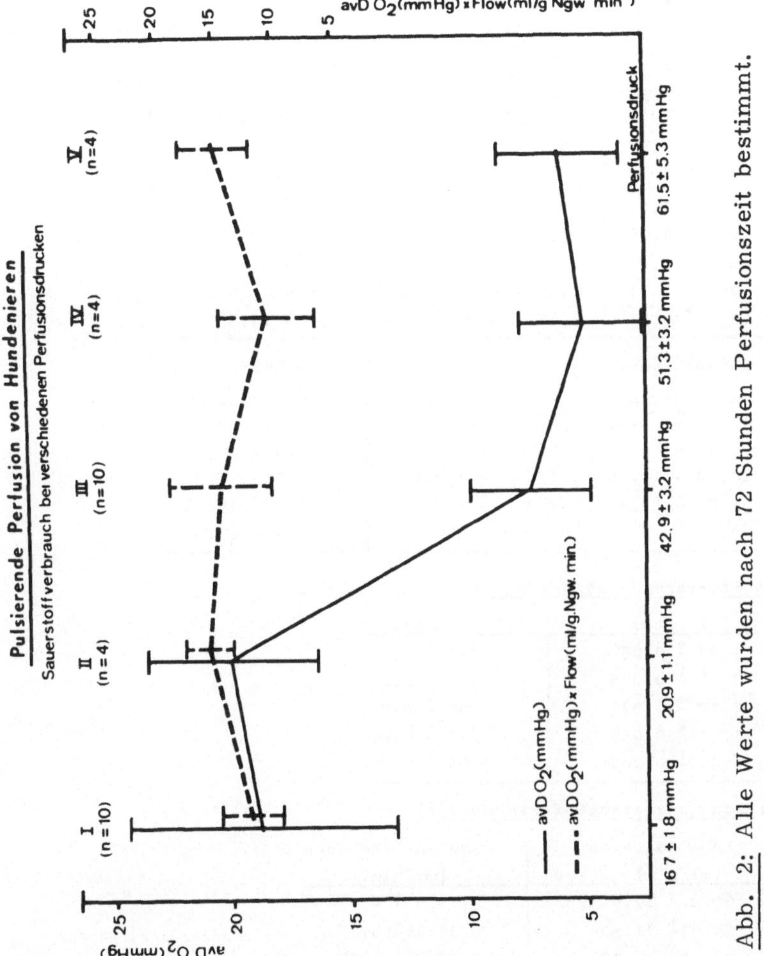


Abb. 2: Alle Werte wurden nach 72 Stunden Perfusionszeit bestimmt.

druck von 30 mm Hg nicht nochmals untersucht - mit ihm hatten sich in einer früheren Serie Nieren erfolgreich mit ausreichender Sofortfunktion über 48 bis 96 Std. konservieren lassen (2) - es kann aber gesagt werden: ein Perfusionsdruck von 20 - 30 mm Hg - entsprechend einer Durchströmungsrate von 0,8 - 1,3 ml/g/min - liefert bei der hypothermen pulsatilen Perfusion der Niere die besten Funktionsergebnisse. Warum sich unter hypothermen Bedingungen in vitro gerade ein so unphysiologisch niederer Druck besonders bewährt, muß offen bleiben. Eine wesentliche Ursache für den Erfolg des niederen Druckes besteht aber darin, daß sich so am ehesten - durch Minderung der Ödembildung - ein Schaden durch die Perfusion vermeiden läßt.

Tabelle 1 : Ergebnisse

A) Perfusionsdaten:

| Gruppe | Mitteldruck (mm Hg) | Durchströmungs-rate (ml/g/min) | renaler Widerstand (Druck)/(Flow/g) |
|---|---|---|---|
| 1 | 16,7 ± 1,8 | 0,67 ± 0,15 | 25,4 ± 5,0 |
| 2 | 20,9 ± 1,1 | 0,79 ± 0,20 | 28,2 ± 7,9 |
| 3 | 42,9 ± 3,2 | 2,07 ± 0,45 | 22,1 ± 3,7 |
| 4 | 51,3 ± 3,2 | 2,24 ± 0,85 | 25,6 ± 9,8 |
| 5 | 61,5 ± 5,3 | 2,87 ± 1,43 | 26,8 ± 15,3 |

| Gruppe | Gewichtsanstieg (%) | LDH Endwert (mU/ml) | GOT (mU/ml) |
|---|---|---|---|
| 1 | 11,09 ± 4,43 | 104,9 ± 68,5 | 8,4 ± 6,4 |
| 2 | 8,75 ± 5,80 | 232,0 ± 181,7 | 12,9 ± 10,3 |
| 3 | 28,20 ± 11,30 | 178,9 ± 137,7 | 11,5 ± 7,9 |
| 4 | 35,8 ± 13,8 | 382,5 ± 319 | 31,3 ± 33,0 |
| 5 | 29,4 ± 7,8 | 358,3 ± 367,1 | 26,3 ± 27,3 |

B) Sauerstoffverbrauch(μg/g/min):

| Gruppe | 24 Std. | 72 Std. |
|---|---|---|
| 1 | 1,23 ± 0,256 | 0,87 ± 0,33 |
| 2 | 0,98 ± 0,005 | 1,15 ± 0,18 |
| 3 | 1,12 ± 0,570 | 1,06 ± 0,32 |
| 4 | 1,09 ± 0,058 | 0,75 ± 0,26 |
| 5 | 1,33 ± 0,005 | 1,06 ± 0,26 |

C) Transplantationsdaten(Sofortfunktion):

| Gruppe | PAH-Clearance (ml/min) | Inulin-Clearance (ml/min) |
|---|---|---|
| 1 | 60,8 ± 69,5 | 7,2 ± 8,77 |
| 2 | 95,83± 81,53 | 21,24±15,17 |
| 3 | 42,17± 44,42 | 8,76± 8,52 |
| 4 | 19,68± 18,47 | 1,75± 1,82 |
| 5 | 8,3 ± 5,64 | 1,69± 2,25 |

Sauerstoffverbrauch: In den vorliegenden Untersuchungen wurde die Abhängigkeit des Sauerstoffverbrauchs der Niere von der Durchströmungsrate geprüft: es zeigte sich in allen Gruppen ein konstanter Sauerstoffverbrauch, dementsprechend nahm mit der Erhöhung der Durchströmungsrate die avD-$O_2$ ab (Abb. 2). Es sei darauf hingewiesen, daß der basale Sauerstoffverbrauch (basaler Stoffwechsel= Stoffwechsel der nicht - filtrierenden Niere!) unter normothermen Bedingungen ca. 1 μmol/g/min beträgt (3). Der von uns gemessene Sauerstoffverbrauch unter Hypothermie lag bei 0,03 μmol/

g/min, entsprechend 3% des Wertes unter Normothermie. Nach Levy wird der Stoffwechsel durch Hypothermie von 8°C auf ca. 3 - 6% der Norm reduziert (4); die von uns gemessenen Werte stimmen hiermit überein.

Zusammenfassung: 36 Hundenieren wurden für 72 Std. unter Hypothermie bei verschiedenen Drucken (zwischen 15 und 60 mm Hg) mit einer Human-Albumin-Lösung perfundiert, anschließend transplantiert. Nieren, die mit einem mittleren Perfusionsdruck von 21 mm Hg - entsprechend einer Durchströmungsrate von 0,8 ml/g/min - perfundiert wurden, zeigten die geringste Ödembildung und die beste Funktion nach Transplantation. Der renale Widerstand war unabhängig von dem gewählten Perfusionsdruck und der Sauerstoffverbrauch unabhängig von der Durchströmungsrate.

Summary: 36 dog kidneys were perfused with different perfusion pressures (between 15 and 60 mm Hg) for 72 hrs and then transplanted. Hypothermic human albumin was the perfusion fluid. Kidneys perfused with a flow rate of 0.8 ml/g/min (21 mm Hg mean perfusion pressure) showed the smallest increase in kidney weight and the best function after transplantation. Renal vascular resistance was independent of the level of the perfusion pressure and renal oxygen consumption was independent of the applied flow rate.

Literatur

1. Cooperman, A.M., McIlrath, D.C., Holley, K.E., Maher, F.T., Mathews, L.E.: Surgery 70, 399 (1971)
2. Grundmann, R., Pitschi, H., Berr, F., Pichlmaier, H.: Surgery 75, 178 (1974)
3. Lassen, N.A., Munck, O., Thaysen, J.H.: Acta physiol. scand. 51, 371 (1961)
4. Levy, M.N.: Amer. J. Physiol. 197, 1111 (1959)
5. Løkkegaard, H., Gyrd-Hansen, N., Hansen, R.I., Hasselager, E., Nerstrøm, B., Rasmussen, F.: Acta med. scand. 188, 245 (1970)

Dr. R. Grundmann, Chirurgische Universitätsklinik
5000 Köln 41, Joseph-Stelzmann-Straße 9

# 24. Einfluß des $pO_2$ im Perfusat auf den Stoffwechsel konservierter Hundenieren

W. Isselhard, D. Armbruster, W. Grebe, J.H. Fischer, U. Hauer, M. Menge und Chr. Dany

Institut für Experimentelle Medizin der Universität Köln (Direktor: Prof. Dr. W. Isselhard)

Einleitung: Obgleich die routinemäßige Konservierung von Nieren zu Transplantationszwecken über einen ausreichenden Zeitraum befriedigend gelöst ist, sind die optimalen Bedingungen einer Organperfusion besonders im Hinblick auf die Perfusionsdynamik und die Perfusatzusammensetzung keineswegs ausreichend bekannt. In den wenigen Mitteilungen über Veränderungen im Stoffwechselstatus der perfundierten Niere fallen zwei Befunde auf:

a) Der Gewebsgehalt an Adeninnucleotide (AN) wird bereits mit Beginn der Konservierung meist sehr niedrig gefunden;
b) ein normales oder dem Normalen angenähertes Verhältnis der AN zueinander wird unter der Konservierung nicht oder nur sehr zögernd erreicht.

In der vorliegenden Studie sollte daher geprüft werden, wie sich der Gewebsgehalt an AN in der Nierenrinde während der Organgewinnung und -vorbereitung zur Konservierung sowie während der Konservierung mittels Niederflußperfusion in Hypothermie in Abhängigkeit vom $pO_2$ im Perfusat verändert.

Methodik: Mischrassigen Hunden (20-28 kg) wurden nach Atropin-Morphin-Prämedikation in Nembutal-Lachgas-Narkose beide Nieren (n=48) entnommen. Nach 2 min Warmischämie wurden die Nieren mit Schwerkraftperfusion freigespült und abgekühlt (1 m $H_2O$; Ringerlösung mit 1,822% Mannit und 20 mg% Novocain). Die Konservierung erfolgte durch Niederflußperfusion bei 6°C (initialer Perfusionsdruck 30 mm Hg; Perfusat: 50 ml 20% Humanalbumin, 125 ml 0,9% NaCl, 27,5 ml 5% Glucose, 1 ml 7,45% KCl, 2,5 ml 8,4% $NaHCO_3$, 1 ml 1% Procain, 20 IE Insulin, 40 mg Refobacin, 0,31 g $MgSO_4$; 50 mg Solu-Decortin H). Gase bzw. Gasgemische wurden in die Nierenkammer geleitet, die gleichzeitig als Perfusatreservoir diente. Gewebsproben (Keilexcision) wurden mittels der Gefrierstopmethode fixiert. Herstellung der Organextrakte sowie Bestimmung der AN erfolgten nach eingeführten Methoden.

Ergebnisse und Diskussion: Unter Kontrollbedingungen lag der Gehalt an ATP (1.86 µM/g) hoch, ADP (0.69 µM/g) und AMP (0.29 µM/g) waren niedrig. Für die Summe der Adeninnucleotide (SAN) errechnete sich mit 2.84 µM/g ebenfalls ein hoher Gewebsgehalt.

---

Mit Unterstützung des SFB 68 durch die Deutsche Forschungsgemeinschaft

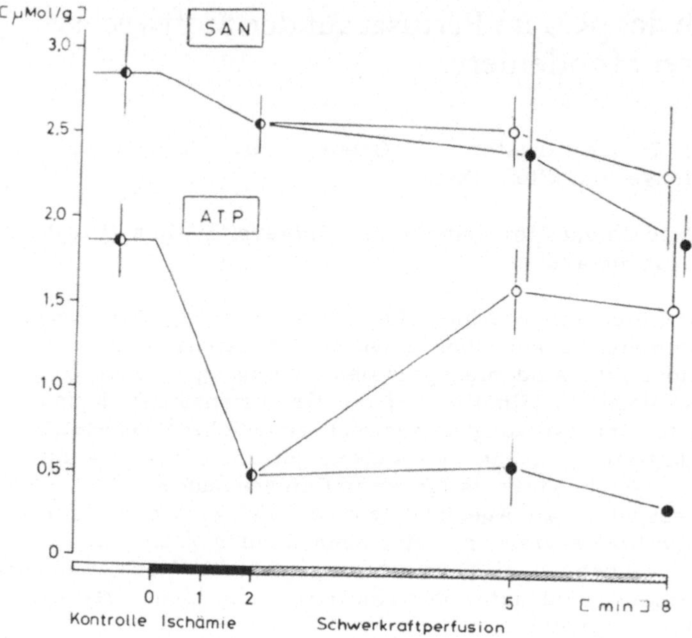


Abb. 1: Gewebsgehalt an ATP und für die Summe der Adenin-nucleotide (SAN) in der Rinde von Hundenieren unter Kontrollbedingungen in situ und nach 2 min Warm-Ischämie (◑) sowie nach kurzer Schwerzkraftperfusion mit Ringer-Mannit-Procain-Lösung bei einem $pO_2$ von ca. 130 mm Hg (O) und bei einem $pO_2$ von $< 15$ mm Hg (●) (Mittelwerte und Standardabweichungen).

Diese Werte für die Nierenrinde des Hundes entsprechen damit Werten, die von Nieren kleinerer Versuchstiere bekannt sind, deren Stoffwechselstatus durch direktes Einfrieren der ganzen Niere in situ optimal fixiert werden konnte. Nach 2 min Warmischämie (Abb. 1) war der ATP-Gehalt bereits auf 0.49 μM/g abgefallen, während die SAN noch 2.55 μM/g betrug. ADP und besonders AMP waren entsprechend angehäuft (0.83 bzw. 1.23 μM/g).

Während Schwerkraftperfusion (Fluß ca. 100 ml/min) veränderte sich das AN-Muster in Abhängigkeit vom $pO_2$ im Perfusat (Abb. 1). Nach 5 min Durchströmung mit einem Perfusat, dessen $pO_2$ um 130 mm Hg betrug, war bei gegenüber dem Ende der Ischämie unverändertem Gehalt an SAN (2.52 μM/g) das ATP wieder auf 1.59 μM/g angestiegen. Mit einem ATP/ADP-Quotienten von 2.41 und einem "energy-charge-potential" von 0.77 entsprach die Verteilung der AN wieder den Kontrollwerten (ATP/ADP 2.70, ECP 0.79). Abgesehen von der Tendenz zur gering-

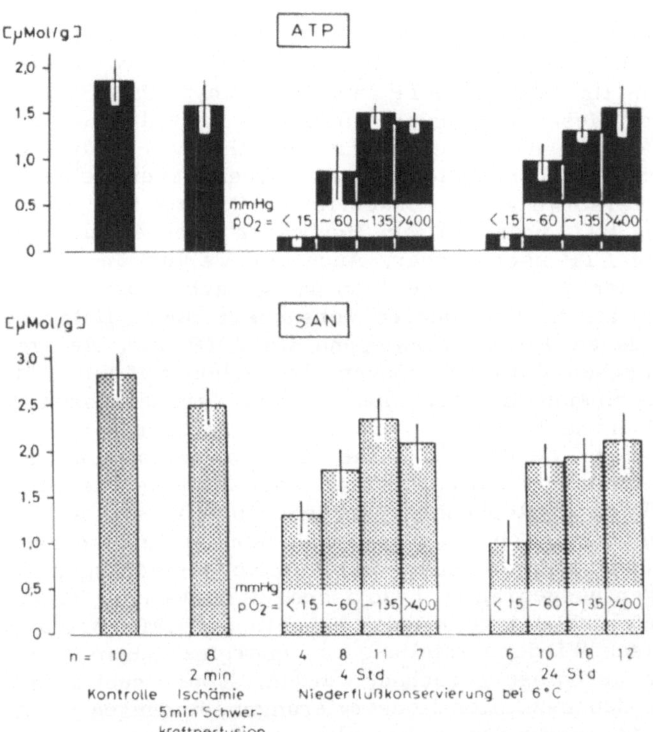


Abb. 2: Gewebsgehalte an ATP und für die Summe der Adenin-nucleotide (SAN) in der Rinde von Hundenieren unter Kontrollbedingungen in situ, nach 2 min Warm-Ischämie mit anschliessender 5 min Schwerkraftperfusion und nach 4- und 24-stündiger Niederflußkonservierung bei 6° C mit unterschiedlichem $pO_2$ des Perfusats (Mittelwerte und Standardabweichungen)

fügigen Verminderung aller AN lagen nach 8 min Schwerkraftperfusion die gleichen Verhältnisse vor. Bei Verwendung eines Perfusats, dessen $pO_2$ unter 15 mm Hg betrug, wurden das in der Anaerobiose akkumulierte ADP und AMP nicht rephosphoryliert und der in der Ischämie eingeleitete Verlust an AN setzte sich fort.

Die Veränderungen im AN-Muster während Niederflußperfusion (ca. 80 ml/100 g · min) von 24 Std. Dauer bei 6°C zeigte eine deutliche Abhängigkeit vom $pO_2$ des der Niere zufließenden Perfusats (Abb. 2). Bei einem $pO_2$ von über 400 mm Hg lagen im Vergleich zum Ende der Schwerkraftperfusion ein leicht verminderter Wert für die SAN (2.09 µM/g) und ein unveränderter Gehalt an ATP (1.54 µM/g) vor. Der Quotient ATP/ADP und das ECP lagen mit 3.76 bzw. 0.84 über den Kontrollwerten. Bei einem $pO_2$ von ca. 135 mm Hg waren ATP und SAN signifikant auf 1.29 bzw. 1.93 µM/g vermindert. Bei einem $pO_2$ von durchschnittlich 60 mm Hg betrugen ATP und SAN nur noch 0.98 bzw. 1.87 µM/g. Unter dieser Bedingung wurde eine reguläre Relation der einzelnen AN zueinander nicht mehr erreicht, vor allem der Gehalt an AMP blieb erhöht. Diese Daten weisen bereits eine unzureichende $O_2$-Versorgung des konservierten Organs aus. Bei schwerer Hypoxie ($pO_2$ unter 15 mm Hg) waren nach 4 Std. weniger als 0.2 µM/g ATP nachweisbar. Auch der Verlust in der SAN war mit Werten von 1.31 und 1.oo µM/g nach 4 bzw. 24 Std. ausgeprägter als in den anderen Versuchsgruppen. Unter diesen Bedingungen lagen die AN vorwiegend als AMP vor. Bei geeignetem methodischen Vorgehen können also schon mit einer kurzen Schwerkraftperfusion die ischämiebedingten Veränderungen der AN beseitigt und ein annähernd normaler Status wieder hergestellt werden, da bei ausreichender $O_2$-Versorgung der konservierten Niere auch längerfristig erhalten bleibt. Dabei ist eine rasche Restitution des ATP durch Rephosphorylierung von ADP und AMP nur in dem Ausmaß möglich, in dem AN in der Ischämie erhalten bleibt. Deshalb kann sogar nach hypoxischer Konservierung mit mehr oder weniger ausgeprägten hypoxischen Bezirken im konservierten Organ aufgrund des gefundenen erheblichen AMP-Anstaus mit einer teilweisen Wiederherstellung von energiereichem ATP mit Beginn einer Aerobiose gerechnet werden. Eine Neubildung von AN ist unter den gewählten Konservierungsbedingungen nicht möglich. Daß trotz Verwendung eines allgemein als günstig beurteilten Perfusats und eines während der Konservierungsperiode nicht erschöpften Vorrates an anergieliefernden Substraten die SAN auch bei guter $O_2$-Versorgung abnahm, kann verschiedene Gründe haben.

Zusammenfassung: An 48 Hundenieren konnte nach 2 min Ischämie durch 5 min Schwerkraftperfusion unter weitgehender Erhaltung des Gesamt-Adeninnucleotidgehaltes ein normaler ATP-Gehalt der Nierenrinde wiederhergestellt und in Abhängigkeit von der Höhe des $pO_2$ im Perfusat über 24 Std. Niederflußperfusion bei 6°C aufrecht erhalten werden.

Summary: In 48 canine kidneys submitted to an ischemia of 2 min duration normal cortical ATP values with a nearly unchanged content of total adenine nucleotides (SAN) were resumed by a five minute gravity perfusion. During the following 24 hours of low flow perfusion at 6°C the extent of preservation of ATP and SAN correlated with the arterial oxygen pressure of the perfusate.

Professor Dr. W. Isselhard, Institut für Experimentelle Medizin der Universität 5ooo Köln 41, Robert-Koch-Straße 10

# 25. Hirnischämisch bedingte Veränderungen der Transplantationsantigene des Hundes und ihr Nachweis im cytotoxischen Test

E. Geppert, E. Siebel, H. Heumann, W. Haase, W. Stock, J. Sturz, F.W. Bube und W. Isselhard

Institut für Experimentelle Medizin der Universität Köln (Direktor: Prof. Dr. W. Isselhard), Chirurgische Universitätsklinik Köln (Direktor: Prof. Dr. Dr. H. Pichlmaier) und Abteilung für Transfusionswesen der Universität Köln (Leiter: Prof. Dr. F.W. Bube)

Einleitung: Typisierungsergebnis und Transplantationserfolg sind in vielen Fällen nicht eindeutig zu korrelieren. Da bei der Nierentransplantation ein hoher Prozentsatz Organe von Spendern mit schweren Schädel-Hirn-Traumen übertragen wird, wurde am Hund unter entsprechenden Bedingungen geprüft, ob Trauma, Stress und klinischer Hirntod zu einer temporären oder irreversiblen Änderung der membran-assoziierten Histokompatibilitätsantigene führen.

Material und Methoden: Die Untersuchungen wurden an 19 Bastardhunden von durchschnittlich 20 kg Körpergewicht und verschiedenen Alters und Geschlechts durchgeführt. Nach einer Prämedikation mit Morphin, 2,5 mg/kg und Atropin, 0,02 mg/kg, wurde 30 min später durch einmalige Gabe von Pentobarbitursäure-Natrium, 15 - 20 mg/kg, eine ITN ($N_2O$-$O_2$) durchgeführt. Nach Unterbindung beider Carotiden wurde in den proximalen Teil ein Katheter eingelegt und "Plexiglas" nach der Methode von Fischer et al. (2) injiziert. Zur Testung der Transplantationsantigene wurden jeweils 8 ml Heparinblut nach folgendem Schema entnommen und sofort getestet:

1. Proben vor Verabfolgung der Prämedikation: Nullwerte
2. Proben nach Injektion von Morphin und Atropin;
3. Proben, 30 min später, vor Durchführung der IT-Narkose;
4. Proben, 30 min später, vor Anbringen der Ligaturen;
5. Proben, 30 min später, nach erfolgter Injektion und Ausbildung einer Hirnischämie
6. und alle folgenden Blutproben wurden in einstündigem Abstand entnommen bis der Versuch durch Eintritt des Todes abgebrochen werden mußte.

Durchschnittlich konnten je Experiment mindestens 8 Proben ausgetestet werden.

Nach der Methode von K. v. Loringhoven (4) wurden die Lymphozyten über Ficoll-Isopaque isoliert und mit insgesamt 32 Seren (H.M. Vrisendorp, Rotterdam), die 17 verschiedene DL-A-Merkmale erfassen, im Zweistufen-Mikrocytotoxizitätstest typisiert.

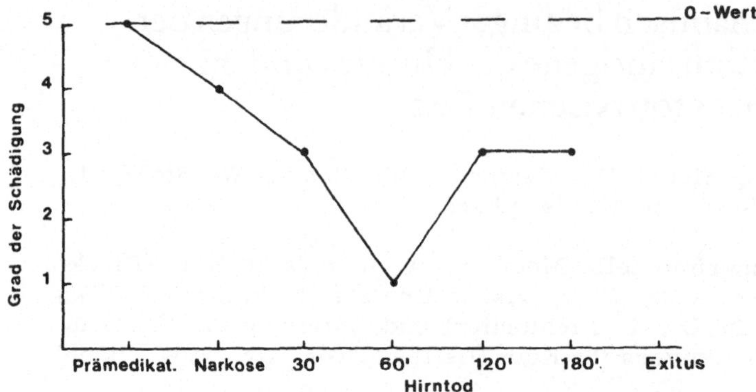


Abb. 1: Hund Nr. 16.3 vom 19.8.1974, DL-A 15. Nach Ausbildung der Hirnischämie starker Abfall der Schädigungsrate.

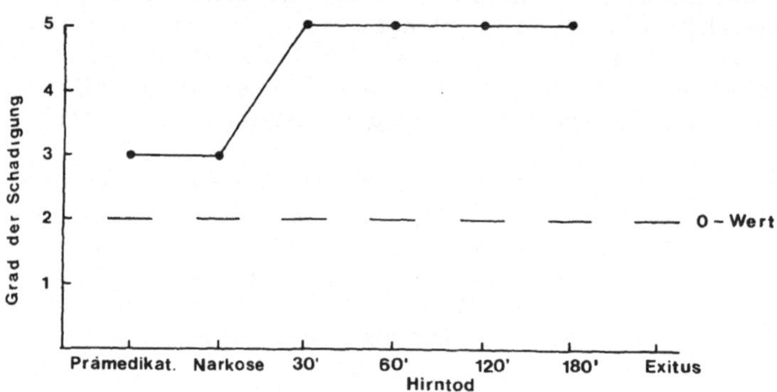


Abb. 2: Hund Nr. 16.1 vom 13.8.1974, DL-A 5. Nach Eintritt des Hirntodes maximale Schädigung der Lymphozyten.

Die Bewertung der Reaktionen erfolgte nach den von Eurotransplant Leiden herausgegebenen Richtlinien vom 15.2.1972.

Ergebnisse: Die statistische Auswertung erfolgte nach der Methode von Goodman und Kruskal (3) und führte zu folgenden Ergebnissen:

1) Keine Änderung der Testergebnisse bei Typisierungen von Hunden über einen Zeitraum von 4 - 5 Stunden (Null-Werte).

2) Die Antigene DL-A 7 und 12 hatten unter Versuchsbedingungen in allen Testen gleichbleibende Schädigungsraten.

3) Zeigten die Antigene gegenüber dem Null-Wert abweichende Resultate, so waren zwei Formen der Änderung möglich: Starke Antigene konnten abgeschwächt oder völlig negativ werden (Abb. 1), während zunächst negativ oder schwach

Tabelle 1: Veränderung der DL-A-Antigene unter Versuchsbedingungen bei 19 Hunden im Vergleich zur Ausgangstypisierung.

| Versuchsstadium in Relation zum Ausgangswert | Veränderungen bei folgenden DL-A-Antigenen nach (Min.): | | | | Antigenänderung., die nur ein Stadium betreffen: |
|---|---|---|---|---|---|
| | 15'-30' | 60' | 120' | 180' | |
| Nullwert-Narkose | 1; 2; 3; 4; 8; 11; 13; | 1; 2; 8; 10; 11; 15; 16; | 1; 2; 8; 10; 11 ; 13; 15; 16; | 1; 2; 3; 4; 8; 10; 11; 13; 15; 16; | 1; 2; 16; |
| Nullwert-Hirntod | 8; 9; 18; | 4; 5; 6; 8; 9; 10; 13; | 3; 4; 5; 6; 8; 9; 13; 17; | 4; 6; 8; 9; 11; 13; 17; 18; | 5; 6; 9; 17; 18; |
| Alle Stadien | Keine Antigenveränderung im gesamten Verlauf bei: 7; 12; | | | | |

typisierte Antigene stärker und deutlicher hervortraten (Abb. 2).
a) Die DL-A-Antigene 1, 2 und 16 wiesen mit allen ihren Testseren Änderungen nur im Stadium der Prämedikation und Narkose auf.
b) DL-A 5, 6, 9, 17 und 18 wurden allein durch die Hirnischämie so beeinflußt, daß signifikante Änderungen gegenüber den Normalbefunden auftraten.
c) Der überwiegende Teil der 17 von uns getesteten DL-A-Merkmale zeigte bei Prämedikation, Narkose und Hirnischämie signifikante Abweichungen (Tabelle 1).

Diskussion: In vitro war es Bhandari et al (1) gelungen, durch ein geeignetes Verfahren HL-A-Antigene von der Zelloberfläche durch Proteolyse vollständig zu entfernen und durch anschließende Kultivierung die Lymphozyten zur Neubildung ihrer Antigene anzuregen. In vivo konnten bisher Modifikationen der HL-A-Antigene, Verstärkung und Abschwächung der Reaktion bis zum totalen Verlust der Antigene, von zahlreichen Autoren nur bei malignen Erkrankungen beschrieben werden. So beobachtete Majsky (5) einen vorübergehenden Verlust der Antigene 1, 2 und 8 bei der Lymphogranulomatose. Inwieweit die Hirnischämie die Fragilität der Antigene beeinflußt oder unter den gegebenen Versuchsbedingungen Gewebsenzyme, Alkalose, Azidose und Katecholamine aggressiv auf die membranständigen Antigene einwirken, kann bei den vorliegenden Versuchen nicht festgestellt werden.

Zusammenfassung: Von 19 Bastardhunden wurden unter den Versuchsbedingungen der Narkose und Hirnischämie die Transplantationsantigene im cytotoxischen Test bestimmt und ihre Veränderungen gegenüber dem Ausgangswert statistisch erfaßt. Durch die Narkose wurden 3, durch die Hirnischämie 5 Antigene signifikant verändert.

Summary: Experiments were performed on 19 mongrel dogs. Changes of transplantation antigens by anesthesia and by brain ischemia were identified in cytotoxic tests. Brain ischemia was responsible for the significant alterations in 5 antigens, anesthesia alone induced significant changes in 3 antigens.

Literatur

1. Bhandari, S.C., D.P. Singal: Tissue Antigens 3, 140 (1973)

2. Fischer, J.H., F.W. Schildberg, W. Isselhard: Pflügers Arch. 335, 335 (1972)

3. Goodman, L.A., W.H. Kruskal: Journal of the American Statistical Association 49, 732 (1954)

4. Loringhoven, v. K.: International Workshop on Canine Immunogenetics at the Medical Faculty of the Erasmus University Rotterdam, p. 5 (1972)

5. Majsky, A.: Folia Haematol. (Leipzig), 101, 608 (1974)

Dr. E. Geppert, Chirurgische Universitätsklinik
5000 Köln 41, Josef-Stelzmann-Straße 9

# 26. Weitere in-vitro Studien zum Mechanismus der hyperakuten xenogenen Abstoßungsreaktion (HXAR)

E. Pratschke, W. Land, A. Schilling, K. Pielsticker, W. Brendel

Institut für Chirurgische Forschung (Prof. Dr. Dr. W. Brendel) der Universität München, 1. Chirurgische Abteilung (Chefarzt: Dr. med. A. Schmid), Städt. Krankenhaus München-Schwabing und Pathologisches Institut (Prof. Dr. M. Eder) der Universität München

Das Problem der Xenotransplantation im entfernt stammesverwandten Speciessystem ist noch nicht völlig aufgeklärt, da Organtransplantate entfernt verwandter Spendertiere in wenigen Minuten abgestoßen werden. Die hyperakute xenogene Abstoßungsreaktion (HXAR) bei der Transplantation von Organen zwischen entfernt stammesverwandten Tierspecies wird nach bisherigen Vorstellungen durch die Wirkung präformierter Antikörper und Komplement induziert, wobei die eigentliche Organschädigung durch sekundäre komplementvermittelte Mechanismen erfolgt. In vorausgegangenen Arbeiten (1/2) konnten wir zeigen, daß neben der spezifischen immunologischen Zerstörung xenogener Organe durch präformierte Antikörper noch ein unspezifisches humorales Prinzip existiert, das ebenfalls zur HXAR führt. In dieser Arbeit sollen nun Befunde präsentiert werden, die darauf hinweisen, daß die unspezifische Schädigung des fremden Organs möglicherweise Ausdruck einer "nicht-klassischen" (= nicht-immunologischen) primären Komplementaktivierung ist.

Methodik: Die Untersuchung über die HXAR wurde am Modell der isolierten In-vitro-Xenohämoperfusion von Rattennieren mit Hundeblut durchgeführt. Die Versuchsanordnung ist in detaillierter Form bereits ausführlich an anderer Stelle beschrieben (3). Ihr Prinzip besteht darin, daß Spenderorgane (Nieren koloniegezüchteter männlicher Sprague-Dawley-Ratten mit einem Gewicht von ca. 25o g) mit Empfängerblut (Hundeblut) in-vitro in einem definierten Perfusionssystem (konstruiert aus Rollerpumpe, Kapillaroxygenator, Wärmeaustauscher, venöses Reservoir, verbunden durch Silikon-Kautschuk-Schläuche) bei einem konstanten arteriellen Mitteldruck von 110 mm Hg hämoperfundiert werden. Auf diese Weise läßt sich das Phänomen der HXAR in seiner vollen Symptomatik in-vitro reproduzieren. Als Abstoßungskriterien wurden hämodynamische (Sistieren der Organdurchblutung nach 1o - 2o min) und histologische Veränderungen (Thrombozytenaggregate, Endothelläsionen, Endothelnekrosen) herangezogen. Als experimenteller Ansatzpunkt zur Erforschung der für die HXAR verantwortlichen Faktoren gilt die isolierte Perfusion von Spendernieren mit entsprechend

Tabelle 1: Zusammensetzung des Perfusats (=Empfängerzellen und Empfängerserum) und wichtigste Abstoßungszeichen an den Spendernieren im Hund-Ratte-System.

1. Zugabe von 8 ml frischem komplementhaltigem Rattenserum zum Empfängerserum.
2. Ø = keine Zeichen, + = Thrombozytenaggregate und Endothelläsionen, ++ = Thrombozytenaggregate, Endothelläsionen und Endothelnekrosen
3. im 60-minütigen Beobachtungszeitraum liegt das Perfusionsvolumen zu Versuchsende weit im funktionellen Bereich ( 2,0 ml/g x min).
4. Absorption gegen Rattennierenzellsuspension.
5. Absorption gegen Rattenerythrozyten.

| n• | EMPFÄNGERZELLEN | EMPFÄNGERSERUM | | | | | ABSTOßUNGSZEICHEN | |
|---|---|---|---|---|---|---|---|---|
| | ERYTHROZYTEN LEUKOZYTEN THROMBOZYTEN | VERÄNDERUNGEN am EMPFÄNGER-SERUM | TITER der XENO-HAGGL.• | TITER der XENO-KB-AK•• | HUNDE-KOMPLEMENT | RATTEN-KOMPLEMENT (1) | SISTIEREN der RENALEN DURCHBLUTUNG nach X MINUTEN | HISTOLOGISCHE ZEICHEN (2) |
| 5 | HUNDEVOLLBLUT | | 1: 128 | 1 : 16 | + | Ø | 11,6 ± 2,1 | ++ |
| 5 | RATTENVOLLBLUT | | Ø | Ø | Ø | + | > 60 (3) | Ø |
| 8 | NEUGEBORENEN-HUNDEVOLLBL. | | Ø | Ø | + | Ø | 11,6 ± 2,8 | + |
| 5 | + | inaktiviert | 1: 256 | 1 : 4 | Ø | Ø | > 60 | Ø |
| 3 | + | inaktiviert (4) 1xabsorbiert | Ø | Ø | Ø | Ø | > 60 | Ø |
| 5 | + | inaktiviert | 1: 256 | 1 : 4 | Ø | + | 11,4 ± 1,6 | + |
| 5 | + | inaktiviert (5) 1xabsorbiert | Ø | 1 : 4 | Ø | + | 16,2 ± 1,7 | Ø |
| 5 | + | inaktiviert (4) 1xabsorbiert | Ø | Ø | Ø | + | 12,8 ± 1,4 | Ø |

• HAGGL. • HÄMAGGLUTININE  •• KB-AK • KOMPLEMENTBINDENDE ANTIKÖRPER

getrennten zellulären und humoralen Einzelkomponenten aus dem Empfängerblut mit Wiederauffinden der Abstoßungsaktivität in den getesteten Empfängerblutkomponenten. Im speziellen erfolgt die Untersuchung über die Beteiligung spezifischer bzw. unspezifischer humoraler Faktoren (Komplement, präformierte Antikörper) durch entsprechende Variation des Hämoperfusats (vgl. Tabelle).

Ergebnisse

1. Kontrollen: Xenogene Perfusion von Rattennieren mit Hundeblut führte immer zu einer typischen HXAR, allogene Perfusion mit Rattenblut dagegen nicht.

2. Ein Sistieren der Organdurchblutung innerhalb 10 - 20 min wurde beobachtet bei Perfusion der Rattennieren a) mit Blut neugeborener Hunde (präformierte Antikörper in - vitro nicht nachweisbar!), b) mit komplementhaltigem Hundeblut, aus dem einmal präformierte Xenohämagglutinine, zum anderen präformierte Xeno hämagglutinine und komplementbindende Antikörper herausabsorbiert waren. Histologische Veränderungen fanden sich abgeschwächt nur bei den mit Neugeborenen-Hundeblut perfundierten Nieren.

3. Bei Perfusion mit hitzedekomplementiertem, antikörperhaltigen bzw. antikörperfreien Hundeblut konnte kein HXAR nachgewiesen werden, dagegen führte die Zugabe von Komplement (= frisches Rattenserum) in beiden Versuchsanordnungen zur HXAR (siehe Tabelle).

Diskussion: Die Befunde zeigen, daß eine HXAR im getesteten System auch ohne direkte Wirkung von präformierten Antikörpern ablaufen kann. Ebenfalls zeigt sich, daß die Wirkung von aktivem Komplement absolut notwendig ist. Die Beobachtungen lassen vermuten, daß bei der HXAR im getesteten System die Organschädigung durch eine unspezifische, nichtimmunologische Aktivierung von Komplement - ohne Mitwirkung von Antikörpern - verursacht werden kann. Wie neuere Ergebnisse auf dem Gebiet der Komplementforschung zeigen (Übersicht: 4), kann in der Tat Organgewebe allein über den Weg der primären unspezifischen Komplementaktivierung geschädigt werden, wobei sekundäre, eigentlich gewebszerstörende Mechanismen eingeleitet werden (u. a. Freisetzung vasoaktiver bzw. permeabilitätssteigernder Substanzen, z. B. Anaphylatoxin (5)). Der erstmalige experimentelle Hinweis für den möglichen Ablauf einer unspezifischen Bypass-Aktivierung des Komplementsystems bei der HXAR zeigt die enorme Komplexität dieser Reaktion und macht deutlich, daß die erfolgreiche Durchführung einer xenogenen Organtransplantation im entfernt verwandten Spender-Empfängersystem in naher Zukunft kaum gelingen dürfte.

Zusammenfassung: Rattennieren (Spenderorgane) wurden in einem extrakorporalen System mit Original- oder modifiziertem Hundeblut (Empfänger) perfundiert. Eine hyperakute xenogene Abstoßung (HXR) konnte bei einem weit divergierenden Speciessystem beobachtet werden, wenn natürliche präformierte Antikörper vollständig fehlten. Die mitgeteilten Daten lassen vermuten, daß diese Form der HXR zumindest teilweise durch eine unspezifische (nichtimmunologische) Komplementaktivierung hervorgerufen wird mit nachfolgendem komplementvermitteltem Krankheitszustand (Freisetzung von vasoaktiven und anderen Substanzen, die zu erhöhter Permeabilität führen, z. B. Anaphylatoxin) der Spendernieren.

Summary: Rat kidneys (donor organs) were perfused in an in-vitro perfusion circuit using blood or modified blood from the dog (recipient). Hyperacute xenogeneic rejection (HXR) in widely divergent species system could even be seen, when preformed natural antibodies were absent. These data presented suggest that this form of HXR is at least partially induced by nonspecific (=nonimmunologic complement activation, followed by complement mediated disease (liberation of vasoactive and other substances leading to increased permeability. e.g. Anaphylatoxin ) of the donor kidneys.

Literatur

1. Land, W., Schilling, A., Aldenhoff, J., Lamerz, R., Pielsticker, K., Mendler, N., Brendel, W.: In vitro studies on the mechanism of hyperacute xenograft rejection. Transpl. Proc. Vol. 111, No. 1, 888 (1971)

2. A. Schilling, W. Land, K. Pielsticker, R. Lamers, J. Aldenhoff, W. Brendel: Experimental xenografting in widely divergent species: Interaction of humoral factors in hyperacute xenograft rejection in the rat-dog-system. Res. exp. Med. (1975)(im Druck)

3. Land, W., Mendler, N., Liebe, v. S., Pielsticker, K., Messmer, K.: Experimentelle Xenotransplantation in entfernt stammesverwandten Speciessystemen: 1. in vitro-Hämoperfusion isolierter Nieren als Modell zur Untersuchung von Abstoßungsmechanismen xenogener Organtransplantate. Klin. Wschr. 49, 164 (1971)

4. Ruddy, S.: Chemistry and Biologic Activity of the Complement System. Transpl. Proc. Col. VI, No. 1 (March 1974)

5. J.A. Jensen, D. Davies, B.S. Linn, R. Snyderman, L. Franklin: Complement- Mediated Vasoconstriction and Graft Rejection . Circulation Research Vol. XXX (March 1972)

Dr. E. Pratschke, Institut für Chirurgische Forschung
Chirurgische Universitätsklinik 8ooo München 2, Nußbaumstr. 2o

# 27. Frühzeitige Erkennung einer Abstoßungskrise nach Nierentransplantation durch Bestimmung eines niedermolekularen Proteasen-Inhibitors im Serum und Harn

H. Feuth, B. M. Kemkes und K. Hochstrasser

II. Medizinische Klinik der Universität München (Direktor: Prof. Dr. E. Buchborn), Chirurgische Klinik der Universität München (Direktor: Prof. Dr. G. Heberer), Biochemisches Laboratorium (Leitung: Priv.-Doz. Dr. K. Hochstrasser) der HNO-Klinik der Universität München (Direktor: Prof. Dr. H. H. Neumann)

Einleitung und Zielsetzung: Im nativen Human-Plasma kommen 2 säurestabile Inhibitoren mit Molekulargewichten von 44 000 bzw. 22 000 vor. Aufgrund der Aminosäurenzusammensetzung kann angenommen werden, daß die höhermolekulare Form ein Dimeres der niedermolekularen Form ist. Im Harn kommen ebenfalls 2 säurestabile Inhibitoren vor, mit gleichen Eigenschaften wie die Seruminhibitoren (1, 2). Sämtliche Inhibitoren wiesen übereinstimmende immunologische Kreuzreaktionen untereinander und mit dem Interalpha-trypsininhibitor auf. Durch Untersuchungen an einem Kollektiv von 150 Patienten mit verschiedenen Nephropathien konnte gezeigt werden, daß Störungen der Nierenfunktion durch Erhöhung säurestabiler niedermolekularer Inhibitoren im Serum (2) früher angezeigt werden als durch Veränderungen der Kreatininspiegel. Dieser Befund führte uns zur Fragestellung, inwieweit sich dieser kinetische Schnelltest als Indikator zur Früherkennung von Abstoßungskrisen nach Nierentransplantation verwenden läßt. Die Brauchbarkeit der Inhibitorbestimmung wurde an 10 nierentransplantierten Patienten überprüft. In einem Zeitraum von 4 - 6 Wochen wurden täglich die Inhibitorkonzentrationen im Serum und Harn bestimmt und in Korrelation zu den üblichen klinischen und chemischen Funktionstesten gesetzt.

Methodik: Testablauf siehe bei Hochstrasser (2).

Ergebnisse: Die Abb. 1 und 2 zeigen die Veränderungen der Seruminhibitorkonzentration, der Inhibitortagesausscheidung und der Serumkreatininspiegel, wie sie für postoperative Verläufe nach Nierentransplantationen mit Krisen charakteristisch waren. Die Abb. 1 zeigt das Verhalten der 3 Parameter bei einer erfolgreichen, aber mit 2 Abstoßungskrisen einhergehenden Nierentransplantation vom 1. bis 15. Tag p. op.. Bis zum 3. Tag kommt es entsprechend dem Abfall des Serumkreatinins von 5, 2 auf 1, 3 mg% zu einem Abfall des Seruminhibitorspiegels von 48 auf 12 mIU/ml (Normbereich zwischen 6 und 9 mIU/ml). Gleichzeitig kommt es zu einer enormen Ausscheidung des Inhibitors

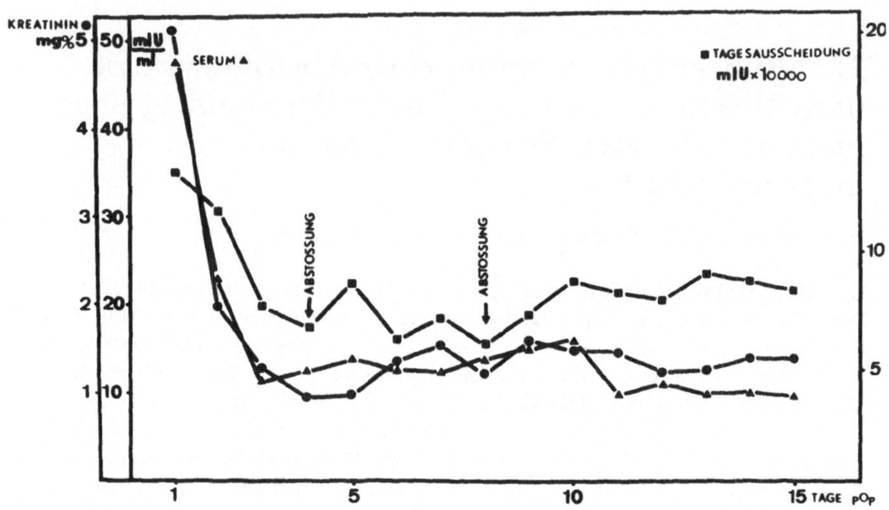


Abb. 1: Seruminhibitorspiegel ▲ (in mIU/ml; Ordinate), Tagesausscheidung ■ (in mIU x 10 000; Ordinate) und Serumkreatininspiegel ● (in mg%; Ordinate) nach Nierentransplantationen; Abszisse Tage p. op., Pat. Z.G. 38 J. (Abstoßungskrisen am 4. und 8. Tag p. op.).

im Urin in diesem Zeitraum. Die Befunde deuteten zunächst auf eine volle Funktionsaufnahme des Transplantates hin. Bei weiterer Normalisierungstendenz des Serumkreatinins vom 3. bis 5. Tag war ein kontinuierlicher Anstieg des Seruminhibitorspiegels jedoch auffällig. Ein deutlicher Anstieg des Serumkreatinins als Indikator für eine Abstoßungskrise war jedoch erst vom 5. auf den 6. Tag feststellbar. Unter Cortisongabe (1000 mg für 4 Tage) kam es am 7. Tag zwar zum Absinken des Kreatininspiegels, die Seruminhibitorkonzentration stieg jedoch vom 7. - 10. Tag erneut. 24 Std. später kam es dann auch zu einem Ansteigen des Kreatinins und zu einem für eine Abstoßungskrise typischen Lokalbefund am Transplantat. Nur durch immunsuppressive Behandlung konnte eine dauerhafte Funktion des Transplantates erreicht werden.

Abb. 2 gibt eine 5-wöchige Verlaufskontrolle bei einem 38 Tage nach Transplantation nephrektomierten Patienten wieder. Nach anfänglicher guter Funktionsaufnahme (Abfall des Seruminhibitorspiegels und der Kreatininkonzentration, Anstieg der Inhibitorausscheidung) mußte am 7. Tag eine klinisch und klinisch-chemisch diagnostizierte Abstoßungskrise therapeutisch mit Cortison angegangen werden. Daraufhin kam es bis zum 22. Tag zu einem Abfall der Kreatininwerte und zu einer zunehmenden Ausscheidung des Inhibitors. In diesem Zeitraum fallen jedoch 3 Maxima der

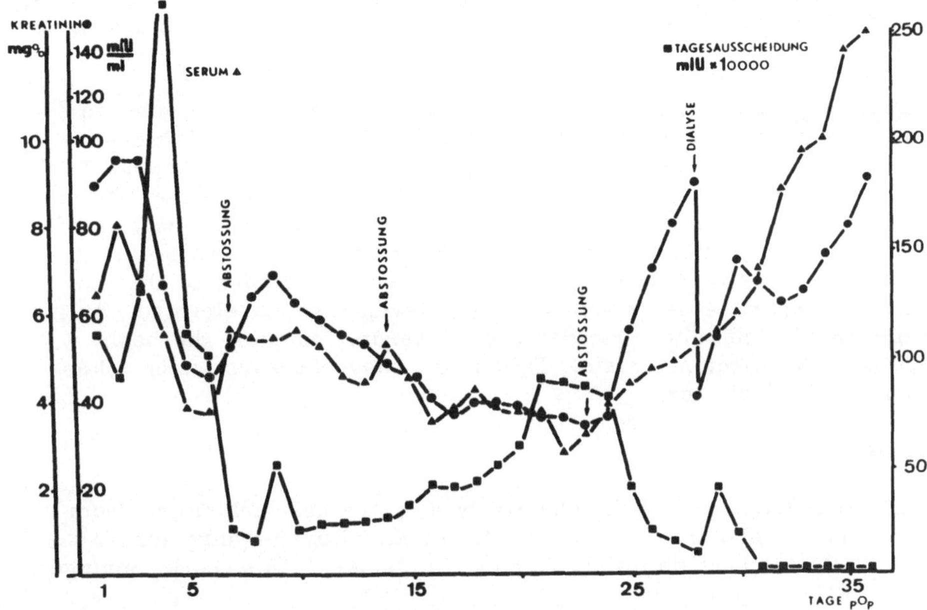


Abb. 2: Seruminhibitorspiegel (gleiche Darstellung wie Abb. 1) bei Pat. B.B., 15 J. (Abstoßungskrisen am 6., 14. und 23. Tag mit Funktionseinstellung).

Seruminhibitorkonzentration auf, die trotz fallender Kreatininkonzentration eine schlechte Prognose anzeigen. Ein genauer Vergleich der Funktionsparameter bei den übrigen 8 untersuchten Transplantierten zeigt, daß sämtliche Krisen mit einem Anstieg des Seruminhibitors und einem Abfall des Harninhibitors einhergingen. Auffallend dabei war, daß die Serumkreatininspiegel zu diesem Zeitpunkt keinen Anstieg aufwiesen. In manchen Fällen war mit dieser Methode auch eine Krise trotz fallender Kreatininwerte vorherzusagen, wobei es dann 24 - 48 Std. später auch zum Kreatininanstieg kam.

Zusammenfassung: Bei 10 Nierentransplantierten wurde das Verhalten eines niedermolekularen säurestabilen Inhibitors im Serum und Harn sowie die Serumkreatininspiegel untersucht. Veränderungen der Serumspiegel und der Ausscheidung säurestabiler Proteaseninhibitoren nach Nierentransplantation erlauben frühzeitige Aussagen über die Funktionsaufnahme des Transplantats. Die Funktionsaufnahme kündigt sich an durch rapiden Abfall der Seruminhibitorkonzentration und durch massive Ausscheidung der Inhibitoren bei noch hoher Kreatininkonzentration im Serum. Eine Abstoßungskrise wird durch frühzeitigen Anstieg der Seruminhibitorkonzentration angezeigt. Dieser Test scheint für die Beurteilung einer Abstoßungskrise eines Nierentransplantats oder seiner Funktionsaufnahme von Vorteil zu sein. Der Test ist einfach und in wenigen Minuten durchführbar.

Summary: The dynamic of the lowmolecular acid stable inhibitor in serum and urine was investigated in 10 patients with kidney transplants. The same was done with serum creatinin levels. In kidney transplantation changing serum levels and excretion of acid stable proteinase inhibitors early indicate the starting function of the kidney transplant. Rapid reduction of the inhibitors`serum level and massive excretion are sign of the functioning of the kidney transplant even though creatinin levels remain elevated. An increasing inhibitor concentration in serum indicates the beginning of a rejection crisis. This is an easy check-up which takes only a few minutes.

Literatur

1. Heimburger, N.: Biochemistry of proteinase inhibitors from human plasma. In: Fritz , H. et al.: Bayer-Symposium V "Proteinaseninhibitor" Berlin, Heidelberg, New York: Springer 1974

2. Hochstrasser, K., H. Feuth, J. Fall, B. Kemkes: Säurestabile Proteaseninhibitoren im Blutplasma bei verschiedenen Nephropathien. Klin. Wschr. 52, 1015 (1974)

3. Hochstrasser, K., H. Feuth, O. Steiner: Zur Charakterisierung der säurestabilen Proteaseninhibitoren aus Humanplasma.

Dr. H. Feuth, II. Medizinische Klinik der Universität München, 8ooo München 2, Ziemssenstr. 1

# 28. Thermographie: eine Methode zur Objektivierung der Abstoßungszeit von Hauttransplantaten

W. Erhardt, H.W. Sollinger, P. Krueger, Ch. Chaussy, O. Petrowicz und M. Kleinhans

Institut für Experimentelle Chirurgie der Technischen Universität München (Direktor: Prof. Dr. G. Blümel), Institut für Chirurgische Forschung der Universität München (Direktor: Prof. Dr. Dr. W. Brendel) und Institut für Vorsorgemedizin an der Technischen Universität München (Direktor: Prof. Dr. Dr. Vaillant)

Seit den Arbeiten von Billingham und Medawar (1) zählt die Hauttransplantation bei den verschiedenen Labortieren zu den wichtigsten Methoden der experimentellen Immunologie. Es bestand jedoch immer der Nachteil, daß für die exakte Bestimmung des Abstoßungszeitpunktes des Allotransplantates während des Versuchs keine objektiv meßbaren Kriterien zur Verfügung standen. Das Ziel unserer Untersuchungen war es , in Anlehnung an die Arbeiten von Gottlob und Mitarbeitern (3), eine Methode zu finden, mit der die Abstoßungszeit genau bestimmt und durch quantitative Erfassung die Subjektivität der bisherigen Methoden eingeschränkt wird.

Methodik

1. Hauttransplantation: An Ratten wurden nach der Methode von Billingham und Brent (2) unter Chloralhydratnarkose die Hauttransplantation durchgeführt. Als Empfänger wurden kolonie-gezüchtete Sprague-Dawley-Ratten mit einem Körpergewicht von 200 bis 250 gr. verwendet. Als Spender dienten ingezüchtete BD-9-Ratten. Den Empfängern wurden beiderseits am Rücken ein ovales Stück Haut mit Subkutis ausgestanzt. Mit Acrylkleber wurde links ein Autotransplantat, rechts ein Allotransplantat fixiert.

2. Thermographie: Nach Sedierung der Ratten mit Dehydrobenzperidol (R) wurden am 4., 7., 10., 11., 12. und 14. Tag post operationem mit der Thermokamera (ABA-Schweden) mono- und polykromatische Thermogramme der Rückenhaut angefertigt. Unmittelbar darauf wurden Farbfotos der Transplantate zur makroskopischen Dokumentation hergestellt. Eine vorsichtige Palpation wurde der Fotographie angeschlossen. Kontrolltiere wurden nach Thermo- und Fotographie getötet, die Rückenhauttransplantate entnommen und HE-Schnitte zur mikromorphologischen Untersuchung angefertigt.

Tabelle 1

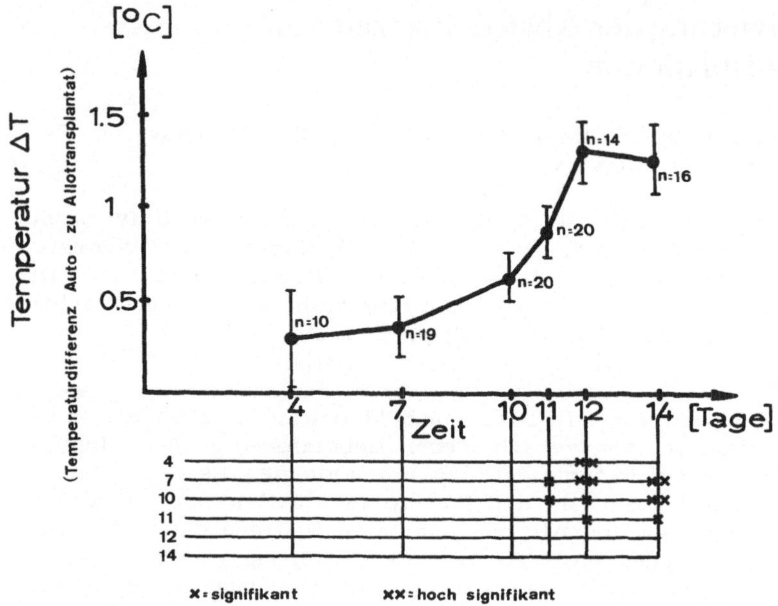


Auswertung

1. Thermographie: Durch Planimitrierung der Isothermen des Auto- und Allotransplantats einer Thermographie konnten die mittleren Temperaturen jeder Transplantatsfläche berechnet und gegeneinander in Beziehung gesetzt werden. Für die errechneten Temperaturdifferenzen ($\triangle$T) zwischen Auto- und Allotransplantaten an den einzelnen Meßtagen wurden die Standardabweichungen und Standardfehler ermittelt. Die Ergebnisse der Tage 4, 7, 1o, 11, 12 und 14 wurden miteinander verglichen und nach dem gepaarten Student - t - Test ausgewertet.

2. Fotographie: Die Farbfotographien wurden nach der Verfärbung des Allotransplantats beurteilt, wobei eine Bewertung in drei Stufen vorgenommen wurde: vital, fraglich und abgestoßen.

3. Mikromorphologie: An den 6 Meßtagen wurden je 4 Kontrolltiere für die mikromorphologische Beurteilung verwendet. Auch diese Tiere wurden vor der Tötung thermographiert und fotographiert, die HE-Schnitte wurden mikromorphologisch beurteilt.

Ergebnisse: Die Auswertung der Thermographien ergab einen nahezu konstanten Temperaturunterschied zwischen Auto- und Allotransplantaten an den Tagen 4, 7 und 10. An den Tagen 11 und 12 kommt es zu einer signifikanten Temperaturerniedrigung des Allotransplantats im Vergleich zum Autotransplantat. Vom 12. bis zum

14. Tag bleibt dann $\triangle$t annähernd konstant (siehe Tabelle). Zum Zeitpunkt des Temperaturabfalles am 11. Tag zeigt sich bei der visuellen Begutachtung erst 25% als eindeutig abgestoßen, während die restlichen 75% der Allotransplantate zur Hälfte als fraglich und zur anderen Hälfte als vital zu beurteilen waren.
Am 12. Tag konnte man 60% als abgestoßen, den Rest als fraglich beziehungsweise vital ansehen. Am 14. Tag waren 90% der Allotransplantate nekrotisch.
Die Mikromorphologie der Allotransplantate stimmt mit seinen Abstoßungskriterien nach Sollinger (4) (Infiltration von Rundzellen, intrazelluläres Ödem und Nekrose der Epidermiszellen, intravaskuläre Thrombosierung) zeitlich mit den Thermographien besser überein als mit den makroskopischen Befunden, d.h. bereits eine beginnende Abstoßung kann durch Thermographie objektiviert werden, während makroskopisch noch nicht in allen Fällen ein eindeutiger Befund vorhanden ist.

Zusammenfassung: Mit der Thermographie-Methode ist es möglich, die Abstoßungszeit von Hautallotransplantaten zahlenmäßig zu erfassen. Die Ergebnisse entsprechen voll den mikromorphologischen Befunden, aber nur teilweise den makroskopischen Bildern.

Summary: It is possible to register the rejection time of allografts quantitatively by the method of thermography.
Results are congruent with a micromorphological state, but only partially with the macroscopic pictures.

Literatur

1. R.E. Billingham, T.B. Medawar: Exp. Biol. 28, 385 (1951)
2. R.E. Billingham, L. Brent: Transpl. Bull. 4, 67 (1957)
3. R. Gottlob, A. Berger, R. Strassl: Akta Chir. Austriaca 4, 76 (1972)
4. H.W. Sollinger: in Vorbereitung

Dr. W. Erhardt, Institut für Experimentelle Chirurgie der Technischen Universität 8000 München 80, Ismaninger Str. 22

# 29. SLA-Testung und MCL-Reaktion beim Schwein und ihre Beziehung zur Abstoßung von Haut- und Lebertransplantaten

H. Bockhorn, W. Lauchart, B. Ringe, H. Nedden, R. Pichlmayr

Klinik für Abdominal- und Transplantationschirurgie (Leiter: Prof. Dr. R. Pichlmayr) Department für Chirurgie der Medizinischen Hochschule Hannover

Einleitung: Haut- und Lebertransplantate provozieren beim Schwein eine unterschiedlich starke Abstoßungsreaktion. Wird ein Hauttransplantat generell innerhalb von 14 Tagen abgestossen, so vermißt man bei einem Lebertransplantat die akute, destruierende Abstoßungsreaktion und das Transplantat wird über einen längeren Zeitraum toleriert. In den letzten Jahren konnte durch Histokompatibilitätstestung mit spezifischen Alloantiseren (SL-A) und der gemischten Lymphocytenkultur (MLC) die Abstoßungsreaktionen auf bestimmte Histokompatibilitätsmuster zurückgeführt werden (Vaiman), wobei allerdings die Leber mit ihrer verlängerten Überlebenszeit eine Sonderstellung einnimmt und daher als in vivo Modell einer "Toleranzinduktion" betrachtet wird (Calne). Die folgenden Untersuchungen zeigen die immunologischen Reaktionen einer SL-A und MLC getesteten Tiergruppe gegenüber Hauttransplantationen. Im Vergleich dazu wurden Lebertransplantationen durchgeführt und der postoperative Verlauf der MLC beschrieben, um zu klären, ob die Leber in der Lage ist, wesentliche Histokompatibilitätsbarrieren zu überwinden. Ergänzend dazu wurde die Sensibilisierungspotenz der Leber untersucht.

Methodik: Haut- und Lebertransplantationen wurden bei Schweinen der Deutschen Landrasse und Göttinger Miniaturschweinen durchgeführt. Die Histokompatibilitätstestung erfolgte mit 29 spezifischen Alloantiseren und der gemischten Lymphocytenkultur. Die humorale Antikörperproduktion wurde mit dem Mikrozytentoxizitätstest und dem heterophilen Haemagglutinationstest (Rapaport) nachgewiesen. Der Sensibilisierungseffekt der Leber wurde u. a. mit dem Leukozyten-Migrations-Inhibitionstest (LMI) gemessen (Søborg).

Ergebnisse: In Tabelle 1 ist die immunologische Reaktion einer SL-A und MLC getesteten Tiergruppe aufgezeigt. Bei den kompatiblen Tieren ist die verzögerte Abstoßung der Haut bei fehlen-

Diese Arbeit wurde mit Unterstützung der Deutschen Forschungsgemeinschaft durchgeführt.

Tabelle 1

| Spend.-Empf. | SL-A Testung | MLC index | Cytotox. Antikörper first set | sec. set | Hautabstoßung |
|---|---|---|---|---|---|
| | compatibel | | | | |
| 34/9-34/11 | 2-7/x-2-7/x | 1,0 | φ | φ | verzögert |
| | incompatibel verwandt | | | | |
| 34/9-34/7 | 2-7/x-7/x | 5±1 | φ | n.t. | verzögert |
| 34/9-34/8 | 2-7/x-2-7/y | 55±5 | φ | n.t. | verzögert |
| | nicht-verwandt | | | | |
| 34/9-M793 | 2-7/x-2-7/6 | 15±1 | ++ | n.t. | akut |
| M795-802/1 | 5/7-2-7/y | 38±7 | +++ | n.t. | akut |

n.t. = nicht transplantiert
verzögert=nach 9-12 Tagen

der Antikörperproduktion auch nach einem second-set auffallend. Inkompatible-verwandte Tiere antworten mit einer verzögerten Abstossung und verspäteten oder negativen Antikörperproduktion. Bei inkompatiblen-nichtverwandten Tieren ist die Abstoßungsreaktion dagegen akut und die Antikörperproduktion deutlich.
Im MLC (120 Std.)-Test kommt es post transplantationem zu einer langanhaltenden Suppression der Lymphocytenreaktivität, die erst ab dem 14. - 16. Tag wieder auf die Ausgangswerte ansteigt. Dieses Phänomen ist auf eine Retention antigenreaktiver Lymphocyten in den Lymphknoten zurückzuführen. Die Suppressionsphase wird am 4. - 6. Tag von einer kurzzeitigen, spezifischen Stimulation unterbrochen, die allerdings zu einem früheren Zeitpunkt, d.h. nach 72 - 96 Stunden erfolgt. Nicht zytotoxisches, postoperatives Empfängerserum hemmt die MLC-Reaktion. Diese Hemmung ist spezifisch gegen die Spenderzellen gerichtet.
Bei der Lebertransplantation spielt die SL-A Typisierung eine untergeordnete Rolle, da inkompatible Tiere ein Lebertransplantat weitaus länger tolerieren als vergleichsweise Haut- oder Nierentransplantate. Wie in Abb. 1 dargestellt ist, erzeugt die Leber eines inkompatiblen-nicht verwandten Spenders eine anhaltende Suppression der Lymphocytenreaktivität in der MLC. Vergleichende Untersuchungen mit dem LMI-Test zeigen allerdings, daß nach einer Lebertransplantation eine Stimulation der Leukocytenauswanderung hervorgerufen wird, was einer geringen Sensibilisierung durch das Transplantat entsprechen würde. Diese Befunde werden unterstützt durch die Untersuchungen der heterophilen Haemagglutinine (Abb. 2). Nach orthotoper Lebertransplantation ist der Titeranstieg

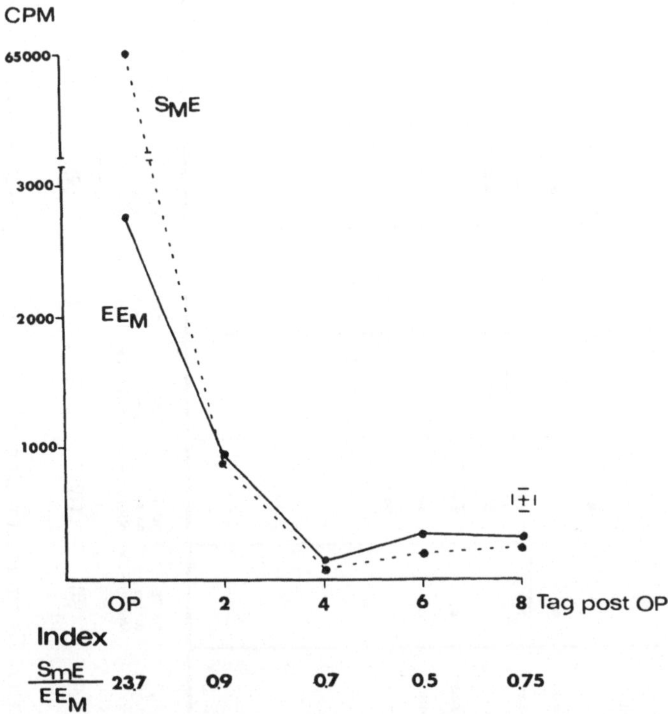


Abb. 1: Die gemischte Lymphocytenkultur nach orthotoper Lebertransplantation eines inkompatiblen Spender-Empfänger-Paares

dieser Haemagglutinine der bisher einzige Hinweis auf eine humorale Antikörperproduktion. Ungeachtet ihrer Ätiologie stellen diese Antikörper eine Antwort auf die Sensibilisierung durch die Leber dar.


Zusammenfassung: SL-A und MLC-Testung erlauben bei Hauttransplantation eine Einteilung der Tiere in kompatible, inkompatible-verwandte und inkompatible-nichtverwandte Gruppen, die mit einer unterschiedlichen zellulären und humoralen Immunreaktion antworten. Die regelmäßige Abstoßung von Hauttransplantaten scheint auf schwache Histokompatibilitätsantigene zurückzuführen zu sein, die mit der SL-A und MLC-Testung nicht erfaßt werden.

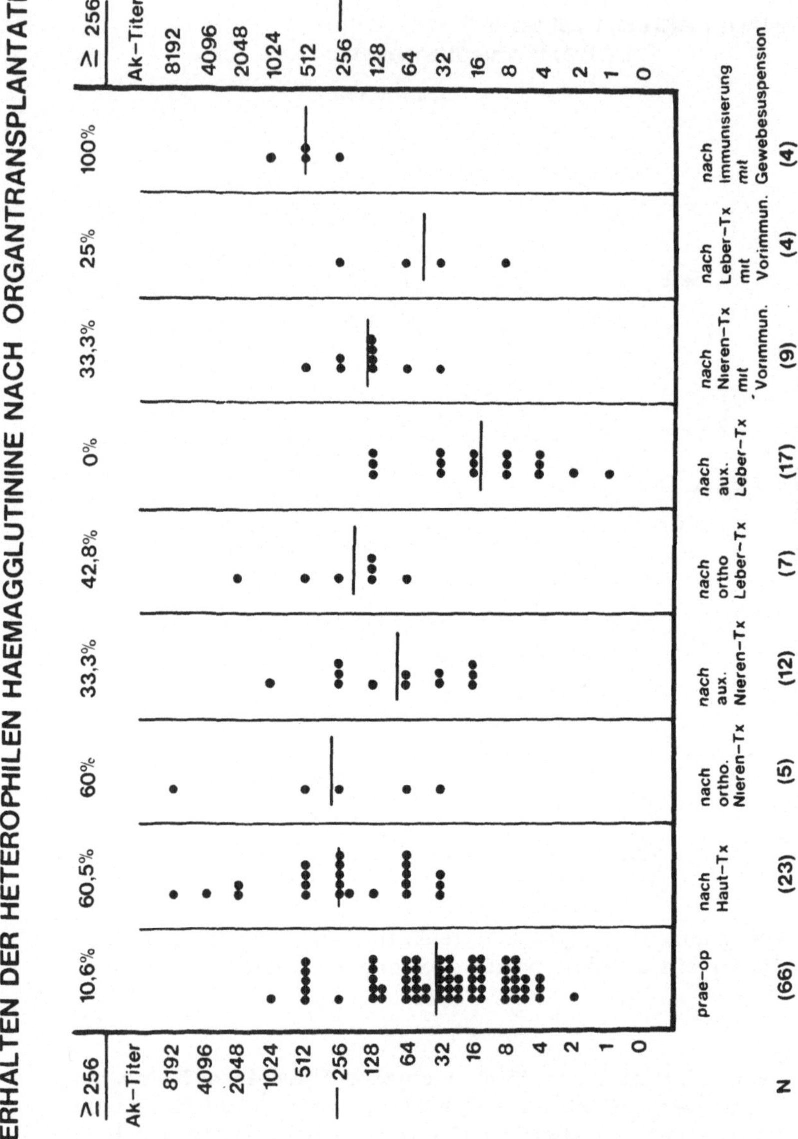


Abb. 2: Die heterophilen Haemagglutinine sind in der maximal erreichten Titerhöhe angegeben. Die Überlebenszeit der orthotopen Lebertransplantate reicht von 3-346 Tagen.

Lebertransplantate sind in der Lage, antigene Unterschiede im major histocompatibility locus - wie sie durch die SL-A Testung definiert sind - zu überwinden und eine verminderte Immunreaktion des Empfängers hervorzurufen. Diese Hyporeaktivität könnte durch die Freisetzung tolerogener Antigene der Leber erzeugt und aufrecht erhalten werden. Die Suppression der MLC-reaktiven Lymphocyten und die fehlende akute Abstoßungsreaktion des Lebertransplantates deuten darauf hin, daß ein gewisser Grad der Toleranz, d.h. eine partielle Toleranz, erreicht wird, verbunden mit dem Verlust peripherer, aktiver Zellklone.

Summary: After porcine skin allografts there is a regular rejection within 6 - 12 days with a characteristic pattern of humoral antibodies corresponding to the histocompatibility testing. The rejection of skin allografts may be due to weak histocompatibility antigens which are not measured by the SL-A and MLC typing. A porcine liver allograft induces an immunological reaction of moderate degree. This state of hyporeactivity i.e. partial tolerance could be induced and maintained by the release of tolerogenic antigens from the porcine liver.

Literatur

1. Calne, R.Y., Sells, R.A., Pena, J.R., Davis, D.R., Millard, P.R., Herbertson, B.M., Binns, R.M. and Davies, D.A.L. : Nature (London), 223, 472 (1969)

2. Rapaport, F.T. , Kano, K. and Milgrom, F.: Fed. Proc. 26, 640 (1967)

3. Søborg, M. and Bendixen, G.: Acta Medica Scandinavica, 181, 247 (1967)

4. Vaiman, M.: Thesis, University of Paris VII (1973)

Dr. H. Bockhorn, Klinik für Abdominal- und Transplantationschirurgie der Medizinischen Hochschule 3ooo Hannover, Karl-Wiechert-Allee 9

# 30. Blutbildveränderungen nach einmaliger und prolongierter oraler Applikation von ALG am Hunde

J. Seifert, E. Roscher, J. Ring und W. Brendel

Institut für Chirurgische Forschung an der Chirurgischen Universitätsklinik München

Die enterale Applikation von Antilymphozytenglobulin (ALG) führt bei Ratten zu einer signifikanten Verlängerung der Überlebenszeit allogener Hauttransplantate (5). Mit den vorliegenden Untersuchungen sollte deswegen geklärt werden, ob ein immunsuppressiver Effekt nach oraler Verabreichung von ALG auch bei Hunden nachgewiesen werden kann. Dazu wurden die Veränderungen der peripheren Lymphozytenzahl, aber auch der übrigen Blutzellen bei einer Gruppe von Tieren unmittelbar nach der Applikation von ALG bzw. Normalpferdegammaglobulin (NPG) und bei einer weiteren Gruppe von Tieren über eine Zeit von 14 Tagen bei täglicher Behandlung beobachtet. Darüberhinaus wurde die Antikörperbildung gegen Pferdeprotein bei oral bzw. i.v. langzeitbehandelten Tieren miteinander verglichen.

Methodik: Insgesamt 16 erwachsene Bastardhunde wurden mit 20 mg/kg Pferde-Antihunde-Lymphozytenglobulin bzw. NPG behandelt. Nach der Fraktionierung in IgG durch die Firma Behringwerke, Marburg, hatte das verwendete ALG einen lymphozytotoxischen Titer von 1:1024 und einen Hämagglutinationstiter von 1:64. Zum Studium der Resorption wurden die Seren teilweise radioaktiv mit 131-Jod markiert (4). Bei ALG- sowohl als auch NPG-behandelten Tieren wurden in stündlichen Abständen bis zu 6 Stunden nach der oralen Applikation Blutbilder angefertigt. Zur Untersuchung der Langzeitveränderungen bekamen die Hunde täglich 20 mg/kg ALG bzw. NPG. Über den Zeitraum von 14 Tagen wurde dazu täglich die Lymphozytenzahl, das Differentialblutbild, die Thrombozyten und der Hämatokrit kontrolliert. Weiterhin wurde bei diesen langzeitbehandelten Tieren die Antikörperbildung gegen Pferdegammaglobulin mittels des Agargeldoppeldiffusionstestes und der aktiven Hämagglutination untersucht.

Ergebnisse: Eine Stunde nach oraler Gabe von radioaktiv markiertem ALG bzw. NPG ist im peripheren Blut ein maximaler Anstieg von Radioaktivität (8% der verabreichten Dosis) meßbar. Zum gleichen Zeitpunkt kann man dementsprechend einen signifikanten Abfall der absoluten Lymphozytenzahl um 30% beobachten (s. Abb. 1).

Mit Unterstützung des SFB 37

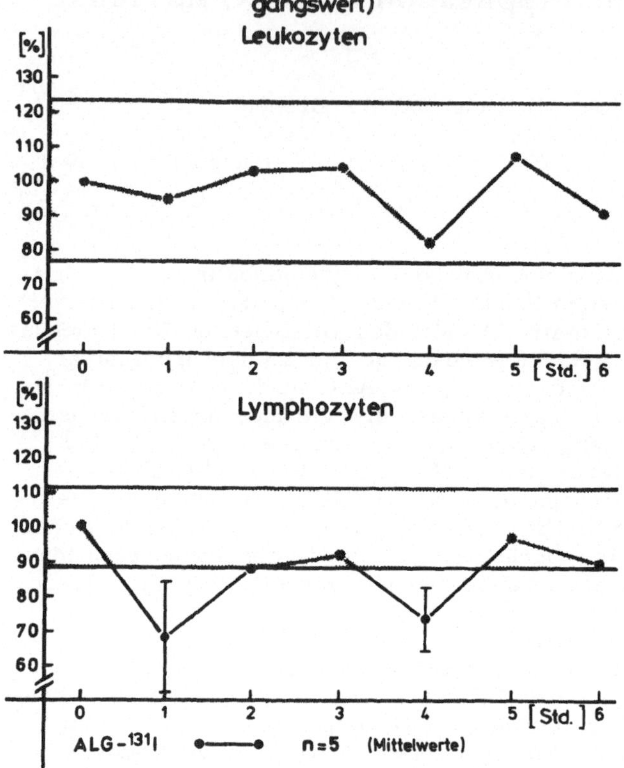


Abb. 1: Periphere Lympho- und Leukozytenzahl in % vom Ausgangswert. Die schraffierte Zone repräsentiert die Normalwertschwankungen und die Werte nach oraler Gabe von NPG. Eine signifikante Lymphopenie wurde 1 und 4 Stunden nach der oralen Applikation von 20 mg/kg ALG beobachtet.

Diese Lymphopenie kann nicht festgestellt werden, wenn die Tiere NPG statt ALG erhalten. Die Werte aller anderen Blutzellen bleiben über dem Beobachtungszeitraum unbeeinflußt. Ein weiterer Abfall der peripheren Lymphozyten 4 Stunden nach oraler Applikation ist begleitet von einer gleichzeitigen Leukopenie, so daß diese Veränderung nicht eindeutig dem ALG zugeschrieben werden kann.

Die tägliche orale Applikation von ALG verursacht eine langdauernde Lymphopenie, wie Abb. 2 zeigt, wobei die Werte durchschnittlich 50% unter dem Ausgangswert liegen. Durch die Verabreichung von NPG werden die peripheren Lymphozytenwerte eher gegenteilig

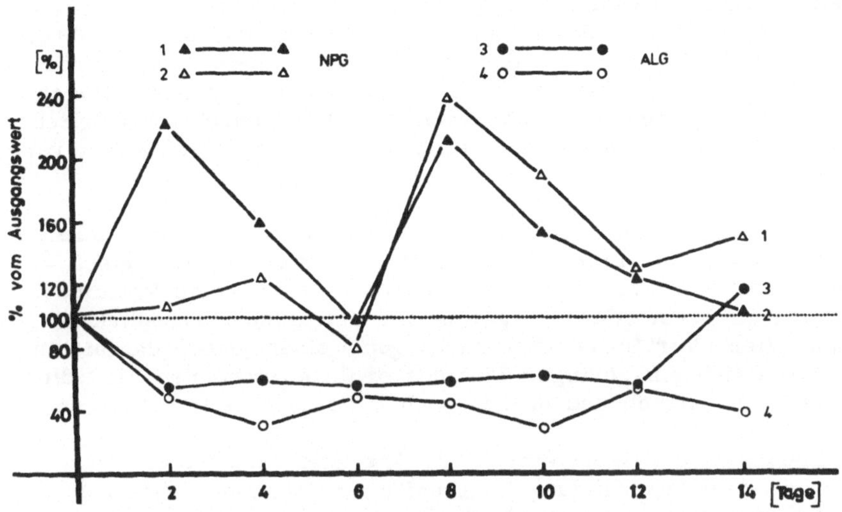


Abb. 2: Periphere Lymphozytenwerte über den Beobachtungszeitraum von 14 Tagen unter täglicher oraler Verabreichung von 20 mg/kg ALG bzw. NPG.

beeinflußt. Sie liegen durchschnittlich 50% über dem Ausgangswert. Sowohl die Gesamtzahl der Leukozyten, als auch deren Differenzierung, aber auch die Thrombozytenzahl und der Hämatokrit bleibt durch die orale ALG- bzw. NPG-Verabreichung im wesentlichen konstant und entspricht den Normalwerten.

Die Antikörperbildung, welche normalerweise bei jeder parenteralen Applikation eines Antigens zu beobachten ist, kann auch nach intravenöser Verabreichung von ALG bzw. NPG nachgewiesen werden. Durch die tägliche Applikation des Fremdproteins während 14 Tagen steigen in der aktiven Hämagglutination die Titer um 6 - 7 Stufen. Dagegen beträgt nach oraler Gabe von gleichen Dosen ALG oder NPG der Titeranstieg nur 2 - 3 Stufen. Noch deutlichere Unterschiede findet man im Agargeldoppeldiffusionstest. Während alle Tiere im Verlauf einer 14-tägigen i.v. - Behandlung mit ALG bzw. NPG präzipitierende Antikörper gegen Pferdegammaglobulin bilden, sind bei keinem der oral behandelten Tiere solche Antikörper nachweisbar.

Diskussion: Unter der Voraussetzung, daß eine periphere Lymphopenie Maßstab für den immunsuppressiven Effekt von ALG (3) sein kann, kann man auch annehmen, daß oral appliziertes ALG immunsuppressiv wirkt. Eine Stunde nach oraler Gabe von ALG sinkt die Zahl der peripheren Lymphozyten um 30% ab. Bei Langzeitbeobachtungen vermindern sich die Werte sogar um ca. 50%. Vergleichsweise wird nach intravenöser Applikation eine Lymphopenie erreicht, welche wesentlich stärker ist, als nach oraler Gabe von gleichen Dosen (1). Daraus läßt sich schließen, daß oral verabreichtes ALG zwar lymphozytotoxisch und damit immunsuppressiv wirksam ist, aber geringer als parenteral verabreichtes ALG. Durch eine Steigerung der Resorptionsrate von ALG lassen sich möglicherweise auch der lymphopenische bzw. immunsuppressive Effekt verbessern.

Die Wirksamkeit von oral verabreichtem ALG auf die peripheren Lymphozyten kann einmal durch eine Resorption von biologisch - aktivem ALG erklärt werden oder durch eine indirekte Verminderung, durch Zerstörung der gerade im Darmlumen befindlichen Lymphzellen. Vorläufige Untersuchungen weisen jedoch darauf hin, daß tatsächlich ein geringer Teil des oral verabreichten ALG die Darmwand passieren und danach noch biologisch aktiv sein kann.

Der therapeutische Wert einer ALG-Therapie wird leider häufig durch die Antikörperbildung im Empfängerorganismus gemindert (2). Umso bedeutsamer erscheint deswegen die Beobachtung, daß nach oraler Applikation des ALG die Antikörperbildung sehr stark vermindert ist, so daß im Ouchterlony keine präzipitierenden Antikörper mehr nachweisbar werden. Möglicherweise erreicht man durch Steigerung der Resorptionsrate oder der oralen Dosis einen gleich guten immunsuppressiven Effekt, wie nach i.v. Applikation, jedoch mit weniger Nebenwirkungen.

Zusammenfassung: Bastardhunde wurden oral mit 20 mg/kg ALG bzw. vergleichsweise mit NPG behandelt. Sowohl im Zeitraum von 6 Stunden als auch unter einer 14-tägigen Langzeitbeobachtung konnte mittels Differentialblutbilder ein lymphozytopenischer Effekt beobachtet werden, welcher dem ALG zugeschrieben werden muß. Diese Verminderung der peripheren Lymphozyten beträgt zwischen 30 und 50%, ist jedoch geringer als bei gleichdosierter i.v. ALG - Applikation. Alle anderen Blutzellen bleiben durch ALG und NPG unbeeinflußt. Während die Effektivität von i.v.-verabreichtem ALG durch eine starke Antikörperbildung schon nach 10 Tagen abgeschwächt wird, ist bei oraler Applikation dieses nicht in dem Maße zu erwarten, weil die Antikörperbildung bei dieser Applikationsart stark vermindert ist.

Summary: Mongrel dogs were orally treated with 20 mg/kg ALG or NHG respectively. A significant decrease of the peripheral lymphocyte count was observed not only during 6 hours after the application of ALG but also during longtime observation. This lymphocytopenia was found to be between 30% and 50%. The effect of ALG after oral administration is smaller than after i.v. application. All other blood cells remained essentially unaffected by ALG as well as NHG. Whereas the efficacy of i.v. applied ALG is reduced by antibody formation, this cannot be expected to the same degree during oral administration, because the antibody formation is markedly reduced by the oral route of application.

Literatur

1. Pichlmayr, R.: Herstellung und Wirkung heterologer Antilymphozytenseren. Z. ges. exp. Med. 143, 161 (1967)

2. Ring, J., J. Seifert, G. Lob, W. Land, K. Coulin und W. Brendel: Zum Risiko einer ALG-Therapie. Mögliche Nebenwirkungen, Prophylaxe und Behandlung. Klin. Wschr. 51, 487 (1973)

3. Ring, J., J. Seifert, G. Lob, K. Coulin, H. Angstwurm, E. Frick, B. Brass, J. Mertin, H. Backmund und W. Brendel: Intensive immunosuppresion in the treatment of multiple sclerosis. The Lancet II, 1093 (1974)

4. Seifert, J., A. Fateh-Moghadam, U. Hopf, W. Land, W. Brendel und G. Lob: Die Antigeneliminationstechnik beim Hund. Methodische Untersuchungen. Z. ges. exp. Med. 156, 157 (1971)

5. Seifert, J., J. Ring, W. Brendel: Prolongation of skin allografts after oral application of ALS in rats. Nature 249, 776 (1974)

Priv.-Doz. Dr. J. Seifert, Institut für Chirurgische Forschung , 8000 München 2, Nußbaumstrasse 20

# 31. Diffuse immunologische Lungenschädigung durch heterologes Antithymozytenserum

U.H. v. Haefen, A.C. Martins, M.A. Aranjo, A.S. Ferraz, A. J. Ciconelli und G.M. Böhm

Klinik und Poliklinik für Allgemeinchirurgie der Universität Göttingen (Direktor: Prof. Dr. H.-J. Peiper) und Abteilung für Immunologie der Universität von Sao Paulo (Direktor: Prof. Dr. V. Forjaz)

In heterologen Antithymozytenseren findet sich eine nephritogene Komponente, die das Organ entweder durch Abfangen zirkulierender Immunkomplexe vom Typ der Serumkrankheit oder durch intrinsische nephrotoxische Aktivität nach der Art des Masugi-Modells schädigt (1). Auf der Grundlage dieser Befunde und der gelegentlich beobachteten wechselseitigen immunologischen Empfindlichkeit pulmonaler und renaler Mikrostrukturen (2) wurde angenommen, daß auch von heterologem Antithymozytenserum (ATS) pneumonale Läsionen ausgehen können. Anhand eines heterologen Tiermodells (Ratte ---> Kaninchen ---> Ratte) wurde der pneumotoxische Faktor in nativem ATS demonstriert und seine Beeinflussbarkeit insbesondere durch vorherige Dekomplementierung und gewebliche Absorption aufgezeigt .

Material und Methoden: Kommerziell erworbene weibliche (80 - 100 g) Wistarratten wurden zur Antigenspende und passiven Immunisation mit heterologem ATS herangezogen. Adulte Neuseeland - Kaninchen (2,5 - 3,0 kg) dienten als Serumspender.

Das homogenisierte Thymusantigen wurde in einem gleichen Volumen kompletten Freund`schen Adjuvans emulgiert und in der sensibilisierenden Erstinjektion (1,50 g Antigen) subplantar und am 28. bzw. 35. Tage ohne Adjuvans (jeweils 0,75 g Antigen) subcutan inokuliert. Das antikörperhaltige Serum wurde am 42. Tage von 5 Individuen der Serumspender gepoolt, dekomplementiert, hämabsorbiert und nach Filterpassage (Seitz) als natives heterologes Anti-Ratten-Thymus-Immunserum in definierten Einheiten bei -20°C bis zum Gebrauch gelagert (Abb. 1).
Die präparatorische systemische Dekomplementierung der Probanden wurde in der von de Carvalho (3) angegebenen Weise durchgeführt. 10 mg einer 2,5%igen Lösung hitzeaggregierten Humangammaglobulins der Cohn`schen Fraktion II (Immun - G(R), Parke Davis) wurde i.v. appliziert und 20 Minuten später erfolgte die Testinjektion zusammen mit der Bestimmung des C`- Titers nach der Methode von Almeida (4).

IMMUNISATIONSSCHEMA

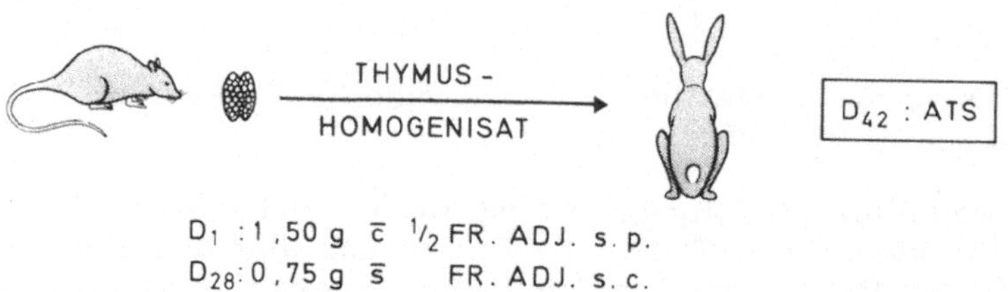


$D_1$ : 1,50 g $\bar{c}$ 1/2 FR. ADJ. s. p.
$D_{28}$: 0,75 g $\bar{s}$ FR. ADJ. s. c.
$D_{35}$: 0,75 g $\bar{s}$ FR. ADJ. s. c.

Abb. 1: Darstellung des heterologen Kaninchen-anti-Ratten-Thymozyten-Serum (ATS) nach subplantarer (s. p.) bzw. subkutaner (s. c.) Inokulation eines homogenisierten Inokulates am Tage $D_1$, $D_{28}$ und $D_{35}$. Serumgewinnung am Tage $D_{42}$ nach der sensibilisierenden Erstinjektion mit Freund`schem Adjuvans.

Grobdisperse Homogenate aus blutfrei gespültem Lungen- und Thymusparenchym wurden mit einem gleichen Volumen des ATS bei 4°C für $1o^h$ inkubiert, abgetrennt und die absorbierten Präparate ATS - L (Lunge und ATS - T (Thymus) in gleicher Weise auf ihre pathogenen Eigenschaften untersucht.

Ergebnisse: Nach i. v. Applikation zeigte das heterologe Kaninchen- anti- Ratten - ATS in Abhängigkeit von der Dosis (0, 3 ml, 0, 6 ml, 1, 0 ml) pneumotoxische Wirkungen, an denen unter Umständen alle Probanden (n=20) innerhalb von 30 Minuten post injectionem infolge akuter respiratorischer Insuffizienz verstarben, während das Kontrollserum (natives dekomplementiertes Kaninchenserum) keine nachweisbaren Veränderungen hervorrief. Das mikroskopische Bild war identisch mit den Kriterien einer akuten, diffusen hämorrhagischen Pneumonie (Tabelle 1).

Bei Tieren, die den akuten respiratorischen Insult überlebten und zu einem späteren Zeitpunkt elektiv getötet wurden, zeigten sich Läsionen insbesondere im Bereich des lymphatischen Systems des Verdauungstraktes mit ausgeprägter Hämostase und intramuralen Petechien bis zu intestinalen Hämorrhagien.

Die Genese der Lungenläsion erwies sich in empfindlicher Weise als komplementabhängig, da ein vorgängig mittels aggregiertem Human-γ-Globulin induzierter Komplementmangel bei allen Serumrezipienten ohne einen einzigen Verlust protektiv wirkte (Abb. 2).

Die gewebliche Absorption des pneumotoxischen Fremdserums mit Homogenisaten aus Lunge und Thymus führte in allen Fällen zu

Tabelle 1

Übersicht über die letale Wirkung eines pneumotoxischen heterologen Antithymozytenserums (ATS) und deren Elimination durch vorherige Absorption (ATS-L / ATS-T). Histaminantagonisten scheinen die pneumotoxische Aktivität unbeeinflußt zu lassen.

| Präparat | Dosis ml | n | Pneumopathie | † [+] |
|---|---|---|---|---|
| Kontrolle | 1.o | 10 | 0 | 0 |
| ATS | 0.3 | 20 | 6 | 4 |
| | 0.6 | 20 | 20 | 19 |
| | 1.0 | 20 | 20 | 20 |
| ATS-L | 0.8 | 10 | 1 | 0 |
| ATS-T | 0.8 | 10 | 1 | 0 |
| 5 mg Chlorpheniramin-Maleat | | | Cyproheptadin - Hcl i.p. | |
| 30 Minuten ante i.v. | | | | |
| ATS | 0.6 | 10 | 10 | 10 |

[+] Spontane Mortalität innerhalb 30 Minuten post injectionem infolge respiratorischer Insuffizienz

EINFLUSS VORHERIGER DEKOMPLEMENTIERUNG AUF DIE PNEUMOTOXIZITÄT DES ATS

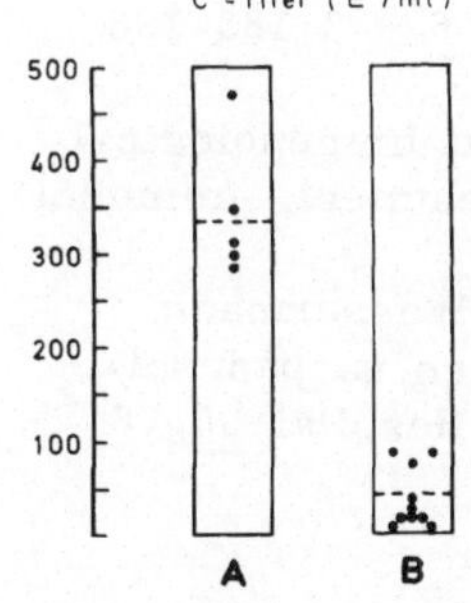


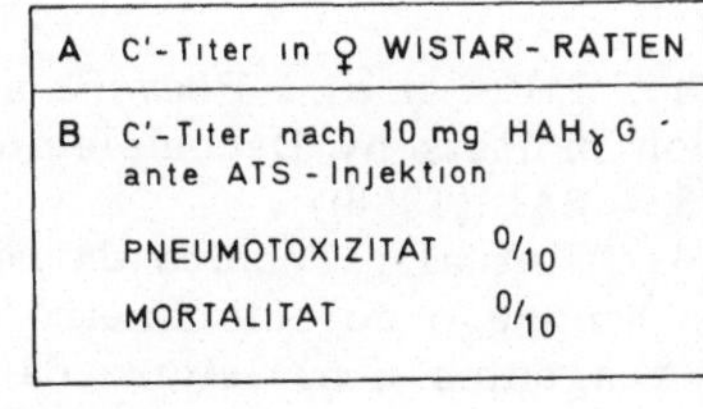


Abb. 2: Einfluß systemischer Komplementverminderung auf die pneumotoxische Wirkung des ATS. 20 Minuten nach i.v. Vorbehandlung mit hitzeaggregiertem Human-y-Globulin sinkt der C`-Titer von 336 E./ml ($\bar{x}$, n=5) auf 40 E./ml ($\bar{x}$, n=10) und die pneumotoxischen Eigenschaften einer $LD_{100}$ des ATS bleiben ohne Einfluss auf die Mortalität.

einer kompletten Elimination des pneumotoxischen Faktors gegenüber einer getesteten $LD_{100}$. In einzelnen Beispielen (3/40) konnte hier allerdings der morphologische Nachweis einer geringgradigen Lungenschädigung geführt werden.
Die Histaminantagonisten Chlorpheniramin-Maleat (5 mg) und Cyproheptadin-HCl (5 mg) liessen die Wirkung einer $LD_{100}$ des Präparates bei einer Serie von jeweils 10 Individuen unbeeinflußt, wenn ihre Injektion 30 Minuten vor Serumgabe i.p. erfolgte.

Zusammenfassung: Heterologes Kaninchen-Anti-Ratten-Thymozyten-Serum verursacht eine akute, hämorrhagische Lungenschädigung. Die Pneumotoxizität manifestiert sich in der Gegenwart von Komplement, da ein vorherig induzierter Komplementschwund die Entwicklung einer letalen Lungenschädigung ausschließt. Vorherige Absorption des Serums mit homologem Gewebe wirkt protektiv. Prophylaktische Verabreichung von Histaminantagonisten scheint unauffällig zu sein.

Summary: Heterologous anti-rat-thymocyte-serum produces an acute hemorrhagic pulmonary lesion. Pneumotoxicity is dependant upon complement since preparatory C`- depletion protects the experimental animal from its letal properties. Absorption of serum with finely dispersed homologous tissue suspensions of lung and thymus is eliminative of toxicity while prophylactic administration of histamin antagonists seems to be non-influential in the genesis of the pulmonary lesions.

Literatur

1. Unanue, E.R. et al.: Tissue Injury Produced by Antibody-Antigen Reaction Section IV. In "Transplantation" by J.S. Najarian, R.L. Simmons, Urban & Schwarzenberg, 145 - 163 (1972)
2. Laus-Filho, J.A. et al.: Pneumopatia Produzida em Ratos por Soros Nefrotóxicos (Soros de Coeln Anti-Rim e Anti-Pulmao de Rato). Rev. Assoc. med. brasil. 6 , 3 185-196 (1960)
3. de Carvalho, I.F. et al.: Prevention of Acute Immunological Lung Lesion in Rats by Decomplementing Treatment. Immunol. 16, 5, 633 - 641 (1968)
4. Almeida, J.O. et al.: Técnica da reação de Wassermann quantitiva. Emprego do colorímetro fotoelétrico na padronízação dos reagentes e na leitura da reação. Hospital 35, 6 847 - 898 (1950)

Dr. U. v. Haefen, Klinik und Poliklinik für Allgemeinchirurgie der Universität Göttingen, 3400 Göttingen, Gosslerstrasse 1o

# 32. T- und B-Lymphozyten bei nierentransplantierten Patienten

H.-J. Meyer, K. Wonigeit und R. Pichlmayr

Klinik für Abdominal- und Transplantationschirurgie (Leiter: Prof. Dr. R. Pichlmayr) Department Chirurgie der Medizinischen Hochschule Hannover

Einleitung: Thymusabhängige T- und knochenmarksabhängige B-Lymphozyten unterscheiden sich nicht nur in ihrer Entwicklung, sondern auch in ihrer Funktion. Für die Beurteilung von immunologischen Defektzuständen ist es deshalb wichtig, in welchem Umfang die einzelnen Subpopulationen betroffen sind. Durch die Entwicklung neuer Methoden zur Differenzierung von T- und B-Lymphozyten ist dies möglich geworden. In dieser Arbeit wird das Verhalten der T- und B-Lymphozyten bei nierentransplantierten Patienten unter immunsuppressiver Therapie untersucht.

Methodik und Material: Leukozytenzählung und Differenzierung wurden nach Standardverfahren durchgeführt. Für die T- und B-Zelldiagnostik wurden die Lymphozyten aus 10 ml heparinisiertem Venenblut durch Differentialzentrifugation mit Ficoll-Urografin isoliert. Der Anteil der T-Lymphozyten wurde durch spontane Rosettenbildung der isolierten Lymphozyten mit neuraminidase - behandelten Schaferythrozyten (Methode nach Jondal et al. geringfügig modifiziert) bestimmt. Die Rosetten wurden im Nativpräparat ausgezählt. Es wurden jeweils mindestens 5oo Zellen differenziert. Nur Lymphozyten, die mehr als 3 Schaferythrozyten angelagert hatten, wurden als Rosetten klassifiziert. B-Lymphozyten wurden mit FITC-markiertem Anti-Immunglobulinserum (Firma Behring Werke AG, Marburg) angefärbt. Es wurden jeweils mindestens 200 Zellen mit Auflichtfluoreszenz differenziert. Das Verhältnis der Absolutzahl von T-Lymphozyten zu der von B-Lymphozyten wird als Index T/B ausgedrückt.

Folgende Gruppen wurden untersucht:

1. 22 Patienten unter immunsuppressiver Standardtherapie ohne Komplikationen,
2. 7 nierentransplantierte Patienten unter hoher intravenöser Steroidtherapie wegen Abstoßungskrisen,
3. 7 Patienten mit chronischer Urämie und
4. 16 gesunde Probanden.

Zur statistischen Analyse der Ergebnisse wurde der t-Test von Student herangezogen.

Tabelle 1: Mittelwerte mit Standardabweichungen der Absolutzahlen von Leukozyten, Gesamtlymphozyten sowie T- und B-Lymphozyten bei Kontrollen und nach Nierentransplantation; außerdem Anteile von T- und B-Zellen an der Gesamtlymphozytenzahl in Prozent und Index T/B. Bei Mehrfachuntersuchungen eines Patienten wurde zur Auswertung jeweils der Mittelwert errechnet und herangezogen.

| | Kontrollgruppen | | Transpl. Pat. | |
|---|---|---|---|---|
| | Normal | Urämie | Standard-therapie | hohe i.v. Steroidth. |
| Leuko./mm$^3$ | 5863 ± 1553 | 8207 ± 3004 | 7576 ± 1879 | 6811 ± 1556 |
| Lympho./mm$^3$ | 2118 ± 390 | 1495 ± 739 | 1279 ± 331 | 491 ± 333 |
| T-Zellen rel.% | 71,4 ± 8,3 | 72,5 ± 10,6 | 68,2 ± 4,1 | 56,9 ± 10.9 |
| T-Zellen abs. | 1509 ± 311 | 1198 ± 472 | 840$^{x}$ ± 215 | 272$^{x,xx}$ ± 163 |
| B-Zellen rel.% | 19,0 ± 5,5 | 24,4 ± 8,0 | 23,9 ± 4,7 | 30,8 ± 10,9 |
| B-Zellen abs. | 397 ± 127 | 390 ± 172 | 286$^{x}$ ± 69 | 163$^{x,xx}$ ± 130 |
| Index T/B | 3,8 | 3,1 | 2,9 | 1,7 |
| n | 16 | 7 | 22 | 7 |

x = signifikant erniedrigt sowohl gegenüber normalen als auch urämischen Kontrollen ($p < 0.001$)

xx = signifikant erniedrigt gegenüber Nierentransplantierten mit Standardtherapie ($p < 0.001$)

Ergebnisse: Tabelle 1 zeigt die Mittelwerte der Absolutzahlen von Leukozyten, Lymphozyten sowie T- und B-Zellen, weiterhin die relativen Prozentsätze von T- und B-Zellen bei Transplantationspatienten und Kontrollen. Während die Absolutzahlen der Leukozyten bei Kontrollpersonen und Patienten etwa im gleichen Bereich liegen, sind bei den Lymphozytenzahlen deutliche Unterschiede nachweisbar. Sowohl chronische Urämiker als auch immunsuppressiv behandelte transplantierte Patienten haben erheblich verminderte Lymphozytenzahlen: Die Werte der chronisch-urämischen Kontrollgruppe sind um 30%, die Werte der Transplantationspatienten mit Standardimmunsuppression um 40% und die der Patienten mit hochdosierter intravenöser Steroidtherapie um 80% gegenüber gesunden Probanden erniedrigt. Von dieser Reduktion waren sowohl T- als auch B-Zellen betroffen. Während bei beiden Kontrollgruppen der relative Anteil der T-Lymphozyten ca. 72% betrug, war ihr Anteil bei Nierentransplantierten mit Standardtherapie auf 68,2% und bei Patienten mit hoher Steroidtherapie auf 56,9% herabgesetzt. Die relativ stärkere Verminderung der T-Zellen bei hochdosierter intravenöser Prednisolongabe kommt besonders bei der Kalkulation des Index T/B zum Ausdruck:

Tabelle 2: Leukozyten, Gesamtlymphozyten sowie T- und B-Lymphozyten bei transplantierten Patienten unter immunsuppressiver Standardtherapie in verschiedenen Zeitabschnitten nach Transplantation.

| | Zeit nach Transplantation | | | |
|---|---|---|---|---|
| | 1. Woche | - 3 Monate | - 12 Monate | > 12 Monate |
| Leuko./mm$^3$ | 10325 ± 5754 | 6709 ± 2420 | 7138 ± 1380 | 6130 ± 1065 |
| Lympho./mm$^3$ | 1588 ± 1157 | 1235 ± 766 | 833 ± 430 | 1458 ± 441 |
| T-Zellen rel.% | 64,5 ± 7,5 | 66,9 ± 11,1 | 67,6 ± 9,4 | 74,0 ± 15,0 |
| T-Zellen abs. | 935 ± 553 | 814 ± 499 | 544 ± 278 | 1058 ± 299 |
| B-Zellen rel.% | 22,8 ± 8,8 | 28,4 ± 11,4 | 25,3 ± 10,2 | 19,4 ± 13,5 |
| B-Zellen abs. | 356 ± 216 | 302 ± 124 | 190 ± 80 | 295 ± 275 |
| n | 4 | 13 | 7 | 5 |

er beträgt nur 1,7 gegenüber 3,8 bei gesunden Kontrollpersonen.

In Tabelle 2 wird das Ausmaß der Verminderung der Lymphozyten in verschiedenen Zeitabschnitten nach Nierentransplantation dargestellt. Die Ergebnisse zeigen, daß der Abfall der Lymphozyten bereits in der ersten postoperativen Woche auftritt und über den gesamten Beobachtungszeitraum bestehen bleibt.

Diskussion: Die nach Nierentransplantation auftretende Lymphopenie wird im wesentlichen durch die immunsuppressive Therapie hervorgerufen. Bei den urämischen Kontrollpersonen wurde zwar auch eine Verminderung der zirkulierenden Lymphozyten gefunden, jedoch nicht im gleichem Ausmaß wie bei immunsupprimierten Transplantationspatienten. Unter Standardtherapie bei komplikationsfreiem Verlauf waren sowohl T- als B-Lymphozyten vermindert, T-Lymphozyten allerdings etwas stärker. Der Anteil der einzelnen immunsuppressiven Medikamente an dieser T- und B-Lymphopenie ist schwer zu beurteilen. Aus Untersuchungen über die alleinige Gabe von Azathioprin in ähnlicher Dosierung ist bekannt, daß dieses Medikament ausgeprägte Wirkung auf B-Zellen hat (2). Demnach wäre die Verminderung der T-Zellen in der ersten Linie durch die Glucokorticoide und das allerdings nur in den ersten drei postoperativen Wochen verabreichte ALG bedingt. Die Bedeutung der Glucokorticoide zeigt sich besonders bei zusätzlicher hochdosierter i.v. Prednisolongabe. Übereinstimmend mit früheren Befunden (3) finden wir eine Herabsetzung der Zahl der zirkulierenden Lymphozyten auf extrem niedrige Werte. Die T-Zellen sind unter diesen Bedingungen wesentlich stärker betroffen als die B-Zellen. Dies zeigt eine gewisse Selektivität der Glucokorticoidwirkung, zumindest im hohen Dosisbereich. Ähnliche Befunde werden jetzt auch im Rahmen von Untersuchungen über T- und B-Zellverschiebungen bei Abstoßungskrisen berichtet (4). Diese Befunde können zur Erklärung der hervorragenden Wirkung der Grammstoßtherapie bei zellulären Abstoßungsreaktionen beitragen und zeigen weiterhin, daß Unterschiede in der Empfindlichkeit einzelner Lymphozytenpopulationen gegenüber bestimmten immunsuppressiven Pharmaka vorhanden sind, die langfristig eine Anpassung dieser Therapie an die individuelle immunologische Situation des einzelnen Patienten möglich machen könnten.

Zusammenfassung: Der Einfluß der immunsuppressiven Therapie auf T- und B-Lymphozyten wurde bei nierentransplantierten Patienten untersucht. T-Zellen wurden durch die spontane Rosettenbildung mit Schaferythrozyten, B-Zellen durch spezifische Anfärbung mit TITC-markiertem Anti-Immunglobulinserum nachgewiesen. Das Ausmaß und der Typ der durch Immunsuppression erzeugten Lymphopenie hing von der Art der Behandlung ab: bei Standardtherapie waren sowohl B- als auch T-Zellen vermindert; die Absolutzahl der T-Zellen betrug 840 ± 215 und die der B-Zellen 286 ± 69 pro $mm^3$ Blut. Diese Lymphopenie wurde noch verstärkt durch zusätzliche i.v. Behandlung mit Prednisolon in Form von Grammstößen, wobei die T-Zellen stärker als die B-Zellen betroffen waren.

Summary: T and B cells were estimated in kidney allograft recipients under immunosuppressive therapy by spontaneous rosette formation with sheep erythrocytes and fluorescent staining with anti-immunoglobulin serum. Pronounced lymphopenia could be shown in all patients when compared with normal as well as uremic controls. Under standard immunosuppression with azathioprine and oral steroids T cells were reduced to 840± 215 and B cells to 286 ± 69 per $mm^3$ blood. Lymphopenia was further augmented by additional intravenous treatment with prednisolone in high dosage (1g). Under these conditions a prevailing reduction of T cells was found.

Literatur

1. Jondal, M. et al.: J. Exp. Med. 136, 207 (1972)
2. Abdou, N.I. et al.: Clin. exp. Immunol. 13, 55 (1973)
3. Coburg, A.J. und R. Pichlmayr: Langenbecks Arch. Chir. Suppl. Chir. Forum 1972, 63
4. Mc Alack, R.F. et al.: Transpl. Proc. 7 (1975) im Druck

Dr. H.-J. Meyer, Department Chirurgie, Abteilung für Abdominal- und Transplantationschirurgie der Medizinischen Hochschule 3ooo Hannover, Karl-Wiechert-Allee 9

# 33. Die Immunantwort nach portaler und cavaler Anastomosierung von Nierentransplantaten bei der Ratte

G. Dostal, E. Hierholzer und U. Quellmalz

Abteilung für Allgemeine Chirurgie (Direktor: Prof. Dr. F. W. Eigler) der Chirurgischen Universitätsklinik, Institut für Medizinische Virologie und Immunologie (Direktor: Prof. Dr. E. Kuwert) des Universitätsklinikums Essen

Einige Hinweise auf eine Modifikation der Immunantwort durch die Leber gaben Anlass, deren Einfluß auf die Transplantatüberlebenszeit durch Anastomosierung der Nierenvene mit der Pfortader zu überprüfen. Beim Schwein (4) überlebten derartig anastomosierte Nierentransplantate im Gegensatz zum Hund signifikant länger, während bei der Ratte nur ungenügende Informationen vorliegen. Es war daher unser Vorhaben, die Ergebnisse bei dieser dritten Tierspezies mit dem Vorzug definierter histokompatibler Bedingungen zu reproduzieren und insbesondere eventuelle Unterschiede im Ablauf der Immunantwort auf zellulärer und humoraler Ebene aufzudecken.

Material und Methoden: Es wurden Nierentransplantationen vom Stamm DA auf den Stamm BDE-Han vorgenommen. Die beiden ingezüchteten Stämme differieren auf dem AgB-locus in 19 H-loci und sind somit stark histoinkompatibel. Die Methode der Nierentransplantation erfolgte nach den Angaben von Lee (3) unter Modifikation der Ureter-Anastomose. Die Nierentransplantation unter Ausführung renoportaler Anastomosen wurde hier standardisiert (1). Die renoportal anastomosierten Nieren nahmen in gleicher Weise wie die renocaval anastomosierten Transplantate sofort oder bis zum 2. postoperativen Tag ihre Funktion auf. Die Immunantwort wurde durch folgende Untersuchungen erfaßt: der Nachweis rosettenbildender Lymphozyten aus Blut und Milz wurde unter Verwendung von Spender- (2) und Hammelerythrozyten (5) durchgeführt. Zur Charakterisierung von Lymphozyten, die an ihrer Oberfläche Gammaglobuline tragen, verwendeten wir Anti-Ratten-7-S-Gammaglobulin von der Ziege (5). Das Auftreten lymphozytotoxischer Antikörper wurde im Mikrozytotoxizitätstest nachgewiesen.

Ergebnisse: 1o bilateral nephrektomierte BDE-Ratten überlebten nach Transplantation von DA-Nieren mit renocavaler Anastomose im Durchschnitt 7,2 Tage mit einem Minimum von 5 und einem Maximum von 8,5 Tagen (Tabelle 1). Nach Transplantation von DA-Nieren mit renoportaler Anastomose überlebten 1o bilateral nephrektomierte BDE-Ratten im Durchschnitt 6,5 Tage mit einem Minimum von 5,5 und einem Maximum von 8 Tagen. Alle Nieren

Tabelle 1: Überlebenszeit bilateral nephrektomierter BDE-Han-Ratten nach Nierentransplantation mit renoportaler und renocavaler Venenanastomose.

| Renoportale Anastomose | | | Renocavale Anastomose | | |
|---|---|---|---|---|---|
| Tier No. | Überlebenszeit (Tage) | makroskopische Abstoßungsmerkmale | Tier No. | Überlebenszeit (Tage) | makroskopische Abstoßungsmerkmale |
| 2* | 5,5 | ++ | 10* | 6,5 | ++ |
| 5* | 6 | ++ | 12* | 8 | ++ |
| 6* | 6 | ++ | 53 | 6,5 | ++ |
| 7* | 6,5 | + | 54 | 7,5 | +++ |
| 8* | 6 | + | 55 | 7 | |
| 13 | 8 | ++ | 33 | 8 | + |
| 15 | 5,5 | ++ | 49* | 5 | ∅ |
| 30 | 6,5 | ++ | 72 | 7,5 | ++ |
| 60 | 7,5 | + | 74 | 8,5 | + |
| 71 | 7,5 | + | 75* | 7 | + |

nicht gekennzeichnete Tiere: bilaterale Nephrektomie am Tag der Transplantation
* kontralaterale Nephrektomie 2 Tage nach der Transplantation

zeigten zum Zeitpunkt des Todes makroskopisch deutliche Charakteristika der Transplantatabstossung. Übereinstimmend mit diesem Befund war der zu verzeichnende Anstieg der Harnstoffwerte im Serum sowie der Rückgang der Urinausscheidung bis zur Anurie nahe dem Todeszeitpunkt. Die unterschiedliche Anastomosierung führte somit nicht zu signifikanten Differenzen in der Überlebenszeit der transplantierten Tiere.

Bei der am 7. Tag nach der Transplantation untersuchten Immunantwort (Tabelle 2) bestanden die Versuchsgruppen mit renoportaler und renocavaler Anastomose aus je 6 Tieren. 6 Tiere dienten als Kontrollgruppe der immunologischen Parameter. Rosettenbildung erfolgte mit Hammelerythrozyten und Spendererythrozyten unter Verwendung von isologem und autologem Rattenserum. In der Kontrollgruppe bildeten in allen Versuchsansätzen zwischen 1,2% und 3,3% der Blut- und Milzlymphozyten Spontanrosetten. In den Versuchsgruppen mit renoportaler und renocavaler Nierentransplantation traten bei Verwendung isologen Rattenserums unter den Blutlymphozyten signifikant höhere Spontanrosettenzahlen auf, jedoch waren sie bei beiden Versuchsgruppen etwa gleich hoch. Im Versuchsansatz mit Milzlymphozyten fiel auf, daß sich nach renocavaler Anastomosierung der Transplantate Rosetten mit Spendererythrozyten nicht bildeten, wohl aber nach renoportaler Anastomose. Da die Erythrozyten nahezu vollständig agglutiniert waren, könnte die Ursache der fehlenden Rosettenbildung darin zu sehen sein. Die Agglutination der Spendererythrozyten durch die Milzzellen der renocaval anastomosierten Tiere dürfte durch einen in hoher Konzentration sezernierten Antikörper bedingt sein. Bei Verwendung von mit Spendererythrozyten absorbiertem autologem Rattenserum trat bei transplantierten Tieren immer eine Agglutination der Spendererythrozyten auf.

Tabelle 2: Quantitative Bestimmung der oberflächenfluoreszierenden und rosettenbildenden Lymphozyten aus Blut und Milz bei BDE-Han-Ratten nach Nierentransplantation mit renoportaler und renocavaler Venenanastomose.

| | n | Oberflachenimmunofluoreszenz mit anti-Ratten-7-s-Y-Globulin von der Ziege | | Spontane Rosettenbildung: Hammelerythrozyten + isologes Rattenserum | | Spontane Rosettenbildung: Spendererythrozyten + isologes Rattenserum | | Spontane Rosettenbildung: Spendererythrozyten + autologes Rattenserum | |
|---|---|---|---|---|---|---|---|---|---|
| | | Blut-lymph.% | Milz-lymph.% | Blut-lymph.% | Milz-lymph.% | Blut-lymph.% | Milz-lymph.% | Blut-lymph.% | Milz-lymph.% |
| portale Anastomose | 6 | 13,86 s=1,64 | 21,19 s=1,54 | 12,53 s=1,64 | 8,55 s=2,40 | 9,83 s=2,25 | 15,96 s=2,01 | Ery. aggl. | Ery. aggl. |
| cavale Anastomose | 6 | 13,88 s=2,41 | 14,11 s=2,20 | 14,10 s=1,75 | 11,56 s=1,75 | 11,43 s=2,09 | Ery. aggl. | Ery. aggl. | Ery. aggl. |
| Kontrollgruppen ohne Transplantation | 6 | 2,27 s=3,40 | 7,52 s=1,51 | 1,18 s=2,20 | 2,20 s=1,50 | 2,21 s=1,36 | 3,00 s=1,66 | 0,96 s=2,18 | 2,59 s=1,41 |

Bei Bestimmung der Gammaglobulin-tragenden Lymphozyten wurden in beiden Versuchsgruppen wiederum etwa gleich hohe Prozentzahlen fluoreszierender Zellen gefunden, die signifikant über den Prozentzahlen der Kontrolltiere lagen (Tabelle 2).

Die Zytotoxizitätstier betrugen in der Versuchsgruppe mit renoportaler Anastomose bei 5 Tieren 1 : 32, 1: 256, 1: 64, 1:1064, 1: 2048 und in der Gruppe mit renocavaler Anastomose bei 5 Tieren 1: 512, 1: 512, 1:64, 1: 512, 1: 256.

Durch die dargelegten immunologischen Untersuchungen waren signifikante Unterschiede im Ablauf der Immunantwort an Hand der angewandten Methoden mit Ausnahme der Agglutination der Spendererythrozyten durch Lymphozyten aus der Milz bei renocaval anastomosierten Tieren nicht nachweisbar.

Zusammenfassung: Die Methode der Nierentransplantation bei der Ratte wurde modifiziert unter Ausführung renoportaler Anastomosen. Bei Transplantation von DA-Nieren auf BDE-Han-Ratten konnte in diesem stark histoinkompatiblen System keine Verlängerung der Überlebenszeit durch renoportale Anastomosen erreicht werden. Die am 7. postoperativen Tage untersuchte Immunantwort zeigte keine Differenzen in den beiden transplantierten Gruppen.

Summary: The technique of renal transplantation in the rat was modified by anastomosing the renal vein to the portal vein. Transplantation of DA-kidneys to BDE-Han-rats did not result in a prolongation of survival time in this strong histoincompatible system. No differences were found in the immune response on the 7th postoperative day.

Literatur

1. Dostal, G., E. Hierholzer, U. Quellmalz: Portal and systemic venous drainage of renal allografts in rats (im Druck)

2. Hermann, G., G. Dostal, K. Sesterhenn: Quantitative Bestimmung der individuellen zellularen Immunantwort. Naturwiss. 57, 90-91 (1970)

3. Lee, S.: An improved technique of renal transplantation in the rat. Surgery 61, 771-773 (1967)

4. Mazzoni, G., C. DiMartino, A. Demofonti, A. Valli, S. Pellegrini, B. Gentili, M. Melis: A comparison of portal and systemic venous drainage in porcine renal allografts. Brit. J. Surg. 59, 541 - 544 (1972)

5. Touraine, J.L.: persönliche Mitteilung (1974)

Dr. G. Dostal, Abteilung für Allgemeine Chirurgie der Chirurgischen Universitätsklinik 43 Essen 1, Hufelandstr. 55

# 34. Lungenhomotransplantation am Hund mit Ligatur der kontralateralen Arteria pulmonalis und nachfolgender kontralateraler Pneumonektomie

A. Keiler, G. Salem, I. Göber, P. Möschl, A. Laszkovics, M. Glöckler und W. Kreuzer

II. Chirurgische Universitätsklinik Wien

Für den Erfolg eines klinischen Lungentransplantationsprogrammes ist im Gegensatz zur klinisch bereits bewährten Nierentransplantation eine sofortige und ausreichende Funktion des Transplantates eine unbedingte Voraussetzung. In der gegenwärtigen Studie sollte eine derartige ausreichende Sofortfunktion an einem der Klinik ähnlichen Modell geprüft werden, wobei die Frage geklärt werden sollte, ob die transplantierte Lunge unmittelbar postoperativ eine ausreichende respiratorische Funktion zu erbringen vermag, auch wenn das gesamte Herzminutenvolumen vom Transplantat toleriert werden muß.

Methodik: An 5 Bastardhunden wurde unter Beachtung standardisierter operationstechnischer Regeln eine linksseitige Lungenhomotransplantation durchgeführt, wobei in derselben Sitzung die kontralaterale Arteria pulmonalis ligiert wurde. Am ersten postoperativen Tag wurde durch einen zweiten chirurgischen Eingriff die kontralaterale Eigenlunge des Tieres zur Gänze entfernt, um einerseits der Entwicklung einer Ventilations-Perfusions-Störung und andererseits dem Auftreten einer Pneumonie im Bereich der Eigenlunge vorzubeugen. Praeoperativ erhobene Atemfunktionswerte und Blutgasparameter wurden mit Werten verglichen, die nach der Ligatur der kontralateralen Arteria pulmonalis, nach der kontralateralen Pneumonektomie, sowie am 4. postoperativen Tag erhoben werden konnten.

Ergebnisse: Die Versuchstiere tolerierten den schweren doppelseitigen zweizeitigen Eingriff überraschend gut. Die gewählte Versuchsanordnung mit Ligatur der kontralateralen Arteria pulmonalis sollte weitgehend eine der Klinik entsprechenden Situation simulieren, da das Transplantat sowohl das gesamte Herzminutenvolumen bewältigen, gleichzeitig aber auch eine adequate respiratorische Funktion erbringen muß. Durch die zusätzliche Pneumonektomie der kontralateralen Lunge konnte in dieser Studie auch die geringe zusätzliche Oxygenierung des Blutes über das Bronchialgefäßsystem ausgeschlossen werden.
Der physiologische Totraum nach Ligatur der kontralateralen Arteria pulmonalis stieg um durchschnittlich 60%, kehrte jedoch nach erfolgter Pneumonektomie in den Normalbereich zurück (Tabelle 1).

Tabelle 1: Funktion nach Lungentransplantation und Ligatur der kontralateralen Arteria pulmonalis und Pneumonektomie der Eigenlunge.

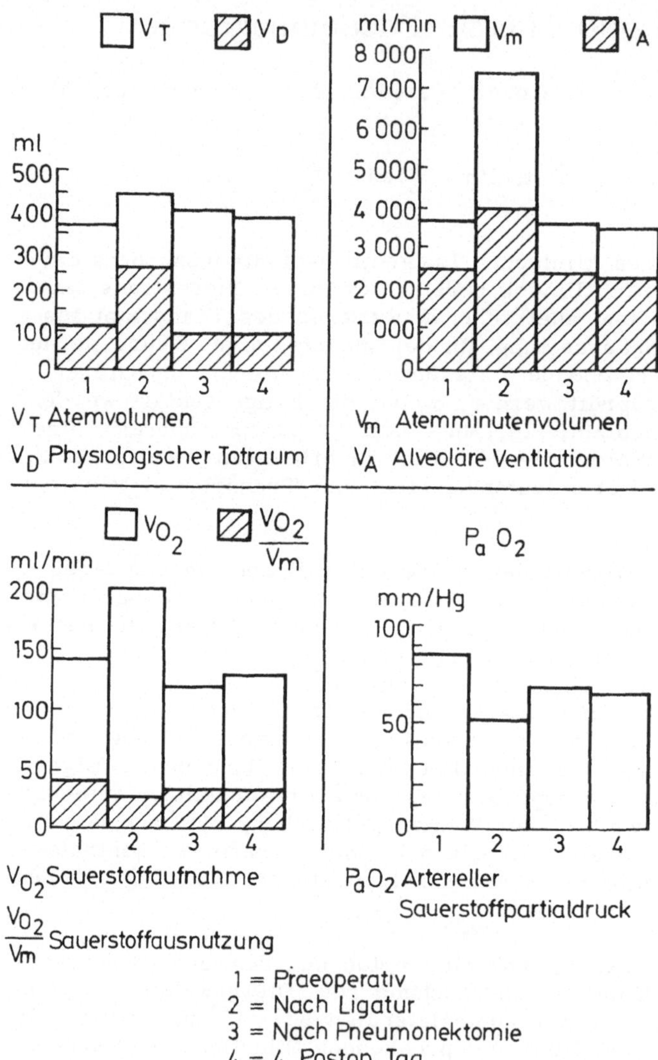


Durch Atemfrequenzsteigerung kam es nach der Ligatur zu einem 40%igen Ansteigen des Atemminutenvolumens und auch zu einem weit weniger signifikanten Ansteigen der alveolären Ventilation. Auch diese beiden Werte kehrten nach der Pneumonektomie in den Normalbereich zurück.

Die Sauerstoffausnutzung, die praeoperativ im Durchschnitt bei 4o ml/min erhoben wurde, sank nach der Ligatur auf 25 ml/min, stieg nach der Pneumonektomie auf 30 ml/min. Praeoperativ erhobene arterielle $pO_2$-Werte von 85 mm Hg im Durchschnitt pendelten sich nach vorübergehendem Abfall auf 70 mm Hg am 4. postoperativen Tag ein.

Zusammenfassung: An 5 Bastardhunden wurde eine linksseitige Lungenhomotransplantation mit gleichzeitiger Ligatur der kontralateralen Arteria pulmonalis sowie eine kontralaterale Pneumonektomie am ersten postoperativen Tag erfolgreich durchgeführt. Unter Beachtung der Atemfunktions- sowie Blutgasparameter konnte bewiesen werden, daß die transplantierte Lunge unmittelbar postoperativ auch in Anwesenheit eines erkrankten kontralateralen Eigenorgans mit erhöhter vaskulärer Resistenz in der Lage ist, das gesamte Herzminutenvolumen zu tolerieren und dabei gleichzeitig eine ausreichende respiratorische Funktion zu erfüllen.

Summary: Five mongrel dogs underwent a left side pulmonary homotransplantation and simultaneous contralateral pulmonary artery ligation using a standardized operative technique. The contralateral lung of the recipient was successfully removed on the first postoperative day. From the present study may be concluded that the transplanted lung is able to provide adequate respiratory function immediate postoperatively and is able to tolerate the total cardiac output in the presence of increased vascular resistence of the recipient contralateral lung.

Dr. A. Keiler, II. Chirurgische Universitätsklinik Wien
A 1090 Wien/Oesterreich, Spitalgasse 23

## *Wundheilung*

# 35. Die Beeinflussung der Pseudomonas-Infektion nach Verbrennungstrauma durch spezifische antitoxische Ig-Behandlung

K. Städtler, M. Allgöwer, F. Burkhardt, P. Vogt, B. Wüest und G.A. Schoenenberger

Forschungsabteilung (Leiter: Priv.-Doz. Dr. G.A. Schoenenberger) des Chirurgischen Departments der Universität Basel (Vorsteher: Prof. Dr. M. Allgöwer), Kantonspital Basel

Septische Infektionen gelten als die Ursache der Spätmortalität nach ausgedehnten tiefen Verbrennungen. Bei 72% der Patienten mit einer Verbrennungskrankheit ist Pseudomonas aeruginosa die Ursache der Sepsis (1). Die Isolierung und teilweise Charakterisierung eines spezifischen Verbrennungstoxines aus tierischer und menschlicher Haut, die unter standardisierten Bedingungen verbrannt wurde (2), und der Nachweis einer physikalisch-chemisch identischen Substanz im Serum schwerverbrannter Patienten, führte zur Hypothese, daß die Pseudomonasinfektion nach der Verbrennung sich auf der Basis eines toxisch bedingten generalisierten Zellschadens entwickeln könnte (3). Die Frage wurde experimentell nachgeprüft.

Das Verbrennungstoxin entsteht in den basalen Zellschichten der Haut, die mit 250° C 15 Sek. lang bei konstantem Druck verbrannt wird. Es handelt sich um einen Lipid-Protein-Komplex mit einem Molekulargewicht von $3 \times 10^6$ (4), der elektronenoptisch als Einzelmolekül (Abb. 1) und in größeren Aggregaten erscheint. Radioaktiv markiert läßt es sich nach i.p. Injektionen in den Organen nachweisen (Abb. 2).

Zur Infektion bekamen Pseudomonas-freie Swiss Albinomäuse beiderlei Geschlechts von 25 g Gewicht in einer subkutanen Wundtasche am Rücken 0.1 ml einer Suspension mit ansteigenden Mengen ($1 \times 10^6$ - $8 \times 10^8$ Keime/ml, n = 3o/Gruppe) eines auf seine Resistenz geprüften Pseudomonas-Stammes. Die Wunden wurden mit Klammern geschlossen und die tägliche Sterblichkeitsrate der Tiere bestimmt. Eine Infektion mit $1 \times 10^7$ Keimen bewirkte eine Letalität zwischen 0 - 20%. Sie war der Standard für die weiteren Versuche. Drei Stunden nach der Infektion konnten Pseudomonaskeime im Blut der Tiere nachgewiesen werden. Nur 30% mit positiver Blutkultur nach der Infektion mit $1 \times 10^8$ Keimen starben. Nach dem Tod der infizierten Tiere konnte aus dem Blut und dem Milzgewebe Pseudomonas gezüchtet werden.

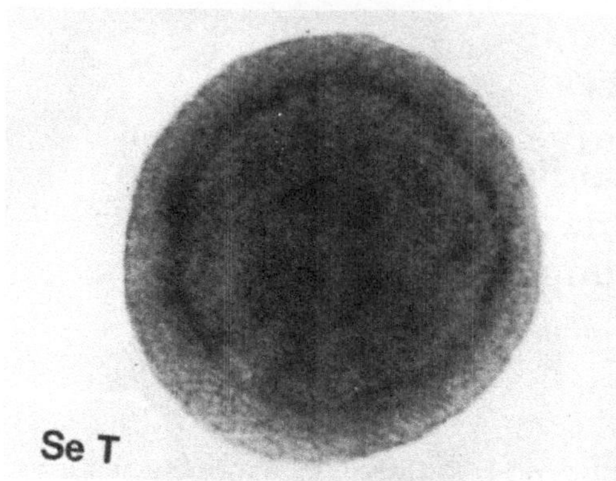


Abb. 1: Elektronenoptisches Bild von Verbrennungstoxin isoliert aus Verbranntenserum (Vergr. 810`000-fach)

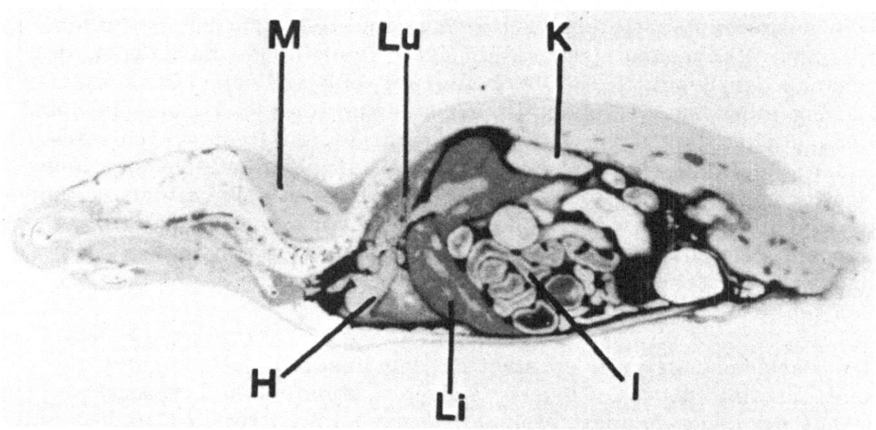


Abb. 2: Ganzkörperautoradiographie einer Maus nach i.p.-Gabe von $^{14}C$ markiertem Verbrennungstoxin. M = Muskulatur, Lu = Lunge, K = Niere, H = Herz, Li = Leber, I = Darm

In einer Versuchsreihe erhielten Mäuse (n = 10/Gruppe) drei Tage vor der "Standard-Infektion" 15 mg aus verbrannter Mäusehaut isoliertes gereinigtes Toxin (Gruppe I), bzw. seine aus normaler Haut gewonnene, inaktive Vorstufe (Gruppe II) i.p.. Kontrolltiere bekamen vor der Infektion nur physiologische Kochsalzlösung (Gruppe III). Die Letalität betrug nach der Toxingabe (Gruppe I) 50%, bei den Kontrollgruppen II und III dagegen 10 bzw. 0%.

In der zweiten Versuchsreihe (Tabelle 1) wurde Tieren der Gruppe I und II je 15 mg aus verbrannter menschlicher Haut isoliertes Toxin i.p. gegeben, der Kontrollgruppe III nur Kochsalzlösung. Drei Tage später erfolgte die Pseudomonas-Infektion. Gruppe I wurde drei Tage lang mit je 5 mg spezifischem antitoxischem Ig von

Tabelle 1 Prozentuale Sterblichkeit von Mäusen nach subletaler Toxingabe und standardisierter Infektion.

| Sterblichkeit in % h nach Infektion | 1 | 2 | 3 |
|---|---|---|---|
| 24 | 0 | 20 | 10 |
| 48 | 10 | 50 | 20 |
| 72 | 20 | 80 | 20 |

1. Vorbehandlung mit 15 mg Toxin/1 ml i.p.
   Behandlung mit 15 mg spezifischem antitoxischem IG von Kaninchen
2. Vorbehandlung mit 15 mg Toxin/1 ml i.p.
   Behandlung mit 15 mg normalem Kaninchen-IG
3. Vorbehandlung mit 1 ml NaCl i.p. (Kontrollen)
   Keine Behandlung

Kaninchen, die viermal mit "Human-Toxin" immunisiert worden waren, Gruppe II mit der gleichen Menge normalem Kaninchen-Ig behandelt. Gruppe III (Kontrolle) erhielt nur physiologische Kochsalzlösung. Die Letalität bei der mit spezifischem antitoxischem Ig behandelten Gruppe I und bei der Kontrollgruppe III betrug 20%. Bei der vor der Infektion mit Toxin vorgespritzten, dann aber mit normalem Kaninchenglobulin behandelten Gruppe II stieg sie auf 80% an.

Wir schlossen aus diesen Experimenten, daß Verbrennungstoxin die Infektionsbereitschaft erhöht, spezifisches antitoxisches Ig diese Wirkung aber wieder aufhebt. Um diese mit isoliertem Verbrennungstoxin erzielten Ergebnisse mit dem von der Klinik her bekannten Resistenzmangel gegen Pseudomonas-Infektionen nach schweren Verbrennungen in Einklang zu bringen, erhielten in einer dritten Versuchsreihe (Tab. 2) Gruppen von je 30 Mäusen nach einer früher beschriebenen Technik (5) subletale Verbrennungen, bei denen ausschließlich die Haut verbrannt war, drei Tage vor der Pseudomonas-Infektion. Die erste Gruppe wurde mit spezifischem antitoxischem Ig von Schafen, die mit "Human-Toxin" immunisiert worden waren, die zweite Gruppe mit der gleichen Menge Globulinen aus Normalserum vom Schaf, die dritte Gruppe mit physiologischer Kochsalzlösung behandelt. Verbrennung und Infektion führten bei den spezifisch behandelten Tieren zu 3,3% Letalität, bei Behandlung mit Globulinen nicht-immunisierter Schafe starben 53,3%, bei Kochsalz-Gabe 60% der Tiere. Daraus kann geschlossen werden, daß die Immuntherapie mit spezifischem, antitoxischem Ig, die sich gegen den generalisierten Zellschaden nach dem Verbrennungstrauma richtet, die tödliche Pseudomonas-Sepsis verhüten kann. Sie wird daher nach den grundlegenden Tierversuchen bereits in das Therapieprogramm schwerverbrannter Patienten einbezogen.

Tabelle 2: Prozentuale Sterblichkeit von Mäusen nach subletaler drittgradiger Verbrennung und standardisierter Infektion.

| Sterblichkeit in %<br>h nach Infektion | 1 | 2 | 3 |
|---|---|---|---|
| 24 | 0 | 16,0 | 10 |
| 48 | 0 | 33,3 | 20,7 |
| 72 | 3,3 | 46,7 | 40 |
| 96 | 3,3 | 53,3 | 53,3 |
| 120 | 3,3 | 53,3 | 60 |

1. Behandlung mit 15 mg spezifischem antitoxischem IG vom Schaf
2. Behandlung mit 15 mg normalem Schaf-IG
3. Behandlung mit NaCl-Lösung

Zusammenfassung: Die prozentuale Sterblichkeit von Mäusen nach standardisierter Pseudomonas-Infektion wird durch die vorherige Gabe von Verbrennungstoxin erhöht, spezifisches Antiserum hebt die Wirkung auf. Eine subletale Verbrennung der Tiere mit nachfolgender Infektion bedingt eine Sterberate von 60%, die durch heterologes, spezifisches Ig auf 3,3% gesenkt wird. Damit zeichnet sich ein Weg ab, die Behandlung schwerverbrannter Patienten zu verbessern.

Summary: The mortality rate of mice after standardized Pseudomonas infection was increased by preinjection of a sublethal dose of burn toxin. This effect was eliminated by a specific antitoxic Ig. After a sublethal burn followed by infection, 60% of the animals died, while treatment with specific Ig reduced the mortality rate to 3.3%. This might be a new way to improve the treatment of severely burned patients.

Literatur

1. Pierson, C., Feller, I.: Surg. Clin. N. Amer. 50, 1377 (1970)
2. Schoenenberger et al.: Biochem. Biophys. Acta 263, 164 (1972)
3. Cueni, L.B. et al.: in : Research in Burns. p. 471 Bern - Stuttgart-Wien: Hans Huber (1971)
4. Allgöwer et al.: J. Trauma 13, 95 (1973)
5. Städtler, K. et al.: Res. exp. Med. 158, 23 (1972)

Priv.-Doz. Dr. K. Städtler, Forschungsabteilung des Chirurgischen Departments, Kantonspital CH 4000 Basel

# 36. Zur experimentellen Anwendung eines gütegeschalteten YAG-Hochleistungslaser als chirurgisches Schnittwerkzeug

B. Grotelüschen , V. Bödecker und G. Sepolt

Klinik für Abdominal- und Transplantationschirurgie (Leiter: Prof. Dr. R. Pichlmayr) Department Chirurgie der Medizinischen Hochschule Hannover und Institut für Angewandte Materialforschung, Bremen

In früheren Untersuchungen (2) über den Einsatz eines kontinuierlichen YAG-Lasers als chirurgisches Schnittinstrument konnte gezeigt werden, das blutloses Trennen von parenchymatösem Gewebe möglich ist. Dabei ergab sich, daß die Schnittbreite wesentlich größer war als der Durchmesser des Laserstrahls und daß Ausdehnung und Beschaffenheit des für die Blutstillung wichtigen Schnittrandes nicht genügend durch Veränderungen der Strahl- und Schnittparameter variiert werden können (3). Die Breite der Nekrosezone ließ sich daher beim Einsatz des kontinuierlichen Lasers nicht in der gewünschten Weise den biologischen Erfordernissen anpassen. In Fortführung dieser Versuche wurde daher ein kontinuierlicher Laser mit impulsüberlagerter Ausgangsleistung erprobt, da mit diesem System sowohl eine schmälere Schnittbreite, aber vor allen Dingen eine größere Variabilität der Nekrosezone zu erwarten war (1).

Methodik: Am Modell der Rattenleber wurden Schnittversuche durchgeführt. Verwendet wurde ein gütegeschalteter N d - YAG-Laser mit einer mittleren Durchschnittsleistung bis 250 Watt. In verschiedenen Serien wurde die Laserleistung (100 und 200 Watt) und die Repetitionsfrequenz (0, 3300, 10000 Hz) verändert, um den Einfluß dieser Daten auf die Schnittcharakteristik zu untersuchen. Schnittbreite und -tiefe wurde ausgemessen, der Schnittrand wurde histochemisch untersucht. Parallel zum Schnittrand wurden 4 Temperaturfühler im Abstand von jeweils 4 mm eingestochen, um die thermische Belastung über die Zeit zu bestimmen.

Ergebnisse: Unter den gewählten Versuchsbedingungen sind bluttrockene Schnitte möglich. Die Schnittwirkung ändert sich bei konstanter Laserleistung bei Zunahme der Repetitionsfrequenz jedoch nicht (Abb. 1). Die Nekrosebreite wird aber signifikant schmaler (Abb. 2), die thermische Belastung des Gewebes nimmt ab. Die Temperaturfelder sind in der Charakteristik bei Frequenzzunahme gleich, die Temperaturspitzen werden jedoch kleiner, ihre Einwirkungszeiten kürzer.

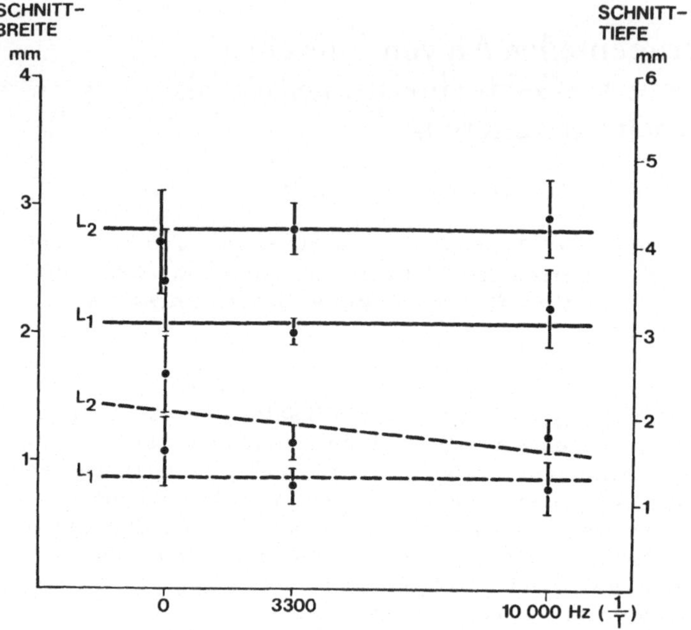


ABHÄNGIGKEIT DER SCHNITTBREITE (———) UND- TIEFE (- - - -)
VON LASERLEISTUNG ($L_1$ = 100 W, $L_2$ = 200 W) und
SWITCHFREQUENZ ($\frac{1}{T}$)

Abb. 1

Diskussion: Für die Anwendung des Lasers als "optisches Messer" scheint den kontinuierlichen YAG-Lasern mit impulsüberlagerter Ausgangs-Leistung somit eine besondere Bedeutung zuzukommen, da sich durch die Möglichkeit der Veränderung der Repetitionsfrequenz (auch der Impulscharakteristik) eine Anpassung des Schnittrandes an biologische Erfordernisse erreichen läßt. Entsprechend der Unterschiedlichkeit der Durchblutung und der Heilungstendenz verschiedener Organe erscheint es möglich, organspezifische optimale Schnittverhältnisse zu erzielen.

Zusammenfassung: Ein gütegeschalteter YAG-Laser wurde als "optisches Messer" erprobt. Es ergaben sich bei der Rattenleber bluttrockene Schnitte, wobei die Schnittwirkung mit Zunahme der Repetitionsfrequenz sich nicht veränderte. Die thermische Belastung und somit die Breite der Nekrosezone nimmt unter den gewählten Bedingungen mit Zunahme der Repetitionsfrequenz ab.

Erste Schnittversuche an der Schweineleber zeigten, daß auch beim Durchtrennen größerer Gefäße bluttrockene Schnitte zu erreichen sind.

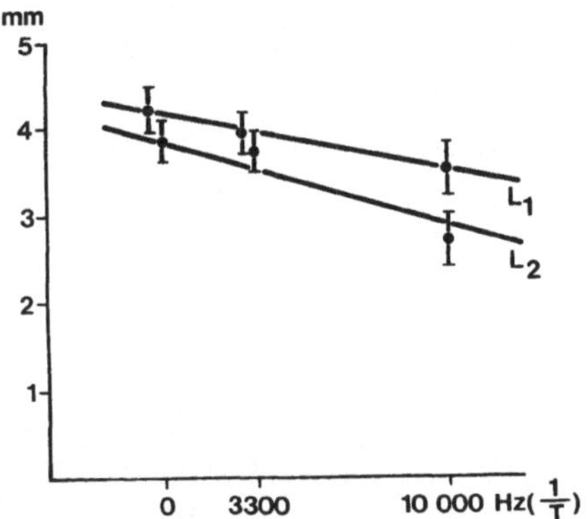


ABHÄNGIGKEIT DER NEKROSEBREITE VON LASERLEISTUNG ($L_1$ = 100 W, $L_2$ = 200 W) UND SWITCHFREQUENZ ($\frac{1}{T}$)

Abb. 2

Summary: A q-switched YAG-laser has been investigated as an "optical knife". It was possible to cut rat liver without bleeding but there was no influence of the repetition frequency on the cutting effect. Otherwise, the width of the necrotic zone could be changed evidently more by using the q-switch-technique than by using a cw-laser. First experiments with pig liver showed, that larger vessels can be cut without bleeding by using laser beams as an "optical tool".

## Literatur

1. Goldman, L., Nath, G., Schindler, G., Fidler, J., Rockwell, jun. R.J.: High Power Neodymium-Yag-Laser-Surgery. Acta Dermatovener. 53, 45-49 (1973)

2. B. Grotelüschen, P. Rauner, V. Bödecker, G. Sepold: Morphologische Befunde bei Schnittversuchen an der Rattenleber mittels Neodym-Laser. Biomed. Technik 19, 75-78 (1974)

3. Grotelüschen, B. und V. Bödecker: Untersuchungen zur Anwendungsmöglichkeit von Laserstrahlen als Schnittwerkzeug in der Chirurgie. Brun's Beiträge Klin. Chir. 221, 409-414 (1974)

Dr. B. Grotelüschen, Klinik für Abdominal- und Transplantationschirurgie der Medizinischen Hochschule 3ooo Hannover, Karl-Wiechert-Allee 9

Langenbecks Arch. Chir. Suppl. Chir. Forum 1975

# 37. Wundelastizität bei verschiedener Nahttechnik sowie Untersuchungen zur Hautelastizität des Menschen

J. Benfer, H. Struck

Biochemische und Experimentelle Abteilung (Leiter: Prof. Dr. H. Struck am II. Chirurgischen Lehrstuhl (Direktor: Prof. Dr. W. Schink) der Universität Köln

Untersuchungen über Haut- und Wundelastizität sind mannigfach unternommen worden. Stets liegen dabei aber in-vitro-Meßverfahren zugrunde, deren Ergebnisse sich nicht ohne weiteres auf lebende Objekte übertragen lassen. Wir konnten kürzlich über eine Versuchsanordnung berichten, deren Prinzip in einer reversiblen Dehnung biologischer Objekte im in-vivo-Test besteht. Die Versuchsmethodik soll deshalb nur kurz an dieser Stelle gestreift werden.

Das Testgerät besteht aus einer elektrisch angetriebenen Distraktionsvorrichtung, wobei Meß- und Kraftarm über Dehnungsmeßstreifen mit einem x-y-Recorder verbunden sind. Spannt man nun die zu untersuchende Probe - etwa die Abdominalhaut von Ratten - ein, so schreibt das Registriergerät ein Längenänderungsdiagramm nach Ausfahren des Kraftarmes bis zu einer Belastung von 200 g. Aus diesem Diagramm läßt sich dann unter Berücksichtigung bestimmter Faktoren von Seiten der Probe und des Gerätes die Dehnungsgröße $\alpha$ berechnen. Diese verhält sich umgekehrt proportional zu dem Elastizitätsmodul. Zu beachten ist dabei, daß niedrige $\alpha$-Werte hohe elastische Qualitäten bedeuten und umgekehrt.

Ziel der vorliegenden Untersuchungen war es, gängige chirurgische Nahttechniken und ihren Einfluß auf die Elastizität während der Wundheilung zu prüfen. Im Rahmen unserer experimentellen Untersuchungen wurden an Aether-narkotisierten Ratten Haut- und Laparotomiewunden gesetzt und mit verschiedenen Einzelknopf- und fortlaufenden Nähten verschlossen. Unter derselben Themenstellung wurden außerdem Hauttransplantate untersucht. Weiterhin wandten wir uns der Frage zu, bis zu welchem Zeitpunkt eine Primärversorgung dieser Schnittwunden zulässig ist. Jeweils am 7. postoperativen Tag beginnend wurde dann bis zum 21. Tag post operationem die Elastizität am Regenerationsgewebe gemessen.

Zu den Ergebnissen: Die Abb. 3 zeigt, daß im Verlauf der Wundheilung allgemein nach Überwindung eines starren Narbenstadiums die Wunde zunehmend elastischer wird. Zum Abschluß der Untersuchungen am 21. postoperativen Tag zeigt sich, daß bei den Einzelknopfnähten die vertikale Rückstichnaht die deutlich besten Elastizitätsverhältnisse bewirkt ($\alpha = 55 \times 10^{-5}$ mm$^2$/Kp). Verglichen mit den von uns ermittelten Normalwerten an der gesunden Haut ($\alpha = 83 \times 10^{-5}$ mm$^2$/Kp) erweist sich das Narbengewebe als elastischer. Eine Begründung dafür möchten wir in der geringeren Hautdicke sehen, die ja in die Berechnung der $\alpha$-Werte direkt mit eingeht.

Bei den fortlaufenden Nähten war die Intracutannaht den anderen Nähten überlegen ($\alpha = 48 \times 10^{-5}$ mm$^2$/Kp). Diese Befunde wurden an Hautwunden erhoben.

Mit Einzelnaht-Technik für die Haut sowie fortlaufendem, schichtweisem Verschluß für Fascie, Muskulatur und Peritoneum waren bei den Laparotomiewunden die besten Ergebnisse zu erzielen. Anders gewählte Nahttechniken führten zu einer gesteigerten Narbenbildung und wirkten sich damit ungünstig auf die Entwicklung elastischer Qualitäten der Wunde aus.

Autologe Hauttransplantate sollten mit Einzelnähten fixiert werden. Zum Abschluß unserer Untersuchungen am 21. postoperativen Tag zeigten sie $\alpha$-Werte von $51 \times 10^{-5}$ mm$^2$/KP. Um 180° gedrehte, autologe Hautverpflanzungen hingegen führten zu stärkerer Narbenbildung. Den Grund hierfür meinen wir mit einem weiteren Versuch dokumentieren zu können: Nur ein parallel zu den Langerschen Hautlinien verlaufende Schnittführung bewirkt gute elastische Qualitäten. Wird eine Inzisionswunde quer zu diesen Spaltlinien gesetzt, so kommt es zur Ausbildung eines starren, unelastischen Narbengewebes mit $\alpha$-Werten von $100 \times 10^{-5}$ mm$^2$/Kp. Somit wird verständlich, daß bei gedrehten oder fern der Entnahmestelle verpflanzten Transplantaten die Narbenbildung stärker werden muß.

Ein weiteres Problem, wie es sich dem Chirurgen ständig stellt, ist die Frage, bis zu welchem Zeitpunkt eine Gelegenheitswunde noch primär zu verschließen ist. Aus der Sicht des elastischen Verhaltens der Wunde wird ersichtlich, daß lediglich die Wunden, welche innerhalb der 9-Stunden-Grenze im Gesunden exzidiert und verschlossen wurden, gleiche elastische Eigenschaften ($\alpha = 56 \times 10^{-5}$ mm$^2$/Kp) zeigten wie primär versorgte Schnittwunden.

Messungen der Narbenelastizität bis zum 120. Tag nach Wundsetzung brachten folgende Ergebnisse: Das zunächst hoch elastische Gewebe, welches etwa in der 3. postoperativen Woche gefunden wurde, gleicht sich allmählich den $\alpha$-Werten der gesunden Haut an und wird somit relativ unelastischer, sicherlich eine Folge der zunehmenden Hautdicke. Diese Befunde konnten bereits in der 7. postoperativen Woche ermittelt werden.

Messungen der Hautelastizität am Menschen ergaben, daß sich die Methodik auch für diese Problematik eignet. Dabei fanden wir Ergebnisse, die in der gleichen Größenordnung liegen ($\alpha$= 41 bis 87 x $10^{-5}$ $mm^2/Kp$), wie sie unter anderem von Tregear 1966 an Cadaverhaut in vitro ermittelt wurden.

Dr. J. Benfer, Biochem. und Experim. Abteilung am II. Chir. Lehrstuhl der Universität, 5ooo Köln 91, Ostmerheimer Str. 200

---

Die Abbildungen lagen bei Redaktionsschluß nicht vor.

# 38. Tierexperimentelle Untersuchungen über die Beeinflussung Cortisol-induzierter Wundheilungsstörungen durch Vitamin A

H.D. Seitz, H.E. Köhnlein und B. Buckle

Klinik für Hand-, Plastische und Wiederherstellungschirurgie der Medizinischen Hochschule Hannover (Direktor: Prof. Dr. H. E. Köhnlein)

Es ist seit langem bekannt, daß Glucocorticoide die entzündliche Phase der Wundheilung hemmt und es dadurch zu einer Verlangsamung der Kapillarneubildung, der Fibroblastenbildung und der Epithelisation kommt. Ob sich diese cortisonbedingte Verzögerung der Wundheilung durch Gaben von Vitamin A verhindern läßt, ist jedoch nach wie vor umstritten. Das Ziel der vorliegenden Arbeit war es deshalb, diese Frage zu klären.

Methodik: Bei 300 männlichen Albinoratten mit einem durchschnittlichen Gewicht von 290 gm wurden standardisierte, quere Bauchwunden von 4 cm Länge gesetzt, diese mit 6 atraumatischen 5-0 monofilen Rückstichnähten adaptiert und am 3., 6., 10. und 14. Tag nach der Wundsetzung und Entfernung der Fäden Reißfestigkeitsprüfungen durchgeführt. Hierzu diente eine speziell für unsere Versuchsanordnung konstruierte Zugvorrichtung. Je nach der postoperativen Behandlung wurden die Tiere in 5 Gruppen eingeteilt:

Gruppe 1: Unbehandelte Kontrolltiere ohne Hautwunde
Gruppe 2: Wunde + 0,5 ml physiologische NaCl-Lösung i.m./tgl.
Gruppe 3: Wunde + 10000 IU Vitamin A/tgl.
Gruppe 4: Wunde + 10 mg Cortisol/tgl.
Gruppe 5: Wunde + 10000 IU Vitamin A und 10 mg Cortisol/tgl.

Zur Injektion wurde Vicotrat aquosum (Heyl) und Hydrocortison (Hoechst) verwendet. Die erste Injektion erhielten die Tiere während der Wundsetzung, die nachfolgenden im Abstand von 24 Std., die letzte Injektion 24 Std. vor der Reißfestigkeitsprüfung bzw. der Blutentnahme aus der Vena cava.

Durch die Bestimmung des Cortisolspiegels nach der Proteinbindungsmethode und des Vitamin-A-gehaltes nach Kahan sollte die Möglichkeit einer direkten gegenseitigen Beeinflussung dieser Medikamente geprüft werden. Die Verträglichkeit der medikamentösen Behandlung mit Cortisol und Vitamin A wurde durch die Messung der GOT und GLDH sowie der Triglyceride bestimmt. Differentialblutbild, Leukocyten, Elektro- und Immunelektrophorese dienten als weitere Parameter zur Klärung des unterschiedlichen

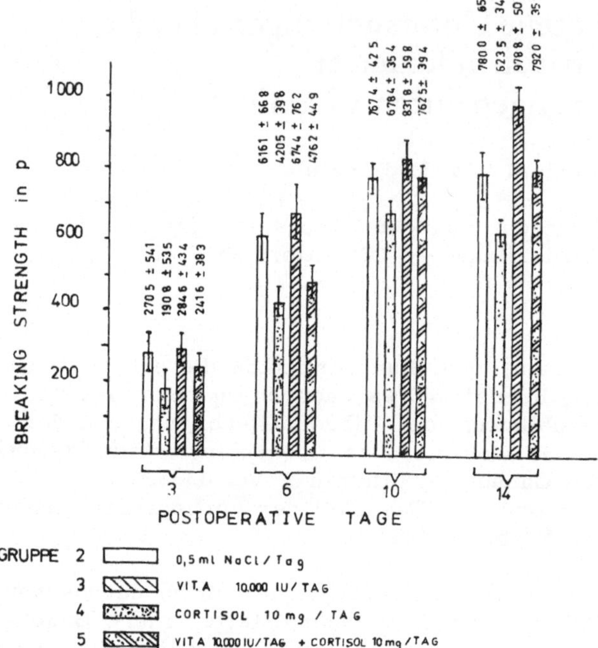


Abb. 1: Tabellarische Darstellung der Distraktionskräfte (breaking strength).

Wundheilungsverlaufes bei den einzelnen Gruppen. Schließlich wurden das Körpergewicht kontrolliert, sowie Leber, Milz und Nebennieren untersucht.

## Ergebnisse

1. Die vorliegenden Untersuchungen mit Reißfestigkeitsprüfungen zeigen, daß Cortisol die Wundheilung signifikant gegenüber den Kontrolltieren verschlechtert, während Vitamin A sie verbessert. Bei gleichzeitiger Gabe von Vitamin A und Cortisol resultiert eine normale Wundheilung (Abb. 1). Neben dieser kollagensynthesehemmenden Wirkung (1) kommt es durch den katabolen Effekt des Cortisol zu einer deutlichen Gewichtsabnahme (33%). Da die mit Cortisol und Vitamin A behandelten Tiere gleichermaßen an Gewicht verlieren, kann jedoch zwischen beiden Medikamenten kein direkter chemischer Antagonismus bestehen (2).

2. Durch die Wundsetzung wird sowohl bei der Kontrollgruppe als auch bei den mit Cortisol behandelten Tieren ein Abfall des Vitamin A-Spiegels ausgelöst (Abb. 2). Ebenso fällt nach der Hautincision der Cortisolspiegel in allen Gruppen ab und läßt sich durch Vitamin A nicht beeinflussen, d. h. die Differenz des Cortisolspie-

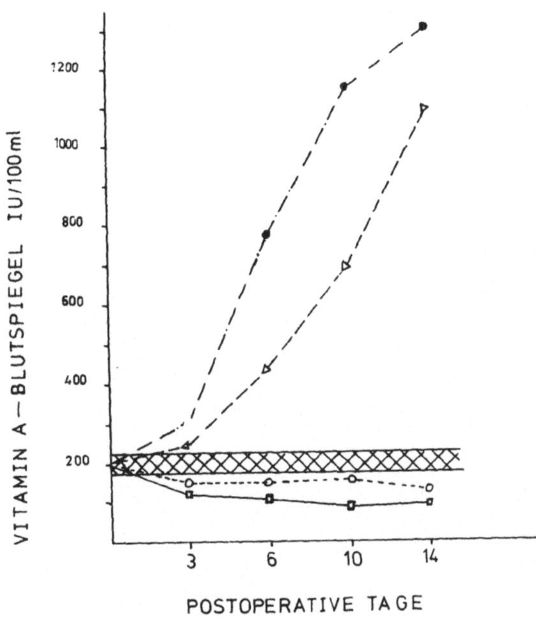


GRUPPE 1 XXXXX NORMALTIERE
2 ——— 0,5 ml NaCl / TAG
3 — — — 10.000 IU VIT. A / TAG
4 -------- 10 mg CORTISOL / TAG
5 — — — 10 000 IU VIT A + 10 mg CORTISOL / TAG

Abb. 2: Graphische Darstellung des Vitamin A-Spiegels im Serum bei den einzelnen therapeutischen Gruppen.

gels der nur mit Cortisol und jener mit Cortisol plus Vitamin A behandelten Tiere ist nicht signifikant (Abb. 3).

3. Bei der Enzym- und Triglyceridbestimmung zeigt sich in Gruppe 4 und 5 ein starker Anstieg von GOT und GLDH sowie der Triglyceride. Dies muß als Zeichen eines durch das Cortisol gesetzten Leberschaden gewertet werden. Makroskopisch sind auf der Leberoberfläche disseminierte, nekrotische Bezirke zu erkennen; ferner kommt es zu einer deutlichen Verkleinerung der Nebennieren sowie zu einer Reduktion des Milzgewichtes um ca. 60%.

4. Die Elektrophorese zeigt eine Erniedrigung der $\alpha_1$- und $\alpha_2$-Fraktion sowohl nach Cortisol - als auch nach Cortisol plus Vitamin A-Gabe. Der Verdacht, daß durch das Cortisol möglicher-

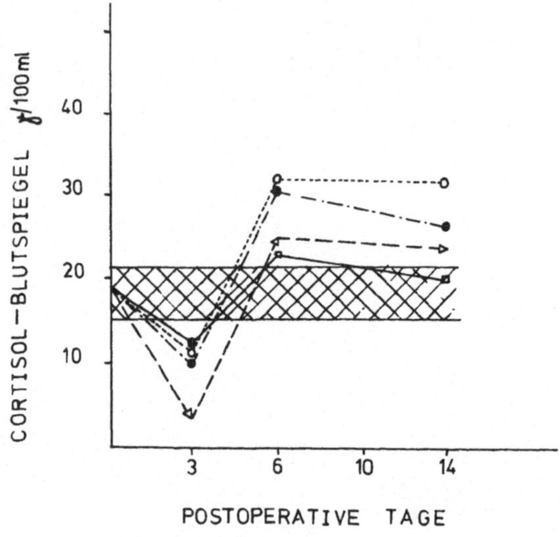


GRUPPE 1 NORMALTIERE
2 0,5ml NaCl / TAG
3 10.000 IU VIT A / TAG
4 10 mg CORTISOL / TAG
5 10 000 IU VIT.A + 10mg CORTISOL/ TAG

Abb. 3: Graphische Darstellung des Cortisol-Spiegels im Plasma.

weise das Immunsystem gehemmt wird, konnte durch die Bestimmung von IgG, das 75% der Immunglobuline ausmacht, nicht bestätigt werden. Das vermehrte Auftreten von α-Globulinen und die Verminderung der Albuminfraktion bei Gaben von Vitamin A ist Zeichen einer verstärkten Entzündung und geht bei unseren Untersuchungen parallel mit einer verbesserten Wundheilung.

5. Unter Cortisolbehandlung sinken die Leukozyten bis zum 14. Tag beträchtlich ab und erreichen Werte um 1200. Diese Leukozytendepression läßt sich durch gleichzeitige Gabe von Vitamin A normalisieren. Das Differentialblutbild zeigt bei den Kontrolltieren 14% neutrophile Granulozyten zu 86% Lymphozyten. Unter Cortisolbehandlung verschiebt sich das Verhältnis zu Gunsten der Granulozyten auf 90 : 10. Zusätzliche Gaben von Vitamin A haben auf das Differentialblutbild jedoch keinen Einfluß.

Zusammenfassung: In tierexperimentellen Untersuchungen konnte gezeigt werden, daß die durch Cortisol verschlechterte Wundheilung sich durch Gaben von Vitamin A normalisieren läßt. Der Grund für dieses Verhalten ist am ehesten darin zu sehen, daß Cortisol und Vitamin A über die entzündliche Phase bei der Wundheilung eine antagonistische Wirkung auf die Menge des gebildeten Kollagens haben. Dafür sprechen auch der Anstieg der $\alpha_1$- und $\alpha_2$-Globulinfraktion und der Abfall des Albuminanteiles im Serum durch Vitamin A, sowie die starke Leukozytendepression unter der Cortisoltherapie.

Summary: In animal experiments on rats we could show that wound healing, inhibited by cortison can be normalized by vitamin A administration. The reason for this behaviour is assumed to be an antagonistic effect of cortison and vit. A via the inflammatory phase on the amount of newly formed collagen. The increase of the $\alpha_1$ and $\alpha_2$ globulin fraction and the decrease of the albumin fraction in the serum caused by vitamin A seems to indicate this fact as well as the pronounced leucocyte depression under cortisol treatment.

Literatur

1. Ehrlich, H.P.: A possible mechanism for the effect of vitamin A and glucocorticoids in collagen synthesis. Dissert. Abstr. Inter. B 33, Nr. 8

2. Ehrlich, H.P. and T.K. Hunt: The effect of cortisone and anabolic steroids on the tensile strength of healing wounds. Ann. Surg. 170, 203 (1969)

3. Kahan, J.: Automated fluorometric assay of serum vitamin A. Internat. J. Vit. Nutr. Res. 43 (1973)

Dr. H.D. Seitz, Klinik für Hand-, Plastische und Wiederherstellungschirurgie der Medizinischen Hochschule 300 Hannover, Karl-Wiechert-Allee 9

# 39. Die hormonelle Tendolyse im Tierexperiment

K. Walcher, M. v. Lüdinghausen, J. Kuzmany, K. Matzen und W. Küsswetter

Chirurgische Abteilung II (Unfallchirurgie) St. Joseph-Krankenhaus Berlin-Tempelhof (Chefarzt: Priv.-Doz. Dr. K. Walcher), Anatomisches Institut der Universität München (Vorstand: Prof. Dr. H. Frick) und Orthopädische Klinik und Poliklinik der Universität München (Direktor: Prof. Dr. A.N. Witt)

Zielsetzung: Trotz ausgefeilter handchirurgischer Techniken ist die Wiederherstellung des Gleitvermögens genähter oder transplantierter Beugesehnen auch heute noch unsicher. Angesichts guter wie auch schlechter Ergebnisse bei etwa gleichem oder ähnlichem Ausgangsbefund und analoger Technik haben die Erkenntnisse Bunnell`s über die individuelle Neigung des Verletzten zur Narbenbildung (Cicatrical Index) auch heute noch uneingeschränkt ihre Gültigkeit. Trotzdem hat es in der relativ kurzen Geschichte der Handchirurgie nicht an Versuchen zahlreicher Autoren gefehlt, durch Interposition von auto- bis zu alloplastischem Material zwischen die Sehne bzw. das Transplantat und ihre Umgebung die postoperative Verwachsungsgefahr zu bannen. Immer drohen dabei die Ernährungsstörung der Sehne und damit das Ausbleiben der Sehnenheilung. Auch die zweizeitige freie Beugesehnentransplantation hat das Problem nicht restlos lösen können.

Cortison wurde bisher lediglich von 3 Autoren im Tierexperiment bzw. in der Klinik eingesetzt. Ziel der Untersuchungen ist die Frage nach den Möglichkeiten einer hormonellen Steuerung der postoperativen Verwachsungsgefahr der Sehne in Relation zur Wund- und Sehnenheilung.

Methodik: Das Hauptproblem aller sehnenchirurgischen tierexperimentellen Maßnahmen ist die postoperative Ruhigstellung der Extremität in Entlastungsstellung für die Sehne: Zehennägel sowie Tibiakante von ausgewachsenen Kaninchen wurden perforiert, eine Cerclage durchgeführt und die Extremität in Beugestellung der Gelenke und damit Entlastungsstellung der tenotomierten und genähten Beugesehne fixiert (Abb. 1).

Nach Schaffung und Erprobung dieser geeigneten Versuchsanordnung, die eine absolute Immobilisation der operierten Extremität in der erforderlichen Beugestellung und damit eine Entlastung der Sehnenanastomose gestattete, erschien mehr von der Versuchs-

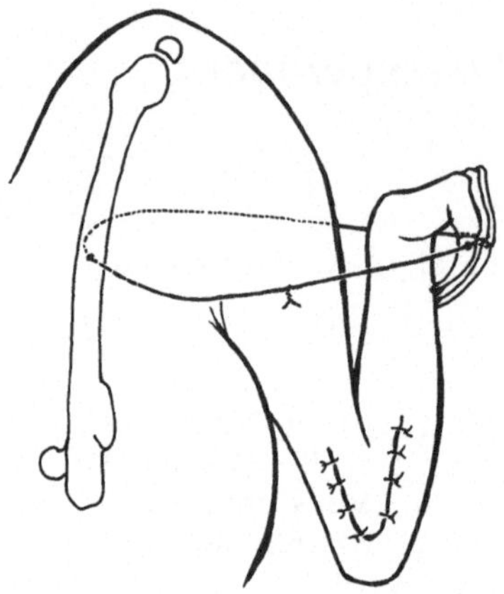

Abb. 1: Technik der postoperativen Ruhigstellung in Entlastungsstellung der tenotomierten und genähten Beugesehne.

anordnung als von der Thematik her eine erneute Untersuchung der Frage nach der Wirksamkeit einer sogenannten "hormonellen Tendolyse" gerechtfertigt.

Es wurden 90 Tiere operiert, 51 mußten wegen technischer Fehler bzw. nach erfolgtem bakteriologischem oder histologischem Nachweis eines Infektes aus dem Versuch genommen werden.

Im einzelnen wurde am rechten Hinterlauf, knapp proximal des Innenknöchels, die Sehne des M. flexor digitorum longus s. communis nach Spaltung der Sehnenscheide freigelegt, die Sehne aus ihrem osteofibrösen Kanal luxiert, tenotomiert und unter Verwendung von Deknatel 4/0 genäht. Es kam dabei die Technik der Sehnennaht nach Dychno-Bunnell unter Verwendung gerader Nadeln zur Anwendung (Abb. 2). Auf eine einwandfreie Adaptation der Sehnenstümpfe wurde besonderer Wert gelegt. Die Operationen wurden von einem eingespielten Team unter sterilen Kautelen durchgeführt.

Postoperativ wurde für 3 Wochen 5 mg bzw. 2 mg pro kg Körpergewicht Cortison täglich sowie zur Infektprophylaxe 0,5 g Binotal verabreicht. Eine dritte Gruppe wurde lediglich antibiotisch behandelt. Nach 3 Wochen - zum mutmaßlichen Zeitpunkt der abgeschlossenen Sehnenheilung - wurde der Fixationsdraht entfernt. Nach Tötung der Tiere - in 2-tägigem Abstand ab dem 24. Tag - wurden die operierten Extremitäten tiefgefroren und der gesuchte Operationsbezirk mit einer Laubsäge herausgenommen. Nach Fixation in Schaffer`scher Lösung wurden die Präparate in Acrylat eingebettet, 4 μ dicke Schnitte angefertigt und nach Giemsa gefärbt.

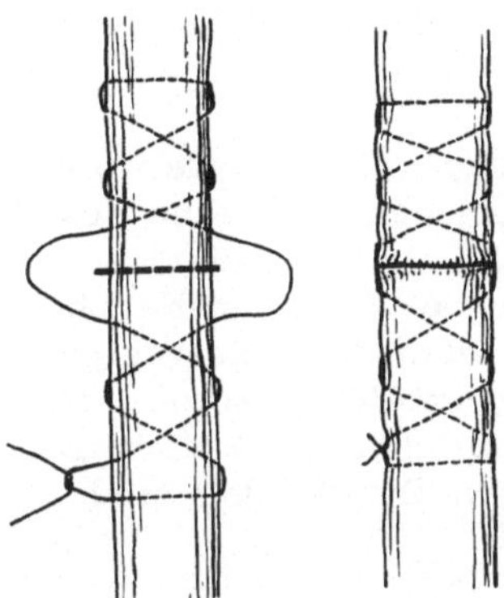

Abb. 2: Technik der Sehnennaht.

Ergebnisse: Die nach semiquantitativer Auswertung erhobenen Befunde der Präparate von den operierten Extremitäten werden nunmehr in zeitlicher Reihenfolge geschildert:
Bei den nicht mit Cortison behandelten Tieren kommt es nach Tenotomie und nachfolgender Sehnennaht zu einer erheblichen zellulären mesenchymalen Reaktion. Die Verklebungen der Sehne gehen nach wenigen Wochen in Verwachsungen über.

Mit Cortison findet sich in Abhängigkeit von der Dosierung eine deutlich weniger ausgeprägte bindegewebige Reaktion an der Nahtstelle und dem der Sehne anliegenden Fasergewebe. Häufig jedoch zeigen sich ausgedehnte ischämische Veränderungen im Operationsgebiet: reaktionslose, teilweise grobschollig verkalkte Nekrosen der Sehne. Parallel zu den weniger ausgebildeten Verwachsungen an der Sehnenscheide gehen schwächere Narbenbildungen an der Tenotomiestelle. Sehr groß erscheint im Tierversuch das Risiko von Sehnennekrosen. Eine hormonell behandelte Sehne ist zwar relativ frei von Verwachsungen, wegen der zu erwartenden verringerten Narbenbildung scheint die Belastbarkeit jedoch herabgesetzt.

Der tierexperimentelle Nachweis einer "hormonellen Tendolyse" nach Cortisongaben ist vereinzelt in der Literatur, so von Carstam und Ketchum, und anscheinend auch in der eigenen Studie, wenn auch nur histologisch, erbracht. Wegen der erforderlich hohen Dosierung wird sie für den Menschen meist abgelehnt, grössere positive Erfahrungen liegen nur von James an Tendolysen vor.
Besonders für die von der erforderlichen Operationstechnik her rupturgefährdeten Tendolysen wäre eine Abgrenzung des therapeutischen Bereichs bei Cortisongaben, insbesondere nach oben anzu-

streben. Hier können nur Reißversuche an einem größeren Material Grenzwerte ermitteln, sie sollen Gegenstand einer weiteren tierexperimentellen Studie sein.

Zusammenfassung: Nach Erprobung einer neuen Methode der p. o. Ruhigstellung wurde an 49 erwachsenen Kaninchen die Sehne des M. flexor dig. longus tenotomiert und genäht. Im Vergleich zu einer Kontrollgruppe findet sich histologisch bei Cortison-Nachbehandlung in Abhängigkeit von der Dosierung eine deutlich weniger ausgeprägte bindegewebige Reaktion und Narbenbildung sowie reaktionslose, verkalkte Nekrosen. Die feingeweblichen Veränderungen werden im Detail geschildert, zur endgültigen Beurteilung sind Reißversuche erforderlich.

Summary: After testing a new method of postoperative immobilisation the tendon of the m. flexor digit. longus of 49 adult rabbits was tenotomised and resewn.
Comparing to a control-group a distinctly less accentuated reaction and scarring of the connected tissues as well as calcified reactionless necrosises can be found in the histology depending of the dosage of the postoperative cortison-treatment. The cellular alterations are described in details. For a definite judgement rupturing-tests will be necessary.

## Literatur

1. Bunnell, St.: Surgery of the Hand. 3. Ed. - J. B. Lippincott Comp., Philadelphia (1956)
2. Carstam, N.: The Effect of Cortisone on the Formation of Tendon Adhesions and on Tendon Healing. Acta Chir. Scand. Suppl. 182, 111 (1953)
3. James, J. I. P.: The Use of Cortisone in Tenolysis. J. Bone Jt. Surg. 41 B, 209 (1959)
4. Ketchum, L. D.: Effects of Triamcinolone on Tendon Healing and Function. - Plastic. Reconstr. Surg. 47, 471 (1971)

Priv.-Doz. Dr. K. Walcher, St. Joseph-Krankenhaus I,
1ooo Berlin 42 (Tempelhof), Bäumerplan 24

# 40. Bestimmung des intravasalen Volumenverlustes beim Arteria mesenterica superior-Schock der Ratte und Versuche zur adäquaten Substitutionstherapie

I. Boettcher, J. Gasch, H. Löhr und P. Lindner

Abteilung für Allgemeine Chirurgie (Direktor: Prof. Dr. F. W. Eigler) der Chirurgischen Universitätsklinik und Poliklinik und Pathologisches Institut (Direktor: Prof. Dr. W. Müller) des Universitätsklinikum der Gesamthochschule Essen

Im neueren Schrifttum wird in zunehmendem Maße die Ansicht vertreten, daß für den Arteria mesenterica superior (AMS) - Schock ein Volumenmangel (1, 2) und nicht die Einschwemmung von Endotoxinen in den Kreislauf über die ischämisch geschädigte Darmwand (4, 5) ursächlich verantwortlich ist. Der endgültige Beweis für die Richtigkeit der Volumenmangeltheorie in Form einer erfolgreichen Substitutionstherapie konnte bisher jedoch nicht eindeutig erbracht werden. Die vorliegenden Untersuchungen haben folgende Zielsetzung:

1. Wie groß ist das dem intravasalen Raum im AMS-Schock entzogene Flüssigkeitsvolumen und wohin erfolgt der Flüssigkeitsaustritt?
2. Ist es möglich, mit Gelatine oder Hydroxyäthylstärke (HÄS) den AMS-Schock positiv zu beeinflussen?

Methodik: Als Tiermaterial dienten männliche Albino-Wistarratten mit einem Gewicht von 310 ± 25 g. Die Versuche wurden in Äthernarkose vorgenommen.
10 Tieren wurde 90 min nach 2 Std. Tourniquet der Arteria mes. sup. der Dünndarm von der Flexura duodeno-jejunalis bis zur Ileocoecalklappe zwischen Ligaturen herausgeschnitten, der Dünndarminhalt sorgfältig ausgestrichen und gewogen. Anschließend wurde der Dünndarm in Längsrichtung eröffnet, 5 min unter fliessendem Wasser ausgewaschen und gewogen. In gleicher Weise wurde bei 11 Tieren nach Therapie mit HÄS verfahren. Die Kontrollgruppe umfaßte 10 Tiere.
22 Tiere wurden nach 2 Std. Tourniquet der Arteria mes. sup. über einen Jugulariskatheter einer intravenösen Substitutionstherapie mit Gelatine (Haemaccel[R]) und isotonischer NaCl-Lösung, 19 Tiere einer intravenösen Substitutionstherapie mit HÄS und isotonischer NaCl-Lösung unterzogen. Es wurden jeweils 10 bzw. 15% des Körpergewichts ersetzt. Anschließend wurden die Überlebenszeiten und -raten bestimmt. Die Kontrollgruppe umfaßte 21 Tiere.

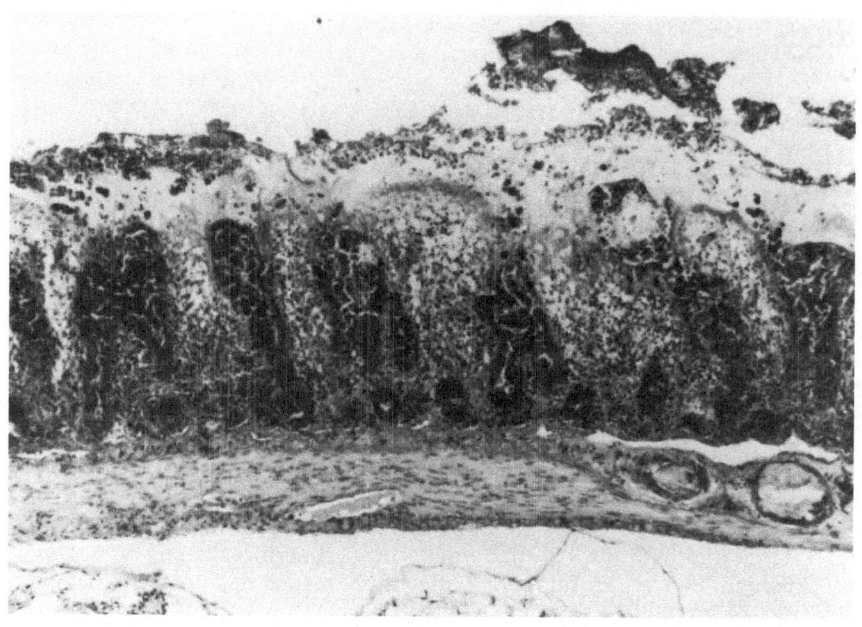

Abb. 1: Dünndarm der Ratte 9o min nach Lösen eines 2 Std. Tourniquet der Arteria mesenterica superior Paraffineinbettung, PAS, 25fache Vergrößerung.
Große Teile der Zotten sind total nekrotisch und in das Darmlumen abgestossen. Das Grübchenepithel ist teilweise erhalten. Im Reststroma finden sich ausgedehnte lymphoplasmacelluläre und gelapptkernig leukozytäre Infiltrationen. Die Muscularis propria bietet keine Besonderheiten.

Von mit HÄS therapierten Tieren wurde je ein Abschnitt des oberen, mittleren und unteren Dünndarms nach 24 Std. (n = 2), nach 48 Std. (n = 1), nach 72 Std. (n = 1) und nach 96 Std. (n = 1) durch Sektion der Tiere gewonnen. Die Präparate wurden in folgender Weise aufgearbeitet: Paraffineinbettung zur Anfärbung mit HE, van Gieson, PAS und Ag und Aralditeinbettung zur Semidünnschnitttechnik mit Toluidinblauanfärbung.

## Ergebnisse

1. Das Gewicht des Dünndarminhalts beträgt 9o min nach Eröffnung eines 2 Std. Tourniquets der Arteria mes. sup. 4,5 g% Körpergewicht gegenüber 0,8 g% Körpergewicht der Kontrollgruppe. Bezogen auf ein 310 g schweres Tier ergeben sich Werte von 13,o g bzw. 2,5 g. Die Differenz und damit der Flüssigkeitsverlust in das Dünndarmvolumen beträgt 10,5 g und übertrifft das für ein 310 g Tier errechnete Plasmavolumen von 9,6 ml (3). Unter Therapie mit HÄS entsprechen die

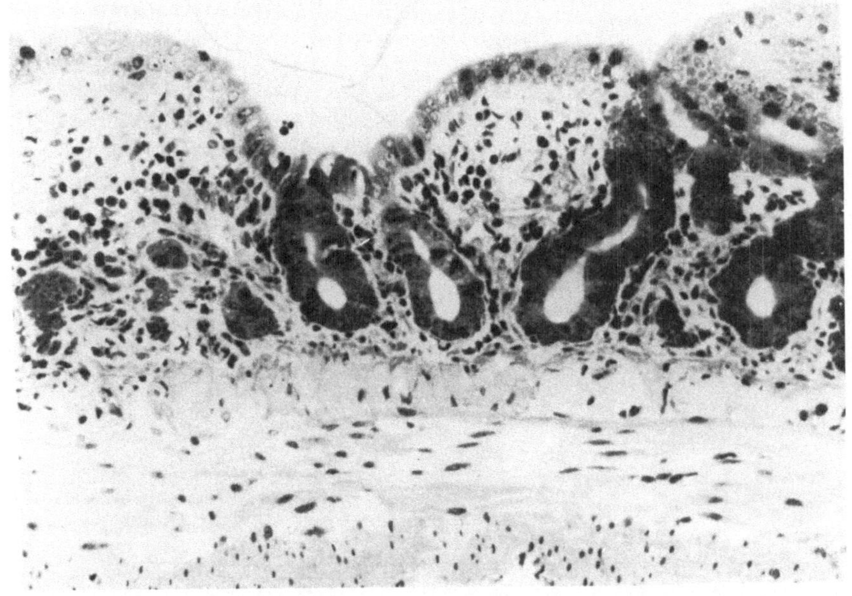

Abb. 2: Dünndarm der Ratte 24 Std. nach Therapie eines 2 Std. Tourniquet der Arteria mesenterica superior mit Hydroxyäthylstärke.
Aralditeinbettung, Semidünnschnitt-Technik, Toluidinblau, 63fache Vergrößerung.
Das Epithel der Darmzotten ist ausgehend vom Grübchenepithel komplett regeneriert. Die Zottenbildungen sind flach und plump. Im Zottenstroma findet sich ein entzündliches Restinfiltrat.

Gewichte des Dünndarminhaltes mit 4,6 g% Körpergewicht denen der nicht behandelten Tiere ($0,5 > 2p > 0,4$). Das Gewicht der Dünndarmwand unterscheidet sich nach 2 Std. Tourniquet der Arteria mes. sup. mit 2,4 g% Körpergewicht nicht signifikant von dem der Kontrollgruppe mit 2,3 g% Körpergewicht ($0,3 > 2p > 0,2$). Unter Therapie mit HÄS nimmt das Gewicht der Dünndarmwand mit 3,2 g% Körpergewicht sowohl gegenüber der Kontrollgruppe wie gegenüber dem unbehandelten 2 Std. Tourniquet signifikant zu ($2p < 0,001$).

2. Unter Therapie mit Gelatine können die Überlebenszeiten und -raten deutlich angehoben werden, wie aus Abb. 1 ersichtlich ist. Die Überlebensraten liegen jedoch noch unter 50%. Mit HÄS überleben 16 von 19 Tieren mindestens 24 Std (Abb. 3).

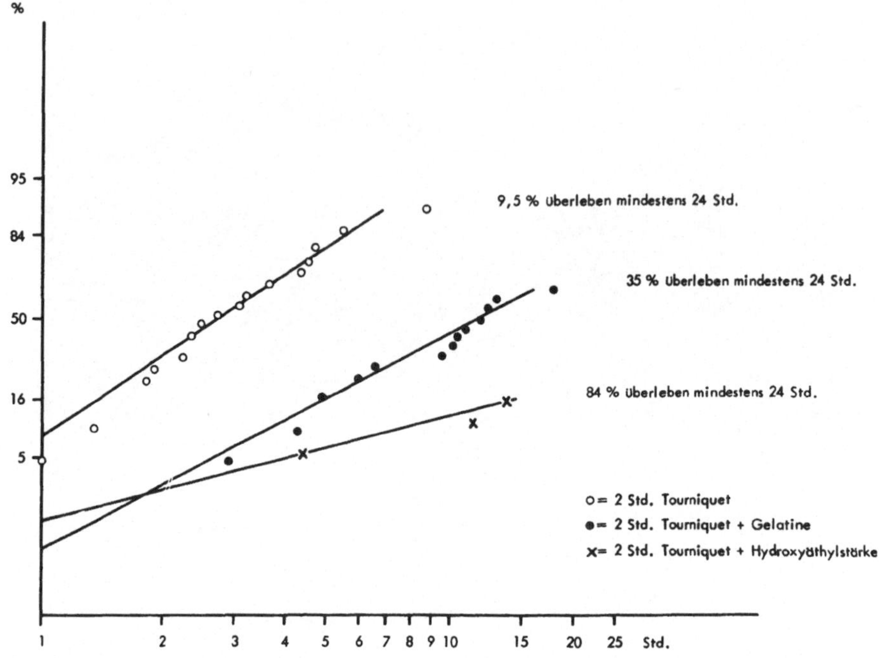


Abb. 3: Überlebenszeiten und -raten nach 2 Std. Tourniquet der Arteria mesenterica superior ohne Therapie, nach Therapie mit Gelatine und nach Therapie mit Hydroxyäthylstärke aufgetragen in ein Wahrscheinlichkeitsnetz.
9, 5% bedeutet 2 von 21 Versuchstieren, 35% 8 von 22 Versuchstieren, 84% 16 von 19 Versuchstieren

3. Im histologischen Bild sieht man, daß 9o min nach Lösen eines Tourniquets der Arteria mes. sup. große Teile der Dünndarmzotten total nekrotisch und in das Darmlumen abgestossen sind (Abb. 1). Nach Therapie mit HÄS regeneriert das Epithel der Dünndarmzotten ausgehend vom Grübchenepithel innerhalb von 24 Std. vollständig (Abb. 2). Die Zottenbildungen sind flach und plump. Die Bilder nach 48 Std. und 96 Std. zeigen keine Abweichungen.

## Zusammenfassung

1. Im AMS-Schock der Ratte steigt das Gewicht des Dünndarminhalts bei einem 310 g Tier von 2, 5 g auf 13, o g. Der Flüssigkeitsverlust in das Dünndarmlumen beträgt 10, 5 g und übertrifft das Plasmavolumen von 9, 6 ml. Verluste in den Dickdarm bleiben noch unberücksichtigt.
2. Unter Therapie des AMS-Schocks mit HÄS nimmt das Gewicht der Dünndarmwand mit 3, 2 g% Körpergewicht gegenüber der

Kontrollgruppe mit 2, 3 g% Körpergewicht vorübergehend signifikant zu.
3. Spätestens nach 24 Std. ist das nekrotische Dünndarmepithel voll regeneriert.
4. Mit HÄS gelingt es, die Überlebenszeiten- und -raten nach Setzen eines AMS-Schocks signifikant anzuheben und die Volumenmangeltheorie zu stützen.


Summary

1. In ams-shock of rats the weight of the small bowel contents of an animal 310 g of weight increases from 2.5 g to 13.0 g. The fluid loss into the bowel lumen amounts to 10.5 g and exceeds the plasma volume of 9.6 g. Drainage into the large bowel is not taken into consideration.
2. After treatment of the ams-shock with gelatine infusion the weight of the small bowel wall increases significantly for a limited period of time to 3.2 g% body weight compared to normal controls with 2.3 g% body weight.
3. After at least 24 hours the necrotic epithelium of the small bowel is fully recovered.
4. Following ams-shock it is possible by means of gelatine infusion to improve the time and rate of survival significantly and to give support to the theory of volume loss.


Literatur


1. Chiu, Ch., H.J. Scott, F.N. Gurd: Volume deficit versus toxic absorption: a study of canine shock after mesenteric arterial occlusion. Ann. Surg. 175, 479, (1972)
2. Gruber, L.F.: Intestinale Faktoren im Schock: Darmtoxine Langenbecks Arch. Chir. 319, 9o9 (1967)
3. Huang, K.C., J.H. Bondurant: Simultaneous estimation of plasma volume, red cells volume and thiocyanate space in unanesthetized normal and splenectomized rats. Am. J. Physiol. 185, 441 (1956)
4. Milliken, J., A. Nahor, J. Fine: A study of the factors involved in the development of peripheral vascular collapse following release of the occlusion superior mesenteric artery. Brit. J. Surg. 52, 699 (1965)
5. Williams, L.F., A.H. Goldberg, B.J. Polansky, J.J. Byrne: Myocardial effects of acute intestinal ischemia. J. Surg. Res. 9, 319 (1969)



Dr. I. Boettcher, Abteilung für Allgemeine Chirurgie der Chirurgischen Universitätsklinik 43 Essen, Hufelandstr.

# 41. Die Bedeutung der intravasalen Gerinnung und Acidose auf die Steigerung des pulmonalen Strömungswiderstandes nach Trauma und haemorrhagischem Schock

H. Leinberger, U. Bleyl, U.B. Brückner, Th. Klöss, M. Metzker, W. Saggau und J. Schmier

Abteilung für Experimentelle Chirurgie (Vorstand: Prof. Dr. J. Schmier), Chirurgische Universitätsklinik (Direktor: Prof. Dr. F. Linder) und Pathologisches Institut (Direktor: Prof. Dr. W. Doerr) der Universität Heidelberg

Klinische und experimentelle Beobachtungen nach Trauma und Blutverlust zeigen, daß histologische Veränderungen der Lunge und eine Steigerung des pulmonalen Strömungswiderstandes im Zusammenhang mit der Entwicklung einer Schocklunge auftreten. Als Ursache wird einerseits die metabolische Acidose im Schock angesehen (3), andererseits wird die intravasale Gerinnung mit Bildung von pulmonalen Mikrothromben verantwortlich gemacht (1). Die Bedeutung dieser Faktoren auf die pulmonale Hämodynamik und Histologie wird in einem traumatisch-hämorrhagischen Schockmodell durch Ausgleich der Acidose und prophylaktische Heparingabe ermittelt.

Methodik: 24 narkotisierte Bastardhunde werden einem standardisierten Knochentrauma durch beidseitige Osteotomie der Tibia und anschließend einem Blutentzug bis zu einem arteriellen Mitteldruck von 40 mm Hg unterzogen. Dieser Druck wird für 3 Stunden aufrechterhalten, dann wird die restliche extrakorporale Blutmenge reinfundiert. 2 Stunden nach Reinfusion werden die Tiere durch KCl-Injektionen getötet und Gewebsproben für die histologische Untersuchung entnommen. Gemessen wird das Herz-Zeit-Volumen (HZV) mit der Thermodilutionsmethode und der mittlere Pulmonalisdruck (MPP). Das Fibrinogen, die Thrombozytenzahl, Fibrinmonomere mit dem Äthanoltest und das art. pH wird bestimmt.
Gegenüber der Kontrollgruppe (n=8) wird in der zweiten Gruppe (n=8) die Acidose durch Tris-hydroxymethyl-aminomethan (Tris) auf einen pH-Wert von 7,40 kontinuierlich ausgeglichen. In der dritten Gruppe (n=8) wird durch wiederholte Heparingaben die Thrombinzeit auf das 3-5fache der Norm verlängert.

Ergebnisse und Schlußfolgerungen: Die in Kontroll- und Trisgruppe auftretende intravasale Gerinnung mit Abfall der Thrombozytenzahl und Verbrauch des Fibrinogens wird bei den mit Heparin behandelten Tieren weitgehend verhindert (Tabelle 1). Der Äthanoltest wird nur bei 6 bzw. 5 Tieren der Kontrollgruppe und der Trisgruppe nach Blutentzug positiv.

Tabelle 1: Mittelwerte und Standardabweichung von Fibrinogen (Fbg), Thrombozytenzahl (PC) und arteriellem pH-Wert (pH) der drei Gruppen (jeweils n=8). A = Ausgangswerte vor der Narkose; B = Werte nach 3-stündiger Hypotonie; C = Werte 2 Stunden nach Reinfusion.
+ = signifikant verschieden von Kontrollwert ($p < 0,05$)

| Fbg. | A | B | C |
|---|---|---|---|
| Kontrollen | 258 ± 127 | 89 ± 141 | 57 ± 108 |
| Tris | 236 ± 112 | 72 ± 46 | 59 ± 60 |
| Heparin | 349 ± 119 | 250 ± 75+ | 327 ± 63+ |
| **PC** | | | |
| Kontrollen | 207 ± 46 | 108 ± 55 | 84 ± 41 |
| Tris | 236 ± 38 | 106 ± 30 | 98 ± 26 |
| Heparin | 178 ± 49 | 144 ± 28 | 128 ± 31+ |
| **pH** | | | |
| Kontrollen | 7,31 ± 0,08 | 6,99 ± 0,08 | 7,09 ± 0,09 |
| Tris | 7,35 ± 0,05 | 7,41 ± 0,07+ | 7,45 ± 0,07+ |
| Heparin | 7,36 ± 0,09 | 7,14 ± 0,08+ | 7,29 ± 0,05+ |

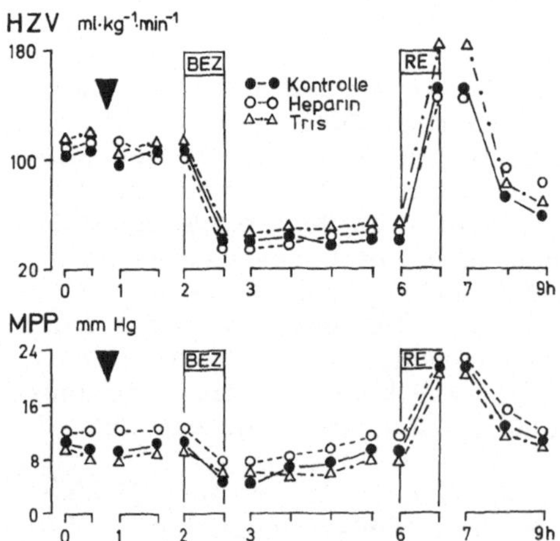


Abb. 1: Verlauf der Mittelwerte von Herz-Zeit-Volumen (HZV) und mittlerem Pulmonalarteriendruck (MPP) vor und nach Knochentrauma ( ▼ ), Blutentzug (BEZ) und Reinfusion (RE). In keiner Versuchsphase besteht ein signifikanter Unterschied zwischen den drei Gruppen (jeweils n = 8).

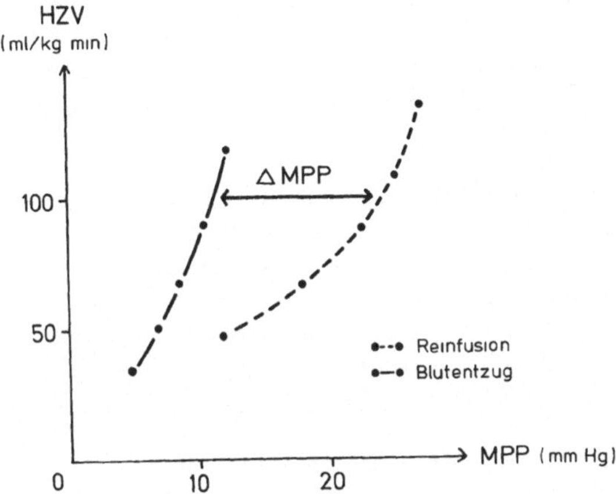


Abb. 2: Darstellung einer in einem Einzelversuch durch Blutentzug und Reinfusion ermittelten pulmonalen Druck-Fluß-Kurve. Eine HZV-unabhängige Steigerung des pulmonalen Strömungswiderstandes läßt sich an der Rechtsverschiebung der Reinfusionskurve erkennen. Als quantitativer Parameter für die Widerstandssteigerung wird die Druckdifferenz ( MPP) der beiden Kurven bei einem HZV von 100 ml · $kg^{-1}$ · $min^{-1}$ abgelesen.

Der Verlauf des HZV zeigt keine wesentlichen Unterschiede zwischen den Gruppen.
In allen drei Gruppen erhöht sich der MPP signifikant während der Hypotonie (Abb. 1). Bei nur geringem Anstieg des HZV ist dieses Verhalten beweisend für eine Steigerung des Strömungswiderstandes in der Lungenstrombahn.
Ein quantitativer Vergleich dieser Steigerung ist jedoch mit berechneten Widerstandswerten prinzipiell nicht möglich, da aufgrund der elastischen Gefäßeigenschaften der Lungenstrombahn die Widerstandswerte stark vom HZV abhängen (2). Aufgrund dieser Abhängigkeit verdoppelt sich der pulmonale Strömungswiderstand in allen drei Gruppen durch den Blutentzug, was jedoch nicht als pulmonale Vasokonstriktion oder Verlegung fehlgedeutet werden darf.
Mehrfache Messungen von HZV und MPP während Blutentzug und Reinfusion ergeben jedoch die jeweilige Lage der pulmonalen Druck-Fluß-Kurve (s. Abb. 2). Eine vom HZV unabhängige Steigerung des pulmonalen Strömungswiderstandes läßt sich an einer Verschiebung der Reinfusionskurve gegenüber der Blutentzugskurve erkennen und als Druckdifferenz ( MPP) der beiden Kurven bei einem normalen HZV von 1oo ml · $kg^{-1}$ . $min^{-1}$ als quantitativer Parameter ablesen (s. Abb. 2).

Für die Kontrollgruppe wird so ein $\Delta$ MPP von 6,6 ± 2,8 mm Hg (100%) bestimmt, für die Heparingruppe 4,4 ± 2,3 mm Hg (67%) und für die Trisgruppe 4,6 ± 1,5 mm Hg (70%). Die Unterschiede zur Kontrollgruppe verfehlen in beiden Fällen knapp das Signifikanzniveau.

Die histologische Untersuchung der Lungen zeigt (Tabelle 2), daß pulmonale Mikrothromben sich durch Heparintherapie praktisch verhindern lassen. Dagegen sind interstitielle und intraalveoläre Blutungen bei der Heparingruppe häufiger und stärker. In der Trisgruppe findet sich bei allen Tieren ein erhebliches interstitielles Ödem.

Tabelle 2: Ergebnis der histologischen Untersuchung der Lungengewebsproben. Anzahl der Tiere, bei denen Mikrothromben, interstitielle und intraalveoläre Blutungen sowie interstitielle Ödeme beobachtet werden.

| | Kontrollgruppe n = 8 | Heparingruppe n = 8 | Trisgruppe n = 7 |
|---|---|---|---|
| Mikrothromben | 5 | 1 | 3 |
| Blutung | 4 | 6 | 2 |
| Ödem | 7 | 6 | 7 |

Daraus läßt sich folgern:

1. Eine intravasale Gerinnung und intrapulmonale Mikrothromben sind nicht die entscheidenden Ursachen der pulmonalen Widerstandssteigerung. Prophylaktische Heparingaben sind wegen der verstärkten interstitiellen und intraalveolären Blutungen nicht geeignet, die Schädigungen des Lungengewebes zu verhindern.

2. Auch die Acidose ist allenfalls teilweise für die Widerstandssteigerung verantwortlich.

Zusammenfassung: Drei Gruppen von je 8 narkotisierten Bastardhunden werden einem standardisierten Knochentrauma und einem hämorrhagischen Schock unterzogen.
Gegenüber einer Kontrollgruppe läßt sich durch Heparingaben in der zweiten Gruppe der pulmonale Strömungswiderstand nicht deutlich vermindern. Auch ein kontinuierlicher Ausgleich der Acidose in der dritten Gruppe kann die Widerstandszunahme nicht signifikant verhindern.

Summary: 24 anesthetized mongrel dogs are subjected to a standardized trauma followed by a hypotonic hemorrhagic shock. Compared with the control group (n=8) prophylactic treatment with heparin in the second group (n=8) reduces the rise of pulmonary vascular resistance only insignificantly. The correction of the metabolic acidosis with Tris does not prevent a rise of PVR in third group (n=8).

Literatur

1. Arfors, K.E., Busch, C., Jakobson, S., Lindquist, O., Malmberg, P., Rammer, L. a. T. Saldeen: Pulmonary insufficiency following intravenous infusion of thrombin and AMCA (Trans examic Acid) in the dog. Acta Chir. Scand. 138, 445-452 (1972)

2. Borst, H.G., McGregor, M., Whittenberger, J.L. a.E. Berglund: Influence of pulmonary arterial and left atrial pressures on pulmonary vascular resistance. Circulat. Res. 4, 393-399 (1956)

3. Kim, S.I. and W.C. Shoemaker: Role of the acidosis in the development of increased pulmonary vascular resistance and shock lung in experimental hemorrhagic shock. Surgery 73, 730 - 735 (1973)

Dr. H. Leinberger, Abteilung für Experimentelle Chirurgie Chirurgische Universitätsklinik 6900 Heidelberg, Im Neuenheimer Feld

# 42. Fibrinogenstoffwechsel und Verteilung im Tourniquet-Trauma

W.-H. Nolte, M. Alpsten, L. Ivarsson und C.M. Rudenstam

Klinik für Abdominal- und Transplantationschirurgie (Prof. Dr. R. Pichlmayr) des Department Chirurgie der Medizinischen Hochschule Hannover und I. Chirurgische Klinik der Universität Göteborg/ Schweden (Prof. Dr. L.-E. Gelin)

Trauma und Schock führen zu ausgeprägten Veränderungen der Fibrinogenkonzentration im Plasma. Frühere Untersuchungen mit radioaktiv-markiertem Fibrinogen zeigten erhebliche Umverteilungen im Körper traumatisierter Tiere. Das Ziel dieser Experimente war es, den Stoffwechsel des Fibrinogens nach einem standardisierten Trauma zu untersuchen und die Umverteilungsprozesse weiter zu analysieren.

Material und Methoden: Für das Experiment und für die Gewinnung von Fibrinogen wurden Ratten eines Inzuchtstammes benutzt. Fibrinogen wurde nach Blombäck fraktioniert und mit $^{131}J$ nach Mc Farlane in vitro markiert. Das markierte Fibrinogen wurde 36 Stunden vor dem Experiment i.v. injiziert. Traumatisierte und Kontrollierte erhielten die gleiche Dosierung aus der gleichen Präparation. Alle Tiere wurden einem 3-stündigen bilateralen Tourniquet-Trauma nach Rosenthal ausgesetzt.

Die Verteilung wurde an 40 Tieren untersucht. 30 Min., 2 und 4 Stunden nach Freigabe des Tourniquets wurden die Tiere in leichter Äthernarkose durch Eintauchen in flüssigen Stickstoff getötet. Die Tiere wurden im gefrorenen Zustand aufgearbeitet. Die traumatisierten Extremitäten wurden amputiert, Thorax- und Abdominalorgane wurden exstirpiert. Die Aktivitäten in nichttraumatisierter Schale, Thorax- und Abdominalorganen sowie in den traumatisierten Extremitäten wurden als Prozentzahl der Gesamtkörperaktivität berechnet.

Für die Untersuchung des Fibrinogenstoffwechsels wurden bei 20 überlebenden Tieren unmittelbar nach dem Trauma und in täglichen Abständen die Gesamtkörperaktivität, die Aktivität im Urin und im Gesamtplasma gemessen. Zusätzlich wurde die gerinnbare Aktivität und die Fibrinogen- und Proteinkonzentration im Plasma bestimmt.

Ergebnisse: ( s = statistisch signifikante Unterschiede von Kontrollen, $p < 0,05$).

Verteilung: $^{131}$J-Fibrinogen in der traumatisierten Region (in % der Gesamtkörperaktivität ± S.D.M.)

| Kontrollen: (n=15) | 30 Min. (n=8) | 2 h (n=9) | 4 h (n=8) |
|---|---|---|---|
| 8,9 ± 1,0 | 23,2±1,9$^{s}$ | 27,5±2,9$^{s}$ | 29,9±3,8$^{s}$ |

Stoffwechsel: ($^{131}$J-Aktivität in % der Praetraumawerte)

| | | 0 | 24 | 48 | 72 | 96 Std. |
|---|---|---|---|---|---|---|
| Gesamtkörperaktivität | | | | | | |
| | Kontrollen | 100 | 60 | 37 | 23 | 14 |
| | exp. Tiere | 100 | 70$^{s}$ | 41$^{s}$ | 26$^{s}$ | 16$^{s}$ |
| Plasma | Kontrollen | 100 | 64 | 35 | 18 | 8 |
| | exp. Tiere | 100 | 40$^{s}$ | 15$^{s}$ | 7$^{s}$ | 3$^{s}$ |
| Fibrinogen | Kontrollen | 0,52 | 0,56 | 0,56 | 0,75 | -- |
| (g%) | exp. Tiere | 0,49 | 0,97 | 1,00 | 1,00 | -- |

Zusammenfassung: Die Verteilung und der Stoffwechsel von $^{131}$J-markiertem Fibrinogen wurde an traumatisierten Ratten untersucht. Nach einem Tourniquet-Trauma wird markiertes Fibrinogen in der traumatisierten Region sequestriert. Die Anhäufung erfolgt auf Kosten allen nicht traumatisierten Gewebes. Kontrolltiere zeigen einen parallelen Abfall der Gesamtkörperaktivität und der Plasmaaktivität. Traumatisierte Tiere zeigen ein ähnliches Verhalten der Gesamtkörperaktivität, während die Aktivität im Plasma wesentlich schneller abfällt.

Summary: The distribution and turn-over of $^{131}$J-labelled fibrinogen was studied in traumatized rats. Tourniquet-trauma resulted in a pronounced accumulation of labelled fibrinogen in the traumatized region. The accumulation was at the expense of all non-traumatized-tissue. In controls there was a parallel decline of total-body-activity and plasmaactivity. The T.B.A. of traumatized animals showed a similar disapprearance-rate, while there was a pronounced reduction of circulating labelled fibrinogen.

Literatur

1. Koj, A.: Synthesis and turn-over of acute-phase-reactants. In: Energy metabolism in trauma (Churchill-London) 79-92 (1970)

2. Leandoer, L., Appelgren, L., Bergentz, S.-E.: Fibrinogen turnover after massive haemorrhage in dogs studied with radioactively labelled fibrinogen. Acta chir. scand. 134, 517 - 524 (1968)

3. Nolte, W.-J., Ivarsson, L., Rudenstam, C.-M., Alpsten, M.: Die Verteilung von Thrombolyten, Fibrinogen und Erythrolyten im traumatischen Schock. Langenbecks Arch. Chir. Suppl. Chir. Forum 415 - 417 (1972)

Dr. W.-H. Nolte, Klinik für Abdominal- und Transplantationschirurgie des Department Chirurgie der Medizinischen Hochschule Hannover, 3000 Hannover, Karl-Wiechert-Allee 9

# 43. Kontrollierte Hypothermie ischämischer Extremitäten zur Verhütung des Tourniquet-Schocks

W. Stock, R. Hellige, E. Wunsch, W. Grebe, D. Armbruster, E. Geppert, W. Haase und W. Isselhard

Institut für Experimentelle Medizin (Prof. Dr. W. Isselhard) und Chirurgische Universitätsklinik (Prof. Dr. Dr. H. Pichlmaier) Köln-Lindenthal

Der Tourniquet-Schock wird nach Wiederherstellung der Durchblutung ischämisch schwer geschädigter Extremitäten beobachtet. Beispielsweise sterben nach erfolgreicher Embolektomie bei Sattelembolien 45% der Patienten unter den Zeichen eines Tourniquet-Syndroms trotz des Einsatzes aller modernen Methoden der Intensivmedizin (2, 4). Da die herkömmlichen Methoden zur Behandlung des Tourniquet-Schocks insbesondere der Bekämpfung der Hyperkaliaemie, der cardialen Komplikationen sowie des Nierenversagens nicht ausreichen, um die hohe Letalität zu senken, scheint es sinnvoll nach prophylaktischen Methoden zu suchen, welche das Entstehen eines Tourniquet-Schocks verhindern oder zumindest in seinem Verlauf mildern. Unter dieser Fragestellung wurden Versuche am Modell des Tourniquet-Schocks des Hundes durchgeführt.

Methodik: Die Versuche wurden an Boxer-Hunden im Gewicht um 23 kg durchgeführt. In Neurolept-Analgesie und kontrollierter Beatmung mit $O_2/N_2O$-Gemisch wurde an beiden hinteren Extremitäten ein Gummitourniquet angelegt. Nach 4-stündiger bilateraler Ischämie wurde die Durchblutung wieder hergestellt. Zur Beurteilung des Kreislaufverhaltens wurden der arterielle Druck, die Herzfrequenz, der HZV-Index (Thermodilution), der linksventrikuläre Druck, als Maß für die myokardiale Kontraktilität der Quotient dp/dt : IP sowie der periphere Widerstand bestimmt. Weiterhin wurden der Säurebasenhaushalt sowie die Serumelektrolyte in kurzfristigen Abständen gemessen.
Einer Kontrollgruppe von 7 Tieren wurde eine Gruppe von 5 prophylaktisch behandelten Tieren gegenübergestellt, bei denen während der 4-stündigen Ischämiephase beide Extremitäten in einem 0°C kalten Wasserbad gekühlt wurden. 30 Min. vor Eröffnung der Tourniquets wurden die Extremitäten auf Normtemperaturen aufgewärmt.

---

Mit Unterstützung der Deutschen Forschungsgemeinschaft

Tabelle 1: Der Säurebasenhaushalt im Aortenblut des Hundes nach Wiederdurchblutung ischämisch belasteter Extremitäten unter Kontrollbedingungen (K) sowie nach hypothermer Lagerung. Die mit + gekennzeichneten Mittelwerte sind statistisch signifikant unterschiedlich (t-Test).

| t (min) | | | 0 | +5 | +15 | +30 | +60 | +120 | +300 |
|---|---|---|---|---|---|---|---|---|---|
| $pO_2$ | K | $\bar{x}$ | 135,90 | 138,22 | 139,75 | 137,93 | 138,78 | 130,33 | 135,30 |
| | | ± | 12,86 | 16,54 | 12,60 | 14,74 | 17,42 | 18,17 | 24,47 |
| | n.Hy. | $\bar{x}$ | 120,83 | 133,33 | 124,17• | 122,00• | 128,00 | 117,83 | 116,50 |
| | | ± | 14,54 | 13,50 | 11,16 | 5,48 | 8,65 | 12,45 | 17,54 |
| pH | K | $\bar{x}$ | 7,41 | 7,14 | 7,12 | 7,16 | 7,22 | 7,22 | 7,18 |
| | | ± | 0,03 | 0,06 | 0,05 | 0,05 | 0,06 | 0,08 | 0,01 |
| | n.Hy. | $\bar{x}$ | 7,40 | 7,14 | 7,19• | 7,27• | 7,29 | 7,33• | 7,29 |
| | | ± | 0,06 | 0,05 | 0,06 | 0,07 | 0,07 | 0,05 | 0,08 |
| $pCO_2$ | K | $\bar{x}$ | 35,00 | 61,35 | 51,18 | 45,57 | 42,45 | 43,00 | 38,65 |
| | | ± | 2,03 | 14,46 | 9,28 | 10,24 | 7,99 | 8,49 | 4,31 |
| | n.Hy. | $\bar{x}$ | 30,12 | 40,13• | 36,45• | 33,20• | 32,28• | 31,27• | 30,12 |
| | | ± | 6,09 | 10,98 | 8,81 | 6,81 | 7,04 | 7,95 | 6,04 |
| St.Bic. | K | $\bar{x}$ | 22,43 | 16,63 | 14,55 | 14,57 | 15,18 | 16,10 | 13,70 |
| | | ± | 1,94 | 1,83 | 1,44 | 1,49 | 2,16 | 2,85 | 0,71 |
| | n.Hy. | $\bar{x}$ | 20,37 | 13,35 | 14,42 | 15,78 | 16,00 | 17,00 | 15,60 |
| | | ± | 3,95 | 3,97 | 3,31 | 3,07 | 3,73 | 3,22 | 3,67 |
| B.E. | K | $\bar{x}$ | - 1,37 | - 9,62 | -12,63 | -12,48 | -11,10 | -11,28 | -13,65 |
| | | ± | 1,19 | 2,53 | 1,94 | 2,04 | 2,76 | 3,81 | 0,64 |
| | n.Hy. | $\bar{x}$ | - 4,55 | -13,67 | -12,35 | -10,60 | - 9,20 | - 8,63 | -10,77 |
| | | ± | 5,07 | 5,05 | 4,10 | 4,00 | 2,95 | 4,42 | 4,96 |

Ergebnisse: Innerhalb von 5 Std. nach Eröffnen der Blutsperre starben in der Kontrollgruppe 4 von 7 Tieren im Schock. Die Mehrzahl der registrierten Parameter zeigte unmittelbar nach Wiederfreigabe schwere Veränderungen. Der arterielle Druck sank bereits nach 12 Min. von 97, 7 auf 65, 3 (mm Hg) ab, die Herzfrequenz stieg von 114 auf 185 (1/min). Der HZV-Index stieg im Rahmen der postischämischen Hyperämie von 0, 71 auf 1, 00 und sank danach auf 0, 28 (l/min · 10 kg) ab. Der Schlagvolumen-Index nahm von 6, 7 auf 2, 3 (ml/min · 10 kg) ab. Der periphere Widerstand fiel unmittelbar nach Wiederdurchblutung von 4241 auf 2953 und stieg dann im Rahmen der zunehmenden Schocksymptomatik auf über 6 000 (dyn · sec/$cm^5$) an. Der linksventriculäre Druck fiel kontinuierlich von 77, 3 auf 58, 8 (mm Hg) ab, dp/dt max stieg von 3017 innerhalb von 6 Min. auf 5617 an und sank dann wieder auf 2893 (mm Hg/sec) und dp/dt max : IP stieg kurzfristig von 46, 9 auf 70, 6 und fiel dann auf 35, 6 (1/sec) ab, während t - dp/dt max von 42, 3 kontinuierlich auf 30, 0 (m · sec) sank. Weiterhin wurde eine erhebliche Auswaschacidose von pH-Werten um 7, 12 registriert (Tabelle 1), das Serumkalium

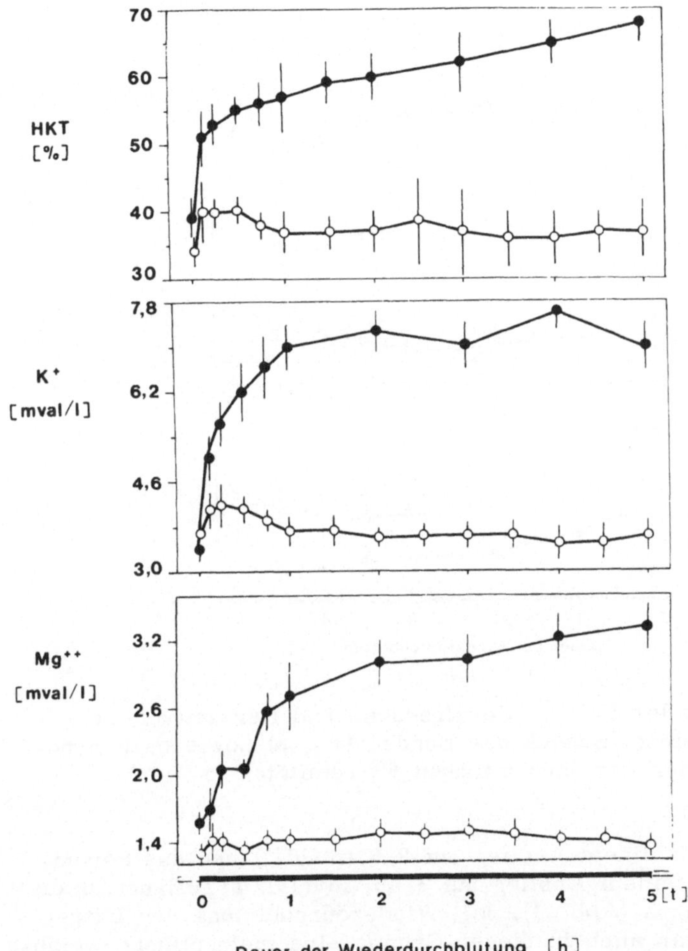


Abb. 1: Hämatokrit, Serumkalium und -Magnesium im Stadium der Wiederdurchblutung nach 4-stündiger bilateraler Extremitätenischämie des Hundes unter Kontrollbedingungen (•——•) sowie nach hypothermer Lagerung der Extremitäten während Ischämie (o——o).

stieg von 3, 5 auf 7, 88 (mval/l) und Serummagnesium von 1, 50 auf 3, 35 (mval/l) an (Abb. 1). Infolge des postischämischen Ödems kam es zu einer Kämokonzentration mit Hämatokritwerten um 70%.

In der prophylaktisch behandelten Gruppe überlebten alle Tiere. Während der Ischämieperiode sank die Temperatur in der Muskulatur der unterkühlten Extremitäten auf 12°C ab. Die postischämischen Ödeme waren hier nur andeutungsweise ausgebildet, dementsprechend stieg der Hämatokrit nicht signifikant an. Das Serum-

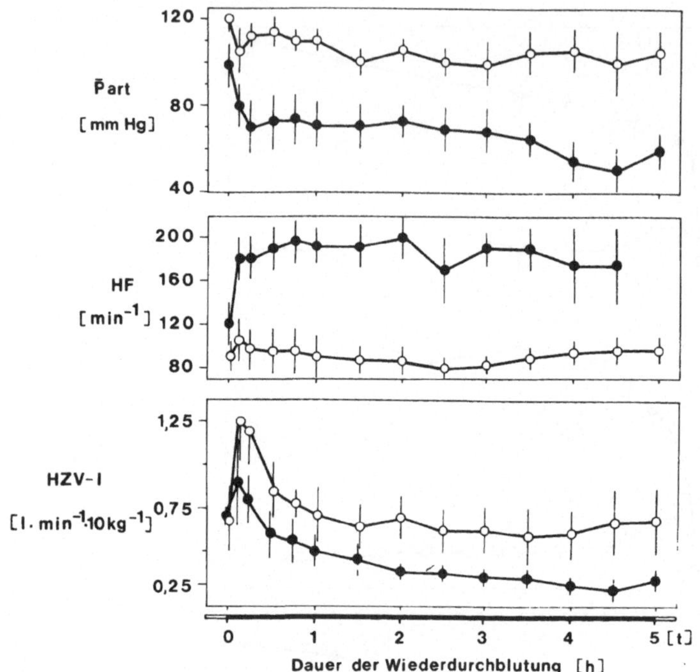


Abb. 2: Arterieller Druck, Herzfrequenz und Herzzeitvolumen-Index im Tourniquet-Schock des Hundes (•——•) sowie nach hypothermer Lagerung der ischämischen Extremitäten (o——o).

kalium blieb mit einem Anstieg auf 3,6 (mval/l) und das Serummagnesium mit einem Anstieg auf 1,45 (mval/l) signifikant unter der Kontrollgruppe (Abb. 1). Mit Wiederdurchblutung der Extremitäten trat zwar auch in dieser Gruppe eine metabolische Acidose auf, jedoch lagen die einzelnen Meßwerte deutlich unter den Kontrollen (Tabelle 1). Arterieller Druck, Herzfrequenz, HZV-Index (Abb. 2) zeigten einen nahezu normalen Verlauf im Gegensatz zu der schweren Schocksymptomatik in der Kontrollgruppe. Ebenso waren die weiteren Parameter zur Beurteilung der Herzleistung und der myokardialen Kontraktilität signifikant günstiger als in der Kontrollgruppe.

Diskussion: Der Verlauf nach temporärer bilateraler Extremitätenischämie beim Hund läßt sich mit den pathophysiologischen Veränderungen vergleichen, wie sie im Tourniquet-Syndrom bei Patienten auftreten. Verschiedene Faktoren, insbesondere die Hyperkaliaemie, die metabolische Acidose und die Hämokonzentration führen zu einer Alteration des spezifischen Erregungsleitungssystems mit Herzstillstand (3). In vorangegangenen Versuchen zur Konservierung langfristig ischämisch belasteter Extremitäten mit Hilfe von hypothermer Lagerung (5) konnte vermittels Bestimmung der energiereichen Phosphate sowie des Gewebe-pH eine erhebliche Reduzierung der anaeroben Stoffwechselabläufe nachgewiesen werden. Besondere Beachtung wurde der raschen Wiederaufwärmung der Extremitäten vor der Rezirkulation geschenkt, um einen akuten Herzstillstand durch kalt zurückfließendes Blut bzw. eine Hypothermie des Gesamtorganismus zu vermeiden. Die vorliegenden Ergebnisse zeigen, daß nach Wiederdurchblutung ischämisch belasteter Extremitäten, welche hypotherm gelagert wurden, der Tourniquet-Schock weitgehend verhindert werden kann. Wenngleich auch in der prophylaktisch behandelten Gruppe eine metabolische Acidose auftrat, kam es nicht zu der therapeutisch kaum beeinflußbaren Elektrolytentgleisung und der Hämokonzentration.

In welcher Form eine Hypothermie akut ischämischer Extremitäten bei Patienten zur Verhütung von lokalen Schäden und zur Prophylaxe des drohenden Tourniquet-Schocks eingesetzt werden kann, bleibt der klinischen Prüfung vorbehalten.

Zusammenfassung: Bei Boxer-Hunden wurde durch Rezirkulation einer 4-stündigen bilateralen Extremitätenischämie ein reproduzierbarer Tourniquet-Schock ausgelöst. Innerhalb von 5 Std. starben 4 von 7 der Tiere. Zum Herzversagen führten Hyperkaliämie, metabolische Acidose sowie Hämokonzentration. Durch hypotherme Lagerung der Extremitäten während der Ischämiephase in einem $0^{o}$ C kalten Wasserbad konnte der Tourniquet-Schock weitgehend vermieden werden.

Summary: The tourniquet-shock in dogs was produced after recirculation of ischemically stressed bilateral hind limbs. 4 of 7 dogs died within 5 hours after release of the tourniquets. The cause of heart failure could be defined by hypercaliaemia, metabolic acidosis and hemoconcentration. The development of tourniquet-shock could be suppressed by hypothermic preservation of the ischemic extremities.

## Literatur

1. Brückner, U.B., H. Hermann, J. Schmier, E. Stenger, H.E. Ulmer: Hämodynamische Veränderungen im Tourniquet-Schock des Hundes. Z. Kreislauff. 60, 740 (1971)

2. Eigler, F.W.: Das Tourniquet-Syndrom - Pathophysiologie und Klinik. In: Neue Aspekte der Trasylol-Therapie, Gewebeischämie und Mikrozirkulation. Hrsg. Breddin, J. Eisenbach, G.L. Haberland, G. Schnells. F.K. Schattauer-Verlag, Stuttgart

3. Stock, W.: Tierexperimentelle Untersuchungen zur Ursache der hohen Letalität nach Wiederherstellung der Durchblutung akut ischämisch geschädigter Extremitäten. Habilitationsschrift, Köln 1974

4. Stock, W., E. Geppert, A. Zehle: Das Tourniquet-Syndrom als bedrohliche Komplikation nach Embolektomie bei Sattelembolie. Thorax-vascul. Chirurgie (im Druck)

5. Biertz, P.: Dissertationsarbeit Köln (in Vorbereitung)

Priv.-Doz. Dr. W. Stock, Chirurgische Universitäts-Klinik, 5000 Köln 41, Joseph-Stelzmann-Str. 9

# 44. Speicherung von Histamin im Blut nach Freisetzung aus Leber und Antrum durch Trypsin: protektiver Mechanismus oder Faktor in der Genese des pankreogenen Schocks?

R. Tauber, D. Maroske , H. Schult, P. Dormann, A. Schmal, G. Häfner und W. Lorenz

Chirurgische Klinik und Abteilung für Experimentelle Chirurgie und Pathologische Biochemie der Universität Marburg/Lahn

Histaminfreisetzung durch Trypsin wird als einer der Faktoren bei der Entwicklung oder Unterhaltung des pankreogenen Schocks angesehen (1, 2). Die Gewebe, in denen Histaminliberierung ausgelöst wird, sind bis heute noch nicht bekannt, ebensowenig die Mechanismen, mit welchen das ins Blut gelangende biogene Amin zur Wirkung kommt.

Methodik: Bei 11 mit 20 - 25 mg Pentobarbital/kg i.v. narkotisierten Bastardhunden (22-34 kg, beiderlei Geschlechts) wurde die Art. femoralis kanüliert und mittels Statham Druckwandler der arterielle Blutdruck gemessen. 30 Minuten nach Narkosebeginn wurde Trypsin (Rindertrypsin von Sigma, 2mal umkristallisiert, salzfrei, 5 mg/kg) in die V. cava inferior injiziert. Unmittelbar davor, sowie 10 Minuten nach Erreichen der maximalen Hypotension wurden aus Magen, Darm, Leber, Pankreas, verschiedenen Muskeln und Haut Gewebe zur Histaminbestimmung entnommen. Außerdem wurde während intraabdomineller Eingriffe bei 33 menschlichen Lebern durch Keilexcisionen Gewebe erhalten, in dem ebenso wie in 41 Hundelebern der Histamingehalt gemessen wurde. Ferner wurde Histamin im venösen Vollblut und Plasma der Hunde bestimmt sowie bei 3 Patienten mit akuter Pankreatitis auch im menschlichen Plasma. Die Histaminbestimmung erfolgte fluorometrisch nach Lorenz et al. (3).

Ergebnisse und Diskussion: Während der Histamingehalt der meisten untersuchten Gewebe nach Trypsininjektion unverändert blieb, fiel er in Leber und Antrum um durchschnittlich 31 und 28% signifikant ab (Tabelle 1). Somit erfolgte die Histaminfreisetzung durch Trypsin in erster Linie aus der Leber und in geringerem Maß auch aus dem Magenantrum, während am Pankreas keine Abnahme des Histamingehalts beobachtet wurde.

Da der Histamingehalt von Keilexcisionen der menschlichen Leber mit 3,9 ± 2,6 µg/g ($\bar{x}$ ± S.D., n=33) im Gegensatz zu dem der Hundeleber mit 52 ± 24 µg/g (n=41) relativ gering war, erschien die Bedeutung der Histaminfreisetzung durch Trypsin aus diesem Organ zunächst als gering. Doch fand sich bei 3 Fällen ein Histamingehalt von mehr als 6 µg/g (Maximum 16 µg/g). Kommt es zur Histaminfreisetzung aus einer ca. 1,5 kg schweren Leber mit ei-

Tabelle 1: Histamingehalt verschiedener Gewebe des Hundes vor und 10 Minuten nach intravenöser Injektion von Trypsin.

Mittelwerte ± S.D. aus 11 Versuchen, Trypsin Sigma aus Rinderpankreas (5 mg/kg) wurde in die V. cava inferior injiziert. Histamin ist als Dihydrochlorid angegeben. Signifikanz im Student - t - Test für gepaarte Daten. x $p < 0.025$; xx $p < 0.005$.

| Gewebe | Histamingehalt ( µg/g) Frischgewicht vor Injektion | nach Injektion | Differenz in ± % |
|---|---|---|---|
| Ileum | 51, 3 ± 12, 4 | 55, 2 ± 13, 5 | + 8 |
| Magen, Fundus | 66, 5 ± 26, 1 | 65, 8 ± 19, 1 | - |
| Corpus | 67, 4 ± 21, 2 | 60, 0 ± 8, 1 | -11 |
| Antrum | 52, 3 ± 25, 3 | 37, 5 ± 12, 8[x] | -28 |
| Leber | 63, 0 ± 26, 7 | 43, 7 ± 24, 8[xx] | -31 |
| Pankreas | 3, 6 ± 1, 3 | 3, 8 ± 1, 0 | +6 |
| Zwerchfell | 7, 5 ± 2, 8 | 6, 0 ± 2, 6 | -20 |
| M. rectus abdominis | 2, 1 ± 0, 7 | 2, 0 ± 1, 0 | -5 |
| M. adductor femoris | 2, 4 ± 1, 2 | 2, 9 ± 2, 0 | +21 |
| M. glutaeus maximus | 2, 1 ± 0, 8 | 2, 3 ± 1, 8 | + 10 |
| Haut | 7, 4 ± 4, 0 | 8, 5 ± 3, 5 | + 15 |

nem derart hohen Histamingehalt, so wäre mit einer Histaminmenge von mehreren mg zu rechnen, die ohne Zweifel pathophysiologisch wirksam wäre. Tatsächlich fanden wir bei drei Patienten, die an einer akuten Pankreatitis erkrankt waren, erhöhte Plasmahistaminspiegel von 2 - 3 ng Histamin (Base)/ml.

Das freigesetzte Histamin wurde aber nach Trypsininjektion auf eine besondere Weise vom Organismus verarbeitet. Wurde exogenes Histamin (10 ug/kg i.v.) in die V. cava inferior injiziert, so kam es zu einem Verhältnis zwischen Plasma- und Vollbluthistaminspiegel von 1 : 3. Nach Trypsininjektion betrug dieses Verhältnis Plasma/Vollblut aber 1: 30, was einer erheblichen Aufnahme des Amins in korpuskuläre Blutelemente entspricht.

Die Histaminaufnahme im Vollblut erfolgt nach Lindell und Viske (4) beim Hund in die Erythrocyten. Die Aufnahme wird wahrscheinlich selektiv durch Trypsin gefördert, da andere Histaminliberatoren wie z.B. Haemaccel (5) zu einem Verhältnis zwischen Plasma und Vollblut von nicht mehr als 1 : 5 führen. Da nur freies Histamin im Plasma pharmakologisch aktiv ist, bedeutet die Histaminspeicherung in Erythrocyten eine teilweise Inaktivierung des freigesetzten Histamins und würde den Erythrocyten eine Entgiftungsfunktion zuerkennen. Andererseits ist es nicht ausgeschlossen, daß Histamin in den Erythrocyten transportiert und erst beim Durchtritt durch die Kapillaren freigegeben wird. In diesem Falle wäre Histamin zunächst vor enzymatischer Inaktivierung geschützt und könnte voll auf die Mikrozirkulation wirken. Antihistaminika können nur wenig helfen, da die lokale Histaminkonzentration dann außerordentlich hoch wäre.

Die Ergebnisse dieser Untersuchungsreihe weisen auf eine wesentlich komplexere Wirkung von Trypsin im Kreislauf hin, die sich nicht nur auf die Freisetzung vasoaktiver Substanzen erstreckt, sondern auch noch auf das weitere Schicksal dieser Stoffe im Organismus.

Zusammenfassung: Durch Trypsin wird Histamin beim Hund vor allem aus der Leber und aus Magenantrum freigesetzt. Der Histamingehalt der menschlichen Leber erwies sich als hoch genug, um bei Histaminliberierung zum Eintritt von mg-Mengen des Amins in den Kreislauf zu führen. Im Blut wurde Histamin rasch in corpuskuläre Elemente aufgenommen. Es ist nicht geklärt, ob dies zu einer Entgiftung oder zu einer stärkeren Wirkung von Histamin in der Mikrozirkulation führt.

Summary: In dogs histamine was predominantly released from liver and antrum by intravenous injection of trypsin. The histamine content of the human liver was found to be high enough to allow the invasion of mg amounts of histamine into the circulation after histamine release. In blood histamine was rapidly taken up by corpuscular elements. At present it cannot be decided whether this mechanism leads to detoxification or to a more powerful action of histamine in the microcirculation.

## Literatur

1. Amundsen, E., Ofstad, E., Hagen, P.-O.: Scand. J. Gastroenterol. 3, 659 (1968)

2. Tauber, R., Lorenz, W., Schmal, A., Dormann, P., Mann, G., Uhlig, R., Maroske, D.: Langenbecks Arch. Chir. Suppl. Chir. Forum 1974, S. 135

3. Lorenz, W., Bennesch, L., Barth, H. , Matejka, E., Meyer, R., Kusche, J., Hutzel, M., Werle, E.: Anal. Chem. 252, 94 (1970)

4. Lindell, S.-E., Viske, R.: Brit.J.Pharmacol. 17 , 131 (1961)

5. Lorenz, W., Thermann, M., Messmer, K., Schmal, A., Dormann, P., Kusche, J., Barth, H., Tauber, R., Hutzel, M., Mann, G., Uhlig, R.: Agents Actions 4 (1974) in Druck

Dr. R. Tauber, Chirurgische Universitätsklinik
355 Marburg/Lahn, Robert-Koch-Str. 8

# 45. Wirkung von Glukagon auf Kohlenhydratstoffwechselveränderungen im experimentellen hämorrhagischen Schock

M.A.J. Weber, H.E. Köhnlein

Klinik für Hand-, Plastische und Wiederherstellungschirurgie der Medizinischen Hochschule Hannover (Direktor: Prof. Dr. E. Köhnlein)

Fragestellung: Nachdem man die Bedeutung von Gerinnungsveränderungen für die verschiedenen Schockformen differenzieren mußte, ergaben sich besonders für den hämorrhagischen Schock Organ- und Stoffwechselstörungen als wesentliche Faktoren einer Irreversibilitätsentwicklung. Streßreaktion und Hypoxie führen in der frühen Phase zu einem "Diabetes". Im weiteren Verlauf bedingt die anärobe Glykolyse eine ungenügende Energiegewinnung bei erhöhtem Bedarf mit Erschöpfung der Reserven und eine deletäre metabolische Azidose durch Laktat mit eingeschränkter Leber- und Herzfunktion. Man fand ein reziprokes Verhältnis zwischen der Höhe des Blutzuckers und der Empfindlichkeit gegenüber einem Schock. In der Arbeit wird versucht, die Veränderungen durch Glukagon zu beeinflussen, da es spezifisch die Leberdurchblutung steigert und neben Glykogenolyse und Glukoneogenese die Laktatextraktion verstärkt. Ebenso interessiert das Ausmaß der positiven inotropen und chronotropen Wirkung in der Hypovolämie.

Methodik: Bei 44 ca. 3000 g schweren Kaninchen wurde in Nembutalnarkose eine Femoral-Vene und Arterie kanüliert. In 10 Minuten wurde durch Entbluten der arterielle Mitteldruck von ca. 100 auf 40 mm Hg gesenkt. In Gruppe I wurde nach 90 Minuten Hypotension das Entzugsvolumen reinfundiert, Gruppe II beließen wir bei einem Gesamtblutverlust von ca. 2% des Körpergewichts. Je 7 Tiere der Gruppe I und II erhielten 70/1000 mg pro kg KG Glukagon zentralvenös nach 60 Minuten Hypotension und 7 Tiere der Gruppe II 3 weitere Glukagongaben im stündlichen Abstand. Die zentralvenösen Konzentrationen von Blutzucker, Laktat und Pyruvat wurden im Verlauf bestimmt.

Meßdaten: Über den gesamten Versuchszeitraum registrierte ein Rikadenkischreiber den arteriellen Blutdruck. Während der Entblutungsphase wurde das Entzugsvolumen fortlaufend abgemessen und notiert. Proben zur Blutzuckerbestimmung entnahmen wir vor der Narkose, vor Hypotensionsbeginn, während der ersten zwei Stunden in dreißigminütigem Abstand, dann alle sechzig Minuten. Laktat und Pyruvat bestimmten wir vor Schockbeginn, nach 90 Minuten Hypotension und nach vier Stunden. Die Größe der erforderlichen Blutmenge zur Bestimmung dieser beiden Größen erlaubte keine häufigeren Analysen. Die Gesamtmenge der für die Meßdaten entnommenen Blutproben betrug pro Tier 16 ml. Sie wurde in keiner Gruppe ersetzt.

Die Bestimmung des Blutzuckers, des Laktats und des Pyruvats erfolgte mit Testsubstanzen der Fa. Boehringer. Die Extinktion der Proben maßen wir in einem Eppendorf-Photometer. Die statistische Auswertung erfolgte mit Hilfe eines Digital-Computerprogramms (Diehl-Kombitron) und dem Student-t-Test.

Ergebnisse: Blutdruck und Stoffwechsel im Schock. Die fraktionierte Blutentnahme führte zu einer Senkung des Blutdrucks vom Ausgangswert (im Mittel 100 mm Hg) auf 40 mm Hg. Hierbei zeigte sich auf dem Registrierstreifen ein Anstieg der Herzfrequenz und ein Abfall der Blutdruckamplitude. Die Kompensationsmechanismen der Tiere machten in der frühen oligämischen Phase einen weiteren Volumenentzug notwendig, so daß sich gegen Ende dieser Phase ein maximales Gesamtentzugsvolumen von 2 - 3% des Körpergewichts,im Mittel ca. 8o ml ergab.

Die Reinfusion der entnommenen Blutmenge nach 1,5 Stunden in den Tieren der Gruppe I führte zu einem prompten Blutdruckanstieg, jedoch wurde in keinem Fall der Ausgangswert wieder erreicht. Mit Transfusionsende fiel er langsam wieder ab und stabilisierte sich bei den länger Überlebenden auf einem subnormalen Niveau. Von den in Gruppe II nicht aufgefüllten Tieren stabilisierten die Frühverstorbenen ihren Blutdruck bei 40 - 35 mm Hg, die übrigen kompensierten teilweise auf Werte gering über 50 mm Hg.

In Gruppe I und II fand sich eine signifikant höhere Blutzuckerreaktion der länger überlebenden Tiere gegenüber den Frühverstorbenen. Während die Zentralisation des Kreislaufs nach ca. 80 Minuten ermüdet, findet die Blutzuckerreaktion nach ca. 2 Stunden ihren Höhepunkt. Ein-oder mehrmalige Applikation von Glukagon führte zu keiner statistisch sicherbaren Änderung der Blutzucker-, Laktat- und Pyruvatwerte gegenüber den Kontrollen. Trotz Hypovolämie zeigte sich in 20 der 22 behandelten Tiere nach Glukagon bei Frequenzsteigerung ohne Arrhythmien für 10 Minuten eine Blutdruckerhöhung um 20 mm Hg jedoch mit abnehmender Tendenz im Schockverlauf.

Schlußfolgerung: Die Schockresistenz bei hoher Blutzuckerreaktion kann Zeichen einer intakten Leberfunktion, einer Energiebereitstellung, einer Hemmung der Lipolyse oder einer Wirkung durch Hyperosmolarität sein. Die enorm hohe Laktatazidose in der Versuchsanordnung behindert die Wirkung des Glukagons auf die Leberenzyme und den Herzmuskel. Jedoch kann auch die hohe Glukoseaufnahme der Peripherie eine Wirkung unsichtbar machen.
Es bedarf also noch weiterer Untersuchungen, um die Zusammenhänge zwischen hohem Blutglukosegehalt und langer Überlebenszeit

zu klären. Sicher muß man aber schon jetzt die Erfüllung des erhöhten Energiebedarfs im Schock mittels Glukose befürworten. Zu testen wäre auch noch die Leber- und Stoffwechselwirkung des Glukagons im Schock. Dies besonders, da mit Glukagon (möglichst per Infusomat gegeben) eine positiv inotrope Substanz vorliegt, die einmal in der Hypovolämie noch wirkt und aufgrund ihrer Eigenschaften keine Arrhythmien hervorruft und somit für die Therapie der Kontraktilitätsstörungen des Herzens im Schock herangezogen werden kann. Dies zeigen auch unsere Ergebnisse.

So ergeben sich mehrere Ansatzpunkte, daß Glukagon bei adaequater Therapie zusätzliche therapeutische Vorteile in der Schockbehandlung bietet.

Summary: The behaviour of venous blood glucose, lactate and pyruvate concentration was tested in experimental shock, caused by bleeding in rabbits. The animals of one group were retransfused after 1.5 hours hypotension of 40 mm Hg. The animals of another group were left with a total blood removal of 2% body weight.
We found a significantly higher blood sugar reaction in the longer surviving animals of the group in comparison to the ones, which died early.
A single or repeated intravenous application of 70/1000 mg glucagon was not followed by a statistically visible change of blood sugar-, lactate- and pyruvate values in shock versus the control group.
In spite of pronounced hypovolemia 20 of 22 animals, treated with glucagon, showed an increase of blood pressure by 20 mm Hg and of cardial frequency, especially after the first injection over a period of 10 minutes with decreasing tendency in the further course of shock.

Literatur

1. Bergentz, S.E.: Hidden acidosis in experimental shock. Ann. Surg. 169, 227 (1969)
2. Bower, M.G. et al.: Hemodynamic effects of glucagon. Following hemorrhagic and endotoxic shock in the dog. Arch. Surg. Vol. 101 p. 411, Sept. 1970
3. Exton, J.H. et al.: Mechanism of Glukagon Action on Gluconeogenesis. Hoppe Seylers Zeitschrift f. Physiolog. Chem. 351, 289 (1970)
4. Halmagyi, D.F.J. et al.: Blood Glucose and Serum Insulin in Reversible and Irreversible Posthemorrhagic Shock. The Journal of Trauma 66, Vol 6, No. 5, p. 623
5. Stanley, S., J.R. Bergen, Th. B. van Itallie: The Glucagon Problem. N.Y. State J. Med. Vol. 61, No. 5, p. 779 (1961)

Dr. M.A.J. Weber, Klinik für Hand-, Plastische und Wiederherstellungschirurgie der Medizinischen Hochschule 3000 Hannover, Karl-Wiechert-Allee 9

# 46. Histologische und biochemische Veränderungen der Lunge in Abhängigkeit von der Überlebenszeit nach einer Oberschenkelfraktur beim Hund

J.H. Schäfer, Ch. Mittermayer, K. Ebmeier, Ch. Scheele und K. Spänle

Chirurgische Universitätsklinik Freiburg/Br. (Direktor: Prof. Dr. M. Schwaiger)

Die Pathogenese der Fettembolie ist nach wie vor unklar und umstritten. In unseren tierexperimentellen Untersuchungen sollten folgende Fragen geklärt werden:

1. Ist die histologisch und biochemisch nachweisbare Fettmenge in der Lunge abhängig von der Zeit, die zwischen dem Setzen der Fraktur und der Untersuchung liegt?

2. Welche Veränderungen des Lungenparenchyms und des Lungeninterstitiums treten nach einer Fettembolie auf?

Methode: Als Versuchstiere dienten Bastardhunde. Es wurden drei Versuchsgruppen und eine Kontrollgruppe gebildet. Die Tiere der Versuchsgruppe 1 wurden 168 Stunden nach Setzen der Oberschenkelfraktur getötet, die der Versuchsgruppe 2 nach spätestens 165 Minuten. Bei allen Tieren wurde Lungengewebe zur quantitativen histologischen Untersuchung entnommen, wobei zur Auswertung pro 100 $mm^2$ Lungengewebe folgende Kriterien herangezogen wurden: Kapilläres Fett, arterielles Fett, Lipämie, perivasculäres Oedem, Erythrocytenaggregate, Thromben, fettbeladene Makrophagen. Gleichzeitig wurden aus den Lungen beider Versuchsgruppen die Gesamtlipide, die Phospholipide, die freien Fettsäuren, das Cholesterin, die Triglyceride und die Cholesterinester bestimmt. Bei der Kontrollgruppe wurden alle Untersuchungen analog durchgeführt, natürlich ohne Setzen einer Fraktur. Bei der Versuchsgruppe 3 wurden Lungenbiopsien durch Thorakotomien vor Setzen der Fraktur, 30 Minuten danach und in weiteren 24-stündigem Abstand bis 96 Stunden nach Frakturierung entnommen. Die Lungenbiopsien wurden morphometrisch anhand von elektronenmikroskopischen Aufnahmen ausgewertet. Die Kontrollgruppe wurde ohne Frakturierung analog behandelt.

Ergebnisse: Bei allen Tieren mit einer Oberschenkelfraktur konnte histologisch eine Fettembolie der Lunge nachgewiesen werden. Zwischen der Versuchsgruppe 1 (Überlebenszeit 168 Stunden) und der Versuchsgruppe 2 (Überlebenszeit 165 Minuten) läßt sich bei der quantitativen histologischen Auswertung ein deutlicher Unterschied

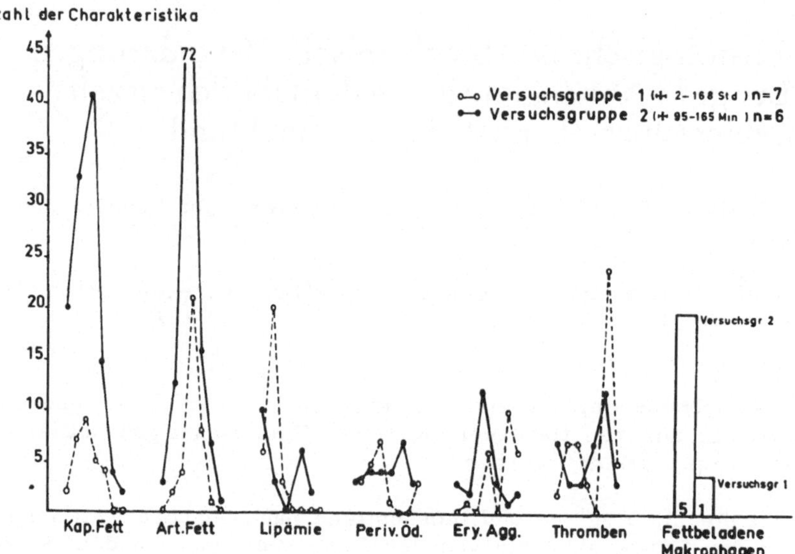


Abb. 1: Quantitative histologische Untersuchung der Lunge bei Fettembolie pro 100 $mm^2$ Lungengewebe. Auf der Abszisse sind die einzelnen Untersuchungsmerkmale eingetragen, auf der Ordinate die Anzahl der jeweiligen Treffer dieser Merkmale.

feststellen. Bei der Versuchsgruppe 2 findet sich signifikant mehr Fett in den Lungenkapillaren, als bei der Versuchsgruppe 1 ($p < 0,01$). Im arteriellen Bereich kann ebenfalls mehr Fett nachgewiesen werden, jedoch läßt sich dieser Unterschied statistisch nicht sichern.
In beiden Versuchsgruppen finden sich neben einer deutlichen Lipämie und perivasculären Oedemen Erythrocytenaggregate und Gefäßthromben ohne signifikanten Unterschied. Die Auswertung der fettbeladenen Makrophagen zeigt, daß von 6 Versuchstieren bei 5 fettbeladene Makrophagen nachweisbar sind, während in der Versuchsgruppe 1 nur noch bei einem Tier Makrophagen nachweisbar sind (Abb. 1)

Die biochemische Lipidbestimmung in der Lunge ergibt folgende Befunde: Die Gesamtlipide und alle Fraktionen mit Ausnahme der Phospholipidfraktion der Versuchsgruppe 1 sind bei beiden Versuchsgruppen gegenüber der Kontrollgruppe signifikant erhöht. Beim Vergleich der Versuchsgruppe 1 und 2 finden sich bei der Versuchsgruppe 2 signifikant mehr Gesamtlipide und Phospholipide, als bei der Versuchsgruppe 1 (Abb. 2). Diese Befunde bestätigen die histologische Untersuchung, nämlich daß die Menge des Fettes in der Lunge abhängig ist von der Zeit, die zwischen

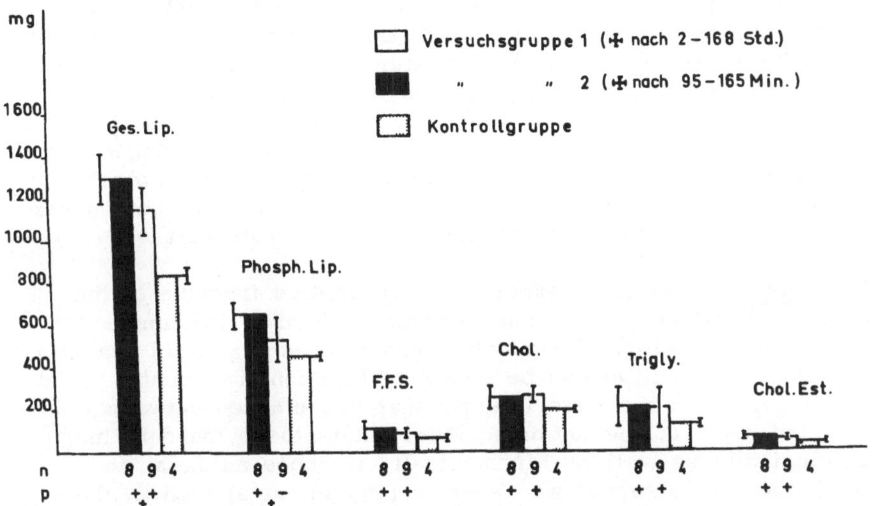


Abb. 2: Qualitative und quantitative Lipidbestimmung aus der Lunge bei Fettembolie. Die + auf der Abszisse bezeichnen die statistische Signifikanz in der oberen Reihe zwischen den beiden Versuchsgruppen und der Kontrollgruppe. In der unteren Reihe zwischen den beiden Versuchsgruppen untereinander (+ signifikant , - nicht signifikant).

der Frakturierung und der Untersuchung liegt. Je kürzer die Zeit ist, die zwischen der Fraktursetzung und der Untersuchung liegt, desto mehr Fett ist in der Lunge zu finden.

Bei der lichtmikroskopischen histologischen Auswertung der Lunge bei der Versuchsgruppe 3 ergaben sich die stärksten Veränderungen 72 Stunden nach Setzen der Fraktur. Es wurde deshalb dieser Zeitpunkt für die elektronenmikroskopische morphometrische Auswertung gewählt. Die morphometrische Analyse des Lungengewebes der Fettembolietiere ergab im Vergleich zu den Kontrolltieren folgende Befunde:

1. Der Volumenanteil des Parenchyms am Gesamtvolumen des Lungengewebes zeigte bei den Frakturtieren eine geringe Abnahme ohne statistisch signifikanten Unterschied.
2. Der Volumenanteil des Interstitiums nimmt um 60% zu. Diese Zunahme ist statistisch signifikant ( $2\,p < 0{,}005$).
3. Beim Vergleich der Volumendichte des Interstitiums mit der Volumendichte des Parenchyms findet sich eine Zunahme von 200% ($2\,p < 0{,}001$).

Zusammenfassung: Bei einer experimentell erzeugten Oberschenkelfraktur beim Hund läßt sich immer eine Fettembolie der Lunge nachweisen. Die quantitative histologische Auswertung und die biochemische Lipidanalyse zeigen eine klare Abhängigkeit zwischen der Menge des Fettes in der Lunge und der Länge der Zeit, die zwischen Setzen der Fraktur und dem Tod des Tieres vergangen ist. Es findet sich sowohl histologisch als auch biochemisch mehr Fett in der Lunge bei denjenigen Tieren, bei denen der Zeitraum kürzer war (165 Minuten), als bei denjenigen, die länger lebten (168 Stunden). Die elektronenmikroskopische morphometrische Untersuchung ergab 72 Stunden nach Setzen der Fraktur eine starke Volumenzunahme des Interstitiums.

Summary: Following an experimentally applied fracture of the upper limb fat embolism can be demonstrated in the lungs. By quantitative histological evaluation and biochemical lipid analysis a definite correlation can be observed between the amount of fat in the lungs and the time interval that had elapsed between fracture and death of the animals. More fat is to be found in lungs histologically as well as biochemically in those animals, in which the time interval was shorter (165 minutes) than in those which survived for a longer period of time (168 hours). The electronmicroscopic morphometric examination turned out an increased volume of the interstitium 72 hours after the fracture.

Dr. J.H. Schäfer, Chirurgische Universitätsklinik
78oo Freiburg/Br., Hugstetter Str.

# *Onkologie*

## 47. The Clinical Effects of Whole Body Hyperthermia in Advanced Malignant Disease

C.M. Ludgate, J.M. Galt, R.T. Pettigrew and A.N. Smith

Department of Anaesthesia and Department of Clinical Surgery, Western General Hospital and University of Edinburgh

Some tumours can be selectively destroyed by heat. Initial animal and in vitro studies have been extended to human treatment, either taking the form of isolated limb perfusions for localised disease or whole body hyperthermia for disseminated disease. Fifty one patients in the terminal stages of advanced malignant disease have been treated by raising the body core temperature to 41.8°C for approximately 4 hours. In 13 cases the effect of a combination of cytotoxic drugs with hyperthermia was assessed.

The method (Pettigrew et al. 1974) involves the transfer of heat energy from a thermal reservoir of molton wax at 50°C in which the patient is immersed. Ventilating gases are heated by passage through a heat exchanger. The normal physiological process of heat loss is reversed and the body core temperature rises through 5°C over approximately one hour. Constant temperature is then maintained by varying the area of skin exposed for the evaporation of sweat.

Heart rate rises linearly with temperature to a stable maximum, and fluid losses averaging 550 mls. per hour are adequately replaced.

A favourable response to treatment was considered if the subjective findings of pain relief, increased mobility and weight gain were present along with an objective finding, which might be pathological evidence of necrosis on serial biopsy specimens, x-ray changes or decrease in size on serial measurement. Using these criteria, sarcomas (4 out of 8) and tumours of gastro-intestinal origin (5 out of 7) were the most sensitive. Melanoma and lung tumours occupied an intermediate group and there was no response in the genito-urinary tumours treated. In the group combined with chemotherapy there was an increased response rate in gastro-intestinal tumours (5 out of 6).

Considering that patients have been maintained in an unconscious state at temperatures over 41°C for approximately 1,ooo hours, complications of a major nature have been few.

In 1966 when the present method was not in use, one patient died from a ventricular fibrillation, when her temperature reached 43°C due to thermometer failure. This has been the only fatality due to the induced state of hyperthermia. Four adults have died within 48 hours of treatment. In three there was evidence of disseminated intravascular coagulation with necropsy evidence of massive tumour breakdown. This indicates the need for fractionating treatment in the presence of widespread sensitive tumour.

This series shows the results of palliative treatment in a group of terminally ill patients and was necessary before a controlled trial could be initiated in a sensitive tumour.

C.M. Ludgate, M.B., Ch. B., Department of Anaesthesia, Western General Hospital, Edinburgh EH 4 2 XU, Crewe Road, Grossbritannien

# 48. Surgical Treatment of Sipple's Syndrome

St. Tibblin, St. Ingemansson, M. T. Berg

Chirurgische und Medizinische Universitätskliniken Lund / Schweden

Sipples Syndrom ist eine multiple Endocrinopathie. Es wird durch medulläres Thyreoideakarzinom und bilaterales Phaeochromocytom charakterisiert.

Das Syndrom hat einen ganz bestimmten familiären Ursprung. In gewissen Familien liegt auch eine erhöhte Frequenz von Hyperparathyreoidismus vor. Die Tumoren entwickeln sich aus Zellen mit gemeinsamem embryonalem Ursprung, d. h. Zellen aus der Crista neuralis.

Die Eigenschaft dieser Tumoren Hormone zu bilden und zu sezernieren, gibt uns die Möglichkeit die Diagnose mit radioimmunologischen Methoden zu stellen. Die medullären Thyreoideakarzinome produzieren Calcitonin, das mit radioimmunologischen Methoden festgestellt werden kann. Die Freisetzung von Katecholaminen wird durch direkte Blutanalyse bestimmt oder durch Feststellung der Harnausscheidung von Metaboliten. Durch Provokation der Calcitoninsekretion kann man geringe Tumormassen oder C-Zellenhyperplasie auch bei asymptomatischen Mitgliedern der Familie mit Sipple's Syndrom feststellen. Die verschiedenen Provokationsmethoden geben uns auch die Möglichkeit, die Radikalität der Thyreoideaeingriffe zu beurteilen.

Die klinische Erfahrung stützt sich auf ein Material von 16 Patienten, die aus 3 verschiedenen Familien stammen. Bei allen Patienten war ein medulläres Thyreoideakarzinom vorhanden. 13 der Patienten hatten auch Phaeochromocytom. In den 3 Familien findet man eine erhöhte Frequenz der Todesfälle infolge Kardiovaskulär - oder Thyreoideakrankheiten. Bei 2 Patienten liegt eine Koexistenz von Hyperparathyreoidismus vor. Die Patienten waren 1965 - 1974 diagnostiziert und behandelt worden.

3 Patienten waren asymptomatische Mitglieder der Familien. In diesen 3 Fällen war die Krankheit auf die Thyreoidea beschränkt. Diese Patienten wurden, als man die Familien mit verschiedenen Screeningmethoden untersuchte, entdeckt. Sie waren alle jünger als 25 Jahre. Sie waren ausschließlich wegen einer erhöhten Calcitoninsekretion unter Kalziumbelastung ausgewählt.

Die Calcitoninsekretion läßt sich durch eine Kalziumbelastung provozieren. Während 4 Stunden werden 15 mg Kalziumglukonat pro kg Körpergewicht in einer Invertoselösung infundiert. Eine Blutanalyse der Calcitoninsekretion wird zweimal pro Stunde bestimmt.

Die chirurgische Behandlung von Patienten mit komplettem Sipple`s Syndrom umfaßt ein Zweisitzungsverfahren. In der ersten Sitzung wird eine bilaterale Adrenalektomie und in der zweiten Sitzung nach 6 Wochen wird eine totale Thyreoidektomie ausgeführt. Bei allen Patienten liegt eine bilaterale Beteiligung der Nebennieren vor. In den späteren Serien haben wir bilaterale Adrenalektomie als erste Operation ausgeführt und auch , wenn im präoperativen Angiogramm ein Tumorbefall sich nur auf einer Seite zeigte. Es war in 2 Fällen auch präoperativ nicht möglich einen Tumor in der anderen Seite festzustellen. Trotzdem war auch auf dieser Seite eine Adrenalektomie ausgeführt und bei der mikroskopischen Untersuchung war es möglich, Tumorveränderungen festzustellen. Die Adrenalektomie sollte als erste Sitzung geplant werden, da das Risiko für eine massive Katecholaminfreisetzung während der Operation überhängend ist. Dieses Risiko wird durch Vorbehandlung mit alpha- und beta-receptorglockierenden Substanzen reduziert. Die späteren Fälle dieser Serie haben alle 10 Tage vor der Behandlung mit Phenoxybenzamin und Propranolol erhalten. Auch diagnostische Methoden wie angiographische Untersuchungen der Nebennieren können eine Freisetzung von Katecholaminen provozieren, darum müssen diese Patienten mit alpha- und betareceptorenblockierenden Substanzen vor der diagnostischen Untersuchung behandelt sein.

Das medulläre Thyreoideakarzinom hat regelmäßig eine multifokale Lokalisation. Die Ursprungszellen dieser Tumoren, die C-Zellen konzentrieren sich auf den medialen Teil der Thyreoideadrüse. Der chirurgische Eingriff muß das ganze Thyreoideagewebe umfassen. Ein gleichzeitiges Vorkommen von Parathyreoideaerkrankungen macht ein Freilegen und eine Inspektion, eventuell mit Biopsie sämtlicher Parathyreoideadrüsen notwendig. Das medulläre Thyreoideakarzinom breitet sich über die regionalen Lymphbahnen aus. Lymphknoten mit makroskopischem Metastasenengagement werden entfernt und suspekte Lymphdrüsen werden einer präoperativen mikroskopischen Untersuchung unterzogen.

Das Resultat einer Thyreoideaoperation wird postoperativ mit Kalziuminfusionstest beurteilt. Bei 6 Patienten wurde der Kalziuminfusionstest sowohl prä- wie postoperativ ausgeführt (Abb. 1). Die basale Serumkonzentration von Calcitonin (S-Ct) war präoperativ bei allen Patienten erhöht und nach der Operation entstand eine Normalisierung. Beim sechsten Patienten war S-Ct reduziert, aber nach 2 Jahren war die Basalkonzentration wieder erhöht. Dieser Patient hatte auch einen erhöhten Responz auf die Kalziuminfusion, die nach der Operation reduziert, aber nicht normalisiert

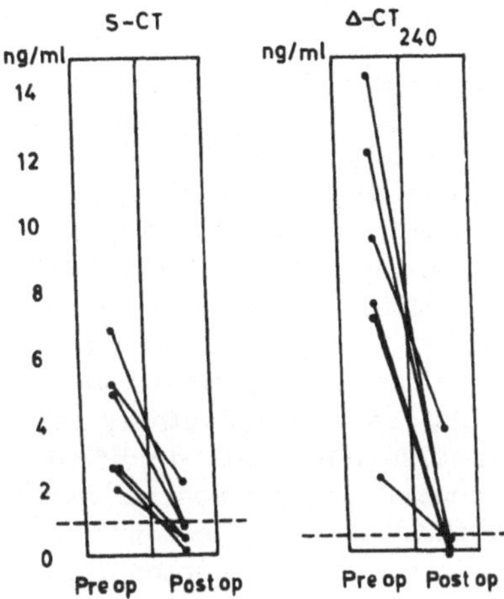


Abb. 1: Postoperative Veränderungen in der basalen Serumcalcitoninkonzentration (S - Ct) und in der Calcitoninresponse( Δ - Ct) zu einer 240-minütigen Kalziuminfusion.

war. Die anderen 5 Patienten zeigten auch während einer Kalziuminfusion einen normalen Response. Der Patient mit einer bestehenden Hyperkalzitoninämie postoperativ war 59 Jahre alt, als er operiert wurde. Er hat jetzt keine morphologischen Zeichen eines Tumorrecidivs. Ein selektives Angiogramm der Halsarterien hat kein Tumorrecidiv gezeigt. S-Ct während einer Katheterisierung mediastinaler Venen hat keine definitive Seite der Tumoren angedeutet.

Durch S-Ct Bestimmungen ist es möglich, asymptomatische Mitglieder der Sipple-Familien zu entdecken. Die Entfernung der Thyreoideadrüse in frühem Stadium ermöglicht eine kurative Behandlung. Die Calcitoninanalysen geben uns auch die Möglichkeit, die Radikalität der Operation zu kontrollieren und auch Recidive früh zu diagnostizieren und zu behandeln.

Zusammenfassung: Sipple`s Syndrom (bilaterales Phaeochromocytom und medulläres Thyreoideakarzinom) ist eine multiple Endokrinopathie, die familiär vorkommt. Das medulläre Thyreoideakarzinom entwickelt sich aus C-Zellen, die Calcitonin produzieren. Mit radioimmunologischer Analyse von Serumkalcitonin werden asymptomatische Mitglieder der Sipple-Familien früh entdeckt. Die Patienten werden in 2 Sitzungen operiert, in der ersten Adrenalektomie und in der zweiten eine totale Thyreoidektomie mit modifizierter Ausräumung der regionalen Lymphdrüsen. Wegen der Gefahr einer massiven Katecholaminfreisetzung müssen die Patienten vor den angiographischen Untersuchungen und vor der Nebennierenoperation mit alpha- und betareceptorblockierenden Substanzen vorbehandelt werden.

Schlüsselwörter: Sipple`s Syndrom - Calcitonin - Kalziuminfusionstest - chirurg. Behandlung

Summary: Sipple`s syndrome (bilateral phaeochromocytoma and medullary thyroid carcinoma) is a multiple endocrinopathy with a familial occurence. The medullary thyroid carcinoma develops from the intrathyroidal C-cells. Radioimmunological analysis of serum calcitonin, basally or after calcium infusion, discloses the tumor also in asymptomatic members of the families. The patients are treated in two sessions In the first a bilateral adrenalectomy is performed and in the second a total thyreoidectomy with modified neck dissection. Major preoperative diagnostic procedures as angiograms and phlebograms as well as the bilateral adrenalectomy must be preceded by pre-treatment with alpha- and beta- receptorblokking substances.

Med dr Dozent Sten Tibblin, Chirurgische
Universitätsklinik Malmö/Schweden

# 49. Die Calcitonin-Bestimmung als Möglichkeit zur Beurteilung des Operationserfolges beim medullären Schilddrüsencarcinom (C-Zellcarcinom)

J. Horn, B. Pfarr und R. Ziegler

Abteilung für Allgemeine Chirurgie des Departments für Chirurgie (Leiter: Prof. Dr. Ch. Herfarth) und Abteilung für Innere Medizin, Endokrinologie und Stoffwechsel des Departments für Innere Medizin (Leiter: Prof. Dr. E.F. Pfeiffer) der Universität Ulm.

Es ist von großer klinischer Bedeutung, Tumoren, bzw. ihre Metastasen auch dann erkennen zu können, wenn sie keinerlei symptomatische Veränderungen verursachen, also klinisch stumm bleiben. Der beim medullären Schilddrüsenkarzinom erhöhte Calcitoninspiegel bewirkt im Organismus keine eindeutig nachweisbaren Veränderungen. Für die etwa zu 30% vorkommenden Diarrhoen (1) werden eher andere, gleichzeitig in erhöhter Konzentration vorkommenden Hormone (Prostaglandine $E_2F_2$, Serotonin, Kalicrein) verantwortlich gemacht. So gewinnt die Bestimmung des Calcitonins im Zusammenhang mit dem Tumornachweis wie auch bei der Einschätzung des Operationserfolges besondere Bedeutung (2, 3).

<u>Methode:</u> Die Bestimmungen der Calcitoninwerte wurden sowohl mittels des Bioassays wie auch des Radioimmunassays vorgenommen (4).

<u>Ergebnisse:</u> Bei 3 Patienten mit histologisch nachgewiesenem C-Zell-Karzinom normalisierten sich die vor der Operation stark erhöhten Calcitoninwerte postoperativ (präoperativ zwischen 10 - 50 ng/ml; postoperativ unter 1 ng/ml). Es soll anhand eines weiteren Falles die Bedeutung der Calcitoninbestimmung für die prognostische Einschätzung und die Bewertung des Operationserfolges demonstriert werden.

Die 63-jährige Patientin B. ist bezüglich der Voranamnese unauffällig. Seit Juli 1973 traten in zunehmendem Maße Durchfälle auf, bis 15 Stuhlentleerungen pro Tag. Bei einer klinischen Durchuntersuchung fiel links supraclaviculär eine Lymphknotenvergrößerung auf, die am 7. 3. 1974 zu einer diagnostischen Exstirpation veranlaßte. Die histologische Untersuchung ergab den Befund eines medullären Schilddrüsenkarzinoms. Die daraufhin vorgenommene Calcitonin-Bestimmung ergab mit 60 ng/ml einen stark erhöhten Wert. Als Konsequenz aus diesen Befunden nahmen wir am 22. 3. 1974 die Thyreoidektomie vor (Abb. 1).

Neben dem erwähnenswerten Umstand, daß etwa 6 Tage lang postoperativ eine normale Darmtätigkeit mit normalem Stuhlgang beob-

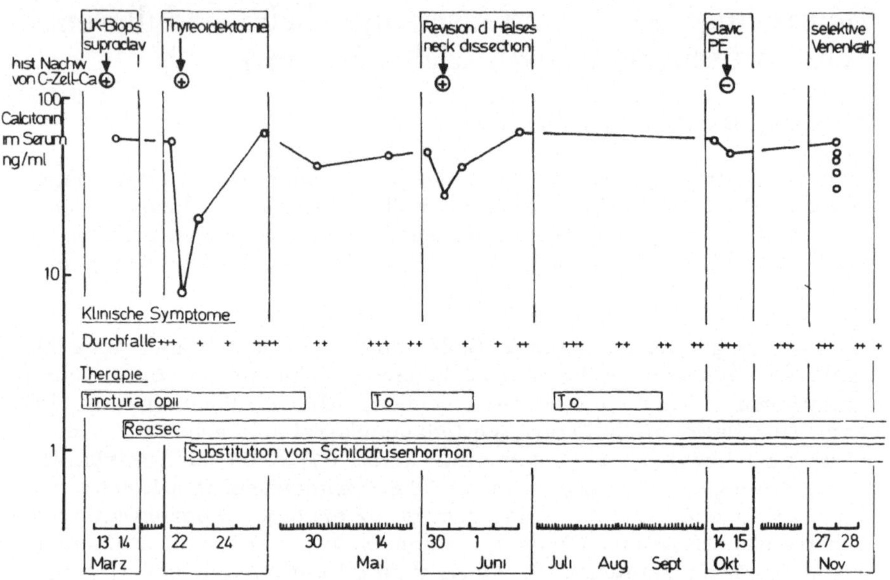


Abb. 1: Chronologische Darstellung der chirurgischen Eingriffe im Vergleich zu den Veränderungen der Calcitoninwerte, der klinischen Symptomatik (Durchfälle) und der medikamentösen Therapie.

achtet werden konnte, war ein eindeutiger Rückgang des Calcitoninspiegels zu verzeichnen (8 ng/ml). Zu einer Normalisierung kam es jedoch nicht; vielmehr konnten nach 5 Tagen wieder die den präoperativ entsprechenden, stark erhöhten Werte gemessen werden (70 ng/ml). Dies deutete auf noch im Körper verbliebenes hormonaktives Tumorgewebe. Szintigraphisch konnte links paramedian ein speichernder Bezirk als Ausdruck eines Schilddrüsenrestes nachgewiesen werden. Wir leiteten daraus die Indikation zu erneutem operativen Vorgehen ab und führten am 30. 5. eine Neck-Disection links durch. Von 11 entfernten Lymphknoten entlang der Jugularis externa links waren bereits 4 metastatisch befallen. Auch dieses Mal kam es postoperativ zu einem deutlichen Rückgang des Calcitoninwertes (25 ng) begleitet von einer Normalisierung der Darmfunktion; beides jedoch nur vorübergehend. Nach wenigen Tagen waren die erhöhten Calcitoninausgangswerte wieder erreicht (70 ng!). Es bestand kein Zweifel, daß weitere Metastasen entstanden sein mußten.

Bei dem Versuch der diagnostischen Abklärung entnahmen wir mittels eines Venenkatheters in verschiedenen Etagen selektive Blutproben und verglichen die daraus gewonnenen unterschiedlichen

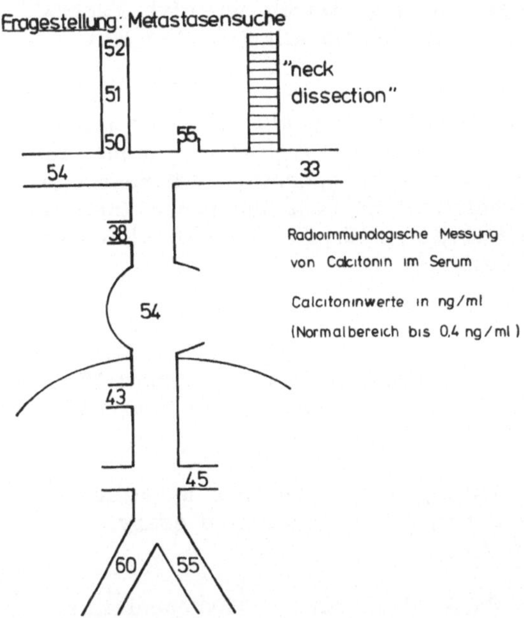


Abb. 2: Wiedergabe der Calcitoninwerte der durch selektive Venenkatheterisierung gewonnenen Blutproben (Angaben in ng/ml)

Calcitoninwerte (5). Bei der Halbwertszeit von nur wenigen Minuten mußten bei bestehenden Metastasen unterschiedliche Konzentrationen zu erwarten sein. Dabei fanden sich die höchsten Werte in den Blutproben, welche der V. jugularis rechts sowie den Vv. iliacae communes entnommen wurden (Abb. 2). In Koinzidenz zu diesem Befund fand sich bei der röntgenologischen Durchuntersuchung des Skeletts: lytische Aufhellungsbezirke im Bereich des Os parietale und Os frontale rechts, sowie des ersten LWK (der venöse Abfluß aus dem LWS-Bereich vollzieht sich über die Vv . lumbales und die V. lumbalis ascendens in die V. iliaca communis).

Diskussion: Die Bestimmung des Calcitonins bei Patienten mit C-Zell-Karzinom ist ein wichtiger Parameter zur Beurteilung des Operationserfolges. Während sich bei drei Patienten die Werte postoperativ völlig normalisiert hatten, wird anhand eines weiteren Falles das Verhalten des Calcitoninspiegels bei einsetzender Metastasierung demonstriert. Es ist weiterhin möglich, durch selektive Venenkatheterisierung in Analogie zur HPT-Diagnostik Konzentrationsunterschiede festzustellen und damit Hinweise auf die Lokalisation möglicher Metastasen zu gewinnen.

Zusammenfassung: Von 4 untersuchten Patienten mit medullärem Schilddrüsenkarzinom zeigten 3 postoperativ eine Normalisierung des Calcitoninwertes. Ein Patient zeigte auch weiterhin erhöhte Werte als Ausdruck der Metastasierung. Durch selektive Venenkatheterisierung ist ein Hinweis auf die Lokalisation der Metastasen möglich.

Summary: In 4 patients with medullary thyroid carcinoma serum calcitonin was measured before and after surgical treatment. In 3 cases serum CT was normalized after operation, whereas one case showed persisting hypercalcitonism as a hint for metastasation. Selective venous catheterization with CT-determination was useful for localizing metastases.

## Literatur

1. Berner, I., J.C. Rambaud, Cattan, D. und A. Prost: Diarrhoea associated with medullary carcinoma of the thyreoid. GUT 10, 980 - 985 (1969)

2. Block, M.A., Ch. E. Jackson, A.H. Tashjian: Medullary thyreoid carcinoma detected by serum calcitonin essay. Arch. Surg. Vol 104 (1972)

3. Dube, W.I., G.O. Bell, M.A. Aliapoulios: Thyreocalcitonin activity in metastatic medullary thyreoid carcinoma. Arch. Intern. Med. Vol. 123 (1969)

4. Ziegler, R.: Calcitonin, eine Übersicht nach 10 Jahren, Thieme-Verlag, Stuttgart (1974)

5. Goltzmann, D., J.T. Potts, E. Ch. Ridgway, F. Maloof: Calcitonin as a tumor marker. New England Journal of Medicine 290, 1035 (1974)

Dr. J. Horn, Abteilung für Allgemeine Chirurgie des Departments für Chirurgie der Universität Ulm
79oo Ulm, Steinhövelstr. 9

# 50. Nachweis der T-Zell aktivierenden Funktion von synthetischen Polynukleotiden

H.W. Sollinger, C. Hammer, W. Schmidt, Ch. Chaussy und W. Brendel

Institut für Chirurgische Forschung (Direktor: Prof. Dr. Dr. W. Brendel) der Universität München

Synthetische Polynukleotide (SPN), wie Poly A:U und Poly I:C reduzieren oder verhindern das Wachstum von malignen Tumoren in Nagetieren (4). Da aus zahlreichen Untersuchungen bekannt ist, daß thymusabhängige T Lymphocyten eine wesentliche Funktion bei der Erkennung von Tumorantigenen und der Zerstörung von Tumorzellen ausüben, sollte in der vorliegenden Untersuchung geprüft werden, ob der Wirkungsmechanismus der SPN in einer Aktivierung von T-Zellen zu suchen ist.

Material und Methodik: Allogene Hauttransplantationen bei Ratten wurden nach Billingham und Medawar (1) durchgeführt. Als Spender dienten Sprague-Dawley-Ratten, als Empfänger ingezüchtete BD-9-Ratten. Antithymocytenserum (ATS) wurde durch Immunisierung von Ziegen mit Rattenthymocyten hergestellt. Zur Entfernung antierythrocytärer Antikörper wurde eine dreimalige Absorbtion mit gewaschenen Rattenerythrocyten vorgenommen. Der lymphocytotoxische Titer des Serums war 1:128. In allen Versuchen wurde die gleiche Charge ATS verwendet. Als Testsystem für die graft-versus-host Reaktion (GVH) wurde die Zunahme des Milzgewichtes in F-1 Hybriden (C3H/DBA) benützt. Die Gewichtszunahme der Milzen wurde durch den Milzindex (Milzgewicht/Körpergewicht) ausgedrückt. Die Anzahl der antikörperbildenden Zellen (PFC) wurde nach Jerne und Nordin (3) bestimmt. Die Zahl der PFC wurde auf $10^6$ Milzzellen bezogen. Als Testantigen wurden Schaferythrocyten (SRBC) verwendet.

Ergebnisse: SPN unterdrücken in der verwendeten Dosierung den immunsuppressiven Effekt von ATS vollständig (Tabelle 1). Diese Befunde weisen darauf hin, daß SPN über eine Stimulation von T Zellen die Wirkung von ATS aufheben.
In weiteren Untersuchungen sollte dieser Effekt im T Zell spezifischen Testsystem überprüft werden. Wie in Tabelle 2 dargestellt, führen SPN zu einer signifikanten Zunahme des Milzgewichtes in F-1 Hybriden, wenn die Spendertiere 24 Stunden vor der Übertragung der Milzzellen mit 1 000 µg SPN behandelt werden.

Tabelle 1

| Behandlung | Tag 1, 3, 5 nach Transplant. | n | MÜZ+/-SE Tage |
|---|---|---|---|
| Kontrolle | | 30 | 11, 8 +/- 1, 8 |
| ATS (2 ml) | | 20 | 23, 0 +/- 2, 5 |
| ATS (2 ml) | + 200 µg Poly I:C | 20 | 13, 0 +/- 1, 4 |
| ATS (2 ml) | + 200 µg Poly A:U | 20 | 12, 5 +/- 2, 3 |

Tabelle 2 : MZ = Milzzellen $p < 0,001$

| Behandlung | Milzindex | Behandlung | Milzindex | Behandlung | Milzindex |
|---|---|---|---|---|---|
| $2x10^6$MZ | 1, 3 | $5x10^6$ MZ | 1, 8 | $8x10^6$MZ | 2, 0 |
| $2x10^6$MZ + Poly I:C | 1, 7 | $5x10^6$ MZ +Poly I:C | 2, 5 | $8x10^6$ MZ +Poly I:C | 3, 5 |
| $2x10^6$ MZ +Poly A:U | 2, 0 | $5x10^6$ MZ +Poly A:U | 2, 5 | $8x10^6$ MZ +Poly A:U | 3, 8 |

Diese Befunde sind ein deutlicher Hinweis dafür, daß SPN T Zell abhängige Funktionen verstärken, da in einer Reihe von Untersuchungen nachgewiesen werden konnte, daß die GVH eine unbedingt T Zell abhängige Reaktion darstellt,die ohne Beteiligung von B Zellen abläuft (2).
In einem weiteren Testsystem konnte die Beeinflussung T Zell abhängiger Vorgänge durch den Nachweis der Verstärkung der Bildung von PFC gegen ein T Zell abhängiges Antigen bestätigt werden. In Tabelle 3 ist dargestellt, daß SPN wenn sie gemeinsam mit dem Antigen injiziert werden, die Anzahl von PFC deutlich erhöhen. Der beschleunigte Anstieg von PFC weist darauf hin, daß SPN in der Phase der Antigenerkennung wirken oder die Helferfunktion von T Zellen unterstützen.

Tabelle 3: (PFC-antikörperbildende Zellen/$10^6$ Milzzellen)

| Immunisierung | PFC: Tage nach Immunisierung Tag 2 | Tag 4 | Tag 5 |
|---|---|---|---|
| SRBC $4x10^8$ | 2 | 512 | 340 |
| SRBC $4X10^8$+ Poly I:C | 15 | 1261 | 65o |
| SRBC $4x10^8$+ Poly A:U | 21 | 1170 | 708 |

Diskussion und Zusammenfassung: Die T Zell aktivierenden Eigenschaften von SPN konnten in der vorliegenden Untersuchung aufgrund folgender Befunde nachgewiesen werden.

1. Unterdrückung des immunsuppressiven Effekts von ATS
2. Verstärkung der T Zell abhängigen GVH
3. Steigerung der Anzahl der PFC gegen ein T Zell abhängiges Antigen

Nach unseren Untersuchungen liegt der Angriffspunkt von SPN in der Phase der Antigenerkennung. Nach neueren Ergebnissen von Wagner und Cone (5) ist es aber auch möglich, daß SPN die Ausbildung von cytotoxischen Killerzellen stimulieren. Diese Resultate und die in der vorliegenden Arbeit aufgezeigten Befunde können zur Klärung der immunotherapeutischen Wirkung von SPN bei der Behandlung von malignen Tumoren beitragen. Für eine spezifische Anwendung in der Chirurgie sprechen die Befunde von Lacour et al. (4). Die Autoren konnten zeigen, daß SPN am besten wirken, wenn sie zur Behandlung der Metastasen nach operativer Entfernung des Primärtumors eingesetzt werden.

Zusammenfassung: Die gegenwärtigen Daten zeigen, daß synthetische Polynukleotide einen maßgeblichen Einfluß auf thymusabhängige T Zellen haben. Der hemmende Effekt auf die Transplantat-Empfänger Reaktionen wie auf Antikörperbildung gegen thymusabhängige Antigene gibt eine gute Erklärung für die antitumorösen Wirkungen dieser Substanz.

Summary: The present data show that SPN have a striking influence on thymus dependent T cells. The enhancing effect on gvh reactions on antibody formation against thymus dependent antigens give a good explanation for the antitumor effects of this substances.

Literatur

1. Billingham, R.E., et al., J. Exp. Biol. 28, 385 (1951)
2. Ford, W.L., Transplantation Surgery 39. 66. 1973
3. Lacour, F.: Cancer Research 32, 648, 1972
4. Levy, H.B. et al., In Biological effects of Polynucleotides ed. by Springer Verlag 55, 1971
5. Wagner, H., Cone, R.E.: Cellular Immunology 10, 394-403, 1974

Dr. H. W. Sollinger, Institut für Chirurgische Forschung an der Chirurgischen Universitätsklinik 8000 München 15, Nußbaumstr. 20

# 51. Elektronische Volumenanalyse von Zellkernen der Magenschleimhaut

St. v. Sommoggy, H.-J. Wiendl, M. Schwabe und G. Blümel

Institut für Experimentelle Chirurgie der Technischen Universität München (Direktor: Prof. Dr. G. Blümel) und Chirurgische Klinik der Technischen Universität München (Direktor: Prof. Dr. G. Maurer)

In der Diagnose von Krebserkrankungen ist die Mikromorphologie unerreicht und unersetzlich. Wir haben den Versuch unternommen, mit Hilfe der elektronischen Kernvolumenanalyse eine Vorauswahl von malignitätsverdächtigen, histologisch zu untersuchenden Präparaten zu treffen.

Die elektronische Erfassung von Teilchenvolumina wurde durch das Coulterprinzip ermöglicht (Abb. 1).
Beide Kammern sind mit Elektrolyt gefüllt. Die von der linken Kammer durch die Meßöffnung tretenden Teilchen rufen im Augenblick ihres Durchtritts eine impulsartige Widerstandsänderung hervor. Bei konstantem Meßstrom wird die auftretende Spannungsänderung verstärkt und zur Volumenmessung herangezogen.
Der von uns verwendete Partikelvolumenanalysator (AEG Telefunken) erlaubt eine besonders genaue Volumenanalyse (Abb. 2).
Durch hydrodynamische Fokussierung wird innerhalb der Meßöffnung ein feiner Flüssigkeitsstrahl erzeugt. Die zu messenden Partikel treten wie an einer Perlschnur aufgereiht in konstantem Abstand durch die Meßöffnung.
Das Verfahren hat zwei wesentliche Vorteile:
Erstens wird das Auftreten von Koinzidenzen, d.h. der gleichzeitige Durchtritt mehrerer Partikel durch die Meßöffnung, die dann als ein größerer Partikel bewertet werden, vermieden. Zweitens wird die konstruktiv bedingte Inhomogenität des elektrischen Feldes innerhalb der Meßöffnung als Fehlerquelle ausgeschaltet (2).

Bei der Präparation der Zellkerne der Magenschleimhaut hielten wir uns im Wesentlichen an das von Schulte-Herrmann und Mitarb. (1) angegebene Verfahren.
Die Schleimhautproben wurden sofort nach Entnahme auf Null Grad gekühlt und dann nur im Kältelabor und in Kühlzentrifugen weiterverarbeitet.
Ca. 1 g Schleimhaut bzw. 1 - 3 endoskopisch gewonnene Probeexcisionen wurden in 5 ml 1%iger Citronensäure in einem Potter Gerät (Braun Melsungen) bei 1500 U/min 2 min lang homogenisiert. Das Homogenat wurde durch ein Kunststoffnetz mit der Maschenweite 80 u gefiltert und das Filtrat bei 8 000 g 10 min

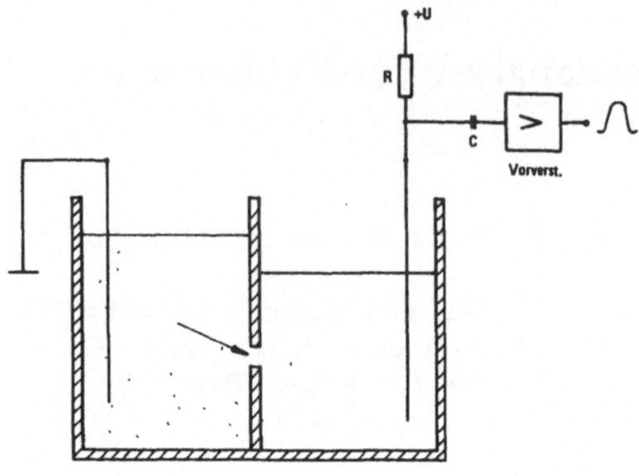


Abb. 1: Schema des Coulterschen Meßprinzips (nach Thom)

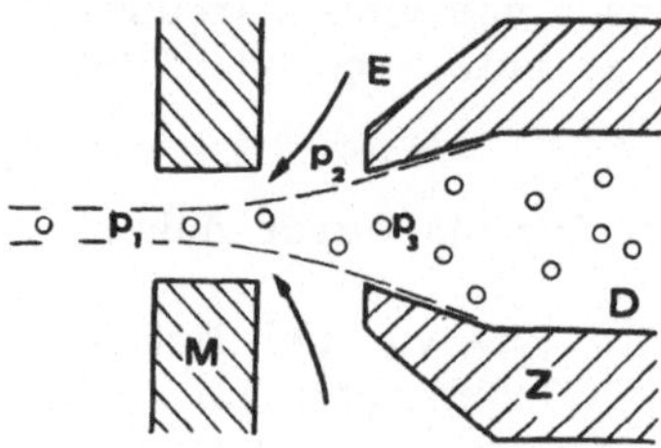


Abb. 2: Schematische Darstellung, Fokussierung der Partikeldispersion auf die Achse der Meßöffnung M mit einer Düse D. Die partikelhaltige achsnahe Strömung wird von partikelfreiem Elektrolyt eingehüllt (nach Thom).

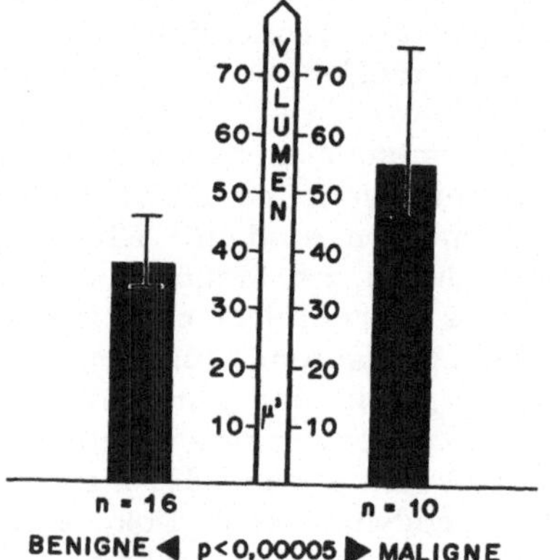


Abb. 3: Mittleres Kernvolumen bei benignen und malignen Magenschleimhauterkrankungen.

zentrifugiert. Der Niederschlag wurde zweimal gewaschen durch Suspension in 15 ml 1%iger Citronensäure und 10-minütiger Zentrifugation bei 2000 bzw. 1100 g. Anschließend wurde das Material in 2, 2 molarer Succrose, die 2% Citronensäure enthielt, 1 Stunde bei 70 000 g ultrazentrifugiert. Der Niederschlag wurde in 1 ml 5%iger Citronensäure resuspendiert. Nach mikroskopischer Kontrolle der Kernsuspension wurde die Kernvolumenverteilung im Partikelvolumenanalysator gemessen.

Die Ergebnisse sind aus folgender Darstellung ersichtlich (Abb. 3).

Sämtliche Präparate von denen Kernvolumenanalysen angefertigt wurden, wurden auch mikromorphologisch befundet. Man sieht deutlich, daß das Kernvolumen bei Karzinomerkrankung der Magen-

Tabelle 1: Mittleres Zellkernvolumen bei benignen und malignen Erkrankungen der Magenschleimhaut.

| Benigne | | | Maligne | | |
|---|---|---|---|---|---|
| Patient | Erkrankung | Volumen $\mu^3$ | Patient | Erkrankung | Volumen $\mu^3$ |
| W. F. | Chron. Gastritis | 37, 2 | S. R. | Adenocarcinom | 49, 0 |
| S. M. | Normale Magenschleimhaut | 33, 4 | A. J. | Schleimbildendes Adenocarcinom | 48, 2 |
| W. G. | Chron. Gastritis | 34, 8 | S. A. | Schleimbildendes Adenocarcinom | 75, 0 |
| P. A. | Chron. Gastritis | 43, 4 | S. H. | Gallertcarcinom | 51, 2 |
| P. E. | Chron. Gastritis | 35, 5 | P. E. | Anaplastisches Carcinom | 46, 5 |
| E. N. | Oesophagitis | 46, 0 | M. C. | Adenocarcinom | 57, 5 |
| D. H. | Normale Magenschleimhaut | 33, 6 | N. I. | Adenocarcinom | 56, 6 |
| B. K. | Normale Magenschleimhaut | 33, 9 | B. K. | Adenocarcinom | 50, 8 |
| S. S. | Normale Magenschleimhaut | 40, 2 | W. A. | Adenocarcinom | 53, 9 |
| G. R. | Chron. Gastritis | 34, 5 | G. R. | Adenocarcinom | 59, 4 |
| G. A. | Ulcus ventriculi | 40, 0 | | | |
| M. H. | Ulcus ventriculi | 34, 0 | | | |
| B. J. | Geringe chron. Gastritis | 38, 8 | | | |
| S. G. | Geringe chron. Gastritis | 39, 4 | | | |
| H. M. | Normale Magenschleimhaut | 36, 3 | | | |
| G. B. | Normale Magenschleimhaut | 35, 8 | | | |
| n=16 | | | n=10 | | |
| | Mittelwert | 37, 3 | | Mittelwert | 54, 8 |
| | Standardabweichung | 3, 7 | | Standardabweichung | 8, 2 |

T = 6, 308
$p < 0,00005$

schleimhaut signifikant größer ist als bei benignen Schleimhauterkrankungen. Es ist aber darauf hinzuweisen, daß das elektronisch gemessene Kernvolumen keine absolute Größe ist, sondern kleiner ist als etwa das histologisch berechnete. Nach Schulte-Herrmann und Mitarb. (1) ist dies darauf zurückzuführen, daß erstens Substanzverluste während des Präparationsvorganges nicht auszuschließen sind, zweitens eine gewisse Leitfähigkeit der Kernmembran angenommen werden muß und drittens Formfaktoren die Volumenmessung beeinflussen (2).

Nach unserer Meinung wird die Aussagekraft der Kernvolumenbestimmung dadurch nicht entscheidend beeinflusst.

Bei den unter benigne aufgeführten Kernvolumenanalysen wurden neben Präparaten normaler Schleimhaut auch solche von Gastritiden und Ulcera angeführt.

Die Zuordnung Volumenanalyse - Krankheitsbild zeigt folgende Tabelle (Tabelle 1).

Differenziertere Zuordnung zwischen Kernvolumen und Erkrankung, als benigne und maligne lassen sich erst nach ausführlicheren Untersuchungsserien treffen.
Die gezeigten Ergebnisse lassen aber vermuten, daß es möglich ist, durch elektronische Kernvolumenanalyse malignitätsverdächtige Magenschleimhautpräparate zu erfassen.

Zusammenfassung: Mit elektronischer Kernvolumenanalyse wurde der Versuch einer mechanisierten, objektiven Auswertung malignitätsverdächtiger Magenschleimhautpräparate unternommen. Wir untersuchten 16 Präparate normaler und 10 Präparate karzinomatös entarteter Schleimhaut. Das mittlere Kernvolumen betrug bei normaler Magenschleimhaut 37, 3 $\mu^3$, bei maligne entarteter 54, 8 $\mu^3$. Der Unterschied ist mit $p < o,oooo5$ hochsignifikant.

Summary: A trial was conducted for mechanical and objective analysis of gastric mucosal specimen concerning suspicion of malignancy by means of electronic nuclear volume analysis. 16 specimen of normal and 10 specimen of malignant gastric mucosa were investigated. The mean nuclear volume was 37. 3 $\mu^3$ in normal and 54. 8 $\mu^3$ in carcinomatous mucosa. The difference with $p < o.oooo5$ is highly significant.

Literatur

1. Schulte-Herrmann, R., Thom, R., Schlicht, J., Koransky, W.: Zahl und Ploidiegrad der Zellkerne der Leber unter dem Einfluß körperfremder Stoffe. Naunyn-Schmiedbergs Arch. Pharmak. u. exp. Path. 261, 42 - 58 (1968)

2. Thom, R.: Vergleichende Untersuchungen zur elektronischen Zellvolumenanalyse. AEG-Telefunken, Fachbereich Hochfrequenztechnik (1972)

Dr. St. v. Sommoggy, Institut für Experimentelle Chirurgie der Technischen Universität 8ooo München 8o, Ismanningerstr.

# 52. Der Einfluß einer aktiven Interferonisierung und der Einfluß von Anti-Thymozyten-Globulin auf das Wachstum des Virus induzierten Hamstermelanoms A-Mel-S

C. Hammer, H. D. Eberhard, H.-W. Sollinger, G. Birkmayer, Ch. Chaussy, B. Bibrak, A. Mayr und W. Brendel

Institut für Chirurgische Forschung der Chirurgischen Universitätsklinik München

In zahlreichen experimentellen Untersuchungen konnte gezeigt werden (Levy et al. 1969), daß durch Interferon und Interferoninduktoren das Wachstum von malignen Tumoren in Nagetieren reduziert oder verhindert werden konnte. Im Falle von Virustumoren kann vermutet werden, daß die Replikation von Tumorviren durch eine interferonbedingte Hemmung der Translation verhindert wird. Für diese Annahme spricht, daß exogen zugeführtes gereinigtes Interferon wesentlich weniger wirksam ist, als durch Interferoninduktoren endogen induziertes Interferon. In der vorliegenden Arbeit wird über den Einfluß eines neuen Interferoninduktors auf das Wachstum des malignen Hamstermelanoms A-Mel 3 berichtet.

Material und Methoden: Die verwendeten Tumorzellen wurden aus Langzeitkulturen des amelanotischen Hamstermelanoms A-Mel 3 entnommen. Syrischen Goldhamstern mit einem Gewicht von 35 g wurden 100 000 Tumorzellen subcutan in die Rückenpartie injiziert. Am 12. Tag nach Übertragung der Tumorzellen wurden die Tiere getötet und das Tumorgewicht bestimmt. Als Interferoninduktor wurde das Avipox-Virus H-MP verwandt. In einem Kontrollversuch (No. 7) wurde das Kulturmedium (Rinderammnionflüssigkeit) injiziert. Als synthetischer Interferoninduktor wurde zu vergleichenden Untersuchungen Poly I:C verwendet.

Ergebnisse: Im ersten Versuch erhielten die Tiere, beginnend am Tag der Tumortransplantation bis zum 12. Tag, 1,0 ml H-MP bzw. Rinderammnionflüssigkeit intraperitoneal injiziert. Poly I:C wurde in einer Dosis von 400 µg verabreicht. Wie in der Tabelle dargestellt, konnte durch die Behandlung mit H-MP als auch mit Poly I:C eine hochsignifikante Reduktion des Tumorwachstums erreicht werden. Die Injektion von Rinderammnionflüssigkeit hatte keinen Einfluß auf das Tumorwachstum.
In einem zweiten Versuch wurden die Tiere 6, 4 und 2 Stunden vor der Übertragung der Tumorzellen mit 0,1 bzw. 0,3 ml H-MP vorbehandelt. Auch bei diesem Therapieschema kommt es zu einer signifikanten Reduktion des Tumorwachstums.

Versuch I:

| No. | n | Substanz | Mittleres Tumorgewicht | | p |
|---|---|---|---|---|---|
| 1 | 10 | --- | 4,23 | 0,24 | --- |
| 2 | 10 | H-MP 1,0 ml | 1,63 | 0,35 | 0,001 |
| 3 | 5 | Poly I:C | 1,77 | 0,40 | 0,001 |
| 4 | 10 | Rinderammnion-fl. | 4,44 | 0,40 | N.S. |
| Versuch II: | | | | | |
| 5 | 5 | --- | 6,42 | 1,11 | --- |
| 6 | 10 | H-MP 0,1 ml | 3,06 | 0,41 | 0,02 |
| 7 | 5 | H-MP 0,3 ml | 2,00 | 0,51 | 0,02 |

Diskussion: Die erhaltenen Daten zeigen, daß es möglich ist, das Wachstum des malignen Hamstermelanoms A-Mel-3 durch Behandlung mit biologischen und synthetischen Interferoninduktoren zu hemmen. Wesentliche Voraussetzung für das verwendete experimentelle Modell war, daß in früheren Untersuchungen nachgewiesen werden konnte (Birkmayer 1972), daß es sich beim A-Mel-3 mit Sicherheit um einen virusinduzierten Tumor handelt. So konnte A-Mel-3 durch ein subzelluläres Filtrat übertragen werden, in dem die Aktivität einer RNS-abhängigen DNS-Polymerase (reverse transcriptase) und eine für onkogene Viren charakteristische 70 S-RNA nachweisbar waren. Die Vorteile des biologischen Interferoninduktors H-MP scheinen nach bisherigen Untersuchungen (Mayr, Westhus) vor allen Dingen darin zu liegen, daß sich im Gegensatz zu Poly I:C sowohl beim Menschen als auch bei einer Reihe von Versuchstieren keine pathogenen Effekte nachweisen ließen. Ferner konnte nachgewiesen werden, daß H-MP in der Lage ist, über längere Zeit hohe Interferontiter im Versuchstier zu induzieren. Dies ist nach Baron et al. (1971) mit einer Reihe von biologischen und synthetischen Interferoninduktoren nicht möglich.

Die Anwendung von biologischen Interferoninduktoren, wie H-MP, scheint deshalb eine Möglichkeit zu sein, die spezifische interferonbedingte Abwehr von virusinduzierten Tumoren in der postoperativen Phase zur Verhinderung von Metastasen zu unterstützen.

Summary: The present data show that biological and synthetic inducers of interferon are able to reduce the growth of a transplantable malignant melanoma in the Syrian hamster. The advantage of the biological inducer H-MP are that it is not toxic for humans and that a high titer of interferon can be maintained over a long period of time.

Literatur

1. Baron, S., Du Buy, H., Buckley, Ch.E., Johson, M., Worthington, M.: In Biological Effects of Polynucleotides. R.F. Beers and W. Braun, eds. New York: Springer Verlag p. 45 (1971)

2. Levy, H.B., Adamson, R., Carbone, P., De Vita, V., Gadzar, D., Rhim, J., Weinstein, A., Riley, F.: In Biological Effects of Polynucleotides. R.F. Beers and W. Braun, eds. New York: Springer Verlag, p. 55 (1971)

3. Birkmayer, G.: Zell- und molekular-biologische Indizien für die Virusätiologie des Melanoms. Habilitationsschrift, München (1973)

4. Mayr, A., Westhues, M.: Persönliche Mitteilung

Dr. C. Hammer, Institut für Chirurgische Forschung, Chirurgische Klinik der Universität,8 München 2, Nußbaumstr. 20

# 53. Die Korrelation von blutchemischen Veränderungen und Krebsstadium während der experimentellen Kanzerisierung des Rattendickdarmes

R. Loth und H. Krieg

Chirurgische Universitätsklinik Mainz (Direktor: Prof. Dr. F. Kümmerle)

Bekannt sind die terminalen Blutbildveränderungen und Gerinnungsstörungen bei Tumorpatienten. In den letzten Jahren wurden auch zunehmend Serumfermentbestimmungen auf ihre Eignung als Suchteste auf Recidive oder Metastasen bösartiger Geschwülste propagiert. In der von uns gewählten Versuchsanordnung sollte die Zuordnung von blutchemischen und Blutbildveränderungen zum Stadium experimentell erzeugter Dickdarmkarzinome untersucht werden.

Die nahezu selektive Kanzerisierung des Rattendickdarmes mit 1, 2-Dimethylhydrazin erlaubt die Erfassung aller Stadien der Krebsentstehung bis zur Metastasierung. 160 männlichen Wistarratten wurden in wöchentlichen Abständen 21 mg/kg KG dieser Substanz subkutan verabreicht. Nach 150 - 200 Tagen entwickelten fast alle Tiere teils solitäre, teils multiple Dickdarmkarzinome, die im Endstadium generalisiert metastasierten. Die Schleimhautveränderungen wurden jeweils nach Tötung einiger Tiere makroskopisch, mikroskopisch und im Bereich der Regenerationszone autoradiographisch erfaßt. Gleichzeitig wurden Standardwerte für Blutbild, Fibrinogen im Plasma, Eisen, Kupfer und Aldolaseaktivität im Serum bei einer Kontrollgruppe ermittelt und mit in der Literatur angegebenen Werten verglichen. Nach Auftreten der ersten Tumoren wurden jeweils alle zwei Wochen 10 Tiere entblutet und eine Zuordnung der Laborwerte zum Tumorstadium durchgeführt.

Eine Tumoranaemie wurde - wie erwartet - erst im fortgeschrittenen Krebsstadium manifest. Blutbeimengungen im Stuhl und blutige Schleimabsonderungen wiesen auf den Anteil der Blutungsanaemie hin. Während andere Untersucher eine Erhöhung des Plasmavolumens beobachteten, blieb in unserem Versuchsablauf die Plasmamenge relativ konstant.
Der Fibrinogenspiegel im Plasma stieg bei verstärkter Streuung von $193 \pm 28$ auf $230 \pm 30$ mg/ml im manifesten Tumorstadium. Zunächst wurden gegenläufige entzündungs- und tumorbedingte Einzelstreuungen beobachtet. Die Beobachtung erhöhter Fibrinogenwerte im Plasma tumorkranker Ratten läuft parallel zum Nachweis eines erhöhten Fibrinogengehaltes im Tumorgewebe bei anderen Untersuchungen.

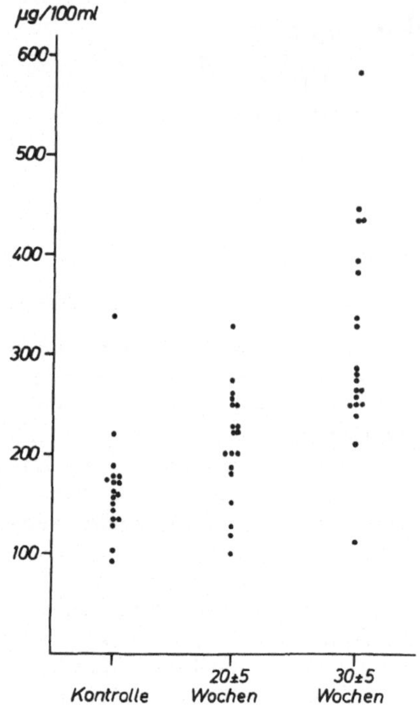


Abb. 1: Zuordnung der gemessenen Einzelwerte für Kupfer im Serum zu histologisch bestätigten Karzinomen.

Die Deutung des anfänglich erhöhten Eisenspiegels im Serum ist im Zusammenhang mit einer toxischen Leberschädigung und der Freisetzung von Speichereisen möglich, da bei der Kanzerisierung toxische Produkte freiwerden. Klinisch wurde häufig eine Leververgrößerung beobachtet. Das Absinken des Eisenspiegels im manifesten Tumorstadium wird mit nekrobiotischen Vorgängen und Entzündungen in der Geschwulstumgebung erklärt. Zusätzlich wirkt die sekundäre Tumoranaemie ein. Auch die Veränderungen des Eisen- und Kupferspiegels sind erst im fortgeschrittenen Tumorstadium zu beobachten. Dies geht eindeutig aus der Zuordnung der gemessenen Einzelwerte sowohl für Eisen als auch für Kupfer hervor. Für die Erhöhung des Kupferspiegels muß zusätzlich die gestörte Kupferausscheidung mit der Galle durch toxische Einflüsse diskutiert werden.

Die Veränderung der Aldolaseaktivität im Serum erfolgte gleichlaufend mit den Abweichungen der übrigen untersuchten Werte. Eine eindeutige Erhöhung konnte auch bei Zuordnung der Einzelwerte zum fortgeschrittenen Tumorstadium nicht immer beobachtet werden. Bei 80% der Aldolaseerhöhungen waren Karzinome nach-

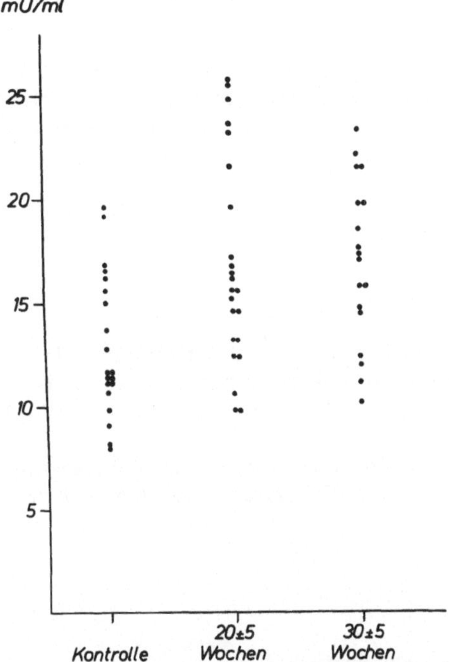


Abb. 2: Zuordnung der gemessenen Einzelwerte für die Aldolaseaktivität im Serum zu histologisch bestätigten Karzinomen.

weisbar, bei 20% gelang der Nachweis nicht. Umgekehrt war die Aldolase bei 61% der Karzinomträger über den festgelegten Wert (Kontrollstandardabweichung) erhöht, bei 39% der Tiere war dies nicht der Fall. Somit erfaßt die Erhöhung der Aldolaseaktivität nur 60% der tumorkranken Ratten, während falsch positive Befunde in 20% gemessen wurden.

Zusammenfassung: Die von uns festgestellten Veränderungen im Blutbild und die klinisch-chemischen Veränderungen (Fibrinogen im Plasma, Fe und Cu im Serum) waren stets nur im fortgeschrittenen Tumorstadium nachweisbar. Dies gilt auch für die als Suchtest auf Tumorrecidive diskutierte Erhöhung der Aldolaseaktivität im Serum.

Summary: The changes in the blood cell count and in the blood chemistry (fibrinogen in the plasma, Fe and Cu in the serum) that we have found, were only seen in a late tumor state. This is also valid for the serum aldolase activity, which is said to be a screening test for a recurrency of a tumor.

## Literatur

1. Dallügge, K., Eichhorn, H. J., Ziegenbein, R., Hüttner, J. und Richter, E.: Die Wertigkeit von Serumfermentuntersuchungen für die Erkennung von Recidiven und/oder Metastasen bösartiger Geschwülste. Deutsch. Gesundh. 26, 2153 (1971)

2. Keiderling, W., Scharpf, H.: Über die klinische Bedeutung der Serumkupfer- und Serumeisenbestimmung bei neoplastischen Krankheitszuständen. München. Med. Wschr. 95, 437 (1953)

3. Liss, E., Ernst, H.: Anreicherung von $^{131}$J-Fibrinogen in Tumorgewebe. In: Radionuklide in der klinischen und experimentellen Onkologie S. 361, F.K. Schattauer, Stuttgart (1965)

4. Schauer, A., Völlnagel, Th., Wildanger, F.: Cancerisierung des Rattendarmes durch 1,2-Dimethylhydrazin. Z. Ges. Exp. Med. 150, 87 (1969)

Dr. R. Loth, Chirurgische Universitätsklinik
6500 Mainz, Langenbeckstraße 1

*Magen-Darm-Chirurgie*

# 54. Der Einfluß der Antrektomie oder der totalen Gastrektomie auf die calciuminduzierte Magensekretion und Gastrinfreisetzung beim Menschen

A. Schafmayer, H.W. Börger und H.D. Becker

Klinik und Poliklinik für Allgemeinchirurgie der Universität Göttingen (Direktor: Prof. Dr. H.-J. Peiper)

In früheren Untersuchungen (1) haben wir zeigen können, daß eine Hypercalcaemie die Magensekretion stimuliert und die Serumgastrinspiegel erhöht. Die Bedeutung des Gastrins für die calciuminduzierte Magensekretion ist jedoch noch nicht vollkommen geklärt.

In den vorliegenden Untersuchungen haben wir den Einfluss der Antrektomie und der totalen Gastrektomie auf die calciuminduzierte Säuresekretion (nach Billroth II-Resektion) sowie die Serumgastrinspiegel untersucht.

Methodik: Bei 20 magengesunden Normalpersonen, 10 Patienten mit endoskopisch nachgewiesenem Ulcus duodeni, 12 Patienten mit Billroth II - Resektion sowie 9 Patienten nach totaler Gastrektomie wurde nach einer Basalperiode von 60 Minuten, während der physiologische NaCl-Lösung (25 ml/Std.) in die Vena basilica appliziert wurde, Calciumgluconat (4 mg/kg/Std. $Ca^{++}$) für 4 Stunden infundiert. Zusätzlich erhielten die Probanden während der ersten 30 Minuten der Calciuminfusion eine Aufladedosis von 4 mg/kg $Ca^{++}$ intravenös. Blutproben zur Bestimmung der Serumgastrin- und Serumcalciumkonzentrationen wurden alle 30 Minuten während des Testes entnommen. Die Serumgastrinkonzentration wurde mittels Radioimmunassay, dessen Methodik bereits mehrfach beschrieben wurde (2), bestimmt.

Die Magensekretion wurde in 30-minütigen Portionen während der Basalperiode und des Testes gesammelt. Die $H^+$-Konzentration der einzelnen Magensaftportionen ermittelten wir durch Titration einer 1 ml - Probe mit 0,1 NaOH auf PH 7 mittels PH-Meter.
Die Ergebnisse der Gastrinbestimmungen sind als Gastrinkonzentration zu jeder gewünschten Zeit (pg/ml) oder als integrierte Gastrinausschüttung (3) für einen bestimmten Zeitraum angegeben. Die Säuresekretion wird als mEq/30 Min. oder als stimulierte Säuresekretion über Basal (1) angegeben.

Aus Mitteln der Deutschen Forschungsgemeinschaft

Tabelle 1

| | N | Basalgastrin (pg/ml) | Peak-Gastrin (pg/ml) | Integriertes Gastrin (ng x 240 min/ml) | M A O (mEq/Std) | Säuresekretion über Basal (mEq/4 Std) |
|---|---|---|---|---|---|---|
| Normalpersonen | 20 | 28, 5 ± 2, 0 | 46, 7 ± 3 ($p < 0,001$) | 2, 418 | 7, 7 ± 1, 86 | 9, 33 |
| Ulcus duodeni Patienten | 10 | 34, 0 ± 3, 0 | 85, 1 ± 8, 0 ($p < 0,001$) | 8, 835 | 23, 29 ± 1, 8 | 50, 33 |
| B II-Resektionen Patienten | 12 | 20, 8 ± 1, 29 | 28, 4 ± 3, 3 (n. g.) | 1, 131 | 2, 93 ± 0, 79 | 5, 95 |
| Totalgastrektomierte Patienten | 9 | 16, 11 ± 1, 61 | 28, 0 ± 4, 0 ($p < 0,05$) | 1, 590 | --- | --- |

Ergebnisse: In Tabelle 1 sind die Ergebnisse in Daten wiedergegeben. Bei 20 Normalpersonen stieg die basale Serumgastrinkonzentration von 28,5 $\pm$ 2 pg/ml auf maximal 46,7 $\pm$ 3 pg/ml (39% Anstieg; p = 0,001) an. Bei 10 Ulcus duodeni - Patienten stieg die Gastrinkonzentration von 34,0 $\pm$ 4 pg/ml auf 85 $\pm$ 8 pg/ml (60% Anstieg; p = 0,001). Während der vierstündigen Calciuminfusion sezernierten die Normalpersonen 9,3 mEq über basal, während die Ulcus deuodeni - Patienten 50,33 mEq über Basal sezernierten. Bei Patienten mit Antrektomie (Billroth II-Resektion) fand sich keine signifikante Veränderung der Serumgastrinkonzentrationen durch die Hypercalcaemie. Die Säuresekretion zeigte dagegen einen deutlichen Anstieg über die Basalsekretion. Bei 9 Patienten nach totaler Gastrektomie war die basale Serumgastrinkonzentration signifikant niedriger als bei den 20 Normalpersonen oder Ulcus duodeni - Patienten. Während der Hypercalcaemie kam es zu einem geringgradigen, jedoch signifikanten Anstieg der Gastrinspiegel.

Diskussion: Diese Untersuchungen bestätigen frühere Ergebnisse (1), daß eine induzierte Hypercalcaemie bei Normalpersonen und Ulcus duodeni - Patienten eine Stimulation der Magensekretion bewirkt. Bei beiden Probandengruppen kommt es gleichzeitig zu einem Anstieg der Serumgastrinkonzentrationen. Die Gastrinausschüttung ist bei Ulcus duodeni - Patienten jedoch 2 bis 3mal größer als bei Normalpersonen, während die calciumstimulierte Säuresekretion bei Ulcus duodeni - Patienten etwa 5mal größer ist. Diese Befunde lassen vermuten, daß der Gastrinmechanismus für die calciuminduzierte Säuresekretion von Bedeutung ist.

Passaro und Basso (4) haben zeigen können, daß auch nach Antrektomie Calcium die Säuresekretion stimuliert. Stadil und Rehfeld (5) fanden bei Patienten mit Billroth II-Resektion ebenfalls einen Anstieg der Säuresekretion während der Calciuminfusion, ohne Veränderung der Serumgastrinspiegel. Unsere Untersuchungen bestätigen diese Ergebnisse.

Nach totaler Gastrektomie kommt es zu einem deutlichen Abfall der basalen Serumgastrinspiegel des Menschen. Das noch vorhandene zirkulierende Gastrin weist auf bedeutende extraantrale Gastrindepots hin. Während der Hypercalcaemie kam es bei unseren 9 Patienten zu einem geringgradigen jedoch signifikanten Anstieg der Serumgastrinkonzentration, ein Hinweis, daß extraantrales Gastrin durch Calcium freigesetzt werden kann.

Zusammenfassung: Die vorliegenden Untersuchungen zeigen, daß Calcium die Magensekretion und Gastrinfreisetzung bei Normalpersonen und Ulcus duodeni - Patienten stimuliert. Nach Antrektomie wird die Säuresekretion durch Calcium weiterhin stimuliert, ohne Veränderung der Serumgastrinspiegel. Nach totaler Gastrektomie fällt die basale Serumgastrinkonzentration ab; Calcium bewirkt eine geringgradige Freisetzung von Gastrin aus extraantralen Depots.

Summary: These studies show that calcium stimulates gastric secretion and gastrin release in healthy individuals and duodenal ulcer patients. After antrectomy calcium still stimulates gastric secretion without affecting basal serum gastrin concentration. After total gastrectomy serum gastrin levels are decreased; hypercalcemia results in a small but definite release of gastrin from extraantral sites.

Literatur

1. Becker, H.D., D.D. Reeder und J.C. Thompson: Der Einfluß des Calciums auf den Serumgastrinspiegel und die Magensekretion beim Menschen. Klin. Wschr. 52, 433 - 436 (1974)

2. Jackson, B.M., D.D. Reeder und J.C. Thompson: Dynamic characteristics of gastrin release. An. J. Surg. 123, 137 (1972)

3. Thompson, J.C., D.D. Reeder, H.H. Bunchman, H.D. Becker, E.N. Brandt, jr.: Effect of secretion and circulating gastrin. Ann. Surg. 176, 384 (1972)

4. Passaro, E. und N. Basso: Calcium stimulation of gastric secretion, clinical and experimental studies. Curr. Top. Surg. Res. 2, 1 (1970)

5. Christiansen, J., J.F. Rehfeld und F. Stadil: The effect of calcium on gastric acid and gastrin secretion in antrectomized subjects. Gut Vol. 15, No. 8, 622 (1974)

Dr. A. Schafmayer, Chirurgische Universitätsklinik
3400 Göttingen, Gosslerstr.

# 55. Mechanismen zur Freisetzung des duodenalen Gastrins beim Hund

R.I.C. Wesdorp, J. Funovics, H.E. Hirsch, J.E. Fischer

Chirurgische Abteilung des Sint Lucas Ziekenhuis Amsterdam, I. Chirurgische Universitätsklinik (Vorstand: Prof. Dr. P. Fuchsig) Wien und Surgical Physiological Laboratories General Hospital and Harvard Medical School, Boston, Massachusetts/USA

Von mehreren Arbeitsgruppen wurde eine Aktivität des Gastrins aus Extrakten von Antrum, Duodenum und proximalem Dünndarm sowohl mit dem Bioassay als auch mit dem Radioimmunoassay nachgewiesen (1, 2). Die Hormonkonzentrationen nehmen bei Katze und Hund von proximal nach distal stark ab und bleiben im Gegensatz dazu beim Menschen annähernd gleich (3). Einen Hinweis auf die Bedeutung des duodenalen Gastrins geben die unterschiedlichen Gastrinspiegel bei Patienten nach einer B-I-Resektion oder B-II-Resektion mit Vagotomie: während bei den B-I-Operierten das basale und postprandiale Gastrin annähernd gleiche Konzentrationen aufweist wie bei nicht operierten Ulcusträgern, werden bei den B-II-Patienten stark erniedrigte Werte gefunden (4). Keine Information besteht bisher über die Mechanismen, die die Freisetzung des duodenalen Gastrins bewirken.

Material und Methodik: An 13 Hunden beiderlei Geschlechts wurde in Allgemeinnarkose und orotrachealer Intubation zur Erhaltung der duodenalen Innervation nach Markierung mit Kongorot eine selektive Mukosa-Antrektomie durchgeführt, um die Produktion des antralen Gastrins auszuschalten. Über einen Seitenast der V. mesenterica sup. wurde ein Katheter soweit in die Pfortader vorgeschoben, daß eine selektive Blutabnahme aus der V. pancreaticoduodenalis nach Tourniquet-Verschluß der Pfortader beiderseits dieser Vene möglich war. Zur duodenalen Perfusion wurde von proximal und distal ein Foley-Katheter (prox. No.: 8, distal No.: 36) eingeführt, für die Dehnung des Duodenums ein Latex-Ballon, gefüllt mit Kochsalz von 40°C. Monitoring über einen Druckrecorder (Sanborn 7000, Hewlett Packard). Zur Bestimmung des intraoperativen Blutzuckerspiegels wurde die V. femoralis kanüliert. Die Stimulierung der Gastrinfreisetzung erfolgte nach einer Stabilisierungsperiode von 1 Stunde und in randomisierter Reihenfolge, nachdem zuerst Blut für die Bestimmung des basalen Gastrinspiegels abgenommen wurde. Weitere Blutentnahmen in Intervallen von 5, 10, 15, 30, 45, 60 und 90 Minuten während jeder Testperiode, die an verschiedenen Tieren 6 x wiederholt wurde (1). Vagale Stimulation mit 2-Desoxy-D-Glukose (2 DG, 100 mg/kg i.v.) und Insulin (0,5 E/kg) (2) Stimulierung durch Perfusion des Duodenums mit 1% Acetylcholin (AC) bei pH 7 und pH 1,5 mit Rollerpumpe (60 ml/hr) und mit Glycin (0,4 Mol), sowie als Kontrolle mit 60 ml/hr 0,9% NaCl-Lösung (3) Intraluminale Dehnung mit Druckwerten von 20, 40 und 120 cm Wasser. Radioimmunoassay des Gastrins mit Kaninchenantikörper, die nach wiederholten Sensibilisierungen gegen synthetisches Humangastrin an Rinderalbumin gebunden sind. Mindestens zweimalige Bestimmung jeder Probe und Auswertung mit dem Student - t - Test (correl. und uncorrel.).

Ergebnisse: Nach vagaler Stimulierung mit 2 - DG keine signifikante Zunahme der Gastrinkonzentration. 45 min nach 0,5 E/kg Insulin Abfall der Blutzuckerwerte unter 50 mg% und Anstieg des Gastrins von 16 $\pm$ 1 pg/ml auf 29 $\pm$ 5 pg/ml ($p < 0,05$).

Während der lokalen Perfusion des Duodenums mit 1% AC bei pH 7 signifikante Zunahme ( $p < 0,o5$) des freigesetzten Gastrins von 16 $\pm$ 1 pg/ml auf 44 $\pm$ 5 pg/ml, aber keine messbare Reaktion nach Perfusion mit 1% AC bei pH 1,5. Ebenso kein Effekt nach Perfusion mit 0,4 M Glycin, einem bekannten Stimulator des antralen Gastrins, oder auch mit 0,9% Kochsalz.
Die intraluminale Dehnung des Duodenums mit 20, 40 und 120 cm Wasser führt zu keinem Anstieg des Serumgastrins.

Diskussion: Die Beteiligung des duodenalen Anteiles am basalen und postprandialen Gastrinspiegel und an Hormonkonzentrationen nach Vagotomie wurde mehrfach vermutet (5), die Art der Freisetzung blieb aber unklar, weil im Radioimmunoassay eine Auftrennung in eine antrale und extraantrale Fraktion nicht möglich ist. Beim Hund ist dieser duodenale Anteil am Gesamtgastrin zwar wesentlich niedriger als beim Menschen, es bestehen aber auch hier klare Unterschiede im Freisetzungsmodus des antralen und des duodenalen Gastrins. Gemeinsam haben beide die Eigenschaft, daß sie nach vagaler Stimulierung durch Insulin freigesetzt werden und ebenso nach Perfusion mit neutralem Acetylcholin, aber nicht mit AC von pH 1,5, was im Magen und im Duodenum auf die Beteiligung völlig unterschiedlicher Mechanismen hindeutet: Während im Magen die Ansäuerung den stärksten negativen "feedback-Mechanismus" für die Freisetzung des antralen Gastrins darstellt, wird im Duodenum durch die Verschiebung des pH zum sauren Bereich vor allem Sekretin freigesetzt und wahrscheinlich noch andere Hormone, die einen inhibitorischen Effekt auf das Gastrin und die Magensäuresekretion ausüben (6). Für die Beurteilung der Bedeutung dieses Regelkreises ist die Bestimmung des Sekretinspiegels und der Konzentrationen von GIP ("gastric inhibitory polypeptide") und VIP ("vasoactive intestinal polypeptide") erforderlich, was nicht erfolgt ist. Weitere Unterschiede bestehen auch in der lokalen chemischen Stimulierbarkeit und der intraluminalen Dehnung: Glycin, einer der stärksten Stimuli für die Freisetzung des antralen Gastrins, hat beim

Hund keinen Effekt auf den duodenalen Hormonanteil, ebenso auch nicht die Dehnung mit niedrigen oder hohen Druckwerten, die im Antrum einen starken Freisetzungsimpuls ausüben.

Die Bedeutung dieser unterschiedlichen Mechanismen ist, außer der Erweiterung der physiologischen Grundlage der Hormonfreisetzung, abhängig vom Beitrag, der dem Gastrin in der Pathogenese der Ulcuskrankheit zugesprochen wird und sollte bei allen jenen Operationen bedacht werden, bei denen die Innervation des Duodenums erhalten bleibt.

Zusammenfassung: Die Mechanismen der Freisetzung des duodenalen Gastrins wurden an 13 Hunden nach isolierter Mucosa-Antrektomie untersucht: Die vagale Stimulierung mit Insulin und die lokale Perfusion mit Acetylcholin von pH 7 führt zum signifikanten Hormonanstieg im Serum. Nach Verabreichung von 2-Desoxy-D-Glukose, nach Perfusion mit Acetylcholin von pH 1,5 und auch nach Distension des Duodenums mit 20, 40 und 120 cm Wasser wurden keine erhöhten Gastrinwerte gefunden.

Summary: The mechanisms of duodenal gastrin release were studied in 13 mongrel dogs after selective mucosal antrectomy: Vagal stimulation with insulin and local perfusion with acetylcholine at pH 7 resulted in a significant increase of the serum gastrin level taken from the pancreatico-duodenal vein. No significant amounts were detected after vagal stimulation with 2-deoxy-d-glucose, local perfusion with acetylcholin at pH 1,5 nor after duodenal distension with 20,40 and 120 cm water.

Literatur

1. S. Emas, I. Borg, B. Fryro: Antral and Duodenal Gastrin Activity in Non-Ulcer and Ulcer Patients. Scand. J. Gastroent. 6, 39 (1971)
2. S.A. Berson, R.S. Yalow: Nature and immunoreactive gastron extracted from tissues of gastro-intestinal tract. Gastroent. 60, 215 (1971)
3. L.C. Watson, D.D. Reeder, H.D. Becker, L. La Grane, J. C. Thompson: Gastrin Concentration in upper Gastro-Intestinal Mucosa in Dogs. Surgery 76, 419 (1974)
4. D.H. Stern, J.H. Walsh: Gastrin Release in Post-Operative Ulcer Patients: Evidence for Release of Duodenal Gastrin. Gastroent. 64, 363 (1973)
5. M.G. Korman, C. Soveny, J. Hansky: Extragastric Gastrin. Gut 13, 346 (1972)
6. R.M. Kirk: Mucosal Antrectomy in the Treatment of Peptic Ulcer. Proc. Roy. Soc. of Med. 59, 571 (1966)

Dr. R.I.C. Wesdorp, Chirurgische Abteilung Sint Lucas Ziekenhuis, Jan Tooropstraat 164, Amsterdam/NL

# 56. Die Wirkung von zyklischem AMP und Urecholine auf die Gastrinausschüttung beim Hund

H. A. Säuberli, G. J. Krejs, F. Largiader, W. Vetter und A. L. Blum

Chirurgische Universitätsklinik A (Direktor: Prof. Dr. Å. Senning), Department für Innere Medizin (Direktoren: Prof. P. Frick, A. Labhart und W. Siegenthaler), Kantonspital Zürich und Medizinische Klinik, Stadtspital Triemli (Chefarzt: Prof. Dr. U.P. Haemmerli), Zürich

Dem cyclischen 3'5'-Adenosinmonophosphat (cycl. AMP) wird eine große Rolle bei der Magensekretion zugeschrieben. Während bei Amphibien und Ratten ein direkter Einfluß nachgewiesen werden konnte (2), sind die Verhältnisse bei Hund und Mensch noch ungeklärt. Man weiss, daß beim Hund bei vermehrter Gastrinfreisetzung erhöhte Spiegel von cyclischem AMP sowohl in der Antrumschleimhaut als auch im Magensaft gefunden werden. Umgekehrt führt eine Hemmung der Gastrinausschüttung durch Acidification des Antrums zu erniedrigten Spiegeln von cyclischem AMP. Gabrys et al. (1) schlossen daraus, daß cyclisches AMP eine intermediäre Rolle bei der Gastrinfreisetzung spielt.

Die vorliegende Studie untersucht den direkten Einfluß von cyclischem AMP auf die antrale Gastrinfreisetzung beim Hund.

Methodik: Fünf Bastardhunde mit einem Gewicht zwischen 30 und 47 kg wurden in Allgemeinnarkose laparotomiert. Nach Resektion der Milz und des Magencorpus wurde eine an beiden Enden verschlossene vagal denervierte Antrumtasche angelegt. Zur Vermeidung eines Druckanstieges und zur Prüfung der pH während des Experimentes wurde die Tasche mit einem dünnen Blasenkatheter kanüliert. Die arterielle Versorgung der Tasche erfolgte durch einen sorgfältig geschonten Ast der Arteria gastroepiploica sinistra, venös drainierte die Tasche in die Vena portae. Um eventuelle extragastrische Gastrinquellen auszuschalten, wurden anschließend Duodenum, Pankreas, Dünn- und Dickdarm reseziert (Abb. 1). Zur intraarteriellen Dauerinfusion wurde die Arteria gastroepiploica sinistra ca. 15 cm von der Tasche entfernt mittels einen dünnen Polyvinylkatheters intubiert, ohne daß der Blutstrom unterbrochen wurde. Die venösen Blutentnahmen erfolgen in 10-Minuten-Intervallen aus der Vena portae, welche ihr Blut praktisch ausschließlich von der Antrumtasche erhielt.

Unterstützt durch Schweizerisches Nationalfond, Gesuch 3.840.72

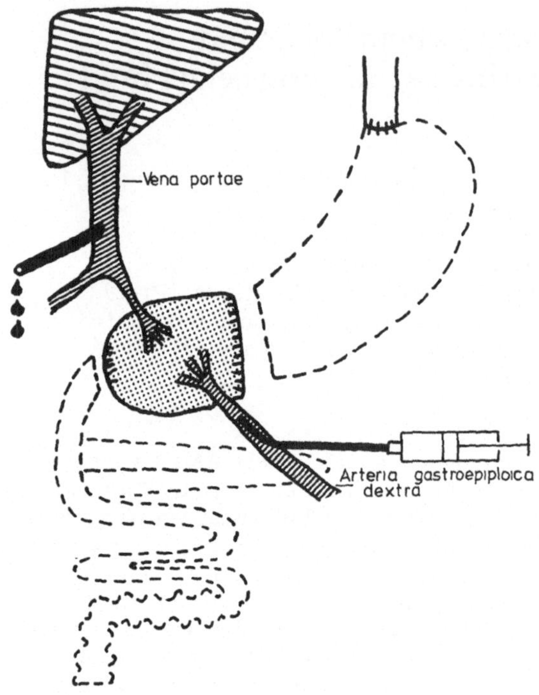


Abb. 1: Verwendete in vivo-Präparate: Antrumtasche, kanülierte zuführende Arteria gastroepiploica sinistra, venöse Drainage zur Vena portae. Gestrichelte Organe entfernt.

Während einer Basalperiode von 30 Minuten wurde in die zuführende Arterie isotonische Kochsalzlösung (1, 1 ml/min, Harvard-Infusionspumpe, Modell 975) infundiert. Anschließend wurde Dibutyryl-cyclisches 3`, 5`- AMP, ein Derivat des cyclischen AMP, das die Zellmembran leichter durchdringt und das weniger leicht durch Phosphodiesterase abgebaut wird (4), in einer Dosierung von 0, 2 mg/kg/min während 60 min infundiert. Um die Vitalität der Antrumtasche zu prüfen, wurden die antralen Gastrinzellen am Schluß des Experimentes mit einem Cholinergicum (Bethanechol Chlorid, 100 µg/kg/h stimuliert. Bei drei von fünf Hunden wurde zusätzlich zwischen der cyclischen AMP- und der Urecholinperiode noch während 45 min Papaverin - ein Hemmer des Abbaus der Phosphodiesterase und damit des Abbaus von cyclischem AMP - (30 µg/kg/min) in die Antrumarterie infundiert.

Am Schluß des 135 bzw. 180 min dauernden Experimentes wurden die Tiere getötet und die Antrumtaschen zur histologischen Untersuchung des proximalen Resektionsrandes auf Corpusschleimhaut entnommen.

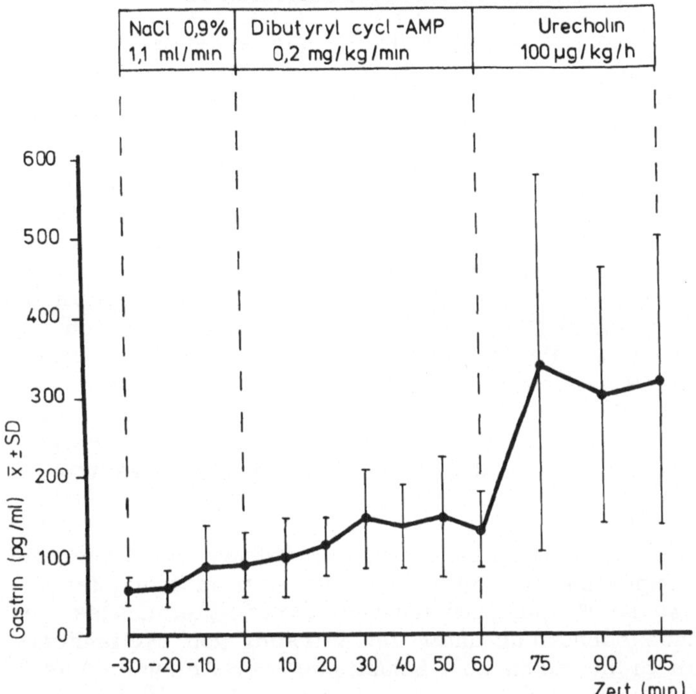


Abb. 2: Serumgastrinwerte in der Pfortader während Infusion von NaCl, Dibutyryl cycl. AMP und Urecholin.

In allen entnommenen Blutproben wurde Serumgastrin radioimmunologisch bestimmt.

Ergebnisse (Abb. 2): Während der 3-minütigen Basalperiode stiegen die Serumgastrinwerte im Pfortaderblut von 56 $\pm$ 16 ($\bar{x} \pm$ SD) auf 90 $\pm$ 39 pg/ml an.
Während der Infusion von cyclischem AMP Konnte ein weiterer kontinuierlicher Anstieg bis 133 $\pm$ 49 pg/ml gemessen werden. Die während der Infusion von cyclischem AMP gemessenen Werte liegen signifikant höher als die Werte der Basalperiode ($p < 0,002$). Bei allen Hunden erfolgte durch Urecholininfusion ein starker Gastrinanstieg; nach 15 min betrugen die Gastrinwerte bereits 342 $\pm$ 239 pg/ml. Dieser Anstieg war hoch signifikant ($p < 0,001$).

Papaverin führte bei den 3 Hunden zu keiner signifikanten Änderung der Serumgastrinspiegel in der Pfortader.
Die pH-Werte in der Antrumtasche waren während der ganzen Dauer des Experimentes nicht unter 5. Die histologische Untersuchung zeigte am proximalen Resektionrand stellenweise höchstens

8 mm Corpusschleimhaut.

Diskussion: Die Resultate zeigen deutlich, daß weder exogen infundiertes noch endogen produziertes cyclisches AMP beim Hund zu einer Gastrinausschüttung in die Antrumvenen führt. Der statistisch signifikante, aber geringgradige Anstieg des Gastrins, der vor Verabreichung von cyclischem AMP beginnt und durch das cyclische AMP nicht beeinflußt wird, ist offenbar durch einen verminderten Gastrinkatabolismus infolge Eventration bedingt. Cyclisches AMP scheint somit beim Hund keine Rolle bei der Gastrinfreisetzung zu spielen. Die Potenzierung der Histaminwirkung auf die Säuresekretion des Hundemagens bei Verabreichung von cyclischem AMP (3) ist nicht durch Gastrinfreisetzung (1) sondern durch eine direkte Wirkung an der Parietalzelle, eventuell auch durch eine Veränderung des Histaminkatabolismus bedingt. Der während Gastrinfreisetzung in der Antrumschleimhaut und im Magensaft beobachtete Anstieg von cyclischem AMP (1) ist offenbar eine Folge oder Begleiterscheinung nicht aber eine Ursache dieser Gastrinfreisetzung.

Der eindrückliche Gastrinanstieg bei Verabreichung von Urecholin am Schluß des Experimentes zeigt, daß das Antrum trotz der großen chirurgischen Präparation funktionstüchtig bleibt. Das Fehlen einer Gastrinausschüttung unter der Wirkung von cyclischem AMP kann somit nicht durch eine Schädigung der Antrumtasche erklärt werden.

Zusammenfassung: Der Einfluss von cyclischem AMP auf die Gastrinfreisetzung beim Hund wurde durch eine direkte in vivo-Methode untersucht. Nach Entfernung von Milz, Magencorpus, Pankreas und Darm wurde eine Antrumtasche durch einen Ast der Arteria epiploica sinistra nacheinander mit cyclischem Dibutyryl-AMP, Papaverin und Urecholin perfundiert. Ein relevanter Gastrinanstieg im Pfortaderblut wurde nur unter Urecholin beobachtet. Cyclisches AMP führt somit nicht zur Gastrinfreisetzung aus dem Hundeantrum.

Summary: The influence of cyclic AMP on gastrin release from the canine antrum was investigated by a direct in vivo method. After removal of spleen, gastric corpus, pancreas and intestine an antral pouch was consecutively perfused with dibutyryl cyclic AMP, papaverin and bethanechol-HCl using a branch of the left gastroepiploic artery. A relevant rise of gastrin in portal blood was only observed during perfusion of bethanechol chloride. Thus cyclic AMP does not release gastrin from the canine antrum.

Literatur


1. Gabrys, B.F., Alavi, S.M., Nyhus, L.M. and Bombeck, C. T.: Role of cyclic AMP in the release of antral gastrin. Gastroenterology 64, 730 (1973) (Abstr.)

2. Kimberg, D.V.: Cyclic nucleotides and their role in gastrointestinal secretion. Gastroenterology 67, 1023-1064 (1974)

3. Mao C.C., Shanbour, L.L., Hodgins, D.S. und Jacobson, E. D.: Adenosine 3`, 5`-monophosphate (cyclic AMP) and secretion in the canine stomach. Gastroenterology 63, 427-438 (1972)

4. Posternak, T., Sutherland, E.W. and Henion, W.F.: Derivates of cyclic 3`, 5`- adenosine monophosphate. Biochim. Biophys Acta 65, 558 - 560 (1962)



Dr. H. Säuberli, Chirurgische Universitätsklinik A, Kantonspital CH 8091 Zürich/Schweiz, Rämistr. 100

# 57. Serumgastrinspiegel nach duodenaler und gastraler Stimulation mit Acetylcholin beim Hund

K. Junghanns, G. Feurle und K.H. Bohnacker

Chirurgische Universitätsklinik Heidelberg (Direktor: Prof. Dr. Dr. F. Linder) und Medizinische Universitäts-Poliklinik Heidelberg (Direktor: Prof. Dr. W. Hunstein)

Die Bedeutung des duodenalen Gastrins in der Verdauungsphysiologie ist ungeklärt. Neben morphologischen Unterschieden der G-Zellen im Antrum und Duodenum müssen auch funktionelle Unterschiede angenommen werden. Während die stimulierte antrale Gastrinsekretion physiologischerweise durch niedriges pH im Antrum des Magens gehemmt wird, läßt sich ein solcher Mechanismus für duodenales Gastrin nicht annehmen, da das pH im Duodenum nie unter 4 absinkt.

In dieser Untersuchung wurde mittels intragastraler und intraduodenaler Acetylcholin-Instillation beim narkotisierten Hund untersucht, ob bezüglich der Gastrinfreisetzung Unterschiede zwischen Antrum und Duodenum bestehen.

Methodik: Insgesamt wurden 13 Hunde in zwei Gruppen aufgeteilt. Bei 5 Hunden wurde in Nembutalnarkose und nach Intubation eine Magensonde gelegt, das Abdomen eröffnet und der Pylorus ligiert. Nach Lagekontrolle der Magensonde wurden 300 ml 1%ige wässrige Acetylcholinchloridlösung in den Magen instilliert. Der pH-Wert der Lösung lag zwischen 7,8 und 8,0. Aus einem in die Vena cava inferior gelegten Katheter wurde Blut im Abstand von jeweils 5 Minuten zur Gastrinspiegelbestimmung entnommen. Bei 8 weiteren narkotisierten Hunden (5 ohne und 3 mit 75-minütiger Vorperiode) wurde nach Laparotomie eine Magensonde in das Duodenum eingeführt und dieses am Pylorus und am Treitz`schen Band ligiert. Es wurden je nach Größe des Duodenum 40 - 100 ml 1%ige Acetylcholinchloridlösung instilliert und ebenfalls jeweils 6 - 8 ml Blut im Abstand von 5 Minuten aus der Vena cava entnommen . Bei 3 Hunden wurde in der instillierten Acetylcholinchloridlösung und in dem nach Beendigung des Experimentes aus dem Duodenum abgesaugten Inhalt die Acetylcholinkonzentration nach der Methode von Khayyal et al. (5) bestimmt+.

+ Wir danken Herrn Dr. Kropp, Abt. f. Stoffwechseluntersuchungen (Vorstand: Prof. Dr. H. Weicker) der Med. Poliklinik Heidelberg für die Acetylcholinbestimmungen. Phenoxybenzaminhydrochlorid wurde uns freundlicherweise von der Firma Röhm-Pharma GmbH, Darmstadt, zur Verfügung gestellt.

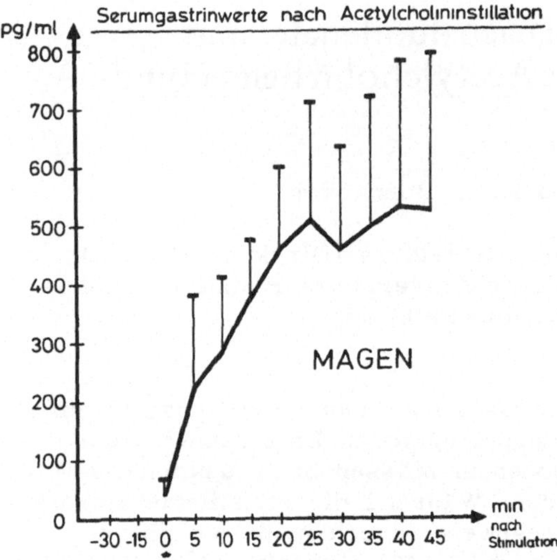


Abb. 1: Serumgastrinspiegel nach intragastraler Applikation von Acetylcholin.

Die Gastrin-Bestimmung erfolgte radioimmunologisch (2).

Ergebnisse: Nach Acetylcholininstillation in den Magen stiegen die Serumgastrinwerte von 42 pg/ml auf maximal 528 pg/ml nach 40 min. Bereits nach 25 min wurden Werte von über 5oo pg/ml erreicht (Abb. 1). Nach intraduodenaler Acetycholininstillation kommt es, insbesondere bei einem Vergleich mit den Ergebnissen der antralen Stimulierung nur zu einem sehr geringen Anstieg der Serumgastrinkonzentrationen von etwas über 5o pg/ml auf 8o pg/ml (Abb. 2). Dieser Effekt wird bei den Hunden ohne Vorperiode von den Auswirkungen der Manipulation des Einbringens der Sonde in das Duodenum und der Ligaturen überlagert.

Die Acetylcholinbestimmung im Duodenalsaft ergab bei 2 Hunden Konzentrationen nach Versuchsende von weniger als 0, 1 µg/ml und bei einem Hund eine Acetylcholinkonzentration von 10 µg/ml. Auch bei diesem Hund bedeutet dies eine Abnahme der Acetylcholinkonzentration während des Versuches um den Faktor 1. ooo. Der Gastrinanstieg bei dem Hund mit messbarer Acetylcholinkonzentration im Duodenalsaft bei Versuchsende war nicht höher als bei den anderen, bei denen die Konzentrationen unter der Messgrenze lagen.

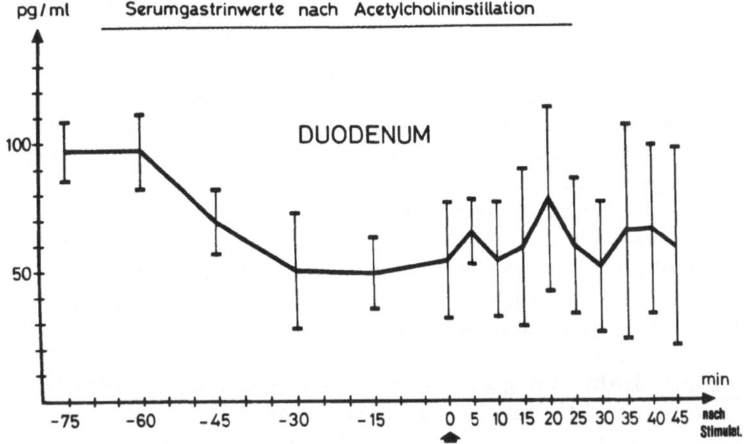


Abb. 2: Serumgastrinspiegel nach intraduodenaler Applikation von Acetylcholin.

Diskussion: Unsere Beobachtung, daß es beim Hund nach intragastraler Acetylcholininstillation zu einem starken Anstieg der Serumgastrinkonzentrationen kommt, bestätigt die Ergebnisse anderer Untersucher (4). Der Gastrinanstieg nach intragastraler Acetylcholinapplikation wird als direkter cholinerger Effekt des Acetylcholins auf die G-Zelle erklärt.

Der Befund aber, daß durch intraduodenale Acetylcholinapplikation gegenüber dem Effekt am Magen nur eine sehr geringe Gastrinfreisetzung zu beobachten war, läßt verschiedene Deutungsmöglichkeiten zu. Andere Untersucher mit unterschiedlicher Technik haben eine Freisetzung von Gastrin durch intraluminales Acetylcholin aus dem proximalen, aber nicht aus dem distalen Duodenum beobachtet (1). Allerdings waren diese Messungen in der Vena pancreatico-duodenalis und außerdem bei unterbundenem Gallengang vorgenommen worden. Nach unseren Ergebnissen bei nicht unterbundenem Gallengang kann Acetylcholin im Duodenallumen vermutlich durch Cholinesterasen inaktiviert werden. Da aber selbst bei Nachweisbarkeit von Acetylcholin im Duodenalsaft ein nur geringfügiger Anstieg der peripheren Serumgastrinkonzentration auftrat, sind neben der Acetylcholininaktivierung auch andere Faktoren zu diskutieren. Der Einfluß der Leber auf duodenal freigesetztes Gastrin und dessen Spektrum der verschiedenen Gastrinformen sind ebenso wenig bekannt, wie mögliche hemmende Mechanismen, ausgelöst durch intraduodenale Applikation von Acetylcholin. Eine hemmende Wirkung von Sekretin auf die Gastrinfreisetzung ist nachgewiesen (3).

In Betracht zu ziehen ist weiter die toxische Wirkung höherer Konzentrationen von Acetylcholin auf die Intestinalmukosa. In der Tat sahen wir auch bei unseren Versuchen teilweise nekrobiotische Veränderungen an den lumennahen Anteilen der Zotten, während die tieferen Anteile und die Krypten histologisch normales Epithel aufwiesen. Des weiteren ist bekannt, daß die Zahl der Gastrinzellen, bzw. der Gastringehalt in der Duodenalschleimhaut des Hundes geringer ist als im Antrum (6), so daß allein daher ein geringerer Gastrinanstieg bei duodenaler Stimulation zu erwarten ist. Weitere Untersuchungen müssen zeigen, welches Gewicht den einzelnen aufgezählten Faktoren zukommt, um definieren zu können, welche Rolle letztlich die cholinerge Gastrinfreisetzung aus dem Duodenum spielt.

Zusammenfassung: Beim Vergleich der Serumgastrinkonzentrationen nach intragastraler und intraduodenaler Applikation von 1%-igem Acetylcholin beim narkotisierten Hund ergaben sich starke Anstiege nach der gastralen Stimulation, während der Effekt der duodenalen Stimulierung gering war. Die einzelnen Faktoren, die für dieses unterschiedliche Ergebnis verantwortlich sind, müssen durch weitere Untersuchungen definiert werden.

Summary: Before and during instillation of a solution of 1% acetylcholine into the duodenum and stomach of 13 mongrel dogs serum gastrin levels were measured at 5 min intervals. After gastric stimulation a sustained rise of serum gastrin concentration was observed. After duodenal stimulation gastrin levels rose only slightly. The multiple factors responsible for this phenomenon necessitate further investigations.

Literatur

1. Becker, H.D., D.D. Reeder, J.C.W. Evans, J.C. Thompson: Gastrin release from duodenum and jejunum in dogs. Surg. Forum 23, 314-316 (1972)
2. Feurle, G., A. Ketterer, H.D. Becker, W. Creutzfeldt: Circadian serum gastrin concentrations in control persons and in patients with ulcer disease. Scand. J. gastroent. 7, 177-183 (1972)
3. Hansky, J., C. Soveny, M.G. Korman: Effect of secretin on serum gastrin as measured by immunoassay. Gastroenterology 61, 62-68 (1971)
4. Jaffe, B.M., J.E. McGuigan, W.T. Newton: Immunochemical measurement of the vagal release of gastrin. Surgery 68, 196 - 201 (1970)
5. Khayyal, M.T., H.M. Tolba, M.B. El-Hawary, S. ABD El-Wahed: A sensitive method for the bioassay of acetylcholine Europ. J. pharmacol. 25, 287 - 290 (1974)

6. Nilsson, G., R.S. Yalow, S.A. Berson: Distribution of gastrin in the gastrointestinal tract of human, dog, cat and hog. Nobel Symp. No. 16, Frontiers in gastrointestinal hormone research ed. S. Anderson, Almqvist & Wiksell, Stockholm p. 95-100 (1973)

Priv.-Doz. Dr. K. Junghanns, Chirurgische Universitäts-Klinik 6900 Heidelberg, Im Neuenheimer Feld

# 58. Über die extragastrische Gastrinfreisetzung. Untersuchungen an Patienten nach Gastrektomie und Duodenopankreatektomie

R. Bittner, H.G. Beger, M. Meves, J. Thoma, Ch. Witte, S. Wickert

Chirurgische Klinik und Poliklinik (Direktor: Prof. Dr. E.S. Bücherl), Strahlenklinik (Direktor: Prof. Dr. K. zum Winkel) im Klinikum Charlottenburg und Chirurgische Abteilung im Städt. Krankenhaus Neukölln (Chefarzt: Prof. Dr. B.J. Krüger) Berlin

Untersuchungen der Gastrinkonzentrationen im Serum von Patienten nach Magenteilresektion (3, 5) sowie des Gastringehaltes der Bauchspeicheldrüse und der Schleimhaut des Duodenums (2, 4) lassen darauf schließen, daß auch beim Menschen Gastrin aus extragastrischen Bildungsstätten freigesetzt werden kann (1). Zur Abklärung der klinischen Bedeutung des extragastrischen Gastrins wurde das Serumgastrin nach einer Probemahlzeit bei Patienten nach Gastrektomie und Duodenopankreatektomie gemessen.

Untersuchungsgut und Methodik:
Drei Patientengruppen wurden untersucht:

1. 10 magengesunde Klinikpatienten (8 ♂, 2 ♀) mit einem mittleren Alter von 54 Jahren (Spanne 18-79) und einem mittleren Gewicht von 7o kg (Spanne 55 - 92) als Kontrollgruppe.
2. 10 Patienten nach Gastrektomie (6 ♂, 4 ♀); mittleres Alter 61 Jahre (Spanne 4o-77); mittleres Gewicht 55 kg (Spanne 45-7o). Die Gastrektomie war bei allen Patienten wegen eines Magencorpuscarcinoms durchgeführt worden. Das Rekonstruktionsverfahren war: 8mal Ösophagojejunostomose mit Braunscher Anastomose, 1mal Ersatzmagenbildung (Soupault) mit Erhaltung der Duodenalpassage, 1mal Ösophagoduodenostomose. Die Operation lag im Mittel 11 Monate (Spanne 14 Tage - 2 1/2 Jahre) zurück.
3. 4 Patienten nach Duodenopankreatektomie (4 ♂) mit je 2 Messungen. Das mittlere Alter dieser Patienten beträgt 56 Jahre (Spanne 5o - 67), das mittlere Gewicht 61 kg (Spanne 55 - 68). Die Duodenopankreatektomie (Rekonstruktion mit einem Jejunuminterponat) war in 2 Fällen wegen chronischer Pankreatitis und in 2 Fällen wegen eines Neoplasma durchgeführt worden und lag im Mittel 23 Monate (Spanne 5-35) zurück.

Alle Probanden erhielten zwischen 8 und 9 Uhr vormittags nach einer mindestens 12-stündigen Fastenzeit 4oo ml einer flüssigen Testmahlzeit (Biosorbin(R) : 19 g Eiweiß, 19 g Fett, 6o g Kohle-

Tabelle 1: Mittelwerte und Standardabweichungen der Nüchterngastrinkonzentrationen (basal), der Gipfelwerte nach Einnahme der Probemahlzeit und des integrierten Gastrins der Gruppe der magengesunden Kontrollpatienten, der Patienten nach Gastrektomie und von 3 Patienten (Doppelmessung) nach Duodenopankreatektomie.

| | n | basal pg/ml | Gipfelwert pg/ml | $\triangle$ Gastrin[c] |
|---|---|---|---|---|
| Kontrollgruppe | 1o | $39^a \pm 21$ | $117 \pm 54$ | $9.783 \pm 3.995$ |
| Gastrektomie | 1o | $33^a \pm 16$ | $67 \pm 32$ | $6.119 \pm 2.851$ |
| Duodenopankreatektomie | 6 | $21^b \pm 9$ | $38 \pm 6$ | $4.435 \pm 1.091$ |

a/b $\bar{x} \pm$ aus 40 bzw. 26 Einzelwerten
c pg/ml x min (integriertes Gastrin = Fläche unter der Gastrinkonzentrationskurve).

hydrat) in 10 - 15 Min. zu trinken. Die Entnahme der Blutproben erfolgte bei -45, -30, -15, 0, 10, 20, 30, 40, 50, 60, 75, 90, 105, 120, 135, 150, 165 und 180 Min. aus einer in einer Armvene liegenden Braunüle. Die Bestimmung des Gastrinspiegels im Serum (pg/ml) wurde radioimmunologisch mit dem Kit von CEA (McGuigan) durchgeführt. Alle Meßergebnisse sind Mittelwerte aus an verschiedenen Tagen durchgeführten Doppelmessungen.
Um eine quantitative Aussage über die Gesamtmenge der während der Testperiode (0-180 Min.) gemessenen Gastrinaktivität treffen zu können, wurden die Flächen unterhalb der Konzentrationskurven ($\triangle$ Gastrin) errechnet und miteinander verglichen. Die Signifikanzberechnung erfolgte nach der t-Verteilung (Student).

Ergebnisse: Während die mittlere basale Gastrinkonzentration der Kontrollpatienten sich nicht signifikant von der der Patienten nach Gastrektomie unterscheidet (Tabelle 1), liegt der Gipfelwert nahezu doppelt so hoch ($p < 0.01$) und die Gastrinfläche ist um mehr als 50% größer ($p < 0.025$). Drei Patienten nach Duodenopankreatektomie (6 Messungen) zeigen eine signifikant niedrige basale Gastrinkonzentration ($p < 0.0025$) und einen nur halb so hohen Gipfelwert ($p < 0.025$) als die Patienten nach der totalen Magenentfernung. Ebenfalls der Unterschied zwischen den Flächen ist ausgeprägt, statistisch jedoch nicht signifikant.
Diesen Ergebnissen entsprechend zeigen die Mittelwertskurven der Gastrinkonzentrationen der 3 Untersuchungsgruppen einen unterschiedlichen Verlauf (Abb. 1). Da die maximale Gastrinausschüttung nach Einnahme der Testmahlzeit bei den einzelnen Probanden nicht

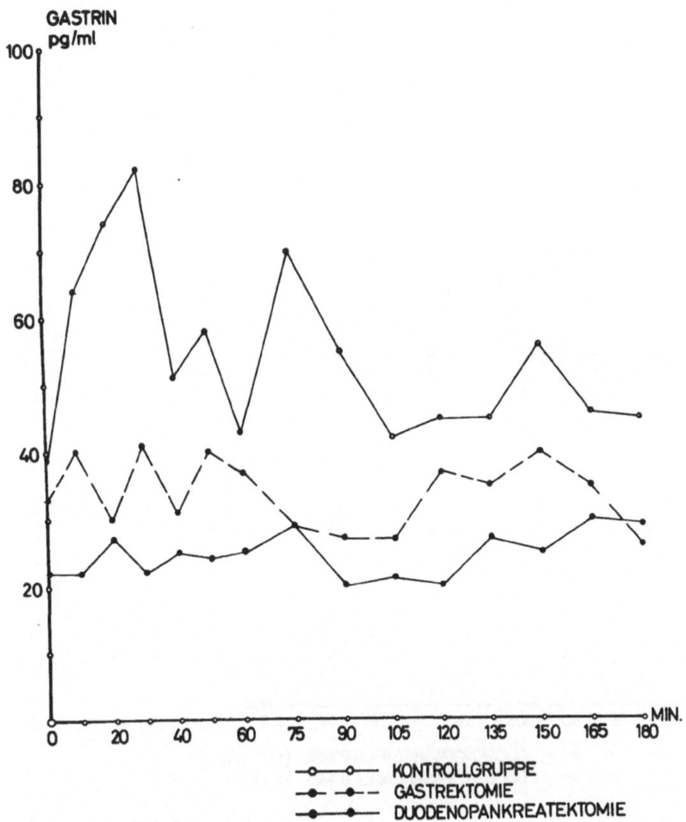


Abb. 1: Mittlere Gastrinkonzentrationskurve vor und nach Einnahme einer Probemahlzeit der 10 Kontrollpersonen (n=10), der 10 Patienten (n=10) nach Gastrektomie sowie von 3 Patienten (n=6) nach Duodenopankreatektomie.

gleichzeitig erfolgt, zeigt nur die Mittelwertskurve der Gruppe der Kontrollpatienten ausgeprägte Konzentrationsgipfel. Ein erster Gipfel ( 82 ± 42 pg/ml) wird bei 30 Min. erreicht. Nach steilem Abfall folgt der Anstieg zu einem zweiten niedrigeren Gipfel (70 ± 52 pg/ml) bei 75 Min., dem ebenfalls ein rascher Abfall und ein leichter Anstieg zu einem dritten Gipfel (56 ± 50 pg/ml) bei 150 Min. folgt. Dagegen ist das Kurvenbild der Gruppe der Gastrektomie- und der Duodenopankreatektomiepatienten weitgehend gleichförmig. Nahezu über die gesamte Testperiode liegen die mittleren Konzentrationen der Patienten nach Gastrektomie zwischen 30 und 40 pg/ml und der Patienten nach Duodenopankreatektomie um ca. 10 pg/ml niedriger zwischen 20 und 30 pg/ml.

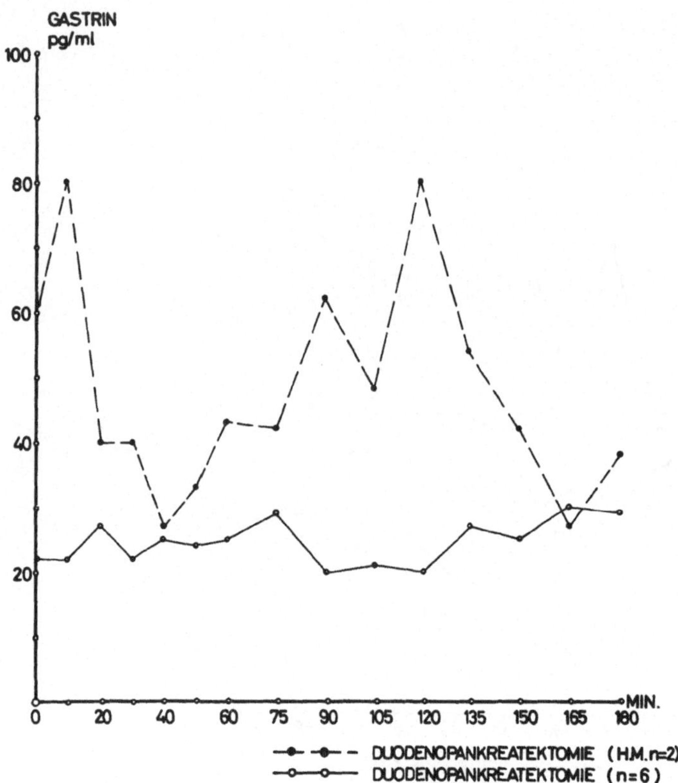


Abb. 2: Mittlere Gastrinkonzentrationskurve von 3 Patienten nach Duodenopankreatektomie (n=6) und vom Patienten H. M. (2 Messungen), bei dem ebenfalls eine Duodenopankreatektomie durchgeführt wurde.

Diskussion: Die vorliegenden Meßergebnisse bei Patienten nach totaler Magenentfernung beweisen, daß mehr als die Hälfte der im Serum meßbaren Gastrinaktivität vor und nach Einnahme einer Probemahlzeit aus extragastrischen Bildungsstätten stammt. Nach den Untersuchungen von Nilsson et al (4) ist der Gastringehalt der Schleimhaut von Duodenum und Magenantrum nahezu gleich, während Jejunum, Ileum und Colon sowie Magencorpus und -fundus nur sehr geringe Mengen enthalten sollen. Dagegen wird durch unsere Messungen bei den 3 Patienten nach Duodenopankreatektomie nachgewiesen, daß auch aus extragastrischen und extraduodenalen Bildungsstätten noch erhebliche Gastrinmengen sezerniert werden und etwa 30 - 40% der Gesamtsekretion des Normalpatienten betragen. Dieses Ergebnis bedarf jedoch einer kritischen Beurteilung, wie vor allem durch 2 Untersuchungen bei einem vierten Patienten (H. M., ♂; 55 Jahre; 68 kg) nach Duodenopankreatektomie gezeigt werden kann (Abb. 2). Die basale Gastrinkonzentration und die Gipfelwerte liegen nahezu 50 pg/ml höher als bei den anderen 3 Patienten, die Gastrinfläche ist mit 8512 (pg/ml x min) annähernd doppelt so groß und somit nur wenig kleiner als die der Normalpatienten. Als Ursache der hohen Konzentrationen bei diesem Patienten ist am ehesten ein am Magenstumpf verbliebener Antrumrest, möglicherweise aufgrund einer anatomischen Variante, anzunehmen. Es ist somit nur mit Einschränkung die Schlußfolgerung möglich, daß auch nach Entfernung von Magenantrum und Duodenum noch eine beträchtliche Gastrinaktivität im Serum des Menschen meßbar ist. Nach den dargestellten Ergebnissen beträgt unter Nüchternbedingungen der Anteil des extragastrischen und extraduodenalen Gastrins an der Gastringesamtaktivität etwa 50% und nach Einnahme einer Probemahlzeit, geschätzt an der Erhöhung über die basale Konzentration etwa 20%. Die Frage nach der Herkunft sowie nach dem Molekulargewicht des gemessenen Gastrins kann jedoch nach der vorliegenden Untersuchung nicht entscheidend beantwortet werden.

Zusammenfassung: In 28 Untersuchungen wurde bei magengesunden Patienten (n=10), bei Patienten nach Gastrektomie (n=10) sowie Patienten nach Duodenopankreatektomie (n=8) die Serumgastrinkonzentration unter Nüchternbedingungen und nach Einnahme einer standardisierten Probemahlzeit gemessen. Nach den vorliegenden Ergebnissen stammt mehr als 60% der meßbaren Gastrinaktivität aus extragastrischen Bildungsorten. Der Anteil des sowohl extragastrisch als auch extraduodenal gebildeten Gastrins wird auf etwa 20% geschätzt.

Summary: 28 investigations were performed in control patients with no gastric disease (n=10), in patients after total gastrectomy (n=10) and in patients after duodenopancreatectomy (n=8). We measured the serum gastrin concentrations in the fasting state and after the ingestion of a test meal. The results indicate that more than 60% of the gastrin activity is released from extragastric sites and in addition, it is supposed that about 20% are released from extragastric and extraduodenal sites.

## Literatur

1. Beger, H.G.: Der Einfluß der Leber auf die Wirkung von Pentagastrin, Gastrin und Gastrin II. Habilitationsschrift, Freie Universität Berlin (1972)

2. Emas, S., Borg, I., Fyrö, B.: Antral and duodenal gastrin activity in nonulcer and ulcer patients. Scand. J. Gastroent. 6, 39 (1971)

3. Fritsch, W.-P., Müller, J., Rick, W., Hausamen, T.-U.: Serum-Gastrin-Spiegel und Magensekretion nach Magenteilresektion und Gastrektomie. Verh. Dtsch. Ges. inn. Med. 79, 826 (1973)

4. Nilsson, G., Yalow, R.S., Berson, S.A.: Distribution of gastrin in the gastrointestinal tract of human, dog, cat and hog. Nobel Symposium XVI: Frontiers in Gastrointestinal Hormone Research, Stockholm, Wiksell, p. 95 (1970)

5. Stern, D.H., Walsh, J.H.: Gastrin release in postoperative ulcer patients: evidence for release of duodenal gastrin. Gastroenterology 64, 363 (1973)

Dr. R. Bittner, Chirurgische Klinik und Poliklinik im Klinikum Charlottenburg der FU 1 Berlin 19, Spandauer Damm 130

# 59. Tierexperimentelle Untersuchungen zur Absorption und Durchblutung beim mechanischen Dünndarmileus

P. Merkle, H. Bindewald und M. Betzler

Abteilung für Allgemeine Chirurgie des Departments für Chirurgie der Universität Ulm (Leiter: Prof. Dr. Ch. Herfarth)

Die Auswirkungen eines mechanischen Dünndarmileus auf die Transportkapazität des Darmes und seine Durchblutung sind bisher nur wenig untersucht worden. In vivo-Untersuchungen am tiefen Dünndarmileus des Hundes (2, 4) ergaben eine Verminderung der Transportkapazität für Wasser und Elektrolyte; eine Einschränkung des aktiven Transports konnte auch in vitro nachgewiesen werden (3). Diese Funktionseinschränkung wird als Folge der bei erhöhtem intraluminärem Druck gestörten Mikrozirkulation angesehen (1).

Wir untersuchten beim mechanischen Dünndarmileus der Ratte die Absorption von Glukose, Wasser und Natrium in Abhängigkeit von der Zeit des Bestehens des Ileus. Des weiteren wurde die Reversibilität der Funktionseinschränkung nach Aufhebung des Ileus überprüft. Es sollte ferner eine Aussage gemacht werden, ob Änderungen der Mikrozirkulation als Folge der Darmdistension nachweisbar sind.

Methodik: Die Untersuchungen erfolgten an 200 ± 20 g schweren SPF-Wistar-Ratten. In Äthernarkose erfolgte beim "hohen" Ileus die Unterbindung des Dünndarmes 25 cm hinter dem Treitz`schen Band. Beim "tiefen" Dünndarmileus wurde 20 cm über der Ileocoecalklappe unterbunden. Mit Hilfe der Perfusionstechnik (Durchströmung eines jeweils 20 cm langen Dünndarmstückes mit Ringer-Glukose-Lösung unter Verwendung von nicht absorbierbarem Phenolrot zur Messung der Wasserverschiebung) wurde in Gruppen von je 7 Tieren die Absorption von Glukose, Wasser und Natrium 12, 24, 36 und 48 Std. nach hohem Ileus, 24 und 48 Std. nach tiefem Ileus gemessen. Nach Aufhebung eines 24 Std. bestehenden hohen Ileus wurde die Absorption 6, 12, 24 und 36 Std. danach geprüft. Zur Untersuchung der Mikrozirkulation wurde beim hohen Ileus intraaortal eine Rußdispersion (Teilchengröße: 500 Å) unter Aortendruck in vivo injiziert und die Gefäßfüllungsbilder in histologischen Schnitten beurteilt. Weiter wurden histologische und elektronenoptische Untersuchungen durchgeführt.

Ergebnisse: Schon 12 Std. nach hohem Dünndarmverschluß ist die Absorption von Glukose, Wasser und Natrium gegenüber Kontrolltieren auf ca. 50% eingeschränkt (s. Tabelle und Abb. 1). Die Minderung der Absorptionskapazität ist nach 24, 36 und 48 Std. weiter verschlechtert. Eine Sekretion ins Darmlumen konnte nie

Tabelle 1: Absorption von Glukose $\frac{mg}{cm \times h}$, $H_2O$ $\frac{\mu L}{cm \times h}$, und Na $\frac{\mu mol}{cm \times h}$

Hoher Ileus

| | | Glukose | $H_2O$ | Na |
|---|---|---|---|---|
| 12 Std. | Ileus | 1,1 ± 0,1 | 33,9 ± 2,5 | 6,1 ± 0,7 |
| | Kontrolle | 2,07 ± 0,12 | 75,9 ± 9,6 | 12,58 ± 1,25 |
| 24 Std. | | 0,6 ± 0,1 | 25,6 ± 5,3 | 4,8 ± 0,9 |
| | | 1,72 ± 0,18 | 60,67 ± 5,53 | 8,51 ± 0,91 |
| 36 Std. | | 0,69 ± 0,1 | 31,4 ± 5,3 | 5,2 ± 0,9 |
| | | 1,63 ± 0,08 | 58,06 ± 6,5 | 7,89 ± 1,08 |
| 48 Std. | | 0,83 ± 0,1 | 33,4 ± 3,0 | 4,7 ± 0,4 |
| | | 1,67 ± 0,14 | 59,18 ± 7,53 | 9,0 ± 1,14 |

Tiefer Ileus

| | | Glukose | $H_2O$ | Na |
|---|---|---|---|---|
| 24 Std. | Ileus | 0,15 ± 0,04 | 33,5 ± 4,0 | 7,6 ± 1,7 |
| | Kontrolle | 0,35 ± 0,08 | 23,5 ± 1,7 | 4,9 ± 0,5 |
| 48 Std. | | 0,08 ± 0,02 | 18,3 ± 4,3 | 2,38 ± 0,4 |
| | | 0,27 ± 0,05 | 46,4 ± 6,7 | 4,31 ± 0,6 |

Nach Aufhebung

| | | Glukose | $H_2O$ | Na |
|---|---|---|---|---|
| 6 Std. | | 1,17 ± 0,14 | 25,8 ± 4,09 | 3,05 ± 0,5 |
| 12 Std. | | 1,18 ± 0,05 | 24,2 ± 4,6 | 3,28 ± 0,5 |
| 24 Std. | | 1,55 ± 0,1 | 36,3 ± 5,0 | 4,98 ± 0,5 |
| 36 Std. | | 1,55 ± 0,09 | 51,0 ± 6,2 | 6,90 ± 0,8 |

beobachtet werden. Beim tiefen Dünndarmileus ist die Glukoseabsorption nach 24 und 48 Std. stark eingeschränkt, Wasser- und Natriumabsorption sind nach 24 Std. gegenüber Kontrolltieren gesteigert, nach 48 Std. ist die Absorptionsfähigkeit auch für Wasser und Natrium verschlechtert (s. Tabelle und Abb. 1). Nach Aufhebung eines 24 Std. bestehenden hohen Dünndarmileus normalisiert sich die Absorptionsfähigkeit für Glukose bereits nach 24 Std., die für Wasser und Natrium erst nach 36 Std. (s. Abb. 2).

Die Untersuchung der Mikrozirkulation zeigte eine deutliche Stauung der Venolen, Veränderungen der Kapillardurchblutung waren auch nach 48 Std. bestehendem hohen Ileus nicht vorhanden.

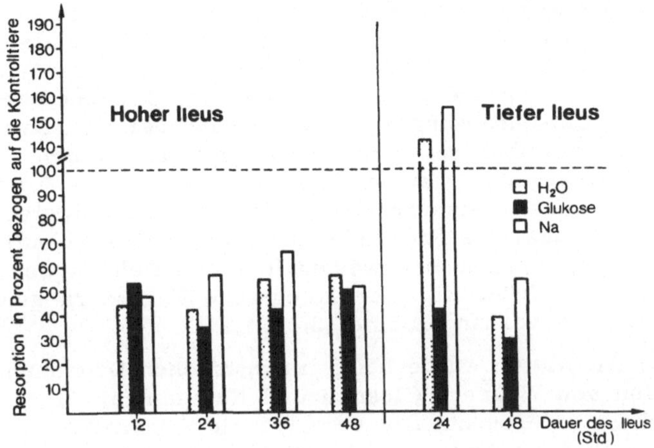


Abb. 1: Resorption beim hohen und tiefen Dünndarmileus in Abhängigkeit von der Zeit des Bestehens.

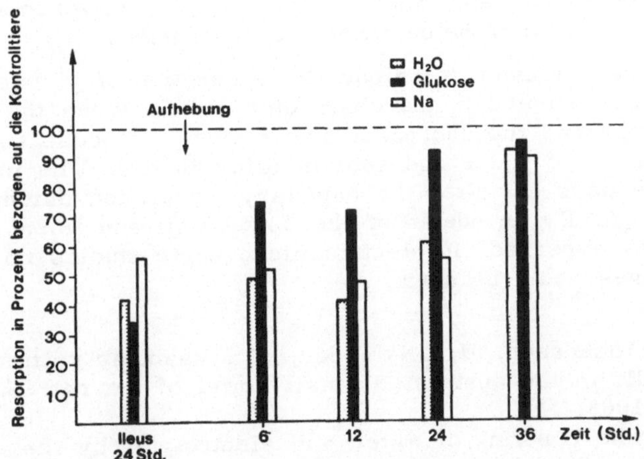


Abb. 2: Resorption nach Aufhebung eines 24 Stunden bestehenden Dünndarmileus.

Die histologische Untersuchung des Ileusdarmes zeigte neben einer Venolenstauung ein Ödem im Bereich der Darmwand; Epithelveränderungen waren nicht nachweisbar. Elektronenoptisch ergaben sich keine spezifischen Veränderungen im Bereich der Epithelzellen einschl. des Bürstensaumes.

Diskussion: Im Perfusionsmodell konnte beim mechanischen Dünndarmileus der Ratte eine starke Einschränkung der Absorption von Glukose, Wasser und Natrium nachgewiesen werden; beim tiefen Dünndarmileus ist die Absorption von Wasser und Natrium nach 24 Stunden verbessert, nach 48 Stunden jedoch ebenfalls stark eingeschränkt. Dies deckt sich mit den vorhandenen in vitro-Untersuchungen (3); Sekretionsphänomene konnten mit Hilfe der Perfusionstechnik im Gegensatz zu anderen Untersuchungen (2, 4) nicht beobachtet werden. Eine Einschränkung oder Aufhebung der Mikrozirkulation war nicht feststellbar, es muß infrage gestellt werden, ob die intraluminäre Druckerhöhung zu einer Einschränkung der Kapillardurchblutung mit Funktionseinschränkung führt. Die histologischen Veränderungen des Ileusdarmes (Venolenstauung, Ödem) sind auffallend gering und sprechen gegen eine wesentliche Durchblutungseinschränkung, da hiernach frühzeitig morphologische Veränderungen im Bereich des Epithels vorhanden sind (3).

Zusammenfassung: An Ratten wurde beim mechanischen Dünndarmileus die Absorption von Wasser, Glukose und Natrium mit Hilfe der Perfusionstechnik untersucht. Die verminderte Absorptionsfunktion normalisiert sich nach Aufhebung der Okklusion für Glukose bereits nach 24 Stunden, für Wasser und Natrium nach 36 Stunden. Der intraluminale Druck beim Dünndarmileus führt zu keiner sichtbaren Einschränkung der Kapillardurchblutung. Histologisch findet sich ein Darmwandödem und eine Stauung der Venolen, elektronenoptisch zeigen sich keine morphologischen Veränderungen.

Summary: Using the perfusion technique the absorption of glucose, water and sodium was studied in the obstructed bowel. When the obstruction was reversed, the decreased absorption of glucose normalized after 24 hrs., of water and sodium after 36 hrs. The intraluminal pressure does not alter the capillary circulation during obstruction. Histologically an edema of the bowel wall and impaired venous flow was observed. In electronmicroscopic studies no morphological changes could be seen.

Literatur

1. Derblom, H., Johansson, H., Nylander, G.: Vascular pattern of intestinal villi in the obstructed small bowel of the rat. Surgery 54, 780 (1963)
2. Grace, R.H.: The handling of water and electrolytes by the small bowel following the relie of intestinal obstruction. Brit. J. Surg. 58, 760 (1971)
3. Kubrova, J., Robinson, J.W.L., Mirkovitch, V.: La fonction de la muqueuse après une occlusion aigue de l`intestin grêle du rat. Res. exp. Med. 160, 321 (1973)
4. Shields, R.: The absorption and secretion of fluid and electrolytes by the obstructed bowel. Brit. J. Surg. 52, 774 (1965)

Dr. P. Merkle, Abteilung für Allgemeine Chirurgie des Departments für Chirurgie der Universität Ulm,
79oo Ulm, Steinhövelstr. 9

# 60. Untersuchungen zur Rolle des Plasma- und Magensafthistamins bei Patienten unter Streßbedingungen

Roscher, R., Beger, H.G., Bittner, R., Kraas, E., Stopik, D.

Chirurgische Klinik und Poliklinik (Direktor: Prof. Dr. E.S. Bücherl), Medizinische Klinik und Poliklinik (Direktor: Prof. Dr. D. Lerche) im Klinikum Charlottenburg der Freien Universität Berlin

Durch exogene Histaminzufuhr können beim Menschen hämorrhagische Erosionen der Magenschleimhaut verursacht werden. Deshalb wird in Konzepten zur Pathogenese des Stressulcus die Bedeutung der biogenen Amine hervorgehoben (2, 3). Eine Mitwirkung des endogenen Histamins beim Stressulcus wurde bisher nur im Tierversuch nachgewiesen (1). Zur weiteren Abklärung der Wertigkeit dieser Befunde wurde im Rahmen einer klinischen Untersuchung der Histaminspiegel im Plasma und im Magensaft von Patienten gemessen.

Patientengut und Methodik: Im Zusammenhang mit der Fragestellung erfolgte die Einteilung der Patienten in 2 Gruppen:
Gruppe 1 = Kontrollgruppe: n=27 (Alter 51 ± 17 Jahre, 13 ♀, 14 ♂). Patienten mit größeren abdominellen Operationen, ohne Leberzirrhose, mit unkompliziertem postoperativen Verlauf. Die Plasmahistaminbestimmung erfolgte präoperativ, am Operationstag und postoperativ täglich bis zum 8. Tag. Bei n=6 Patienten dieser Gruppe wurde präoperativ und postoperativ in zweitägigen Abständen der Histamingehalt im Magensaft gemessen.
Gruppe 2 = Stressgruppe: n=7 (Alter 47 ± 12 Jahre, 7 ♂). 4 Patienten mit manifester Stressblutung (bei Operation: erosive Gastritis) und 3 Patienten mit Verbrennungen II. und III. Grades, > 50% der Körperoberfläche. Als Tag 0 wurde bei diesen Patienten der Tag, an dem die Stressblutung diagnostiziert wurde, bzw. der Tag des Verbrennungstraumas angegeben. Das Plasmahistamin wurde nach Möglichkeit täglich bis zum 7. Tag gemessen. Bei n=5 Patienten dieser Gruppe wurde auch täglich der Histaminspiegel im Magensaft bestimmt.
Das Blut zur Plasmahistaminbestimmung wurde über einen liegenden zentralvenösen Katheter entnommen (nüchtern). Der Magensaft wurde über eine liegende Sonde gewonnen. Makroskopisch mit Blut oder Galle verunreinigter Magensaft wurde nicht zur Messung verwendet. Die Bestimmung des Histamins in Plasma und Magensaft erfolgte nach den Richtlinien von Lorenz et al. (Z. analyt. Chem. 252, 94 (1970).

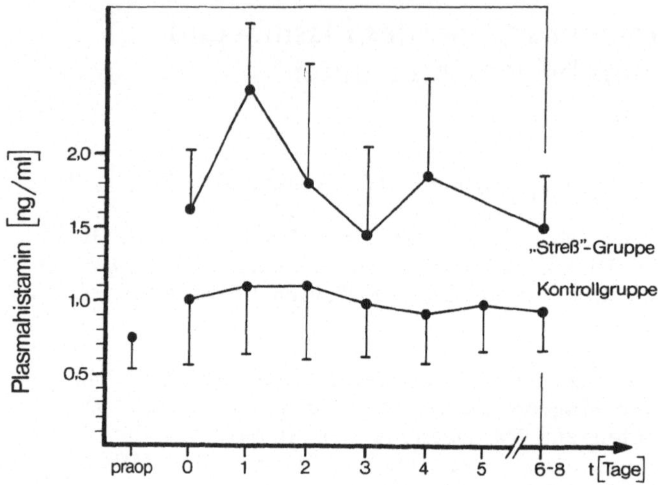


Abb. 1: Plasmahistaminwerte in einer Kontrollgruppe (Patienten vor und nach abdominellen Operationen, n = 27) und in einer Stressgruppe (nach Diagnose einer Stressblutung bzw. nach schweren Verbrennungen, n = 7).

## Ergebnisse

1. Schon nach unkomplizierten abdominellen Operationen liegen die Plasmahistaminwerte im Meßzeitraum signifikant höher als präoperativ (Abb. 1).

2. Bei Patienten mit manifester Stressblutung bzw. nach schweren Verbrennungen ist der Plasmahistaminspiegel gegenüber dem präoperativen Normalwert (0,75 ± 0,23 ng/ml) und auch gegenüber dem zeitlich korrespondierenden Wert nach abdominellen Operationen signifikant erhöht (Tag O: 1,6 ± 0,4 ng/ml - 1,0 ± 0,4 ng/ml; Tag 1: 2,4 ± 0,45 ng/ml - 1,1 ± 0,45 ng/ml; Tag 2: 1,8 ± 0,8 ng/ml - 1,1 ± 0,47 ng/ml; Tag 3: 1,4 ± 0,57 ng/ml - 1,0 ± 0,35 ng/ml; Tag 4: 1,85 ± 0,64 ng/ml - 0,9 ± 0,3 ng/ml; Tag 6 - 8: 1,5 ± 0,35 ng/ml - 0,9 ± 0,3 ng/ml) ( Abb. 1).

3. Der Histamingehalt im Magensaft liegt bei bauchoperierten Patienten präoperativ bei 12 ± 8 ng/ml, postoperativ bei 19 ± 8 ng/ml. Demgegenüber ist die Magensafthistaminkonzentration bei Patienten der Stressgruppe mit 36 ± 8 ng/ml im Mittel (Kumulativwert) signifikant erhöht.

Diskussion und Schlußfolgerung: Beim Stressulcus werden einer ganzen Reihe von Faktoren kausal-pathogenetische Bedeutung zugemessen. Darunter können aufgeführt werden: die Änderung der Mucusbarriere, eine erhöhte Zellmembranpermeabilität, Mikrozirkulationsstörungen, ein Mukosa-"Energiedefizit" und schließlich auch die gesteigerte Histaminfreisetzung. Diese Befunde wurden in erster Linie auf Grund von tierexperimentellen Messungen, aber nur wenigen klinischen Beobachtungen erhoben. Bei den eigenen Untersuchungen konnten bei Patienten mit Stressblutungen bzw. nach schweren Verbrennungen hohe Plasmahistaminspiegel gemessen werden. Bei exogener Zufuhr verursachen solche Histamindosen bereits eine halbmaximale Magensaftstimulation und rufen hämorrhagische Erosionen der Magenschleimhaut hervor. Auch die Histaminkonzentration im Magensaft war signifikant erhöht. Daraus muß geschlossen werden, daß bei Patienten der Stressgruppe Histamin vermehrt in der Magenwand gebildet und/oder freigesetzt wird.
Diese Beobachtungen sind ein weiterer Hinweis für die Beteiligung des Histamins bei akuten gastrointestinalen Ulcerationen beim Menschen. Keine Aussage kann auf Grund der Meßergebnisse darüber gemacht werden, ob Histamin für die Mukosaläsionen ein primärer oder ein sekundärer, das Krankheitsgeschehen perpetuierender Faktor ist.

Zusammenfassung: Der Histaminwert im Plasma und im Magensaft war bei Patienten mit Stressblutung und nach schweren Verbrennungen signifikant höher als in einer Kontrollgruppe von Patienten nach abdominellen Operationen mit unkompliziertem Verlauf.

Summary: In patients with stress bleeding and severe burns, histamine levels in plasma and in gastric juice were significantly elevated compared with a control group (patients with abdominal operations and uncomplicated postoperative course).

Literatur

1. Levine, R.J., Senay, E.C.: Am J. Physiol. 214, 892 (1968)

2. Lorenz, W., Seidel, W., Doenicke, A., Tauber, R., Reimann, H.J., Uhlig, R., Mann, G., Dormann, P., Schmal, A., Häfner, G., Hamelmann, H.: Klin. Wschrft. 52, 419 (1974)

3. Seidel, W., Lorenz, W., Doenicke, A., Mann, G., Uhlig, R., Rohde, H.: Z. Gastroenterologie 11, 297 (1973)

Dr. R. Roscher, Chirurgische Klinik und Poliklinik im Klinikum Charlottenburg der FU 1ooo Berlin 19, Spandauer Damm 130

# 61. Tierexperimentelle Untersuchungen zur Prophylaxe akuter Magenschleimhauterosionen mit Vitamin A

D. Inthorn, V. Zumtobel, F.W. Schildberg und G. Ermann

Chirurgische Klinik der Universität München (Direktor: Prof. Dr. G. Heberer)

Widersprüchliche tierexperimentelle Befunde (3, 4) sowie die Bedeutung der streßbedingten Erosionen für die Prognose zahlreicher schwerer Erkrankungen waren Veranlassung, im Tierexperiment den Vitamin A-Serumspiegel unter Streßeinwirkung in seinem zeitlichen Ablauf zu verfolgen und den protektiven Effekt des Vitamin A gegenüber akuten Schleimhauterosionen zu überprüfen.

Methode: Ca. 200 g schwere männliche Wistar-Ratten wurden nach einer Nüchternperiode von 36 Std. mit Wasser ad libitum, unter Urethansedierung (1 g/kg KG s.c.) bei konstanter Raumtemperatur von 28°C einer Hypoxie von 15 Vol.% Sauerstoff in der Einatmungsluft ausgesetzt. Die Kontrolle des Sauerstoffgehaltes der Einatmungsluft erfolgte fortlaufend mittels eines magnetischen Sauerstoffanalysators.

2, 4, 6, 8 und 12 Stunden nach Streßbeginn wurde bei den Tieren der Vitamin A-Serumspiegel mit der von Tiews und Zentz 1967 angegebenen Mikromethode bestimmt.

Die Tiere von 8 weiteren Versuchsgruppen wurden einem Streß von 8 Stunden Dauer ausgesetzt. Sofort nach Versuchsende wurde der Magen durch Laparotomie entnommen und die Zahl der makroskopisch sichtbaren Erosionen im Drüsenmagen bestimmt. In 7 Versuchsgruppen wurde die Wirkung des Vitamin A, welches 48 Stunden vor bis 2 Stunden nach Versuchsbeginn in einer Dosierung von 62 500 I.E. bis 500 000 I.E./kg KG i.m. verabreicht wurde, gegenüber einer Kontrollserie von Vitamin A-Behandlung überprüft. Das verwendete Präparat enthielt Vitamin A in Wasser dispergiert.

Die statistische Sicherung der Untersuchungsergebnisse erfolgte mit Hilfe des Student - T - Testes bzw. des Kruskal-Wallis-Testes.

Ergebnisse: 1. Der Vitamin A - Serumspiegel sinkt bereits 2 Std. nach Streßbeginn hochsignifikant ($p < 0,001$) von $\bar{x} = 114,99 \pm 21,5$ I.E./100 ml Serum auf $\bar{x} = 56,91 \pm 6,3$ I.E./100 ml Serum ab und bleibt während der gesamten Versuchsdauer von 12 Stunden gegenüber der Kontrollserie deutlich erniedrigt (Abb. 1).

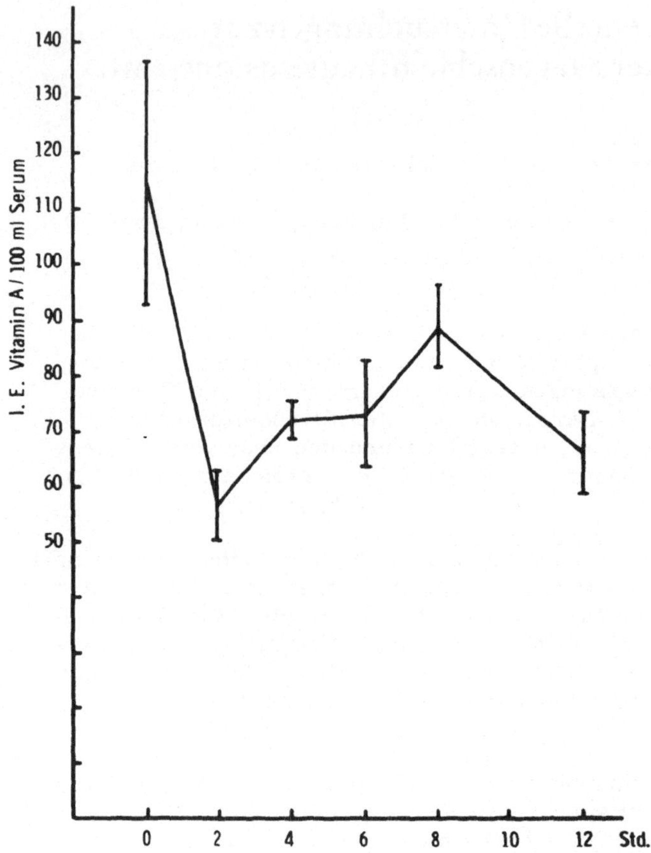


Abb. 1: Vitamin A-Serumkonzentrationen im Hypoxiestreß der Ratte. Mittelwerte ± Standardabweichungen.

2. (Tabelle 1). Alle nicht mit Vitamin A behandelten Tiere entwickelten unter der Sauerstoffmangelatmung akute Schleimhauterosionen und zwar 1 - 13, durchschnittlich $\bar{x}$ = 4,75 im Einzelmagen.
3. Nach Vorbehandlung über 48 Stunden mit 125 000 I.E. und 500 000 I.E. Vitamin A /kg KG wiesen nur noch 68% bzw. 63% der Tiere streßbedingte Erosionen auf, wobei sich auch die Anzahl der Erosionen im Einzelmagen signifikant auf $\bar{x}$ = 1,37 verringerte.
4. Die Verabreichung von Vitamin A zu Streßbeginn hatte ebenfalls einen protektiven Effekt, der dosisabhängig mit $\bar{x}$ = 1,95 Erosionen im Einzelmagen am deutlichsten bei den Tieren der Gruppe 7 sichtbar wird, welche 500 000 I.E. Vitamin A/kg KG erhielten.
5. Die Verabreichung von Vitamin A in geringerer Dosierung oder 2 Stunden nach Streßbeginn beeinflußte die Entstehung von akuten Schleimhauterosionen nicht mehr.

Tabelle 1: Zahl der akuten Schleimhauterosionen im Rattenmagen bei unbehandelten und mit Vitamin A behandelten Tieren.

| | | VITAMIN A PROPHYLAXE ( E / kg KG i.m. ) über 2 Tage | | | zu Stressbeginn | | | 2 Std. nach Stressbeg. |
|---|---|---|---|---|---|---|---|---|
| | | 62500 | 125000 | 500000 | 62500 | 125000 | 500000 | 125000 |
| Gruppe | 1 (n=20) | 2 (n=21) | 3 (n=19) | 4 (n=19) | 5 (n=20) | 6 (n=20) | 7 (n=19) | 8 (n=20) |
| Anzahl der Tiere mit Erosionen | 20 (100%) | 21 (100%) | 13 (68%) | 12 ( 63%) | 19 (95%) | 17 (85%) | 17 (89%) | 20 (100%) |
| Zahl der Erosionen pro Magen | 1 - 13 | 1 - 9 | 0 - 5 | 0 - 4 | 0 - 9 | 0 - 7 | 0 - 6 | 1 - 11 |
| Mittelwert | 4,75 ± 2,57 | 4,38 ± 2,13 | 1,37±1,34 | 1,37±1,34 | 3,7± 2,11 | 2,25± 1,75 | 1,95± 1,81 | 4,2± 2,51 |
| Signifikanz gegenüber Kontrollgr. | | $P > 0,05$ | $P < 0,01$ | $P < 0,01$ | $P > 0,05$ | $P < 0,01$ | $P < 0,01$ | $P > 0,05$ |

Diskussion: Die Untersuchungsergebnisse zeigen, daß unter den angegebenen Versuchsbedingungen der Vitamin A-Serumspiegel im Streß rasch abfällt und daß die parenterale Gabe von Vitamin A einen eindeutigen protektiven Effekt gegenüber akuten Schleimhauterosionen aufweist. Bereits 1971 wiesen Chernov und Mitarb., später Kasper und Mitarb. einen Abfall der Vitamin A-Serumkonzentration bei streßexponierten Patienten nach. Unbekannt ist bisher, warum im Streß der Serumspiegel nicht durch Freisetzen von Vitamin A aus den Leberdepots aufrechterhalten werden kann. Moritz und Mitarb. stellten fest, daß sich im Endotoxinschock der Ratte Vitamin A unter parenteraler Substitution bis zum vierfachen des Ausgangswertes in der Magenschleimhaut anreichert.

Vitamin A ist zur Biosynthese einer noch nicht genau bekannten Fraktion von sauren Glykoproteinen in der Zellmembran der schleimproduzierenden Magenzellen notwendig. Danach wäre es gut denkbar, daß der durch Streß induzierte Vitamin A-Mangel einen Faktor für den bekannten Zusammenbruch der mukösen Barriere der Magenschleimhaut darstellt, in dessen Gefolge es zur Rückdiffusion von H-Ionen in die Schleimhaut und zum Entstehen von akuten Erosionen kommt. Die durch den Streß hierbei induzierte und durch die prophylaktische Zufuhr von Vitamin A hemmbare Schädigung der einzelnen Mukosazelle erfolgt offenbar sehr frühzeitig während des steilen Abfalls der Vitamin A-Serumkonzentration, womit die fehlende Schutzwirkung von 2 Std. nach Streßbeginn verabreichtem Vitamin A erklärt werden könnte. Der in den anderen Versuchsgruppen nachgewiesene Schutzeffekt des Vitamin A gegenüber akuten Schleimhauterosionen dürfte am ehesten auf einer Stabilisierung der mukösen Barriere der Magenschleimhaut beruhen.

Zusammenfassung: Im Hypoxiestreß kommt es bei der Ratte zu einem signifikanten Abfall der Vitamin A-Serumkonzentrationen. Die Zahl der streßbedingten Magenschleimhauterosionen kann durch parenterale Gabe von 125 000 bis 500 000 I. E. Vitamin A vor oder zu Streßbeginn signifikant verringert werden. Eine Streßulcusprophylaxe mit Vitamin A erscheint somit möglich.

Summary: A significant reduction of vitamin A serum levels was observed in rats which underwent a hypoxic stress. The number of gastric ulcerations secondary to stress can be significantly reduced by 125 000 to 250 000 I. E. of vitamin A applicated parenterally prior or with the onset of stress. Consequently a prophylaxis of stress ulcerations appears to be possible by application of vitamin A.

Literatur

1. Chernov, M.S., H.W. Hale, Mc.D. Wood: Prevention of stress ulcers. Amer. J. Surg. 122 , 674 (1971)

2. Kasper, H.,M. Brodersen, R. Schedel: Zur Frage der Beziehung zwischen Genese des Stressulcus und der Konzentration an Vit. A und retinolbindendem Protein im Serum. Zschr. Gastroenterol. 12, 414 (1974)

3. Moritz, E., H. Zacherl, K. Onderscheka, A. Helsberg: Vitamin A und Stressulcus-Prophylaxe. Bruns Beitr. Klin. Chir. 221, 3, 208 (1974)

4. Rasche, R., W.C. Butterfield: Vitamin A pretreatment of stress ulcers in rats. Arch. Surg. 106, 320 (1973)

5. Tiews, J., C. Zentz: Die Mikrobestimmung von Vitamin A im Blutserum und Leberpunktaten mit Fe $Cl_3$ in Acetylchlorid. Int. Zschr. Vitaminforschung 37, 307 (1967)

Dr. D. Inthorn, Chirurgische Klinik der Universität München
8ooo München 2, Nußbaumstr. 2o

# 62. Die Wirkung von Strophanthin auf die intestinale Durchblutung. Ein Beitrag zur Pathophysiologie der haemorrhagischen Enteropathie

G.F. Brobmann, K. Barth, E.P. Strecker, M. Schmidt-Hieber und H.A. Schmidt

Chirurgische Universitätsklinik Freiburg (Direktor: Prof. Dr. M. Schwaiger) und Institut für Röntgendiagnostik der Universität Freiburg (Direktor: Prof. Dr. W. Wenz)

Einleitung: In neuerer Zeit wird häufiger über Darminfarzierung ohne nachweisbaren Gefäßverschluß berichtet. Als mögliche Ursachen werden u. a. immer wieder Digitalistherapie und Digitalisintoxikation genannt. Diese Hypothese wird durch Untersuchungen von Shanbour (1) , Pawlik (2) und Bynum (3) gestützt. Im Folgenden sollen hämodynamische und angiographische Effekte von Strophanthin auf die intestinale Durchblutung bei Hunden verglichen werden.

Methodik: Wir verwendeten narkotisierte Bastardhunde, die nach einem Standardverfahren laparotomiert wurden. Die Durchblutung in der Arteria mesenterica superior wurde elektromagnetisch gemessen. Arterieller Druck (Aorta abdominalis) und venöser Druck (Vena portae) wurden mit Statham-Druckelementen bestimmt. Durchblutung, arterieller Druck, venöser Druck und EKG wurden kontinuierlich aufgezeichnet. Zur Angiographie über einen von der Arteria femoralis in die Arteria mesenterica superior eingeführten Seldinger-Katheter verwendeten wir Urografin 76%. Die Aufnahmen (auf hoch empfindlichen Industriefilmen) wurden an einer vorgelagerten Dünndarmschlinge durchgeführt. Strophanthin (PurostrophanR) wurde in einer vorher getesteten maximalen therapeutischen Dosis von 0.05 mg/kg i.v. injiziert.

Ergebnisse: Die typischen EKG-Veränderungen, die wir nach Gabe von 0.05 mg/kg Strophanthin beobachteten, waren: ST-Senkung, T-Wellenhebung und/oder Frequenzminderung. Der arterielle Druck stieg in 9 von 10 Experimenten um mehr als 30 mm Hg an, während die Durchblutung in der Arteria mesenterica superior in den ersten 10 Minuten im Mittel von 160 auf 120 ml/min absank. Nach 30 Minuten lag der Mittelwert bei 100 ml/min. Da gleichzeitig keine wesentlichen Veränderungen des portalen Druckes beobachtet wurden, errechnete sich eine erhebliche Steigerung des mesenterialen Gefäßwiderstandes (kalkuliert aus Druckgradient dividiert durch Flow) von 0.84 auf 3.24 mm Hg/ml/min nach 30 Minuten. In 8 von 10 Experimenten fanden wir typische Veränderungen im Angiogramm: teils lokale Spasmen, teils gleichmäßige Gefäßkonstriktionen in den prae - und intramuralen Gefäßabschnitten.

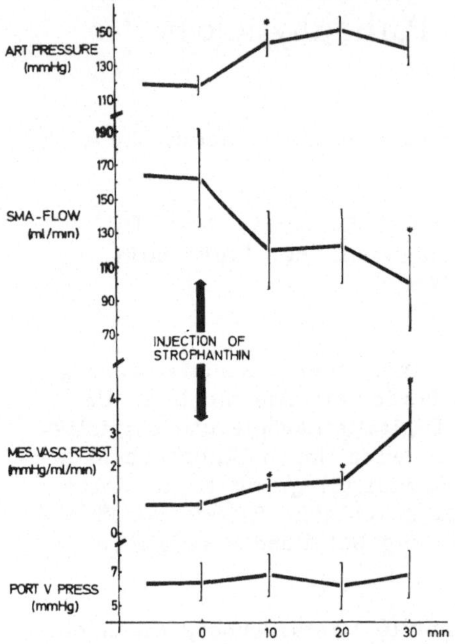


Abb. 1: Wirkung einer maximalen therapeutischen Dosis von Strophanthin auf den arteriellen Druck, den portalen Druck, die mesenteriale Durchblutung und den mesenterialen Widerstand. Signifikante Unterschiede sind durch einen Stern gekennzeichnet.

Diese Veränderungen ließen sich nicht nur an vorgelagerten Dünndarmschlingen nachweisen, wir beobachteten sie auch bei normalen Mesentericographien. Histologische Untersuchungen nach Strophanthingabe zeigten ein Ödem der Darmwand mit dilatierten submukösen Venen und erweiterten Lymphgefäßen. Die Endothelzellschicht war intakt, Fibrinablagerungen fanden sich nicht.

Diskussion: Unsere Ergebnisse stimmen mit denen von Shanbour (1), Pawlik (2) und Bynum (3) überein. Strophanthin führt selbst in therapeutischen Dosen zu einer Verminderung der mesenterialen Durchblutung und zu einer Erhöhung des regionalen Gefäßwiderstandes. Diese Veränderungen sind hämodynamisch und - mit geeigneten Methoden - auch angiographisch erfaßbar. Untersuchungen von Pawlik (2) sprechen für einen direkten Effekt von Strophanthin auf die Gefäßmuskulatur und gegen Veränderungen des zellulären Metabolismus durch Strophanthin. Die im Tierexperiment gefundenen histologischen Veränderungen stimmen mit Veränderungen überein, die wir bei Patienten mit hämorrhagischer Enteropathie erheben konnten.

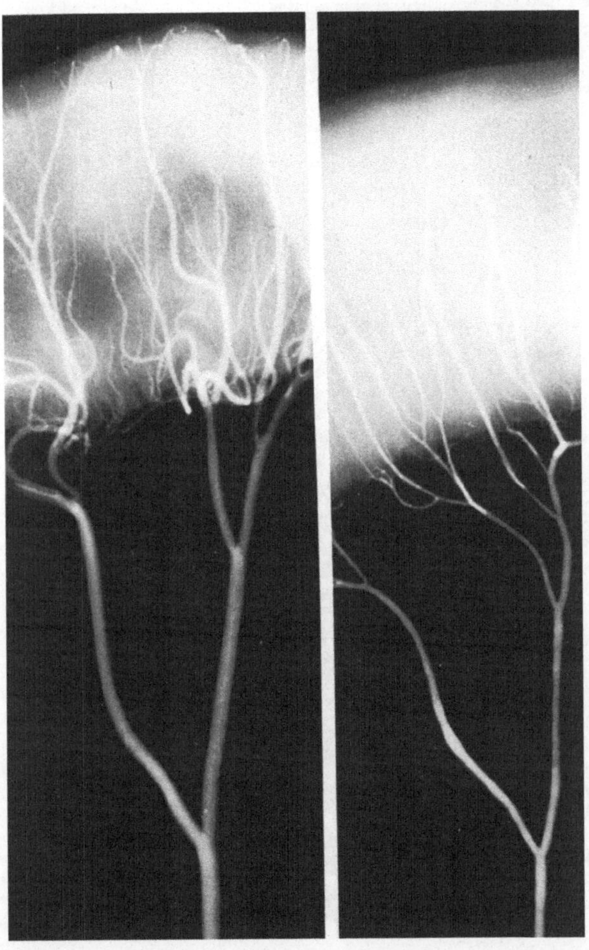

Abb. 2: Angiogramm vor und nach Gabe von 0.05 mg/kg Strophanthin. Allgemeine Gefäßkonstriktionen sind hier die typischen Veränderungen.

Zusammenfassung: Die Wirkung von Strophanthin auf die Mesenterialdurchblutung wurde tierexperimentell untersucht. Hämodynamische und angiographische Veränderungen werden miteinander verglichen. Strophanthingabe führt zu einer Erhöhung des arteriellen Druckes und zu einer Verminderung der mesenterialen Durchblutung. Angiographisch finden wir lokale Spasmen und allgemeine Gefäßkonstriktionen. Ein möglicher Zusammenhang zwischen den durch Strophanthin hervorgerufenen Veränderungen und der hämorrhagischen Enteropathie wird diskutiert.

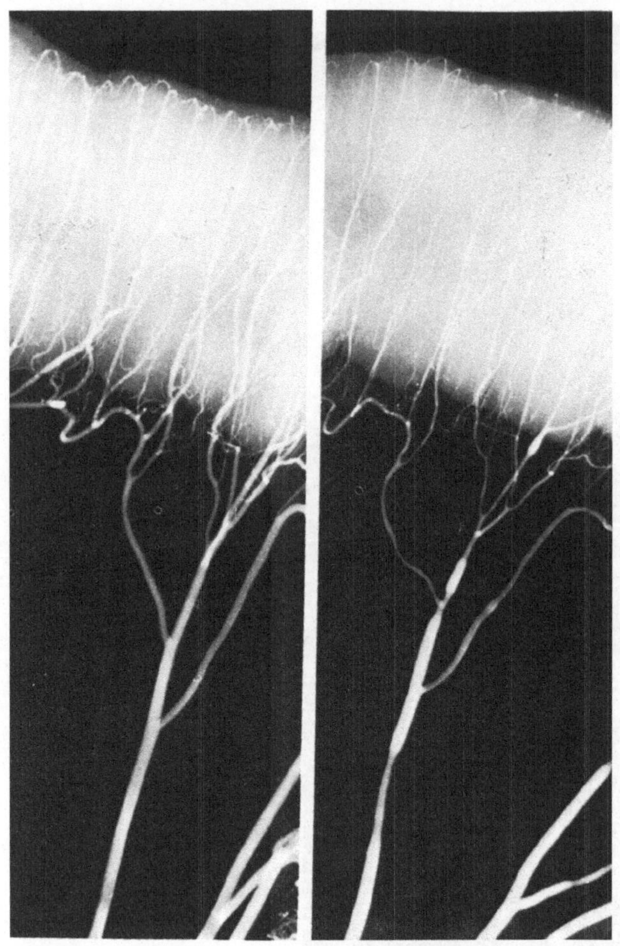

Abb. 3: Angiogramm vor und nach Gabe von 0.05 mg/kg Strophanthin. Lokale Spasmen sind hier die typischen Veränderungen.

Summary: The purpose of the present study was to compare in canine experiments hemodynamic and angiographic effects on mesenteric circulation. I.v. administration of strophanthin is leading to an increase of arterial pressure and a decrease of mesenteric blood flow. Most consistent angiographic changes are attenuation and local vasoconstriction of peripheral vessels. The relationship between digitalis administration and mesenteric underperfusion leading to non-occlusive mesenteric ischemia is discussed.

Literatur

1. Shanbour, L.L., Jacobson, E.D., Brobmann, G.F. und Hinshaw, L.B.: Amer. Heart J. 81, 511 (1971)

2. Pawlik, W., Shepherd, A.P., Mailman, D. und Jacobson, E.D.: Gastroenterology 67, 100 (1974)

3. Bynum, T.E., Hanley, H.G. und Cole, J.S.: Clin Res. 21, 509 (1973)

Dr. G. F. Brobmann, Chirurgische Universitätsklinik
7800 Freiburg / Br., Hugstetter Str. 55

# 63. Zur lokalen Fibrinolyseaktivierung des Magens

H. Buhr, A. Encke, W. Brüwer

Chirurgische Universitätsklinik Heidelberg (Direktor: Professor Dr. Dr. F. Linder)

Bei gastrointestinalen Blutungen wird zur konservativen Blutstillung u. a. eine antifibrinolytische Behandlung empfohlen. Um deren Nutzen zu begründen, interessiert die lokale Fibrinolyseaktivität des Magensaftes und der Magenwand bei blutenden und nichtblutenden Patienten.

Methodik: Die fibrinolytische Gesamtaktivität wird auf Standard-Rinderfibrinplatten (Astrup) nach 18-stündiger Inkubation bestimmt. Durch Erhitzen der Fibrinplatten auf 85°C (Lassen) wird Plasminogen denaturiert und die Restaktivität (freies Plasmin, unspezifische Proteolyse) gemessen. Die Eichkurve wird mit Urokinase (Leo-Pharma) hergestellt. Die Angabe der Aktivität erfolgt in Ploug-Units (PU)/ml. Die Bestimmung der Plasminogen-Aktivator-Aktivität im Gewebe und deren Lokalisation erfolgt histochemisch nach Todd. In den 12 μ dicken Gefrierschnitten wird eine Fibrinolyse in enger topochemischer Bindung an Prädilektionsorte des Gewebsplasminogen-Aktivators induziert. Färbung mit Hämatoxilin-Eosin.

Untersuchungsgruppen

I. 32 normazide Magensaftproben (Kay-Test).
II. 44 blutige Magensaft-Proben von Patienten mit akuter Ulcus- oder Erosionsblutung
III. 32 Operationspräparate (Magenwand) von 10 blutenden und 22 nichtblutenden Patienten.

Ergebnisse: (Tabelle 1) 22 (68, 8%) der normalen Magensaftproben zeigen im Fibrinplattentest keine, 9 (28, 1%) nur eine minimale fibrinolytische Aktivität. Demgegenüber läßt sich im blutigen Magensaft nur einmal keine, in 12 Fällen (27, 3%) eine minimale Aktivität nachweisen. Die übrigen 31 Patienten (70, 4%) zeigen dagegen eine deutlich höhere Aktivierung. Die gemessene Aktivität ist auf Standard- und erhitzten Platten prozentual gleich stark.

Bei 15 blutenden Patienten, bei denen simultan die fibrinolytische Aktivität des peripheren Venenblutes im Serum bestimmt wird, läßt sich in keinem Fall eine meßbare Aktivitätssteigerung nachweisen.

Tabelle 1: Fibrinolytische Aktivität des Magensaftes und der Magenschleimhaut auf Standard- und plasminogenfreien Rinderfibrinplatten.

| | n | Keine Aktivität | 1 - 1o PU/ml | 11 - 2o PU/ml | 21 - 5o PU/ml | > 1oo PU/ml |
|---|---|---|---|---|---|---|
| I. Normaler Magensaft | 32 | | | | | |
| Standardplatte | 32 | 22 (68, 8%) | 9 (28, 1%) | 1 (3, 1%) | - | - |
| Plasminogenfrei | 32 | 22 | 9 | 1 | | |
| II. Blutiger Magensaft | 44 | | | | | |
| Standardplatte | 44 | 1(2, 3%) | 12 (27, 3%) | 17(38, 6%) | 11(25%) | 3(6, 8%) |
| Plasminogenfrei | 27 | 1(3, 7%) | 7(25, 9%) | 13(48, 2%) | 6(22, 2%) | - |
| III. Magenschleimhaut nichtblutend | 32 / 22 | | | | | |
| Standardplatte | 22 | 4 (18, 2%) | 11(5o%) | 7(31, 8%) | - | - |
| Plasminogenfrei | 22 | 4 | 17(77, 3%) | 1(4, 5%) | - | - |
| Blutende Ulcera | 1o | | | | | |
| Standardplatte | 1o | - | 6(6o%) | 1(1o%) | 2(2o%) | 1(1o%) |
| Plasminogenfrei | 1o | - | 7(7o%) | 2(2o%) | 1(1o%) | - |

Wird Magenschleimhaut auf der Fibrinplatte inkubiert (Gruppe III), ist das Verteilungsmuster der Aktivierung ebenfalls zugunsten der blutenden Ulkuskranken verschoben. Die Differenz ist aber im Vergleich zum blutigen und nichtblutigen Magensaft geringer. Zwischen den auf nativen und erhitzten Platten gefundenen Aktivitäten besteht auch hier kein signifikanter Unterschied.

Die Operationspräparate der Gruppe III werden histochemisch untersucht. Nach 6o-minütiger Inkubation auf einem dünnen Fibrinfilm finden sich konstant breite Lysezonen um die Venen und Venolen der gefäßreichen Submukosa. Nach 9o-minütiger Inkubation stellen sich auch Lysebezirke um die Venolen und Kapillaren der Muscularis mucosae und vereinzelt in der Mucosa dar. Die Lysezonen der Submucosa konfluieren nach dieser längeren Inkubation zu größeren Herden. Die histochemischen Befunde sind bei blutenden und nichtblutenden Operierten quantitativ gleich ausgeprägt.

Diskussion: Im nichtblutigen Magensaft ist in unseren Untersuchungen nur selten, im blutigen Magensaft fast regelmäßig eine lytische Aktivität meßbar. Die Aktivität der inkubierten Schleimhaut ist größer als die des normalen Magensaftes, entspricht aber beim blutenden Ulkus in etwa der des blutigen Magensaftes. Histochemisch ist bei blutenden und nichtblutenden Patienten eine gleich ausgeprägte Plasminogen-Aktivator-Aktivität in der Magenwand nachweisbar, die jedoch im Vergleich zu anderen Organen (Uterus, Prostata, Lunge) gering ist.

Cox fand im Magensaft nur eine unspezifische Proteolyse, im Mucosa-Extrakt dagegen eine echte Fibrinolyse-Aktivierung. Unsere eigenen Befunde in der Gruppe I sprechen gegen die Bedeutung der unspezifischen Lyse. Im blutenden Magensaft vermuten wir eine Freisetzung fibrinolytischer Aktivität aus hämolysierten Erythrozyten, die wir auch in vitro nachweisen konnten.

Zusammenfassung: Im blutigen Magensaft läßt sich eine höhere fibrinolytische Aktivität als in normalem Magensaft nachweisen. Sie wird aus verletzter Schleimhaut und möglicherweise hämolysierten Erythrozyten freigesetzt.

Summary: Hemorrhagic gastric juice contains a higher fibrinolytic activity than normal gastric juice. It is liberated from damaged mucosa and possibly from hemolytic erythrocytes.

Literatur

1. Astrup, T. und S. Müllertz: The fibrinplate method for estimating fibrinolytic activity. Arch. Biochem. 4o, 346 (1952)

2. Cox, H.T., L. Poller and J.M. Thomson: Gastric fibrinolysis. Lancet I, 13oo (1967)

3. Lassen, M.: Heat denaturation of plasminogen in the fibrin plate method. Acta physiol. scand. 27, 371 (1952)

4. Todd, A.S.: Fibrinolysis autographs. Nature 181, 495 (1958)

Dr. H. Buhr, Chirurgische Universitätsklinik
69oo Heidelberg, Im Neuenheimer Feld

# 64. Gallensäurekinetik beim jejunoilealen Bypass

R. Schiessel, H. Brunner, K. Dinstl, W. Horak und L. Lehr

I. Chirurgische Universitätsklinik , Wien (Vorstand: Prof. Dr. P. Fuchsig) und Ordinariat für Gastroenterologie , Wien (Vorstand: Prof. Dr. G. Grabner)

Ein funktioneller Ausfall größerer Anteile des Ileum durch Erkrankung oder Resektion führt zu erheblichen Störungen der Gallensäurekinetik (Hofmann). Als eine der klinischen Konsequenzen der Gallensäuremalabsorption wurde eine vermehrte Bildung von Cholesteringallensteinen diskutiert (Heaton). Ziel dieser Studie war es, den Einfluß des jejunoilealen Bypass

a) auf die Parameter der Gallensäurekinetik und
b) auf die Lithogenität der Galle zu untersuchen.

Methodik: Die Experimente wurden an 9 Schäferhunden mit einem durchschnittlichen Gewicht von 23,6 kg durchgeführt. Vier Wochen vor der Bypassoperation wurde nach Cholecystektomie ein T-Drain zur Langzeitkanülierung des Ductus Choledochus implantiert (Abb. 1). Das Drain wurde in einer Thomaskanüle aufgerollt und so vor Extraktion durch das Tier geschützt. Der jejunoileale Bypass wurde mit 40 cm Jejunum und 20 cm Ileum durchgeführt, die Anastomose erfolgte End-zu-End.
Folgende Parameter wurden vor dem Bypass und in 4-wöchigen Abständen bis zu 8 Monaten bestimmt:
Körpergewicht, Blutbild, Glukose, Serum-Bilirubin, Transaminasen, alkalische Phosphatase, Gesamt-Eiweiß, Elektrophorese, Prothrombinzeit, Cholesterin, Triglyceride, Fettsäuren.

Die Messung des Gallensäurepools erfolgte durch die Isotopenverdünnungsmethode mit i.v. injizierter $^{14}$C-Cholsäure. Die Lithogenität der Galle wurde aus den Konzentrationen von Gallensäuren, Phospholipiden und Cholesterin berechnet.

Ergebnisse: Das Körpergewicht nahm innerhalb der ersten 6 Wochen nach dem Bypass um 23% ab. Die Plasmakonzentrationen des Cholesterins fielen von 201 mg% auf 137 mg%, das Gesamteiweiß von 6,6 g% auf 5,0 g% und der Glukose von 97 mg% auf 68 mg% (Mittelwerte) ab.
Die Ergebnisse der Parameter der Gallensäurekinetik präoperativ (Tiere bereits cholezystektomiert) und 4 bis 6 Wochen nach dem Bypass zeigt die Tabelle.
Es kam zu einer hochsignifikanten Reduktion des Gesamt-Gallensäurepools um 92% des Ausgangswertes bei gleichzeitiger Be-

Tabelle 1: Einfluß des jejunoilealen Bypass auf die Gallensäurekinetik (Mittelwerte $\pm$ 1 Standardabweichung)

| | Gesamt-gallensäure-pool (g) | $^{14}C$-Cholsäure Halbwertszeit (Tage) | Lithogenität $\frac{GS + PL^{+}}{CH}$ |
|---|---|---|---|
| vor Bypass | $3.8 \pm 1.4$ | $3.1 \pm 1.1$ | $45.3 \pm 6.9$ |
| 4 - 6 Wochen nach Bypass | $0.3 \pm 0.1$ | $0.4 \pm 0.2$ | $22.1 \pm 7.8$ |
| | $p < 0.001$ | $p < 0.001$ | $p < 0.001$ |

$^{+}$ GS = Gallensäuren, PL = Phospholipide, CH = Cholesterin, ausgedrückt als Prozent ihrer Molarität in der Galle.

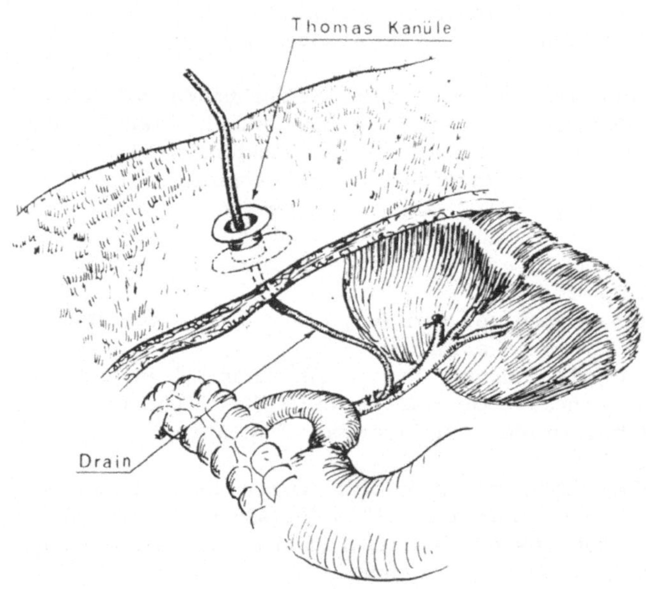


Abb. 1: Angewandte Methode zur Langzeitkanülierung des Ductus choledochus.

schleunigung seiner Umsatzrate (in der Tabelle als Halbwertszeit der $^{14}C$-Cholsäure in der Galle ausgedrückt). Diese Parameter änderten sich auch nicht bei längerer Beobachtungsdauer bis zu 30 Wochen. Der aufgetretene Gallensäureverlust manifestierte sich in einer Reduktion der Gallensäurekonzentration in der Galle von 82 mM auf 50 mM, gleichzeitig verringerte sich die Phospholipidkonzentration von 14 mM auf 10 mM, während die Cholesterinkonzentration von 2,1 mM auf 2,6 mM anstieg. Daraus resultierte eine signifikante Verminderung des Quotienten (Gallensäuren + Phospholipide) : Cholesterin, was einer Zunahme der Lithogenität der Galle entspricht.

Obwohl es beim Hund trotz der Verminderung der Gallensäurekonzentration in der Galle noch nicht zur Cholesterinübersättigung gekommen ist, könnte beim Menschen, dessen Galle a priori höhere relative Cholesterinkonzentrationen aufweist, eine ähnliche Verschiebung zur lithogenen Galle und Bildung von Cholesterinsteinen führen.

Zusammenfassung: An 9 Schäferhunden wurde der Einfluß des jejunoilealen Bypass auf die Gallensäurekinetik und die Lithogenität der Galle untersucht. Es fanden sich eine Abnahme des Gesamt-Gallensäurepools um 92% und eine erhebliche Steigerung seiner Umsatzrate. Weiter nahm die Lithogenität der Galle durch Anstieg der relativen Cholesterinkonzentration in der Galle zu.

Summary: The influence of jejunoileal bypass on bile salt kinetics and lithogenity of bile was investigated in 9 German shephard dogs. Total bile acid pool decreased 92% from initial values, bile acid turnover rate was enhanced markedly. High relative biliary cholesterol concentration lead to an increase of lithogenity of the bile.

Literatur

1. Hofmann, A.F.: Bile acid malabsorption caused by ileal resection. Arch. Int. Med. 130, 597 (1972)

2. Heaton, K.W., Read, A.E.: Gallestones in patients with disorders of the terminal ileum and distrubed bile salt metabolism. Brit. Med. J. 3, 494 (1969)

Dr. R. Schiessel, I. Chirurgische Universitätsklinik, A 1090 Wien, Alserstrasse 4

# 65. Elektrische und mechanische Magenaktivität unter Insulin, Pentagastrin, Carbachol und Nahrungsaufnahme am wachen Hund

M. M. Linder, J.-F. Bußmann, J. Haselberger und G. Diamantopoulos

Chirurgische Klinik im Klinikum Mannheim der Universität Heidelberg (Direktor: Prof. Dr. M. Trede)

Einleitung: Die motorische Funktion des Magens unter dem Einfluß von Hormonen, Parasympathomimetica, den nervi vagi und der physiologischen Dehnung kann nur am wachen Hund untersucht werden. Aufbauend auf eigenen Experimenten über die Dünndarmmotorik (1) soll hier die Koppelung zwischen elektrischer und mechanischer Aktivität des Magens unter dem Einfluß der obengenannten Stimuli dargelegt werden.

Methodik: Verwendet wurden Beagle-Hunde mit einem Durchschnittsgewicht von 9 kg. Die bipolare Ableitung der elektrischen Summenpotentiale erfolgte im wachen Zustand durch chronisch in die Antrum- und Pylorusmuskulatur implantierte Stahlelektroden. Der intragastrale Druck wurde über eine durch Gastrotomie in den Magen eingebrachte Ballonsonde registriert. Zwölf Hunde, bei denen die implantierten Meßsonden eingeheilt und über längere Zeit funktionsfähig waren, erhielten in 41 Einzelversuchen intravenös:

1. Alt-Insulin (0,4 E/kg KG) (n = 11),
2. Pentagastrin (6 µg/kg KG · h) (n = 1o),
3. Carbachol (5 µg/kg KG · h) (n = 8) und
4. per os eine Probemahlzeit + (n = 12) verabreicht.

Ergebnisse: Die drei gegebenen Substanzen steigerten sowohl die elektrische als auch die mechanische Aktivität des Magens.
1. Nach Insulin kam es im Antrum und Pylorus nach 20 Minuten, nachdem die Blutzuckerwerte auf unter 50 mg% abgefallen waren, zu einer Zunahme der Potentialdifferenz der langsamen elektrischen Grundschwankungen um wenigstens die Hälfte. Ihre Frequenz blieb unverändert. Im Pylorus und Antrum nahm aber die Zahl der aufgepfropften Spikes bis zur salvenartigen Entladung pro elektrischer Grundschwankung und pro Zeiteinheit stark zu (Abb. 1a). Mit der Zunahme der aufgepfropften Spikes traten etwas zeitversetzt zu den elektrischen Grundschwankungen kräftige Kontraktionen im Magenantrum auf. Durch intravenöse Gabe von 10 g Glucose erfolgte bei überschießendem Anstieg des Blutzuckers eine rasche Normalisierung (Abb. 1a unten). Die Wirkung von 2. Pentagastrin (Abb. 1b) und 3. Carbachol (Abb. 2a) setzte bereits 3

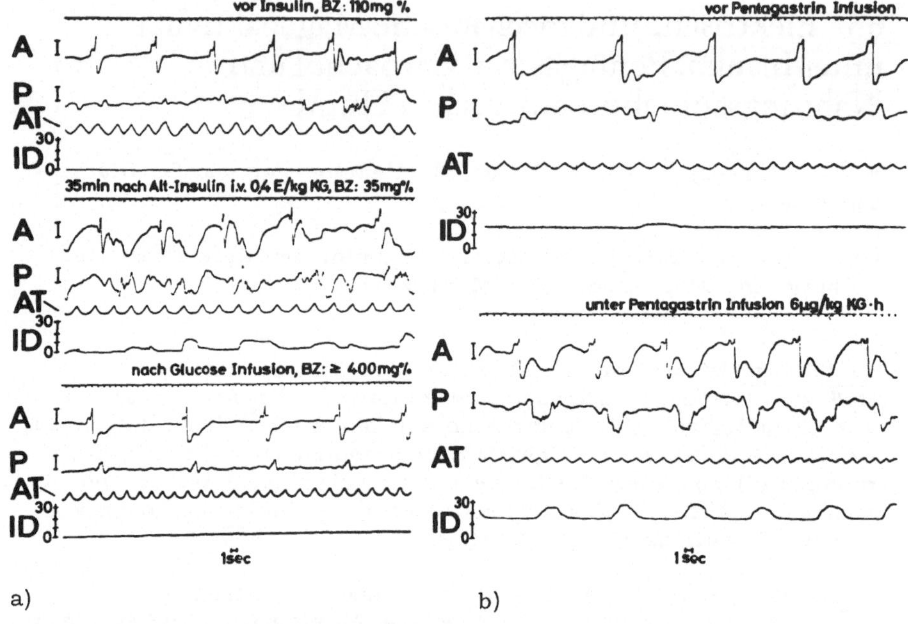


a) b)

Abb. 1a): Originalaufzeichnung der bipolar abgeleiteten elektromyographischen Summenpotentiale vom Antrum (A) und Pylorus (P), Einheiten in mV, der Atmung (AT) und des intragastralen Druckes (ID), Einheiten in mmHg, vor und nach intravenöser Insulingabe und nach intravenöser Glucosegabe.
Abb. 1b): Originalregistrierung vor und nach Beginn einer intravenösen Infusion von Pentagastrin (Beschriftung wie in Abb. 1a).

Minuten nach Infusionsbeginn ein. Ebenso wie unter Insulin nahm auch hier bei gleichbleibender Frequenz die Potentialdifferenz der elektrischen Grundschwankungen im Antrum und Pylorus zu, ausserdem auch die Frequenz der aufgepfropften Spikes. Hiermit parallel trat eine periodische Steigerung des Antrumdruckes auf. Unter Pentagastrin und Carbachol jedoch normalisierte sich nach einer halben bis dreiviertel Stunde die elektrische und mechanische Aktivität weitgehend. Der Magen war also nach dieser Zeit für die gegebene Dosis von Pentagastrin und Carbachol nicht mehr ansprechbar. Dosisverdoppelung erzielte eine erneute, vorübergehende Aktivitätssteigerung.
Fressen steigerte in diesem Refraktärzustand und auch ohne vorherige Therapie innerhalb von 30 Sekunden die elektrische und mechanische Aktivität des Magens, die Art und Ausmaß der stärksten Wirkung von Insulin erreichte (Abb. 2b).

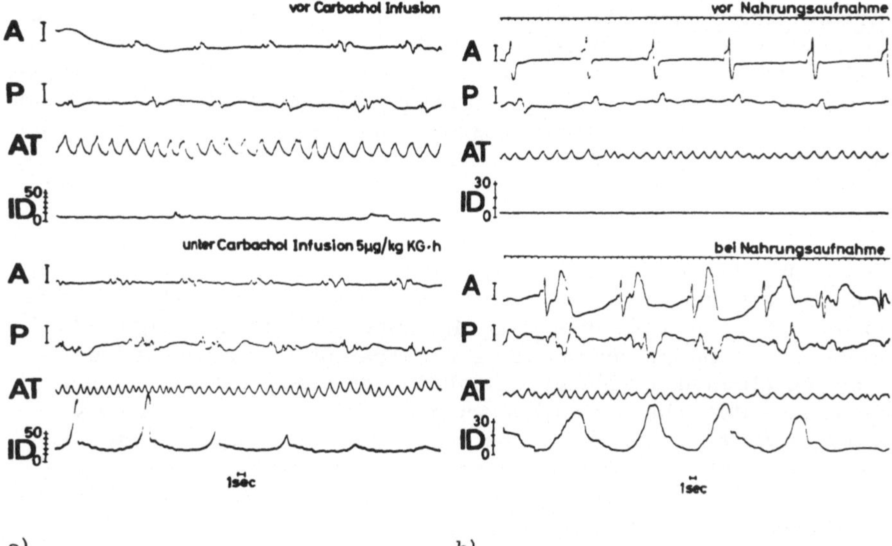


a) b)

Abb. 2a): Originalkurve des Elektromyogramms, der Atmung und des intragastralen Drucks vor und nach Beginn einer intravenösen Carbachol-Infusion (Beschriftung wie in Abb. 1a).
Abb. 2b): Originalregistrierung vor und nach Beginn der Nahrungsaufnahme (Beschriftung wie in Abb. 1a).

Diskussion: Der elektrische langsame Grundrhythmus des Magens ist weitgehend konstant und liegt individuell verschieden zwischen 4,0 und 6,0/min (2). Zeitlich wird das Antrum vor dem Pylorus erregt. Aufgepfropfte Aktionspotentiale ziehen eine intragastrale Druckerhöhung nach sich. Alle drei Substanzen und Nahrungsaufnahme erzeugen eine ähnliche Steigerung der elektrischen Aktivität und der registrierten Motorik. Über die Propagation des Mageninhaltes und die Magenentleerung läßt sich in diesen Versuchen keine sichere Aussage machen. Insulin wirkt erst nach Senkung des Blutzuckerspiegels unter 50 mg%. In zusätzlichen Versuchen nach cervicaler Vagotomie erzeugt Insulin keine starke Zunahme der motorischen Aktivität, so daß die Aktivitätssteigerung des Magens durch Insulin über eine Vaguswirkung erklärbar ist (3). Die Beeinflussung der Motorik durch Pentagastrin und Carbachol ist als Effekt auf die neuromuskulären Elemente des Magens aufzufassen. Fressen stellt einen Dehnungsreiz dar, der direkt in der Magenwand wirkt. Eine nach Minuten einsetzende zusätzliche Aktivitätssteigerung könnte durch endogen freigesetztes Gastrin bewirkt sein.

Zusammenfassung: Die Wirkung von Insulin, Pentagastrin, Carbachol sowie Nahrungsaufnahme auf die elektrische und mechanische Aktivität des Magens wurde an wachen Hunden untersucht. Vagusreiz, Magenhormon, Parasympathomimeticum und Dehnung führen am Magen zu ähnlicher elektrischer und mechanischer Aktivitätssteigerung, die bei Insulin erst nach Senkung des Blutzuckerspiegels, bei den anderen Substanzen innerhalb von wenigen Minuten einsetzt.

Summary: The effect of insulin, pentagastrin, carbachol and feeding on the electrical and mechanical activity of the stomach was examined in the conscious dog. In these experiments vagal stimulation, a gastric hormone, a parasympathetic agent and distention elecited a similar stimulation of electrical and mechanical activity. The activation occurred in case of insulin only after sufficient lowering of the blood glucose level, in case of the other tested stimulants after a few minutes.

Literatur

1. Bußmann, J.-F., Loewe, K.R., Manegold, B.C.: Elektromyographische Veränderungen des frei transplantierten Dünndarms. Langenbecks Arch. Chir. Suppl. Chir. Forum 289-294 (1973)

2. Bozler, R.: The action potentials of the stomach. Amer. J. Physiol. 144, 693 - 700 (1945)

3. Bußmann, J.F., Linder, M.M., Voigt, G.: Wirkung von Insulin , Pentagastrin und Carbachol auf die Motorik des vagotomierten Hundemagens (in Vorbereitung)

Dr. M.M. Linder, Chirurgische Klinik im Klinikum
68oo Mannheim, Theodor-Kutzer-Ufer

# 66. Verhalten von Darmmotilität und Serumgastrinspiegel unter Prostaglandingabe beim frischen mechanischen Ileus des Kaninchens

L. Fiedler, H. Lindenmaier, H. Hartung, H.E. Köhnlein und G. Wiegend

Chirurgische Universitätsklinik Freiburg/Br. (Direktor: Professor Dr. M. Schwaiger)

Die Beeinflussung der Darmmotilität durch Prostaglandine ist gesichert (1). Die Störung der Darmpassage beim Ileus ist bei der paralytischen Form wesentlich durch Motilitätsänderungen bedingt. In der vorliegenden Arbeit soll die Wertigkeit von PGF 2 $\alpha$ und PGE 2 als neues Prinzip in der konservativen Ileustherapie geprüft werden. Im einzelnen sollten folgende Fragen quantitativ geklärt werden:

1. Wie verhält sich der bereits erhöhte intraluminale Darmdruck unter PG-Applikation?
2. Wie werden die peristaltischen Druckwellen in Bezug auf Höhe und Frequenz durch PG beeinflußt?
3. Besteht eine Funktion von PGF2$\alpha$-Applikation in Abhängigkeit von der Zeitspanne zwischen den Injektionen?
4. Da Veränderungen des Serumgastrinspiegels durch PG bekannt sind, sollte dies gleichzeitig untersucht werden.

Methodik: 29 Kaninchen, 1,5 bis 5,4 kg schwer, wurden mit 20 mg/kg Pentobarbital narkotisiert. Kanülierung der V. cav. inf. unterhalb der Vv. renales. Incision einer Jejunumschlinge. Einbringen eines Gummirohres ca. 2 cm distalwärts und Fixation. Verschluß des Darmlumens 10 cm distal hiervon durch 2 Klemmen. Anschluß eines Simultanschreibers + zur direkten intraluminalen Druckmessung (mm $H_2O$). Erzeugung eines mittleren Intraluminaldruckes von 96,6 $\pm$ 2,6 mm $H_2O$ durch Luftinsufflation. Nach 5-minütiger Ruheschreibung Applikation von 30 (n=5) bzw. 50 $\mu$g/kg (n=4) PGF2$\alpha$, 20 $\mu$g/kg PGE2 (n=8) oder 0,007 mg/kg Prostigmin (n=7) über den Cavakatheter innerhalb 30 Sekunden. Berechnung der angeführten Parameter durch minutenweise Ausmessung der Kurve. 1/2stündliche Serumproben zur Gastrinbestimmung. Der Einfluß der Zeitspanne zwischen 2 PGF2$\alpha$-Applikationen wurde an 5 Kaninchen qualitativ geprüft.

---

+Vagorec 4, Fa. Rikadenki, Tokio, Japan und Ing. Dr. Straumann, Waldenburg, Schweiz

Tabelle 1: Verhalten von Serumgastrin (pg/ml) vor und nach Injektion von PGF2 α (30 μg/kg und 50 μg/kg im Mittel), PGE2 (20 μg/kg) und Prostigmin (0,007 mg/kg) beim frischen mechanischen Dünndarmileus des Kaninchens.

| | O-Wert | 0,5 h | 1 h | 1,5 h | 2 h | 2,5 h | 3 h |
|---|---|---|---|---|---|---|---|
| PGF2 α | 71 ± 32 | 91 ± 39 | 99 ± 53 | 110 ± 56 | 111 ± 54 | 122 ± 44 | 140 ± 61 |
| PGE2 | 140 ± 54 | 155 ± 49 | 178 ± 78 | 169 ± 42 | 238 ± 110 | 303 ± 186 | 247 ± 75 |
| Prostigmin | 70 ± 21 | 82 ± 39 | 73 ± 29 | 79 ± 47 | 87 ± 41 | 64 ± 21 | 88 ± 41 |

Tabelle 2: Verhalten von peristaltischer Amplitudenfrequenz ($min^{-1}$) 1 min vor und bis 17 min nach Injektion von PGF2 α (30 μg/kg und 50 μg/kg, gemittelt), PGE2 (20 μg/kg) und Prostigmin (0,007 mg/kg) beim frischen mechanischen Dünndarmileus des Kaninchens.

| | -1` | +1` | + 2` | + 3` | + 4` | + 5` | + 11` | + 17` |
|---|---|---|---|---|---|---|---|---|
| PGF2 α | 14,3±2,5 | 11,8±1,9 | 11,6±1,8 | 11,4±1,9 | 11,5±2,5 | 11,5±2,1 | 12,4±2,4 | 12,8±3,6 |
| PGE2 | 13,6±1,6 | 13,0±1,6 | 12,3±2,1 | 12,6±2,1 | 13,0±2,0 | 13,1±1,9 | 12,1±2,7 | 12,3±3,5 |
| Prostigmin | 13,2±1,7 | 12,1±1,7 | 12,2±2,2 | 11,8±2,1 | 11,4±2,9 | 10,7±3,9 | 12,0±2,5 | 11,3±3,8 |

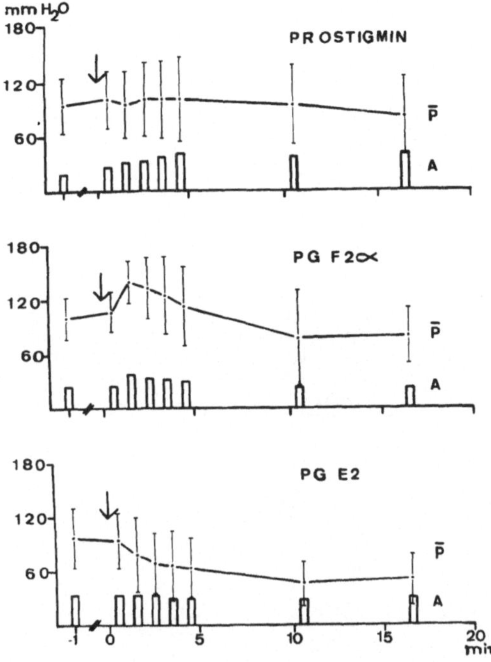


Abb. 1: Verhalten von mittlerem Intraluminaldruck ($\bar{P}$) und Amplitudenhöhe der peristaltischen Wellen (A) eine Minute vor bis siebzehn Minuten nach Injektion von PGF2α (30 und 50 µg/kg, im Mittel), PGE2 (20 µg/kg) und Prostigmin (0,007 mg/kg) beim frischen mechanischen Dünndarmileus des Kaninchens.

Ergebnisse:

1. PGF2α bewirkt eine starke, dosisabhängige Steigerung des Intraluminaldruckes um durchschnittlich 31% (30 µg/kg) bzw. 52% (50 µg/kg), im Mittel aller Versuche 41%. Das Maximum wird in der 2. Min., der Ausgangswert ca. 5 Min. p.i. wieder erreicht. PGE2 löst eine Senkung des Intraluminaldruckes binnen 17 Min. um 49% aus. Nach Prostigmin verändert sich der Intraluminaldruck nicht signifikant.

2. PGF2α erhöht dosisabhängig die peristaltische Druckamplitude um 48% (30 µg/kg) bzw. 60% (50 µg/kg), im Mittel 54%, wobei die Amplitude in der 2. Min. p.i. das Maximum und nach 5 Min. den Ausgangswert wieder erreicht. Die Frequenz der peristaltischen Wellen nimmt um 10% bzw. um 25% ab, im Mittel um 16%. PGE2 hat keinen Einfluß auf die Amplitudenhöhe peristaltischer Wellen und deren Frequenz. Prostigmin steigert die peristaltische Druckamplitude um 100%. Dieser Wert wird 4 Min. p.i. erreicht und hält bei Versuchsende nach 17 Min. an. Die Frequenz der Darmbewegungen sinkt um 19%.

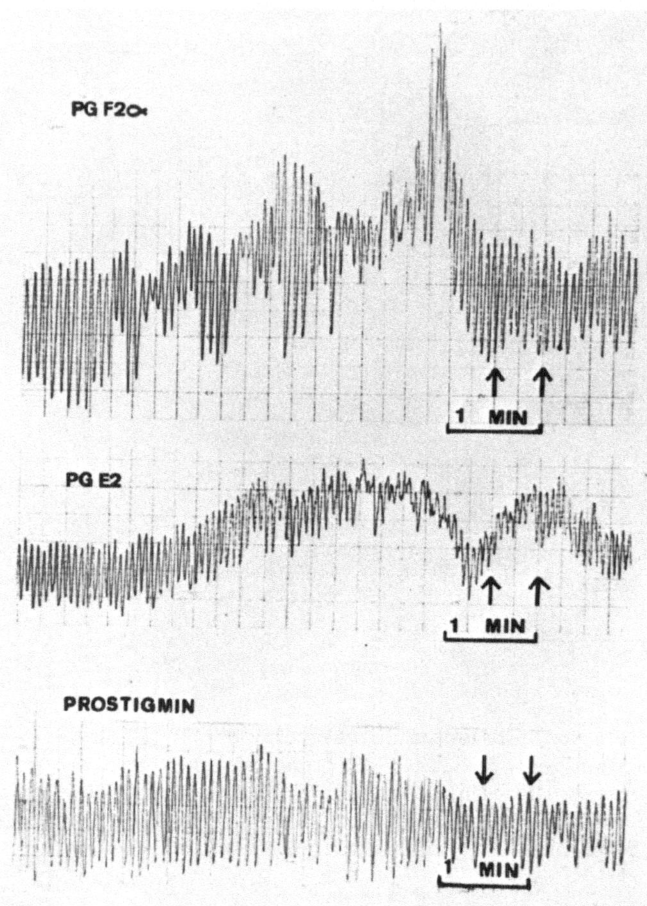


Abb. 2: Typische Verlaufskurven vor und nach Injektion von PGF2 α (30 μg/kg), PGE2 (20 μg/kg) und Prostigmin (0,007 mg/kg) beim frischen mechanischen Dünndarmileus des Kaninchens.

3. In 2- und 5-Minutenabständen appliziertes PGF2α (10 μg/kg, 30 μg/kg, 50 μg/kg) führt zu keiner signifikanten Veränderung der angeführten Parameter. Injiziert man 30 Min. nach Gabe von 50 μg/kg PGF2 α erneut die gleiche Dosis, so ergibt sich eine abgeschwächte, nach 2 h wieder volle Auslösbarkeit der oben genannten Phänomene.

4. Der Serumgastrinspiegel wird durch Prostigmin nicht signifikant verändert. PGF2α und PGE2 bewirken eine Steigerung nach drei Stunden um ca. 100%.

Diskussion: Da Peristaltik wesentlich über adrenergische und cholinergische Nervenfasern ausgelöst wird, sind eine gesteuerte Freisetzung von Transmittersubstanzen, deren Beeinflussung bei Synthese und Abbau oder Veränderungen an den Rezeptoren durch PG zu diskutieren. Entsprechende Befunde liegen vor (2, 3). Die Refraktärzeit der PGF2 $\alpha$-Wirkung am Kaninchendarm deutet eher auf eine Modulation der Transmittersynthese oder -Freisetzung hin, zumal unmittelbar nach PG-Applikation durch Prostigmin sofort die oben beschriebene Wirkung erzielt werden kann. Die Beeinflußbarkeit der ionalen Zellmembranpermeabilität durch PG (4) und das unterschiedliche Verhalten längs- und querverlaufender glatter Muskulatur (5) stellen möglicherweise nur andere Aspekte des gleichen Grundmechanismus dar.

Zusammenfassung: An 29 Kaninchen wurde die Wirkung von PGF2 $\alpha$ und PGE2 in einem mechanischen Ileusmodell mit Prostigmin verglichen. Während PGE2 keine therapeutisch verwertbaren Effekte zeigte, traten nach PGF2 $\alpha$-Applikation eine signifikante Steigerung des Intraluminaldruckes bei gleichzeitiger Erhöhung der Amplitude der peristaltischen Wellen auf, während Prostigmin eine länger anhaltende starke Amplitudenerhöhung ohne Steigerung der Intraluminaldruckes bewirkte. Das Serumgastrin wurde durch PGE2- und PGF2 $\alpha$ stark erhöht; bei Prostigmin blieb es im Normbereich. Mögliche Wirkungsmechanismen der PG am Gastrointestinaltrakt werden an Hand in Intervallen applizierter Dosen erörtert.

Summary: In 29 rabbits the action of PGF2 $\alpha$ and PGE2 was compared with prostigmine in a mechanical ileus model. PGE2 produces no therapeutical effect. PGF2 $\alpha$ delivered a significant increase of intraluminal intestinal pressure and of the amplitudes of peristalsis, lasting for about 5 minutes, whereas prostigmine made a long lasting significant enlargement of the amplitudes of peristalsis without any modification of intraluminal pressure. Serum gastrin levels increased after application of PGE2 and PGF2 $\alpha$ and remained constant after prostigmine. A possible way of action of PG`s in the gastrointestinal tract is discussed, based on experiments concerning PG-application after different periods of time.

Literatur

1. Horton, E.W.: Prostaglandins. Springer-Verlag, Heidelberg-Berlin-New York (1972)

2. Hedquist, P.: Control by prostaglandin E2 of sympathetic neurotransmission in the spleen. Life Sci. 9, part 1, 269 (1970)

3. Abdel-Aziz, A.: Blockade by prostaglandins E2 and F 1α of the response of the rabbit ileum to stimulation of sympathetic nerve and its reversal some antihistamines, dexamphetamine and methylphenidate. Europ. J. Pharm. 25, 226 (1974)

4. Ramwell, P.W., J.E. Shaw: Biological significance of the prostaglandins. Rec. Progr. Hormone Res. 26, 139 (1970)

5. Bennett, A., K.G. Eley, G.B. Scholes: Effects of prostaglandins E1 and E2 on human, guinea pig and rat isolated small intestine. Brit. J. Pharm. 34, 630 (1968)

Dr. L. Fiedler, Chirurgische Universitäts-Klinik 7800 Freiburg/Br., Hugstetter Str. 55

# 67. Ein neues Modell zur Refluxverhütung nach distalen und totalen Magenresektionen

Ziegler, H., P. Rauner und J. Freyschmidt

Klinik für Abdominal- und Transplantationschirurgie (Leiter: Prof. Dr. R. Pichlmayr) des Department Chirurgie der Medizinischen Hochschule Hannover

Zur Refluxverhütung nach Magenresektion sind Interpositionen bzw. tiefe Roux-Y-Anastomosen gebräuchlich. Die Herstellung von Ventilmechanismen ist als sog. valvuläre Anastomose, fast ausschließlich bei proximalen Magenresektionen beschrieben. Angeregt durch die von Kock entwickelte sog. kontinente Ileostomie und das damit entwickelte Dünndarmventil haben wir in einer experimentellen Versuchsreihe geprüft, ob sich ein derartiges Ventil auch zur Refluxverhütung nach Magenresektion anwenden läßt.

Methodik (s. Tabelle): Als Versuchstiere dienten Schweine von 2o - 25 kg Gewicht. Nach einer Magenresektion unterschiedlicher Ausdehnung (s. unten) wurde die Flexura duodeno-jejunalis durchtrennt und im distalen Schlingenabschnitt eine kurzstreckige isoperistaltische Invagination vorgenommen (Abb. 1). Dabei wurde die Darmschleimhaut über eine Enterotomie schrittweise nach unten gezogen und das Invaginat durch Einbringen von Histioacryl-Gewebekleber zwischen die Serosablätter fixiert. Für spätere röntgenologische Untersuchungen wurden unterer und oberer Punkt mit Silberclips markiert. Die Invagination wurde in folgenden Positionen zum Zwecke der Refluxverhütung angebracht:

Gruppe A: (6 Tiere) Totale Magenresektion mit End-zu-End-Ösophagojejunostomie, wobei das Invaginat 2 - 3 cm unterhalb der Anastomose lag; Roux-Y-Anastomose. 8 Kontrolltiere ohne Invagination.

Gruppe B: (10 Tiere) Totale Magenresektion und Ösophagojejunostomie wie bei Gruppe A. In der Vorstellung eine äußere Kompression durch die Darmwand zu vermeiden, wurde die Invagination in einer Dünndarmtasche entsprechend der Kock`schen Originalmethode angelegt (Abb. 2).

Gruppe C: (9 Tiere) Distale 2/3 Magenresektion entsprechend Billroth II, End-zu-End-Gastrojejunostomie mit Roux-y-Anastomose. Die Invagination lag 2 - 3 cm, die zuführende Roux-Schlinge konstant 8 cm unterhalb der Magenanastomose. 6 Kontrolltiere ohne Invagination. Nach vorübergehender parenteraler Ernährung wurden die Tiere vom 4. postoperativen Tage an per os ernährt.

Ergebnisse: 29 Tiere konnten frühestens 4 Wochen nach der Operation untersucht werden. 10 Tiere aus allen Gruppen verstarben vorher an anderen Komplikationen wie Pneumonie oder Ileus. Die läng-

Tabelle 1

| | n Tiere | n Kontrolle |
|---|---|---|
| A | 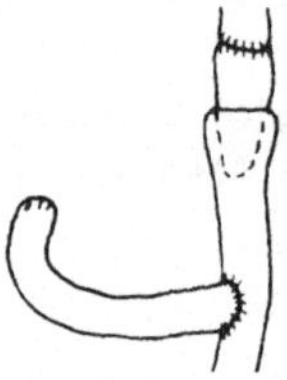 6 | 8 |
| B | 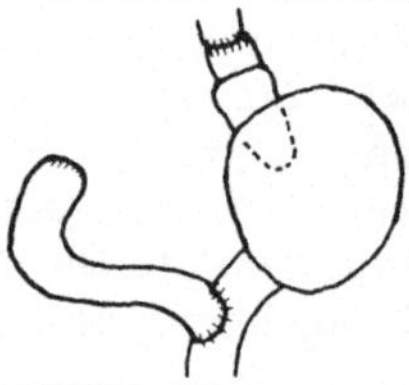 10 | - |
| C (8 cm) | 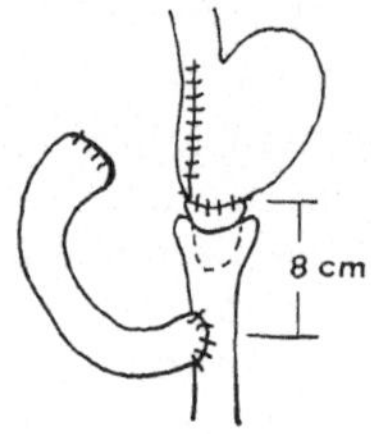 9 | 6 |

ste Beobachtungsdauer beträgt bisher 7 1/2 Monate.

Klinisch und autoptisch erwies sich die Fixation des Invaginats als zuverlässig. Nach anfänglicher Ödembildung zeigte das Ventil bei länger überlebenden Tieren durchweg gute Elastizität; die unmittelbar vorgeschalteten Anastomosen verheilten bis auf eine Ausnahme ohne Anzeichen einer Insuffizienz.

Nach anfänglichen Schwierigkeiten erfolgte die Nahrungsaufnahme etwa vom 8. postoperativen Tage an ohne sichtbare Zeichen einer Passagebehinderung. Umgekehrt zeigte sich bereits früh eine Ventilwirkung bei einigen Tieren unter extremen Situationen (Ileus, Erbrechen), denen ein Regurgitieren des Darminhalts trotz offensichtlicher Versuche nicht möglich war.

Röntgenologische und manometrische Untersuchungen wurden bei 8 Tieren der Gruppen A und B. durchschnittlich 3 Monate postop. vorgenommen. Bei allen Tieren passierte, daß unter Ketanest-Narkose in die Mitte des Ösophagus eingebrachte Kontrastmittel die Invagination nach kurzer Verweildauer in längsten 30 Sekunden.

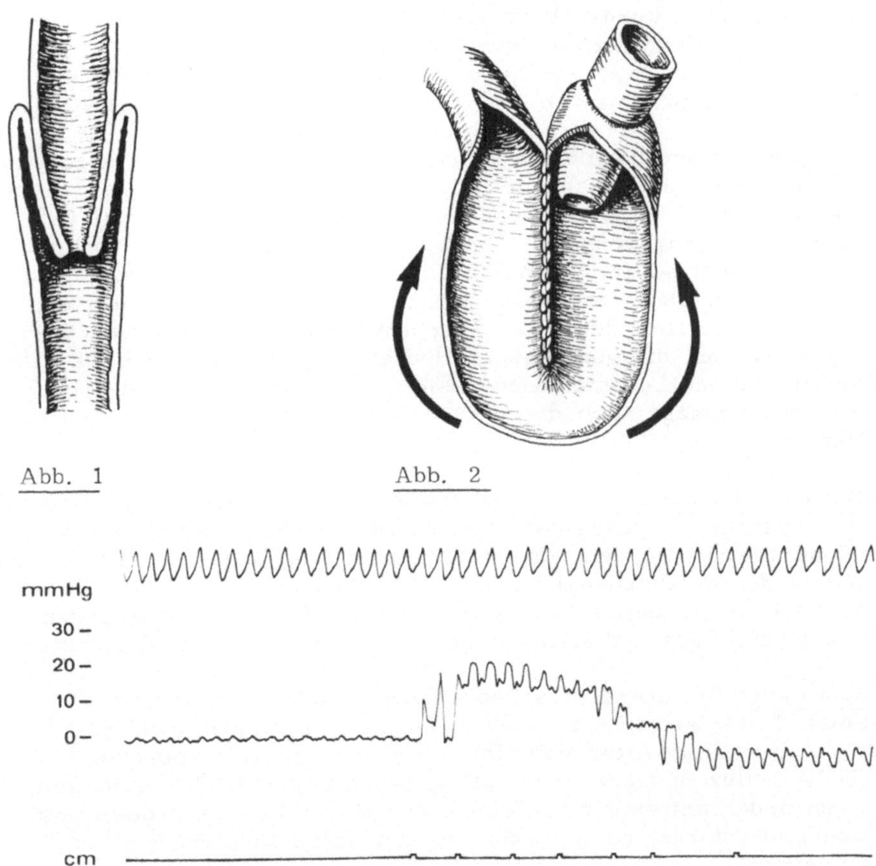


Abb. 1

Abb. 2

Abb. 3: Intraluminäre Druckmessung mit open side-Katheter. Die mittlere Kurve zeigt beim Durchzug vom Dünndarm (links) über das Invaginat ein deutlich höheres Druckprofil, das im Ösophagus (rechts) wieder zu normalen Druckwerten absinkt. Obere Kurve: Atmung; untere Markierung: Durchzug in Zentimeterabständen.

Im Gegensatz zu 4 Kontrolltieren aus Gruppe A war bei 70 Grad Kopftieflage und gleichzeitiger äußerer Kompression bei keinem der Tiere ein Kontrastmittelreflux zu beobachten.

Etagendruckmessungen wurden mit perfundierten open side-Kathetern unter Röntgenkontrolle durchgeführt. Dabei wurden in der Distanz des Invaginats regelmäßig um mindestens 10 mm Hg höhere Druckwerte gemessen als im distal gelegenen Darmlumen (Abb. 3). Die histologische Aufarbeitung von 9 Tieren aus Gruppe A und B ergab im Gegensatz zu den Kontrolltieren einwandfreie Schleimhautverhältnisse im distalen Ösophagus.

Aus Gruppe C wurden bisher 4 Tiere mindestens 6 Wochen postop. mittels Magensaftanalyse und Gastroskopie untersucht. Ein galliger Reflux bzw. stärkere entzündliche Veränderungen der Magenschleimhaut waren hier ebenfalls nicht nachzuweisen.

Diskussion: Durch eine isoperistaltische kurzstreckige Invagination des Dünndarms ist nach den bisherigen Ergebnissen eine sichere Refluxbarriere zu erreichen. Bei wiedergewonnener Elastizität nach der anfänglichen Ödembildung wurde das Invaginat von der Ösophagusperistaltik normal oder nur mit geringer Verzögerung überwunden. Der Verschlußmechanismus scheint durch die Elastizität und damit durch die Klappenwirkung des Invaginats erklärt. Obwohl die gemessene "Hochdruckzone" als Ausdruck einer funktionell indifferenten Lumeneinengung angesehen werden muß, war die Passage nach distal ohne wesentliche Verzögerungen möglich.

Zusammenfassung: Im Tierexperiment konnte durch kurzstreckige isoperistaltische Invagination eines Dünndarmsegmentes ein Ventil hergestellt werden, das nach totalen oder distalen Magenresektionen den alkalischen Reflux verhindern kann. Bei freier Passage nach distal zeigte das Ventil auch unter Extrembedingungen wie Kopftieflage und Kompression eine sichere Verschlußfunktion.

Summary: By means of a short isoperistaltic invagination of a small bowel segment a valve mechanism has been developed experimentally. After complete or partial gastric resection (B II) reflux of alkaline intestinal secretion could be prevented. Even under extreme pathological conditions like head down position and external compression normal valve function has been achieved.

Literatur

1. Kock, N.G.: Ileostomy without external applicances. A survey of 25 patients provided with intra-abdominal intestinal reservoir. Ann. Surg. 173, 545 (1971)

2. Kock, N.G.: Continent Ileostomy. Progr. in Surgery 12, 181 - 201 (1973)

Dr. H. Ziegler, Klinik für Abdominal- und Transplantationschirurgie der Medizinischen Hochschule Hannover
3ooo Hannover, Karl-Wiechert-Allee 9

# 68. Bildung eines Neooesophagus aus lyophilisierter Dura. Tierexperimentelle Untersuchungen an Hunden

P. Mattes und H. Gerster

Abteilung für Allgemeine Chirurgie des Departments für Chirurgie der Universität Ulm (Leiter: Prof. Dr. Ch. Herfarth)

Die Überbrückung langstreckiger Speiseröhrendefekte, wie sie bei der Ösophagusatresie oder nach Ösophagusresektion in der Erwachsenenchirurgie vorkommen, ist ein Problem, mit dem sich eine Vielzahl experimenteller Arbeiten befaßt.

Nachdem in den verschiedensten Gebieten der Chirurgie mit lyophilisierter Dura gute Erfahrungen gemacht wurden, untersuchten wir im Tierexperiment, inwieweit der thorakale als auch zervikale Ösophagus durch lyophilisierte Dura ersetzt werden kann.

Methoden: An insgesamt 50 Hunden im Alter zwischen 2 und 12 Monaten wurden entweder thorakaler oder zervikaler Ösophagus reseziert und der Defekt durch eine Duraprothese ersetzt. Die Implantation der Dura erfolgte nach 4 verschiedenen Methoden:

1. Implantation einer Duraprothese mit primärer ösophago-duraler Anastomose.
2. Implantation einer Duraprothese mit primärer ösophago-duraler Anastomose und gleichzeitiger innerer Schienung.
3. Implantation einer Duraprothese paraösophageal und sekundäre ösophago-durale Anastomose nach 2 - 3 Monaten.
4. Implantation einer stabilisierten Duraprothese mit primärer zweireihiger ösophago-duraler Anastomose.

Der Einheilungsprozeß wurde röntgenologisch, endoskopisch und autoptisch histologisch verfolgt, die Funktion manometrisch überprüft. Die Beobachtungszeit erstreckt sich bislang auf 2 Jahre.

Ergebnisse und Diskussion: Die implantierte Duraprothese dient einmal der primären Defektdeckung, zum anderen als Leitschiene für einsprossendes körpereigenes Gewebe. Die Dura wird innerhalb von 3 Monaten abgebaut und durch eine epithelisierte, kollagene Bindegewebsröhre ersetzt. Bis zur vollständigen Epithelisierung besteht eine zirkuläre Schrumpfungstendenz. Durch Bougierung kann jedoch eine Stenosierung verhindert werden. Nach abgeschlossener Epithelisierung (ca. 3 Monate) ist keine Bougierung mehr erforderlich. Infolge einer kontinuierlichen, longitudinalen Schrumpfung des neugebildeten Bindegewebsschlauches werden proximaler und distaler Ösophagusresektionsrand einander genähert, es bildet sich innerhalb von 6 Monaten eine Autoanastomose aus. Durch innere Schienung der Duraprothese mit einer Magensonde oder Ballonsonde konnte

**Kombinierte homologe-alloplastische Oesophagusprothese**

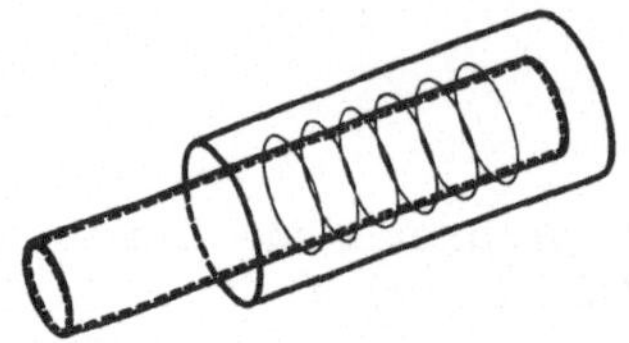

Abb. 1: Zweischichtige Duraröhre mit Stabilisierungsspirale

die anfängliche zirkuläre Schrumpfung verhindert werden.

Als Nachteil der primären einreihigen ösophago-duralen Anastomose muß die relativ große Gefahr der Anastomoseninsuffizienz bezeichnet werden. Mit einer Nahtinsuffizienz war in etwa 15 - 20% der Fälle zu rechnen. Das Risiko einer Nahtinsuffizienz konnte jedoch nach Anwendung eines zweizeitigen Operationsverfahrens oder Implantation einer zweischichtigen homologen alloplastischen Duraprothese gesenkt werden.

Beim zweizeitigen Operationsverfahren wurde paraösophageal eine durch einen Silikonschlauch stabilisierte Duraprothese in das Mediastinum oder in den Halsbereich eingelegt. Nach der Organisation der Dura resultierte eine kollagene Bindegewebsröhre mit Endothelschicht und eigener Gefäßversorgung. Der Ösophagus ließ sich mit diesem neugebildeten körpereigenen Gewebe sicher anastomosieren.

Zur Überbrückung langstreckiger Ösophagusdefekte entwickelten wir eine homolog-alloplastische Ösophagusprothese. Die Prothese besteht aus einer inneren und äußeren Duraröhre. Zwischen beiden ist zur Stabilisierung eine Metallspirale eingelegt. Bei der Implantation wird eine zweireihige ösophago-durale Anastomose durchgeführt. Das verwendete alloplastische Material kommt zunächst mit dem Ösophagus bzw. mit dem paraösophagealen Gewebe nicht in Kontakt, im Rahmen der Duraorganisation wird die Drahtspirale von körpereigenem Gewebe umwachsen. Sie verhindert sowohl eine longitudinale als auch zirkuläre Schrumpfung der Prothese. Es entwickelt sich ein starrer, weitlumiger Neoösophagus.

Zusammenfassung: Die Versuche zeigen, daß mit der lyophilisierten Dura sowohl kurze als auch langstreckige Ösophagusdefekte überbrückt werden können. Durch Anwendung eines zweizeitigen Operationsverfahrens bzw. einer kombinierten homolog-alloplastischen Ösophagusprothese kann die Gefahr einer Nahtinsuffizienz auf ein Mindestmaß reduziert werden, so daß eine klinische Anwendung durchaus möglich erscheint.

Summary: The experiments have proven the feasibility of bridging short oesophageal defects as well as longer ones with lyophilized dura. By means of a two-stage-operation respectively a combined homologous-alloplastik oesophageal prosthesis the risk of insufficiency of anastomoses may be minimized. Thus its clinical application seems worthy of consideration.

Literatur

1. Abbott, W.M.A., Dupree jr., E.L.: Clinical results of lyophilized human cadaver dura transplantation. J. Neurosurg. 34, 770 - 773 (1971)

2. La Guerre, J.N.: Prosthetic replacement of esophage al segments. J. Thorax cardiovasc. Surg. 56, 674-681 (1971)

3. Hofrichter, J.: Kunststoffe in der Chirurgie 1969 Oesophagusersatz durch Kunststoffe. Verl. d. Wiener Med. Akademie Wien, S. 41 (1971)

4. Lister, J.: Prosthetic substitution of thoracic esophagus in puppies. Ann. Surg. 162, 812- 824 (1965)

Dr. P. Mattes, Abteilung für Allgemeine Chirurgie des Departments für Chirurgie der Universität Ulm
7900 Ulm, Steinhövelstr. 9

Summary. The experiments have shown the feasibility of [illegible] short [illegible] esophageal [illegible] at [illegible] longer time with [illegible] [illegible] or [illegible] preparation [illegible] temperature [illegible] combined [illegible] [illegible] the clinical [illegible] considered.

1. [illegible] induced under [illegible] [illegible] (19[illegible])

2. La [illegible] hypothermic [illegible] Thorac. [illegible] Surg. [illegible] (19[illegible])

3. [illegible] Geschichte [illegible] [illegible] Akademie [illegible]

4. [illegible] hypothermia [illegible] [illegible]

[illegible]

# 69. Experimental Replacement of Esophagus by Tissue Tube in Dogs

I. Kott, S. Gassner und I. Urca

Surgical Department B and Department of Experimental Surgery
Beilinson Medical Center, Tel Aviv, University Israel

Restoration of alimentary tract continuity after esophageal resection has long challenged the surgeon, yet no technique has proven entirely satisfactory. A new operation for partial esophageal replacement by an autogenous tissue tube is described.

Material and Methods: 7 mongrel dogs were used. A silastic rod 1.2 cm in diameter was covered by a lacelike polyester fibre mesh (1). Under pentobarbital sodium anesthesia, an incision was made in the abdominal wall and the tubes were implanted. On re-exploration after 8 weeks the tubes were found to be surrounded by connective tissue. Both ends of each tube were excised and the silastic rod was pulled out. This procedure left a tissue tube in which the polyester fibre mesh was invested with a layer of connective tissue. An incision was made in the neck and 3 cm of the esophagus were excised. The tissue tube was then interposed with end-to-end anastomosis using continuous 5 - O Ethiflex sutures. Following the operation fluids were administered intravenously for 5 days. Ground foods offered subsequently were swallowed with no difficulty. Patency of the graft was demonstrated by x-ray cinematography. Specimens removed from the excised ends of the tissue tube during the performance of the anastomosis as well as specimens from the tissue tube esophagus graft removed after the dogs were sacrificed, were examined macroscopically and microscopically.

Results: Of the seven dogs, five had a patent tube for five weeks to five months. A partial stenosis started in one of the dogs in the fourth month. One dog died from sepsis after three days and in one dog a perforation of the esophagus occurred caused by a foreign body after he had been well for three weeks (Table 1). The patency of the tube was confirmed by repeated x-ray cinematography (Figure 1). The histological examination of the specimens in dogs number 1, 2 and 4 which were sacrificed during the experiment showed the strength of the tissue tube and the viability of the anastomosis.

Table 1: Replacement of esophagus by tissue tube

| Animal | Dur. of implant | Date of graft | Complications |
|---|---|---|---|
| 1 | 5 Mon. | Patent | Partial stenosis |
| 2 | 4 Mon. | Patent | - |
| 3 | 3 Days | Infected wound | Sepsis died |
| 4 | 3 Weeks | Patent | Perforation of Esophagus by foreign body |
| 5 | 3 Mon. | Patent | - |
| 6 | 5 weeks | Patent | - |
| 7 | 2 Mon. | Patent | |

Comment: During recent years attempts have been made to develop techniques to replace segments of the esophagus such as interposition of left or right colon, transplantation of a segmented bowel, or reversed gastric tube. In these methods the following complications may occur: leakage of the blood vessels, anastomosis or thrombosis of the vessels with gangrene of the bowel, shortage of the blood vessels in the interposition method; or stenosis of the anastomosis due to incompetence of the sutures lins (2, 3, 4, 5).

In this procedure there is no need for colon surgery or vascular anastomosis as in the usual techniques. There is no rejection as the tissue tube is an autogenous tissue. In addition, its length and diameter can be tailored to need. This experimental method may provide the surgeon with a new prosthesis which could be used in man.

Summary: After subcutaneous implantation of a silastic rod 1.2 cm in diameter covered by a lacelike polyester fibre mesh an autogenous tissue tube can be prepared which was used for segmental esophageal replacement with satisfactory results in 5 out of 7 dogs.

Zusammenfassung: Nach subkutaner Implantation eines mit netzartigem Gewebe aus Polyesterfasern überzogenem Silastikstab konnte ein autologer Gewebeschlauch vorbereitet werden, der mit befriedigenden Resultaten bei 5 von 7 Hunden zum segmentären Oesophagusersatz benutzt wurde.

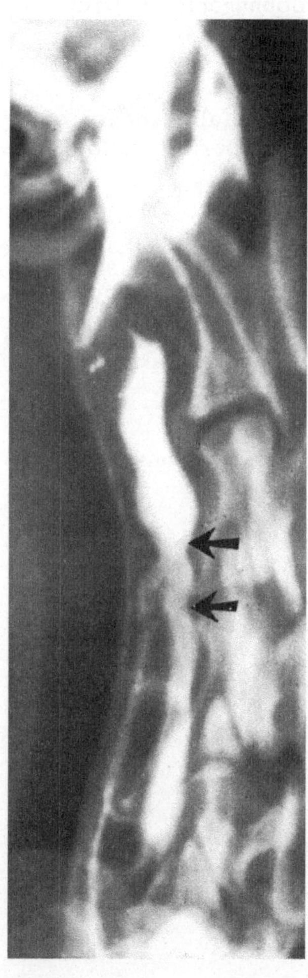

Fig. 1: The patent tube after three months. The arrows indicate the area of the tube which replaced the esophagus.

References


1. I. Kott, E. Converse Peirce II, H.A. Mitty, S.A. Geller, J.H. Jacobson II: The Tissue Tube as a Vascular Prothesis. Arch. Surg. 106, 206 - 207 (1973)

2. H. Blanchard, C.C. Roy, G. Perreault: Retrosternal Esophageal Replacement in 18 children. Canad. J. Surg. 15, 137 - 145 (1972)

3. W. Kozuschek, P.W. Aigner, K.D. Lindbecken, W. Bayerl: Experimental Total Replacement of the Esophagus by free Homologous and Autozogous Bowel Transplantation. Langenbecks Arch. Chir. 331, 119 - 130 (1972)

4. K. Laurence, Groves, G.M. Silver: Esophagoplasty with Bowel Segments and Reversed Gastric Tubes. Surgery 74, 381 (1973)

5. T.P. Makarenko, L.E. Kharitonov: Cicatricial Stenosis of the Esophageal Anastomosis after radical Operations for Cancer. Khirurgiya 48, 30 - 36 (1972)

I. Kott, M.D. Surgery Department B, The Beilinson Medical Center, Beilinson Hospital, Tel-Aviv University Medical School Petah-Tiqva (Israel)

# 70. Experimenteller Teilersatz der Speiseröhre mit freiem Dünndarm-Transplantat

Dragojevic, D., R. Hetzer und H. Corterier

Klinik für Thorax-, Herz- und Gefäßchirurgie der Medizinischen Hochschule Hannover (Direktor: Prof. Dr. H.G. Borst)

In jüngster Zeit hat die freie Darmtransplantation zur Überbrükkung von Speiseröhrendefekten klinische Aktualität gewonnen. Während im Halsbereich bereits dieses Verfahren klinische Anwendung fand (5), wurde im Thoraxbereich bisher diese Methode kaum verwendet (3, 4). Die häufigste Komplikation stellt die Gefahr der Nekrose des Transplantates dar und somit successiv ihre meist fatale Auswirkung bei nicht rechtzeitigem Erkennen einer solchen Nekrose. Aus diesen Gründen erprobten wir im Experiment Methoden sowohl zur Verbesserung der Anastomosentechnik als auch zur fortlaufenden Vitalitätskontrolle des Transplantates.

Methode: 20 Bastardhunden zwischen 25 und 35 kg Körpergewicht wurden in Barbiturat-Halothan-Succinylcholin-Narkose anaesthesiert und intubiert. Durch eine Laparotomie wurde die A. und V. mesenterica sup. dargestellt und deren größter Ast mit zugehöriger Darmschlinge in einer Länge von 5 - 6 cm entnommen. In der entnommenen Darmschlinge wurden 2 Herzschrittmacher-Silberdrähte (Ethicon) in einer Entfernung von 4 cm intramural gelegt für die spätere fortlaufende EMG-Ableitung. Auf gleicher Weise wurden 2 Drähte in den im Bauchraum zurückverbliebenen Darm gelegt zum späteren Vergleich der EMG-Impulse. Die Gefäße der entnommenen Darmschlinge wurden über eine Knopfkanüle mit 4°C kaltem, niedermolekularem Dextran perfundiert. Durch eine rechtsseitige Thorakotomie wurde die V. azygos magna, die Aorta und das mittlere Drittel des thorakalen Oesophagus freipräpariert und doppelt umschlungen. Wir führten die Gefäßanastomosen End-zu-Seit zwischen V. azygos magna und Darmvene und zwischen Aorta und Darmarterie durch, indem aus der V. azygos und der Aorta ovaläre Öffnungen herausgeschnitten wurden und die Anastomosen durch Einzelknopfnähte mit 6/0 Prolene[R] (Ethicon) erfolgten. Nach Freigabe der Darmgefäßzirkulation wurde die Vitalität und Motilität des Darmes geprüft und danach der Oesophagus in einer Länge von 5 - 6 cm reseziert und das Darmstück in einreihiger Nahttechnik zwischengeschaltet.
Zur Thromboseprophylaxe bekamen alle Tiere 1 Tag präoperativ und täglich postoperativ 30 mg/kg Körpergewicht Acethylsalicylsäure per os (2). Postoperativ leiteten wir 2mal täglich mit einem Vorverstärker EE (Hellige) mit Eichspannung von 1 mV und variabler Zeitkonstante zwischen 0,03 und 1 sec Elektromyo-

gramme ab, um die Vitalität des interponierten Darmstückes zu kontrollieren.
Bei den überlebenden Tieren wurde am 10. postoperativen Tag eine Röntgenkontrolle der Oesophaguspassage und eine arteriographische Darstellung der Gefäßanastomosen durchgeführt. Die Tiere wurden anschließend getötet und eine histologische Untersuchung des transplantierten Darmes vorgenommen.

Ergebnisse: Zwischen dem 1. und 3. postoperativen Tag starben 9 Tiere an Lungenkomplikationen. Bei der Sektion dieser Tiere fanden wir gute Anastomosenverhältnisse und ein nicht zu beanstandendes Darmtransplantat. Bei 3 Tieren konnten zwischen dem 4. und 6. postoperativen Tag keine EMG-Impulse mehr festgestellt werden und bei deren Sektion fand sich eine Thrombosierung der venösen Anastomose mit Darmnekrose. Die übrigen 8 Tiere zeigten am 10. postoperativen Tag eine gute Peristaltik des interponierten Darmes und freie Kontrastmittelpassage in den offenen Gefäßanastomosen.

Eine Teilresektion und Teilersatz des Oesophagus unter Beibehaltung des Kardia-Schlußmechanismus bietet viele funktionelle Vorteile und ein Darmtransplantat als Teilersatz des Oesophagus bietet sich geradezu an. Das größte Problem stellt sich darin, gute Gefäßanastomosen durchzuführen und durch gezielte Thromboseprophylaxe ihre Thrombosierung zu vermeiden. Thrombozytenaggregationshemmende Mittel erlaubten es uns, die Prophylaxe bereits präoperativ zu beginnen, so daß im Augenblick der Freigabe des Blutstromes durch die Anastomosen ein hoher therapeutischer Wirkspiegel vorlag. Durch die End-zu-Seit-Anastomose wurde bezweckt, daß das hohe Flußvolumen des Stammgefäßes (Aorta und Vena azygos magna) einen Spüleffekt auf den Anastomosenbereich ausübt. Schlaffe Venenwände können bei einer Incision und End-zu-Seit-Anastomosierung zum Kollabieren und Verklebung der Ränder führen; um dies zu vermeiden, wurde eine Defektschaffung, nämlich ovaläre Öffnungen in den Stammgefäßen, durchgeführt. Die elektromyographische Messung des transplantierten Darmstückes als Vitalitätskontrolle mit vergleichender Ableitung des Darmes im Bauchraum erwies sich in allen Fällen als zuverlässige Kontrolle.

Zusammenfassung: Bei 20 Hunden wurde ein freies Dünndarmtransplantat mit Gefäßanastomosen an die Aorta und V. azygos magna als Teiloesophagusersatz durchgeführt. In allen Fällen wurden Darmelektromyographien als Vitalitätskontrolle durchgeführt und sie ergaben zuverlässige Befunde. In 15% der Fälle kam es zu einer Thrombosierung der venösen Anastomose mit Darmnekrose.

Summary: Partial replacement of the esophagus was carried out in 20 dogs by means of free transplantation of a small bowel segment with vascular anastomosis to the aorta and v. azygos magna.

Intestinal electromyography was used for vitality control in all cases and turned out reliable results. 15% of the cases showed thrombosis of the venous anastomosis with intestinal necrosis.

Literatur

1. Bußmann, J.F., Loewe, K.R. und Manegold, B.C.: Elektromyographische Veränderungen des frei transplantierten Dünndarms. Langenbecks Arch. Chir. Suppl. 90, 289 (1973)

2. Dragojevic, D., Hetzer, R. und Corterier, H.: Thromboembolie-Prophylaxe nach Herzklappenersatz in einem experimentellen Modell . Thoraxchirurgie 20, 419 (1972)

3. Kozuschek, W., Aigner, P.W., Lindecken, D. und W. Bayerl: Experimenteller Oesophagus-Totalersatz durch freie homologe und autologe Darmtransplantate. Langenbecks Arch. Chir. 331, 119 (1972)

4. Meyer, W.: Experimenteller Oesophagus-Totalersatz durch freies autologes Dünndarmtransplantat. Wiederbelebung und Organersatz. Band V, Heft 2, 108, Steinkopff

5. Nakayama, K., Tamiya, T., Vamamoto, K., Akimoto, S.: A new simple apparatus for small vessel anastomosis. Surgery 52, 918 (1962)

Dr. D. Dragojevic, Klinik für Thorax-, Herz- und Gefäßchirurgie der Medizinischen Hochschule , 3ooo Hannover, Karl-Wiechert-Allee 9

# 71. Zur Stabilisierung des Dünndarminvaginationsventiles nach Kock. Tierexperimentelle Studie

S. Geroulanos, H.H. Schauwecker, P. Hahnloser, H. Säuberli und N.G. Kock

Chirurgische Universitätsklinik A (Direktor: Prof. Dr. Å. Senning) Kantonspital Zürich

Zielsetzung: Die 1969 von Kock entwickelte Ileostomie in Form eines intraabdominalen Dünndarm-Reservoirs wurde durch die Bildung eines Invaginations-Ventils aus Dünndarm ergänzt, wodurch eine Kontinenz für Luft und Stuhl erreicht werden konnte (Kock 1973). Als Komplikation kann das durch Dünndarm-Invagination gebildete Ventil ausgleiten, was auf ungenügender Verwachsung der aufeinanderliegenden Darmwände beruht. In den vorliegenden Experimenten wurde versucht, eine neue Methode der Ventilstabilisation zu entwickeln, um diese für den Patienten folgenschwere Komplikation zu verhindern.

Material und Methode: Durch eine mediane Laparotomie wurde eine Jejunumschlinge von rund 40 cm ausgeschaltet und die Kontinuität der Darmpassage durch End-zu-End-Anastomose wiederhergestellt. Die freien Enden der Jejunumschlinge wurden als Stomie in der Haut fixiert und mit einem dünnen Katheter geschient und drainiert. In den ausgeschalteten Schlingen wurden der Reihe nach mehrere Ventile angelegt, wobei für jedes Ventil ein anderes Verfahren zur Erzeugung von Verwachsungen zur Anwendung kam. Somit liessen sich am gleichen Tier verschiedene Verfahren miteinander vergleichen (Geroulanos et al. 1975).

An 40 ausgeschalteten Jejunumschlingen bei 37 Bastardhunden wurden insgesamt 147 Invaginationsventile angelegt. Nach durchschnittlich 57 Tagen ( 7 - 144 Tage) wurden die Tiere relaparotomiert und die ausgeschaltete Jejunumschlinge entfernt. Die Ventile wurden in Formalinlösung fixiert und histologisch untersucht. Zur Stabilisierung und/oder zur Erzeugung von Verwachsungen kamen folgende Stoffe und Methoden zur Anwendung:

1. Formalin, Silbernitrat, Talk, Asbest, Puder und Jod.
2. Elektrokoagulation, Schmirgelpapier, Gewebe-Klebstoff-Ethikon und durchgreifende Seidennähte.
3. Schlitzförmige, querverlaufende Elektrokoagulationen und Fixation mittels durchgreifender Seidennähte (Originalmethode nach Kock) oder Dexon- bzw. Chromcatnähte.

Mit Unterstützung der Roche Research Foundation

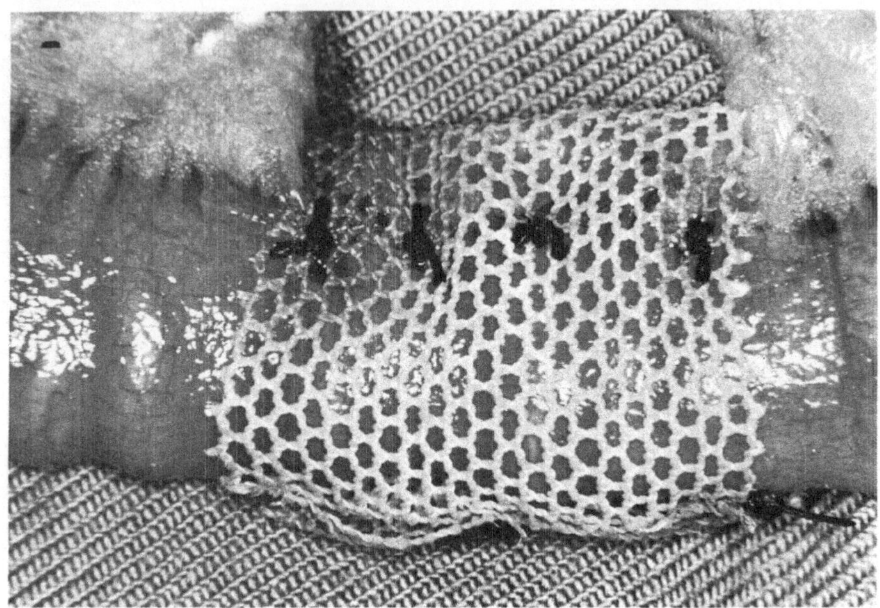

Abb. 1: Zur Stabilisierung des Dünndarm-Invaginations-Ventils nach Kock. Vorgelegte Dünndarmschlinge, eröffnetes Mesenterium, durchgezogenes, zirkulär angelegtes und an die Darmwand fixiertes Nylonnetz.

4. Schlitzförmige Längs-Elektrokoagulationen und Fixation mittels durchgreifender Seidennähte.
5. Fixation des Invaginates durch ein zwischen beiden Serosablättern interponiertes, circuläres, transmesenterial durchgezogenes Nylonnetz oder Fascia lata Streifen unter Erhaltung der Gefäß-Arkade. Letztere wurden durch seromuskuläre Seidennähte 3-0 an den Darm fixiert, einmal antimesenterial und zweimal beidseits paramesenterial. (Abb. 1 und 2). Die distale Netzkante wurde mit einer Reihe seromuskulärer Seidennähte überdeckt.

Resultate: Von den 147 angelegten Ventilen waren bei 81 Ventilen die Verwachsungen ungenügend und es kam zur Ventilluxation. 66 Ventile blieben reissfest und stabil (Tabelle 1). Es konnten 3 sichere Methoden nachgewiesen werden:

1. Die von Kock beschriebene Originalmethode mit durchgreifenden Seidennähten und Elektrokoagulationen (22 von 25 Ventilen stabil).

2. Die durch ein circuläres, durch das Mesenterium gezogenes Nylonnetz bedingte Stabilisierung des Ventils (11 von 11 Ventilen stabil (s. Abb. 1 und 2)). Die gleiche Methode wie 2.,

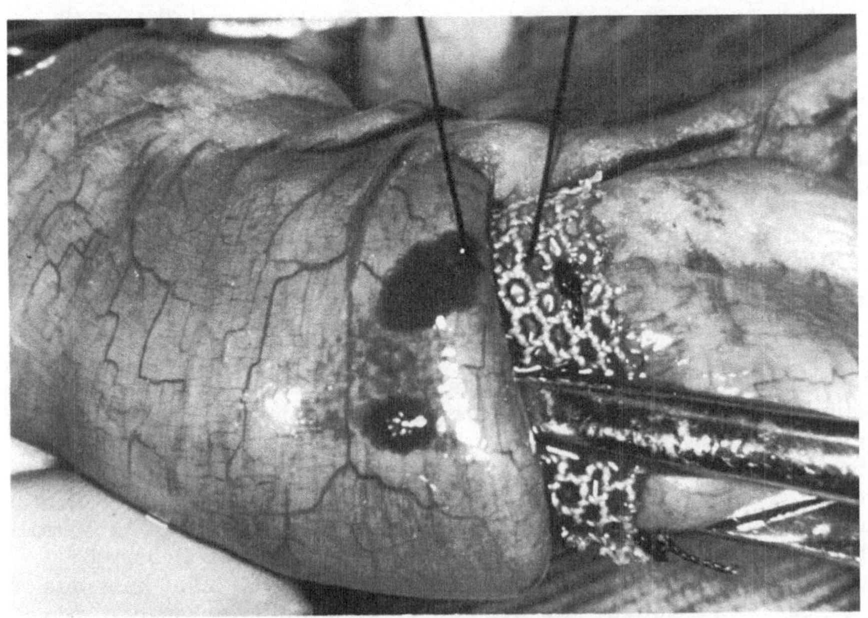

Abb. 2: Das Ventil ist zum größten Teil eingestülpt. Die zweite Reihe seromuskulärer Seidennähte wird angelegt. Zur Vollendung des Ventils fehlt noch eine Reihe abdichtender Nähte.

Tabelle 1: Methoden und Mittel zur Erzeugung von Verwachsungen und Stabilisation des Dünndarm-Invaginations-Ventils nach Kock. Auf der linken Säule Anzahl der im Hundeexperiment konstruierten Ventile, auf der rechten Säule Anzahl der Ventile, die reissfest und stabil geblieben sind.

| | Anzahl Ventile | davon stabil |
|---|---|---|
| Formalin | 12 | 6 |
| Ag $NO_3$ | 12 | - |
| Talk | 12 | - |
| Asbest | 5 | - |
| Originalmethode n. Kock | | |
| mit Seidenfixation | 25 | [22] |
| mit Dexonfixation | 8 | 5 |
| mit Chromcatfixation | 6 | 3 |
| Längselektrokoagulationen | 7 | 2 |
| Transmesenteriales | | |
| Nylonnetz | 11 | [11] |
| Fascia lata Streifen | 9 | [8] |
| Kontrollventile | 24 | 8 |
| Varia | 16 | - |
| Total | 147 | 66 |

jedoch mittels eines Fascia lata - Streifens stabilisiert (8 von 9 Ventilen stabil).

Diskussion: Die Vorteile und Nachteile der von Kock beschriebenen Original-Methode sind bereits verschiedentlich diskutiert worden (Kock 1973, Hahnloser 1975, Geroulanos 1975), so daß hier nicht mehr darauf eingegangen werden muß.

Der Vorteil der neuen, hier erstmals beschriebenen Methoden (transmesenteriales Nylonnetz oder Fascia lata - Streifen) besteht darin, daß bei ihrer Anwendung eine Luxation des Invaginates weitgehend verhindert wird.

Bei der Methode mit dem Fascia lata - Streifen ist es durch die Schrumpfung der Streifen bei den langdauernden Versuchen zu einer Verkürzung der Ventillänge gekommen. Es besteht deswegen die Gefahr, daß bei einem erhöhten Druck im Reservoir (Hustenstoss, Bauchpressen-Betätigung) das Ventil sich in seiner Achse umstülpt und seine antiperistaltische Stellung verliert. Das Ventil nimmt dann eine isoperistaltische Stellung ein. Das Reservoir wird undicht und die Kanülierung wird erschwert. Man muß deshalb das Ventil länger als bei der Originalmethode konstruieren. Die circuläre Schrumpfung, die gleichzeitig auftritt, wird beim Menschen keine Rolle spielen, da durch den Entleerungsschlauch das Ventil täglich 3 - 4 mal aufbougiert wird.

Die Ventile, welche durch ein circuläres transmesenterial durchgezogenes Nylonnetz konstruiert werden, haben sich am allerbesten bewährt. Kein einziges hat sich luxiert. Wir haben weder Ventilumformungen noch Ventilnekrosen gesehen. Bei der Konstruktion des Ventils ist Vorsicht geboten, damit sich das Netz nicht infiziert. Die Fixationsnähte dürfen im Gegensatz zur Originalmethode nicht durchgreifend sein, sondern nur seromuskulär. Bei der Invagination muß acht gegeben werden, daß das Netz vollständig durch die Invagination bedeckt wird und daß die überdekkenden seromuskulären Seidennähte so gut liegen, daß eine intraabdominale Infektion das Nylonnetz nicht erreichen kann. Wir selber haben bei den 11 Ventilen keine Infektion gesehen. Stabilitätsmäßig ist sie der Originalmethode von Kock überlegen. Diese Methode darf somit zur klinischen Anwendung empfohlen werden.

Zusammenfassung: Bei 37 Hunden wurden an 40 ausgeschalteten Jejunumschlingen insgesamt 147 Darminvaginationsventile angelegt und dabei verschiedene Verfahren zur Stabilisierung des Kock`schen Ventils verwandt und gegeneinander verglichen.

Bewährt hat sich am besten die Fixation des Invaginates durch ein zwischen beiden Serosablättern interponiertes, circuläres, transmesenterial durchgezogenes Nylonnetz, welches mittels seromuskulärer Seidennähte an die Darmwand fixiert wird.

Summary: A Thiry-vella loop was performed in 37 dogs and 147 intussuscepted intestinal valves were constructed and tested on their stability.

Stabilisation of the valve through a nylonnet pulled through the mesenterium without destroying the vessels and fixed between the serosal layers of the valve with seromuscular silk sutures has been proved to be the best method.

Literatur

1. Geroulanos, E., H.H. Schauwecker, P. Hahnloser, H. Säuberli, N.G. Kock: Erzeugung von stabilen, nicht luxierbaren Darm-Invaginationsventilen (49 Ventile), Helv. Chir. Acta (1975) im Druck

2. Hahnloser, P., S. Geroulanos, H. Säuberli, H.H. Schauwecker und N.G. Kock: Die Erfahrungen mit der kontinenten Ileostomie am Kantonspital Zürich. Helv. Chir. Acta (1975) im Druck

3. Kock, N.G.: Continent Ileostomy. Progress in Surgery 12 180- 201, Karger, Basel (1973)

Dr. S. Geroulanos, Chirurgische Universitätsklinik A
Kantonspital, CH 8o91 Zürich, Rämistr. 100

# 72. Kontinente Kolostomie durch Magnetverschluß – eine experimentelle Studie an Hunden

H. Feustel, G. Hennig, D. Filler und E. Hübner

Chirurgische Klinik mit Poliklinik der Universität Erlangen - Nürnberg (Direktor: Prof. Dr. G. Hegemann)

Da der Kolostomie als künstlich angelegtem Darmausgang ein Schließmuskelmechanismus fehlt, ist sie inkontinent. Der Anus praeter wird heute durch Klebebeutel oder durch Pelotten versorgt. Beide Systeme haben den gemeinsamen Nachteil, daß der Stuhl außerhalb des Körpers gesammelt wird.

1953 konstruierte Wulff aus diesem Grunde einen Ventilkolostomieverschluß und 1974 stellte Kock eine kontinente Kolostomie durch Invagination des praeterminalen Kolons als tierexperimentelle Studie vor (1, 2).
Wir haben an einer tierexperimentellen Studie an Hunden versucht, mittels eines Magnetverschlusses eine kontinente Kolostomie zu erreichen. Der Darm sollte dabei seine ursprüngliche physiologische Speicherfunktion behalten. Eine Magnetkappe sollte den fehlenden Schließmuskelmechanismus ersetzen.

Material: Als magnetisches Verschlußsystem verwendeten wir einen Magnetring, der in die Bauchwand eingenäht wurde. Ein dazugehöriger magnetischer Deckel diente zum Verschluß. Als magnetisches Material verwendeten wir Samarium-Kobalt, das in Silikon eingebettet wurde. Der Samarium-Kobalt-Magnet zeichnete sich durch sehr hohe magnetische Kraft und sehr hohe Koerzitivkraft aus. Die Anziehungskraft der beiden Magnetsysteme wurde durch das Einbringen eines Magneten in den Mittelstöpsel des verwendeten Deckels optimiert. Durch diese Maßnahme ergab sich im Abstandsbereich zwischen 10 und 25 mm ein nahezu horizontaler Verlauf der Kraftkurve (Abb. 2).

Methode: Bei 10 Bastardhunden beiderlei Geschlechts, von 18 - 32 kg, wurde nach medianer Unterbauchlaparotomie das Kolon am Beckenboden durchtrennt. Der aborale Stumpf wurde blind verschlossen. Im linken Unterbauch wurde dann ein zweimarkstückgroßes Loch aus der Bauchwand ausgeschnitten. Es wurde dann ein gassterilisierter Magnetring mit dem Südpol nach außen zwischen Muskelfaszie und Subkutis mit einem resorbierbaren Nahtmaterial eingenäht. Durch diesen Ringmagneten wurde dann der orale Kolonstumpf herausgeleitet. Nach Verschluß der Laparotomiewunde wurde dann das Kolon als endständige Kolostomie mit einem resorbierbaren Nahtmaterial eingenäht. Die Versuchstiere

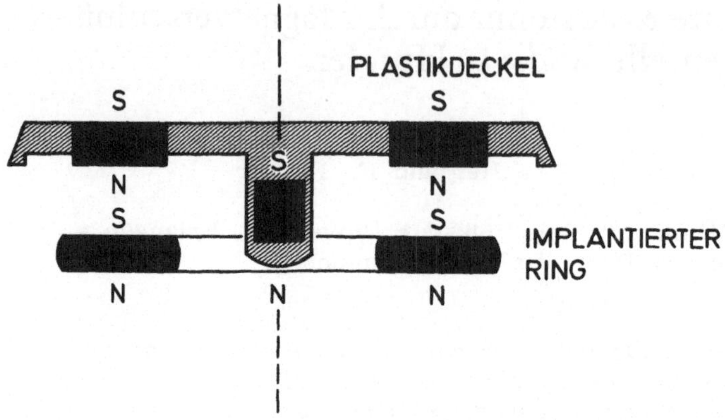


Abb. 1: Anus praeter Verschlußmechanismus aus Sm Co5 Magneten. Durch den Magneten in der Mitte des Deckels wird die Anziehungskraft der Magneten zueinander optimiert.

konnten vom ersten postoperativen Tag an trinken und erhielten prophylaktisch für 5 Tage ein Antibiotikum.

Ergebnisse: Die Magnetringe heilten bei 9 Hunden primär ein. Ein Hund hat am 7. postoperativen Tag den Magneten herausgebissen.
Bei den 9 Hunden war nach 3 Wochen die Kolostomie völlig reizlos verheilt. Wir haben dann den Hunden den magnetischen Deckel mit einem eingelegten Karayaring aufgesetzt. Die magnetische Kraft war in allen Fällen ausreichend und hielt den Deckel fest. Es wurde dadurch eine für Gas und Stuhl kontinente Kolostomie erreicht. Nach Abnahme des Deckels kam es bei allen Hunden zur spontanen Stuhl- und Gasentleerung.
Nach durchschnittlich 10 Wochen haben wir die Hunde getötet. Bei der histologischen Untersuchung des Stomas fand sich um die implantierten Magnetringe spärlich Fibrin und daran anschließend ein Granulationsgewebe mit mäßig reicher Kapillarproliferation. Es wurden relativ spärlich Granulozyten, vorwiegend Plasmazellen und Lymphozyten gefunden. Weiter außen zeigte sich dann schon faserbildendes Bindegewebe. Im Granulationsgewebe wurden keine Besonderheiten gegenüber sonst üblichen Bildern, keine nennenswerten Mengen von Pigment und keine Riesenzellen gefunden.

Diskussion: Während des zehnwöchigen Experimentes ließen sich bei den 9 Versuchstieren keine Mängel an der Operationstechnik und dem Magnetsystem erkennen. Die Magnetringe heilten alle primär ein und die mit Karayaringen unterlegten Verschlußdeckel ermöglichten eine für Gas und Stuhl absolut dichte Kolostomie. Drucknekrosen am Stoma wurden nicht beobachtet. Eine spontane Stuhl-

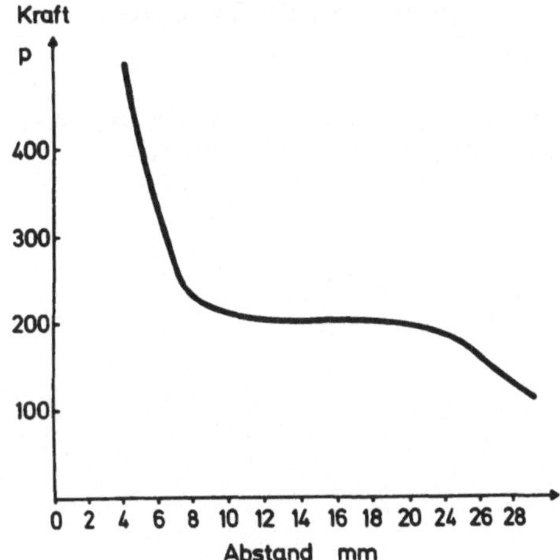


Abb. 2: Verhalten der Anziehungskraft bei Veränderung des Abstandes der Magneten zueinander

entleerung wurde jeweils nach Abnahme des Deckels erreicht. Spätkomplikationen sind unserer Meinung nach nicht zu erwarten.

Zusammenfassung: Mittels eines Magnetverschlusses wurde im Hundeversuch eine kontinente Kolostomie entwickelt. Beim Anlegen eines endständigen Anus praeter wurde zwischen Muskelfaszie und Subkutis ein silikonbeschichteter Magnetring implantiert. Durch das Ringlumen wurde das Kolon herausgeleitet und als Anus praeter mit der Haut vernäht. Die Magnetringe heilten primär ein. Der aufgesetzte Magnetdeckel erwies sich als dicht für Gas und Stuhl. Die Kolostomie wurde durch den Magnetverschluß kontinent. Nach Abnahme des Deckels kam es zur spontanen Stuhl- und Gasentleerung.

Summary: In dog experiments a continent colostomy by means of magnetic occlusion has been developed. Around a terminal anus praeter a silicon-coated ringmagnet was placed between muscular fascia and subcutaneous fascia. The colon was pulled through the lumen of the ring and sutured to the skin. There has been a primary wound healing. There was no leacage of gas and faeces beneeth the magnetic cap, thus providing an excellent closure of the colostomy. After removal of the cap spontaneous defecation took place.

Literatur

1. N.S. Kock, S. Geroulanos, P. Hahnloser, H. Schauwecker und H. Säuberli: Kontinente Kolostomie - eine experimentelle Studie an Hunden. Langenbecks Arch. Chir. Suppl. Chir. Forum 127 - 129 (1974)

2. Helge B. Wulff: Erfahrungen mit einem Ventilkolostomieverschluß. Chirurg 24, 485 - 487 (1953)

3. Kazuo Yamakawa: Rare - Earth Cobalt Magnet and its Application. Japan Electonic Engeneering, May 1974, 27-29

Dr. H. Feustel, Chirurgische Klinik mit Poliklinik der Universität Erlangen-Nürnberg, 852 Erlangen, Krankenhausstr. 12

# 73. Wirkung der Autotransplantation auf verschiedene Dünndarmfunktionen beim Schwein

M. Cerf, J.M. Hay, J. Chariot, J.L. Preel, P.L. Fagniez, A. Truchaud, G. Chomette, P.A. Villiers, G. Desvignes, H. Garnier

Laboratoire de Radiobiologie Appliquée (Dr. J. Haag) Commissariat à l'Energie Atomique Jouy-en-Josas

Experimental Design: Good knowledge about the evolution of small bowel function after transient anoxia is important in so far as, in the course of allograft, surgical procedure and anoxia related phenomena may interfere with early rejection manifestations. The effects of anoxia on various intestinal functions were therefore investigated as part of a research program on small bowel transplantation in the swine.

Material and Methods: Orthotopic auto-transplantation of the small bowel was performed in 22 pigs accordingly to a previously described technique (4). Duration of anoxia was between 25 and 40 mn. A Thomas-cannula was inserted into the gut lumen allowing intraluminal infusions and/or mucosal suction biopsies to be performed. A fixed jugular catheter allowed blood sampling. Various studies were made intraoperatively before dissection and after repositioning of the bowel and post-operatively on days 1-3-5-7-15.

Xylose absorption was studied by evaluating the xylosemia peak following intraluminal infusion of D-xylose (1g/2 kg body weight). Xylosemia was determined 15, 30, 60, 90 and 120 mn after infusion by a simplified method (Truchaud) based on the simultaneous quantitative analysis of total reducing sugars and of glucose. Under "basal" conditions (with the animal being anaesthetized and laparotomized, but with untouched bowel), the xylosemia peak took place between 60 and 120 mn and always exceeded 0, 20 g/l.

Intestinal enzyme assays: lactase, sucrase, maltase and 1-leucyl-beta-naphthyl-amidase were assayed on biopsy specimens as previously described (1).

Histological studies were performed on surgical or on suction biopsies and included standard staining (HES) and histoenzymological stainings (ATPase 9, 4 and 8, 5 ; alcaline phosphatase; acid phosphatase; 5 nucleotidase; leucine-aminopeptidase; diaphorases.) Histomorphology of lipid absorption was studied as previously described (2).

Table 1: Results of xylose test. For details see text.

| Days | Number of test performed | normal peaks | low peaks | Abnormally early peaks |
|---|---|---|---|---|
| $D_0$ | 11 | 11 | 0 | 0 |
| $D_1$ | 5 | 1 | 3 | 1+ |
| $D_3$ | 4 | 3 | 1 | 0 |
| $D_5$ | 4 | 2 | 2 | 0 |
| $D_7$ | 8 | 3 | 3 | 2++ |
| $D_{15}$ | 5 | 5 | 0 | 0 |

+ Died on the third day

++ 1 died on the eighth day.

Results: Results concerning xylose absorption are reported on table 1. Both the value of the xylosemia peak and the time of the peak had to be taken into account, as some early high peaks seemed to be due to abnormal mucosal permeability as consequence of heavy intestinal damage. As can be seen from table 1, all surviving animals had normal xylose absorption on the 15th day. There was still some impairment on the 7th day.

Enzymatic studies revealed a great scattering of results during the first post-operative days, making any systematic evaluation impossible before the 7th day. Beyond the 7th day, enzymatic activities seemed to stabilize at a level which was about 60% of the initial value, except for lactase which was still very low on the 15th day (fig. 1).

Intestinal mucosal histology as evaluated by optical microscopy showed rather little impairment in most surviving animals. In few cases epithelial denudation, or even atrophy of villi could be seen. Cellular infiltrate in the lamina propria was moderate and only augmented in the vicinity of the denuded areas. These lesions had a patchy distribution and could only be seen during the three first post-operative days.
Lymphatic dilatation related to lymphatic ligation was obvious from the 3d day on.
Lipid absorption looked normal on the 15th day, except for some slowing down of the absorptive process.
Histoenzymologic stainings showed some impairment of enterocytes activity, especially at the villous tips, lasting for as long as 7 days (fig. 2).

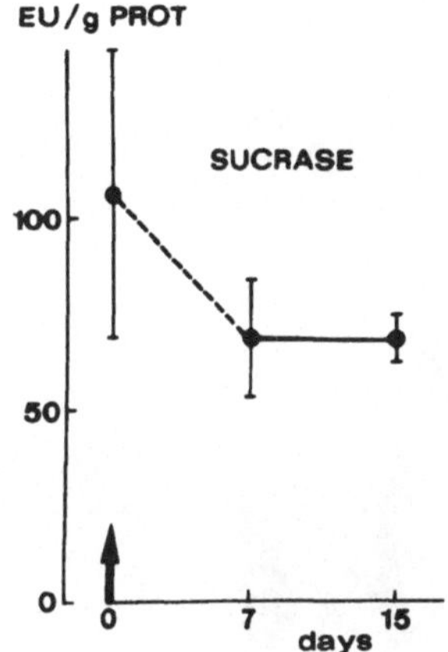


Fig. 1: Sucrase activity in 5 pigs followed up for 15 days after autotransplantation.
Results are expressed as mean $\pm$ 1 sem.
EU/gPROT. : enzymatic units/ g protein.
D : Day of operation, with animals being laparotomized, gut untouched.
$D_7$: 7th post-operative day.
$D_{15}$: 15th post-operative day.
Assays made during the first 7 days could not be systematized (dotted lines on the figure).

Conclusion: Our statements suggest that in the pig orthotopic transplantation of the small bowel and subsequent anoxia are followed by various protracted rather dissociated metabolic disorders in the graft. These results are at variance with other experimental procedures (3 - 5). Though evaluation has to be done cautiously it can be concluded that past the 15th day any abnormality of the D-xylose test, of lipid absorption and/or histoenzymology, is no more related to anoxia. On the contrary, in biochemical enzyme assays, only loss of more than 50% of the initial activity should be related to factors other than anoxia.

By contrast to these functional tests and though it does only allow a rather gross evaluation, optical standard microscopy shows normal intestinal morphology as soon as the 4th post-operative day in surviving animals. It can be assumed that appearance or reapparance of histological abnormalities after the 4th post-operative day is no more due to anoxia.
So, it can be concluded that histology is still the most reliable test for detecting early rejection. Other functional tests may be of some usefulness only after the 15th day, for detecting late rejection.

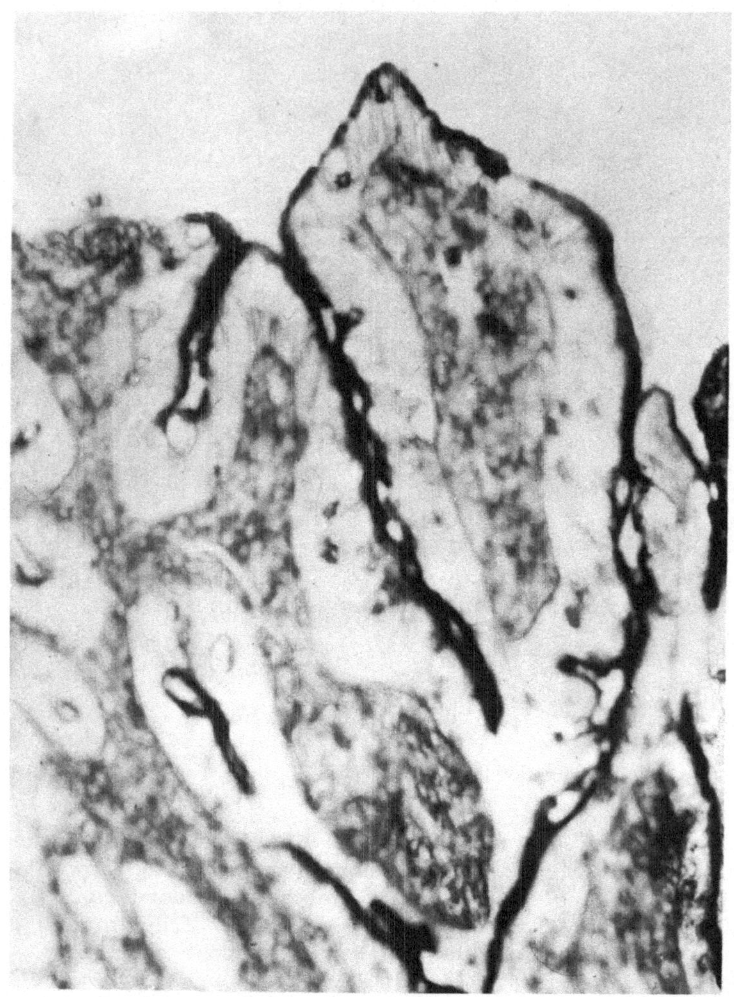

Fig. 2: ATPase 9.4 staining on a small bowel biopsy taken on the third post-operative day; notice staining abnormalities at the villous tip. Histological appearance looks otherwise normal.

Summary: The effects of anoxia on orthotopic small bowel autotransplantation were studied in 22 pigs respectively on the operative day (before and after transplantation) and post-operatively (on the 1st, 3d, 5th, 7th and 15th day).
Absorption of D-xylose (as evaluated by xylosemia curve) and several brush border enzyme activities were compared with histological and histoenzymological data. After transplantation D-xylose test, enzymatic assays and to a lesser degree histoenzymology showed some impairment until the 15th day. By con-

trast mucosal morphology as evaluated by optical microscopy was normalized as soon as the 3d post-operative day.
From these data it may be assumed that in allotransplantations, optical microscopic abnormalities seen after the fourth post-operative day are no longer due to anoxia but may be related to early rejection. Other functional tests could be of some value only after the 15th day.

Zusammenfassung: Der Einfluß der Anoxie auf orthotope Dünndarmautotransplantate wurde an 22 Schweinen am Operationstag (vorher und nachher) sowie postoperativ (am 1., 3., 5., 7. und 15. Tag) untersucht. Die Absorption von d-xylose (ausgewertet anhand von Blut-Xylose-Kurven) und einige Bürstensaumenzymaktivitäten wurde mit histologischen und gewebsenzymatischen Werten verglichen. Nach Transplantation zeigten der d-Xylose-Test, Enzymassays und in geringerem Maße gewebsenzymatische Bestimmungen eine Beeinträchtigung bis zum 15. Tag. Im Gegensatz dazu war die Schleimhautmorphologie gemäß mikroskopischen Befunden bereits bis zum 3. Tag normalisiert.
Nach diesen Daten darf angenommen werden, daß nach Allotransplantation beobachtete mikroskopische Veränderungen jenseits des 4. postoperativen Tages nicht mit der Anoxie zusammenhängen, sondern durch frühe Abstoßung bedingt sind. Andere Funktionsteste konnten nur nach dem 15. Tag einigen Wert haben.

Bibliography

1. Cerf, M., Chariot, J., Fox, A. , Ch. Debray: étude de l'activité 1-leucyl-betanaphthyl-amidasique du jéjunum humain. Comparaison avec différentes activités disaccharidasiques. Arch. Fr Mal App. Dig. 62, 481 (1973)

2. Debray, Ch., Cerf, M., Bertin, D.: dynamic study of absorption of lipids in the human jejunum by successive timed biopsies. = d World Congress for Gastroenterology. Tokyo (1966), proceedings IV , 297-300

3. Holmes, J., Kleine, M., Winawer, S. , Fortner, J.: morphological studies of rejection in canine jejunal allografts. Gastroenterology 61, 693-706 (1971)

4. Kunlin, A., Hay, J., Fagniez, P., Garnier, E. et al.: technique de la transplantation orthotopique de l'intestin grêle chez le porc. Ann. Chir. 26, 505 - 510 (1972)

5. Robinson, S., Mirkovitch, H., Ravjij, S.: récupération fonctionnelle et morphologique de l'intestin grêle du chien après ischémie aigue. Helv. Chir. Acta 40, 287-290 (1973)

Dr. M. Cerf, Hopital Bichat, F 75877 Paris Cedex 18/
Frankreich, 17o Bd Ney

# 74. Die „Vorlauftechnik", eine neue Form der Pharmakoradiographie des Mesenterialgebietes

P. Hahnloser und W. Madritsch

Chirurgische Universitätsklinik A (Direktor: Prof. Dr. R. Senning) und Röntgenologisches Zentralinstitut (Direktor: Prof. J. Wellauer) Kantonspital Zürich

Es wird allgemein angenommen, daß die Angiographie der Arteria mesenterica superior (AMS) während eines Zustandes der Durchblutungsvermehrung stattfindet, da Kontrastmittel und auch andere hypertone Lösungen eine Vasodilatation hervorrufen (1, 2). Diese Annahme galt es experimentell nachzuprüfen und eine Methode zur Verbesserung der angiographischen Technik zu entwickeln.

Methode: Bei 16 anaesthesierten Hunden wurde die Durchblutung der AMS fortlaufend mit der elektromagnetischen Blutstrom-Messtechnik (3) während der selektiven Angiographie unter Verwendung von 0,6 cc/kg Urografin 76% bei einer Injektions-Geschwindigkeit von 4 - 6 cc/sec registriert. In randomisierter Reihenfolge wurden bei der Hälfte der 32 Kontrastmittel-Injektionen vorgängig 10 cc Glukose 50% intraarteriell injiziert und das Kontrastmittel wurde erst dann verabreicht, wenn die Durchblutungszunahme ihr Maximum erreicht hatte. Röntgenbilder wurden in Sekundenabständen während 15 sec aufgenommen. Die Angiogramme wurden in Bezug auf die Kontrastmitteldichte der arteriellen, parenchymatösen und venösen Gefäßbahn ausgewertet.

Resultate: Abb. 1 gibt die Wirkung einer einmaligen Kontrastmittelinjektion in die AMS distal des elektromagnetischen Blutstrom-Messkopfes wieder. Nach Injektionsende erfolgte vorerst ein weiterer Blutstromabfall und während der angiographischen Bildfolge blieb die Durchblutung immer unter dem Ausgangswert. Das Maximum wurde erst 30 sec nach Injektionsbeginn erreicht, lange nachdem das Kontrastmittel die Mesenterialzirkulation wieder verlassen hatte. In Abb. 2 erfolgte vorerst eine intraarterielle Injektion von 10 cc Glukose 50% , wobei nach 35 sec ein Durchblutungsmaximum erreicht wurde. Erst jetzt erfolgte die Kontrastmittelinjektion, die nur eine geringe und kurzdauernde Blutstromreduktion zur Folge hatte. Noch während der Angiogramme nahm die Durchblutung wieder zu, um noch vor Ende der Bildserie den Ausgangswert zu übersteigen. In Tabelle 1 wurden die Mittelwerte der haemodynamischen Änderungen während der konventionellen selektiven Angiographie der AMS und diejenigen unter Verwendung der Vorlauftechnik miteinander verglichen. Bei der konventionellen Technik betrug das Durchblutungsminimum nach Injektion 26% des

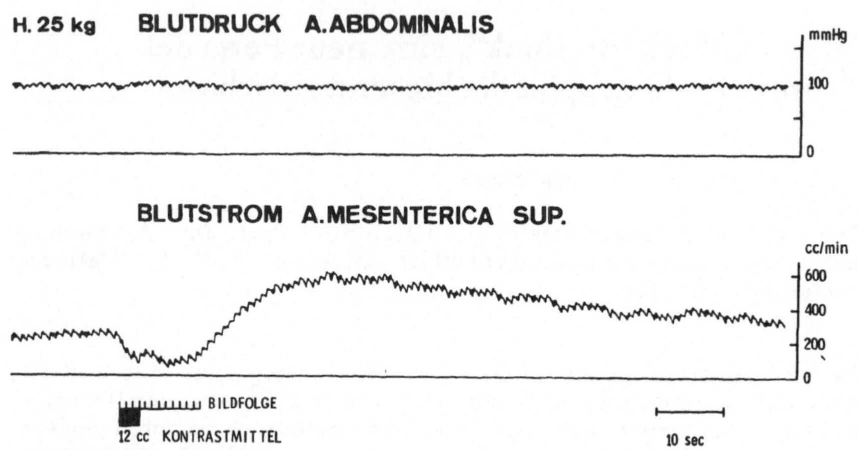


Abb. 1: H. 25 kg Einfluss einer Injektion von 12 cc Urografin 76% (4 cc/sec) in die AMS. Änderungen der Mesenterica-Durchblutung und des Blutdruckes der Aorta abdominalis.

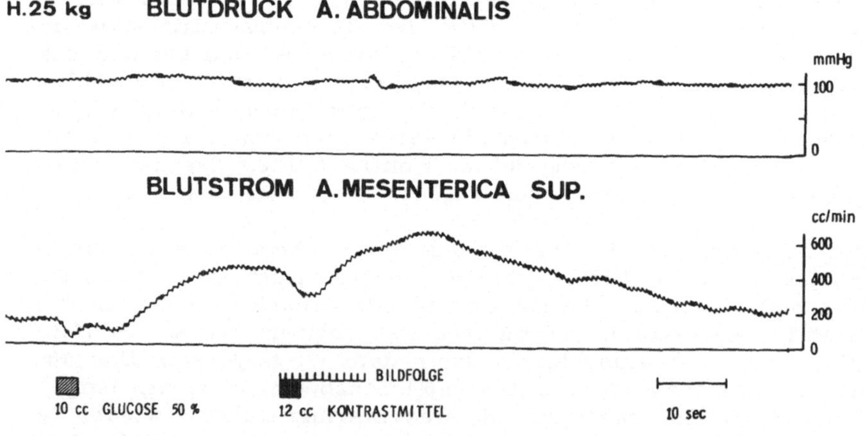


Abb. 2: H. 25 kg Angiographie mit Vorlauftechnik. Einfluss einer intraarteriellen Injektion von 10 cc Glukose 50% und anschließend 12 cc Urografin 76% (4 cc/sec) in die AMS. Änderung der Mesenterica-Durchblutung und des Blutdruckes der Aorta abdominalis.

Ausgangswertes. 10 sec nach Injektionsbeginn lag die Durchblutung immer noch um 35% unter dem Kontrollwert, der erst nach 15,2 sec wieder erreicht wurde. Das Durchblutungsmaximum von 186% des Ausgangswertes wurde erst nach 30 sec gemessen. Die Vor-

Tabelle 1

**Einfluss der Röntgenkontrastmittelinjektion mit oder ohne Vorlauftechnik auf die Durchblutung der Arteria mesenterica superior**

| Injektionsform | Q-Maximum nach Vorlauf-injektion | Q-Minimum nach Kontrast-injektion | Q 10 sec. nach Kontrast-injektion | Zeit bis Erreichen der Ausgangs-Q | Q-Maximum nach Kontrast-injektion |
|---|---|---|---|---|---|
| ohne Vorlauf | - | 26,1 ± 8,3 % | 65,2 ± 10,4 % | 15,2 ± 2,0 sec | 186 ± 12,3 % |
| mit Vorlauf | 163,5 ± 11,8 % | 88,4 ± 11,1 % | 163 ± 16,2 % | 9,6 ± 1,3 sec | 217 ± 19,6 % |
| Signifikanz der Differenz | - | P < 0,001 | P < 0,001 | P < 0,05 | P < 0,10 |

Q = Durchblutung der AMS

Mittelwerte ± SE von je 16 Versuchen, ausgedrückt in Prozent des Ausgangswertes vor Injektionsbeginn.

laufinjektion von 10 cc Glukose bewirkte nach durchschnittlich 29, 3 sec eine Durchblutungszunahme um 63%. Nach der nun erfolgten Kontrastmittelinjektion sank die Durchblutung auf 88% des Ausgangswertes ab, nach 10 sec hatte sie die Ruhedurchblutung vor Glukoseinjektion um 63% überschritten. Der Durchblutungswert vor Kontrastmittelinjektion wurde nach 9, 6 sec wieder erreicht und das Durchblutungsmaximum nach der kombinierten Injektion erreichte 217% des Ausgangswertes. Die Angiogramme, welche mit der Vorlauftechnik angefertigt wurden, ergaben eine signifikant höhere Kontrastmitteldichte der parenchymatösen und venösen Phase der Mesenterialzirkulation.

Künstlich gesetzte Dünndarmblutungen liessen sich mit der Vorlauftechnik unter Verwendung von kleineren Kontrastmittelmengen darstellen, ebenso war bei experimentell gesetzter Stenose der AMS mit der Vorlauftechnik eine bessere Darstellung der Vena portae zu erreichen. Mit Glukose 50% liess sich auch die durch intraarterielle Octapressingabe ausgelöste Vasokonstriktion beseitigen und eine deutliche Darstellung der Vena portae erzielen.

Diskussion: Obschon der durchblutungssteigernde Effekt einer Doppelkontrastmittelinjektion von Steckel (4) beschrieben worden war, wurde die Injektion hypertoner nicht toxisch wirkender Glukose nicht untersucht und keine Qualitätsanalyse der Angiographien durchgeführt.

Der wesentliche Vorteil der Vorlauftechnik bei der mesenterialen Angiographie liegt in der Verbesserung der indirekten Portographie und in der besseren Darstellung kleiner Dünndarmschleimhautblutungen. Die künstlich gesetzte Vasodilatation erlaubt auch die Verwendung höherer Injektionsgeschwindigkeiten bei der selektiven Injektion ohne Kontrastmittelverlust durch Rückfluß in die Aorta.

Zusammenfassung: An 16 Hundeversuchen konnte gezeigt werden, daß die konventionelle selektive Angiographie der AMS im Zustand der Minderdurchblutung erfolgt. Mit der Vorlauftechnik unter Verwendung von 50%iger Glukose in einem genau determinierten zeitlichen Abstand vor der Kontrastmittelinjektion läßt sich eine Durchblutungsvermehrung erzeugen, welche die Kontrastmittelpassage in der Mesenterialzirkulation als Bolus ermöglicht und zu einer signifikanten Verbesserung der parenchymatösen und venösen Gefäßdarstellung führt. Diese Technik ist einfach durchzuführen, hat keine Nebenwirkungen auf den gesamten Kreislauf und darf für die klinische Anwendung empfohlen werden.

Summary: In 16 dog experiments we were able to demonstrate that the conventional selective angiography of the superior mesenteric artery (sma) is performed in a status of underperfusion. By the injection of 50% glucose in a well defined time interval preceding the application of the contrast medium an increase of blood flow can be achieved, which allows the contrast medium to pass through the mesenteric circulation as a bolus. This shows a significantly better opacity of parenchyma and of the venous phase. This technique is easily applicable, carries no side effects on the general circulation and can be recommended for clinical use.

Literatur

1. Boley, S.J., S.S. Schwartz, L.F. Williams jr.: Vascular disorders of the intestine. Butterworths, London, p. 657 (1971)

2. Read, R.C., J.A. Johnson, J.A. Vick, M.W. Meyer: Vascular effects of hypertonic solution. Circ. Res. 8, 538-548 (196o)

3. Schenk, W. G., jr., H. Dedichen: Electronic measurements of blood flow. Amer. J. Surg. 114, 111 - 118 (1967)

4. Steckel, R.J., J. Roesch, G. Ross, J.H. Grollmann: New developments in pharmacotherapy of the gastrointestinal tract. Invest. Radiol. 6, 199-211 (1971)

Dr. P. Hahnloser, Chirurgische Universitätsklinik A,
Kantonspital CH 8o91 Zürich, Rämistr. 100

# *Traumatologie*

## 75. Verletzungsbild, – Ursache und Mechanik beim Fahrzeugseitenanprall

E.G. Suren, S. Behrens, L. Gotzen, Dipl.-Ing. G. Stürtz, Dipl.-Ing. U. Wanderer, K. Richter

Unfallchirurgische Klinik der Medizinischen Hochschule Hannover (Direktor: Prof. Dr. med. Tscherne), Institut für Landverkehrsmittel der TU Berlin (Direktor: Prof. Dr. Ing. Appel) und Pathologisches Institut am Krankenhaus Nordstadt, Hannover (Direktor: Prof. Dr. med. Löblich)

Untersuchungen zum Fahrzeugseitenanprall sind in der BRD weitgehend unbekannt, da bisheriger Forschungsschwerpunkt zur Verminderung der Verletzungsschwere des Kfz.-Insassen die Analyse des Frontalzusammenstoßes ist. In den USA sterben jährlich etwa 6 000 Fahrzeuginsassen an den Verletzungen, die sie bei einer Fahrzeugseitenkollision erlitten (2). Der Fahrzeugseitenanprall ist mit 13% Anteil am Unfallgeschehen wesentlich seltener als der Frontalzusammenstoß mit 59%, verursacht jedoch mit 17% gegenüber 9% häufiger schwere und tödliche Verletzungen (1).
In 22 Monaten wurden durch das Unfallforschungsteam Hannover 37o Verkehrsunfälle aller Art medizinisch, technisch und aus psychologischer Sicht exakt dokumentiert, davon 228 Fahrzeugunfälle ohne Fußgänger oder Zweiradbeteiligung. An den 345 beteiligten PKW lag der Stoßpunkt zu 65% (n=225) frontal, 25% (n=86) seitlich und 10% (n=34) heckseitig am Fahrzeug. Der Fahrzeugseitenanprall erfordert als zweithäufigster Kollisionstyp mit seiner konstruktionsbedingten Neigung zur Deformation der Fahrzeugzelle besondere Beachtung. Grundlage der folgenden Analyse bilden 65 Fahrzeuge mit ausschließlicher und in der Höhe der Fahrgastzelle liegender Seitendeformation. Von den 81 Insassen wurden 7o Personen verletzt, davon 9 tödlich, nur 11 blieben unverletzt. Analog den amerikanischen Untersuchungen (1) erwies sich der Seitanprall mit 13 Schwerverletzten (16%) als sehr gefährlich. Die Aufschlüsselung nach Verletzungshäufigkeit von Körperteilen zeigte ein deutliches Überwiegen der oberen Körperregion. 50 Kopfverletzungen (62%), 37 Thoraxverletzungen (46%) und 29 Verletzungen der oberen Extremität (33%) standen 12 Beckenverletzungen (14%), 5 Abdominalverletzungen (6%) und 19 Verletzungen der unteren Extremität (24%) gegenüber. Auffällig ist die geringe Zahl von 5 HWS-Schleudertraumen bzw. Abdominalverletzungen (6%).

---

Mit Forschungsmitteln der Bundesanstalt für Straßenwesen, Köln

Tabelle 1a

ABBREVIATED INJURY SCALE (AIS), NATO/CCMS COLLISION ANALYSIS REPORT FORM

| SEVERITY CODE | SEVERITY CATEGORY |
|---|---|
| 0 | NO INJURY |
| 1 | MINOR |
| 2 | MODERATE |
| 3 | SEVERE |
| 4 | SERIOUS |
| 5 | CRITICAL |
| 6 | FATAL (WITHIN 24 HOURS)<br>Fatal lesions of single regions of body, plus injuries of other body regions of Severity Code 3 or less. |
| 7 | FATAL (WITHIN 24 HOURS)<br>Fatal lesions of single regions of body, plus injuries of other body regions of Severity Code 4 or 5. |
| 8 | FATAL<br>2 fatal lesions in 2 regions of body. |

Tabelle 1b: VDI = Vehicle Deformation Index (Verhältnis Deformationstiefe zur Fahrzeugbreite)

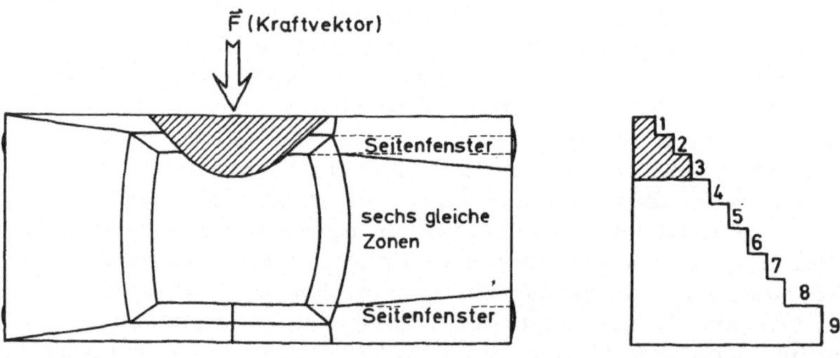


Beispiel: VDI = 3 (Fahrzeug Draufsicht)

Die Bestimmung des Gesamtverletzungsschweregrades der Insassen sowie der Verletzungsschweregrade der einzelnen Körperregionen erfolgte nach AIS (abbreviated injury scale) der NATO/CCMS Collision Analysis Report Form (Tab. 1a). Die Verformung der Fahrzeugseitenflächen wurde mit Hilfe des VDI (vehicle deformation index) als Verhältnis von Deformationstiefe und Originalfahrzeugbreite bestimmt (Tabelle 1b).

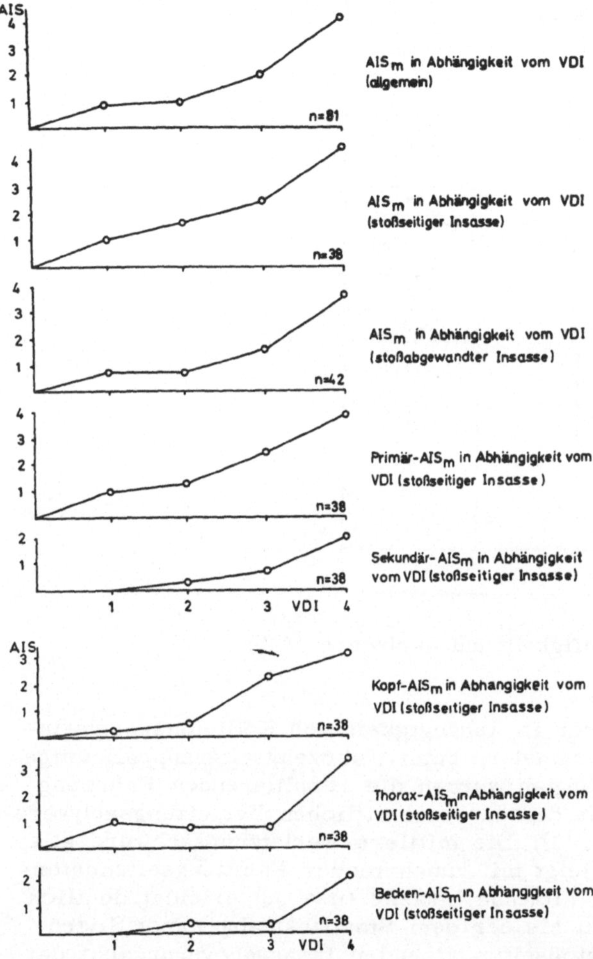


Abb. 1: Mittlere Verletzungsschwere (AIS) in Abhängigkeit von der äußeren Fahrzeugseitendeformation (VDI).

Beim Vergleich der durchschnittlichen Verletzungsschweregrade ($AIS_m$) der Körperregionen (Abb. 2) fällt die schwere Traumatisierung des Abdomens ($AIS_m$= 3, 8) neben der des Thorax ($AIS_m$= 2, 1) und des Beckens ($AIS_m$= 2, 0) auf. Zur Bestimmung des "Absoluten Traumatisierungsgrades" einer Körperregion wurde das Produkt aus Verletzungshäufigkeit und mittlerer Verletzungsschwere gebildet (Abb. 2). Dabei ergibt sich für den Fahrzeugseitenanprall der Kopf als gefährdetster Körperteil des Insassen, gefolgt von Thorax und oberer Extremität. Das obere Körperdrittel (Kopf, Hals, Thorax und obere Extremitäten) ist dreimal stärker gefährdet als mittleres und unteres Körperdrittel (Abdomen, Becken und untere Extremität) zusammengenommen.

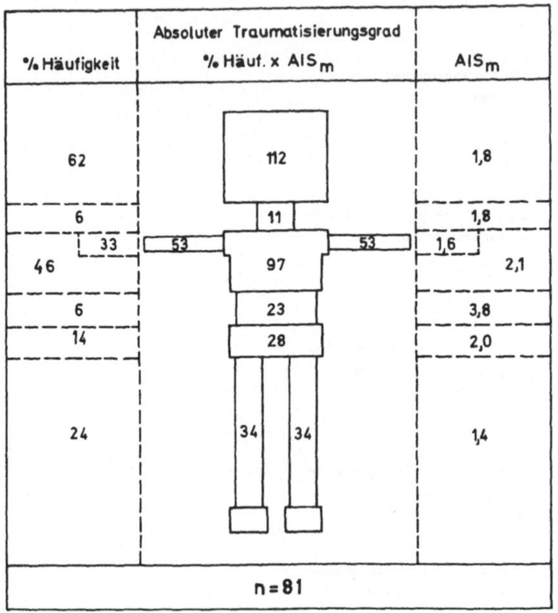


Abb. 2: Verletzungshäufigkeit und -schwere (AIS)

Zur Berücksichtigung der in Abhängigkeit von Kollisionsgeschwindigkeit und anderen Parametern beim Fahrzeugseitenanprall umgesetzten kinetischen Energien wurden die resultierenden Fahrzeugseitendeformationen mit den durchschnittlichen Verletzungsschweregraden korreliert (Abb. 1). Die mittlere Verletzungsschwere aller 81 Fahrzeuginsassen steigt mit zunehmender Fahrzeugseitendeformation. Der stoßseitig sitzende Insasse (n = 38) erleidet deutlich schwerere Verletzungen als der dem Stoßpunkt abgewandt Sitzende (n = 42). Bei den stoßseitig sitzenden Insassen verursacht der Körperanprall an die dem Stoßpunkt zugewandte Fahrzeugseite (= Primäranprall) eine durchschnittlich zweimal größere Verletzungsschwere als der Körperanprall gegen die dem Stoßpunkt zugewandte Fahrzeuginnenseite (= Sekundäranprall). Mit steigender Fahrzeugseitendeformation nimmt die Verletzungsschwere beim Primär- und Sekundäranprall des Insassen zu.

Der Vergleich der mittleren Verletzungsschweregrade von Kopf, Thorax und Becken der stoßseitig sitzenden Insassen (n=38) in Abhängigkeit vom Deformationsindex ergibt mit steigendem VDI eine zunehmende Verletzungsschwere. Die Verletzungsschwere des Kopfes steigt bereits ab einem VDI von 2 besonders stark an, während Thorax und Becken erst ab einem VDI von 3 zunehmend stärker verletzt werden. Ursache hierfür kann die größere physiologische Beweglichkeit des Kopfes in der Frontalebene gegenüber der relativ geringen seitlichen Bewegungsmöglichkeit des Rumpfes sein.

Der größere Anstieg der Verletzungsschwere zwischen VDI 2 - 3 bzw. 3 - 4 liegt in einer zusätzlichen Belastung der Insassen durch eine bei VDI 3 - 4 vermehrt auftretende Fahrzeuginnendeformation. Bei einem VDI von 2 verringert sich die Innenraumbreite nur um durchschnittlich 12% (n=11), bei VDI 3 um 15% (n=11), während sie bei VDI 4 bereits um 37% (n=7) verringert ist.

Zusammenfassung: Die Analyse von 228 Fahrzeugunfällen ergibt in 25% eine Fahrzeugseitenkollision. Damit erweist sich der Seitanprall als zweithäufigster Unfalltyp nach dem Frontalzusammenstoß. Fast 20% der beteiligten Insassen wurden schwer verletzt ($AIS_m$ 3 - 5). Bezeichnend für den Seitanprall ist die höhere Verletzungsrate der oberen Körperregion (Kopf, Thorax, obere Extremitäten) mit Ausnahme der relativ seltenen Halsverletzungen. Auffällig ist ein geringer Anteil der Becken- und Abdominalverletzungen, die jedoch besonders schwerwiegend sind. Der "Absolute Traumatisierungsgrad" (prozentuale Häufigkeit X mittl. Verletzungsschwere) hebt die starke Gefährdung von Kopf und Thorax hervor. Mit zunehmender Fahrzeugseitendeformation steigt die Verletzungsschwere. Der stoßseitig Sitzende wird schwerer verletzt. Der Primäranprall des Insassen ruft stärkere Verletzungen hervor als der Sekundäraufprall.

Summary: In 228 vehicle-accidents the incidence of side-impact was 25%, being second to frontal impact. 20% of passengers involved sustained severe trauma ($AIS_m$ 3 - 5). Characteristic of side-impact is a higher trauma rate of upper body with relative sparing of the cervical spine. Pelvic and abdominal injuries are rare but usually severe. The high risk for head and thorax is shown by the "absolute-trauma-index" (incidence x severity of trauma). Severity of trauma rises with vehicle-deformation and is more severe on the side of the impact.

Literatur

1. P. M. Miller: The Crashworthiness of Automobiles. Scient. Amer. Vol. 228, 2 (1973)

2. R.O. Stalnaker et al.: Side Impact tolerance to Blunt Trauma Seventeenth Stapp Car Crash Conference, 1973, p. 377 - 408 New York: Soc. of Automotive Engineers

Dr. E.G. Suren, Medizinische Hochschule - Unfallchirurgische Klinik - 3ooo Hannover, Karl-Wiechert-Allee 9

# 76. Morphologie und Röntgenbild der Rattenlunge bei der experimentellen Lungenkontusion

P. Eckert, H. Frommhold, M. Doehn und K. Riesner

Chirurgische Universitätsklinik und Poliklinik Hamburg - Abteilung für Allgemeinchirurgie - (Direktor: Prof. Dr. H.W. Schreiber), Radiologisches Institut der Universität Bonn (Direktor: Prof. Dr. P. Thurn), Pathologisches Institut der Universität Hamburg (Direktor: Prof. Dr. G. Seifert) und Institut für Anaesthesie und Wiederbelebung der Chirurgischen Universitätsklinik Hamburg (Direktor: Prof. Dr. K. Horatz)

Die Deutung postoperativer und posttraumatischer morphologischer Lungenveränderungen kann anhand eines Röntgenbildes schwierig sein. Hinter den Begriffen wie Atelektase, Infiltrationen und Durchlüftungsstörungen können sich unterschiedliche histomorphologische Veränderungen verbergen. Vergleichsuntersuchungen zwischen radiologischen Bildern der Lunge und in vivo gewonnenen geweblichen Proben sind selten (1). Lungenbiopsien aus menschlichen Organen zur Feststellung pathologischer oder therapeutischer Änderungen, sind aus verschiedenen Gründen abzulehnen.

1. Die Aussagekraft eines in vivo gewonnenen Stanzzylinders ist zu gering, denn trotz der oft zitierten geringen organspezifischen Veränderungen verbergen sich bei der serienmäßigen Untersuchung polymorphe Substrate, die nur mit Hilfe einer Durchmusterung größerer Gewebsbezirke nachgewiesen werden können.

2. Lungenpunktionen im infizierten und traumatisierten Gewebe können lebensbedrohliche, eitrige Komplikationen - Lungenfistel, Empyem, Pneumothorax - begünstigen. Aus diesen Überlegungen heraus haben wir ein Modell einer Lungenquetschung an Ratten entwickelt, das geeignet erscheint, morphologische und klinische Befunde zu synchronisieren und therapeutische Schlüsse zu ziehen.

Methodik: An 131 männlichen und weiblichen Wistar-Ratten wurde in Äthernarkose nach Thorakotomie der rechte Lungenober- oder Mittellappen gequetscht. Der nicht drainierte Thorax wurde zweiseitig verschlossen. Im Abstand von 2 Tagen wurden die Tiere (n=30) geröntgt und im Anschluß an die Untersuchung dekapitiert. Alle Tiere wurden histologisch im Kontusionsbezirk und auf der kontralateralen Seite untersucht. Die Gewebsproben wurden nach Paraffineinbettung mit H.-E. und PAS (periodacid Schiff) gefärbt.

Ergebnisse: Das Röntgenbild ist zwischen dem 1. bis zum 13. Tag nach der Quetschung praktisch nur wenig verändert. Neben Atelek-

Tabelle 1

| | HISTOLOGISCHER BEFUND | RÖNTGENBILD |
|---|---|---|
| Phase A: | Dauer 1. - 4. Tag | |
| | Schwellung u.Abschilferung d.Alveolarepithelien.Intraalveolare u.intraseptale Einblutungen.Eiweißreiches Odem. Alveolen z.T.kollabiert.Kapillarendothelien gequollen,Basalmembran verbreitert.Kapillarektasie.Viel Leukozyten in den Blutgefäßen.Thromben nur vereinzelt. | Hämatothorax,Atelektase u. Verziehung d.Mediastinums. Infiltrationen u.Durchlüftungsstörungen.Reste eines Pneumothorax |
| Phase B: | Dauer ca. 4. - 10. Tag | |
| | Phase der Abräumvorgänge.Rundzellinfiltrate befinden sich intraseptal, intraalveolär,peribronchial u. periadvetitiell. Ein PAS-positives Material kleidet die Alevolarlichtungen nach d.Art der hyalinen Membranen aus.Neben atelektatischen Bezirken u. leukozytären Gewebseinschmelzungen,deutliche intraalveoläre Makrophagie | Infiltrationen u. Atelektasen. Reste von Ergußbildungen. Mitunter beginnende Zeichen erneuter Wiederbelüftung. |
| Phase C: | Dauer ca. 10. - 28. Tag | |
| | Hauptmerkmal = narbige Abheilung. Intraalveolär,intraseptal u. intramural findet man Mesenchymproliferationen mit Abscheidung von faserigem Bindegewebe.Flächenhafte,zellarme Narbenbezirke schließen die reparativen Vorgänge ab. Mikroabszesse u. kleinere Empyeme. | Auflösung der Infiltrationen. Kaum noch atelektatische Bezirke nachweisbar. Z.größten Teil = normale Belüftung. Pleuraschwielen. |

tasen und Infiltrationen sind Mediastinalverziehungen und Ergußbildungen typische radiologische Befunde. Etwa nach dem 13. Tag zeigt das Röntgenbild eine zunehmende Wiederbelüftung. 20 Tage nach der Kontusion sind nur noch dann Veränderungen radiologisch erkennbar, wenn Komplikationen wie Abszesse, Empyeme, Pleuraschwielen oder massive Wundheilungsstörungen vorhanden sind. Nicht erkennbar sind im Röntgenbild dagegen Mikroabszesse und narbige Strukturumwandlungen im alveolären und intraseptalen Bereich. Die systematische Untersuchung an der großen Tierzahl ermöglichte eine Einteilung in drei Phasen (Tabelle 1).

Diskussion: Posttraumatische und postoperative Komplikationen sind in 30 - 50% die Todesursache aller Patienten, die sich einer

Intensivbehandlung unterziehen müssen. Das Röntgen-Thoraxbild gilt neben dem klinischen Befund und der Blutgasanalyse als das wichtigste Kriterium bei der Behandlung von Patienten. Es gibt nur sehr wenige vitale Vergleichsuntersuchungen zwischen dem Röntgenbild und der Histomorphologie. Literatur über die Korrelation von radiologischen und histologischen Substraten anhand größerer Kollektive sind unbekannt. Wir vertreten die Auffassung, daß sich das hier vorgestellte Modell pathophysiologischer Mechanismen zur Erfassung und zur Erprobung medikamentöser Therapie eignet.

Zusammenfassung: An 131 Wistarratten wurde ein Kontusionsmodell der Lunge erprobt. Der röntgenologische und histologische Heilungsablauf gleicht sehr der Lungenkontusion des Menschen und läßt sich in drei Phasen aufgliedern. Dem wenig veränderten radiologischen Befund steht ein polymorphes histologisches Bild gegenüber. Ein posttraumatisches, scheinbar normales Röntgenbild muß nicht einem äquivalenten anatomischen Befund entsprechen.

Summary: Partial contusion of the lung was performed on 131 albino rats. X-ray and histological findings are comparable with lung contusion in man. Three phases are remarcable. X-ray studies of the thorax do not show impressive changes in spite of histological findings of the lung. This means: X-ray picture of the posttraumatic lung is less eventful than the impressive anatomical histological findings.

Literatur

1. Glinz, W. : Mikrozirkulation in der Lunge. In: Klinische Anaesthesiologie und Intensivtherapie. Bd. 5, S. 112 (1974) Springer-Verlag, Berlin-Heidelberg-New York.

Priv.-Doz. Dr. P. Eckert, Abteilung für Allgemeinchirurgie der Chirurgischen Universitätsklinik 2 Hamburg 20, Martinistr. 50

# 77. Wachstumshormon bei Schädel-Hirn-Trauma

J. Gottstein, W. Stremmel, R. Storz und P. Burmeister

Chirurgische Universitätsklinik Freiburg/Br. (Direktor: Prof. Dr. M. Schwaiger)

Neben hämodynamischen Veränderungen nach Schädel-Hirn-Traumen finden in den letzten Jahren Stoffwechselstörungen zunehmend mehr Interesse. Unter energetischen Gesichtspunkten ist auf Substratebene vor allem die Glukose von Bedeutung, da das Gehirn andere energiespendende Substanzen nicht in nennenswertem Umfang verwerten kann. Auf hormoneller Ebene - hier hat die Entwicklung der radioimmunologischen Bestimmungsmethoden die Kenntnisse wesentlich vertieft - nimmt auf der einen Seite Insulin und als Gegenspieler das Wachstumshormon (STH) mit der stärksten diabetogenen Potenz eine zentrale Stellung ein (2).

Die vorliegenden Untersuchungen wurden mit folgender Fragestellung durchgeführt.

1. Wie verhalten sich Blutglukose und STH bei Patienten mit Schädel-Hirn-Traumen?

Es sollte damit die basale STH-Sekretion bestimmt werden. Die gleichzeitige Bestimmung der Blutglukose schien einmal zur Beurteilung der diabetischen Stoffwechsellage von Bedeutung, zum anderen ist die Hypoglykämie der physiologische Stimulus zur STH-Freisetzung.

2. Besteht im Verhalten von Glukose und STH ein Unterschied zwischen leichten (Commotio) und schweren (Contusio) Schädel-Hirn-Traumen?

3. Können die posttraumatischen STH-Spiegel durch eine Glukosegabe beeinflußt werden?

Die Beantwortung dieser Frage schien von pathogenetischem und therapeutischem Interesse.

Die Untersuchungen wurden an 29 vor dem Unfallereignis stoffwechselgesunden Patienten im Alter zwischen 18 und 57 Jahren durchgeführt. Übergewichtige Patienten sowie Kinder wurden aus dem Programm ausgeschlossen. 10 Patienten hatten ein Schädel-Hirn-Trauma im Sinne einer Commotio cerebri, 19 Patienten im Sinne einer Contusio cerebri. Bei 9 dieser Patienten mit Contusio

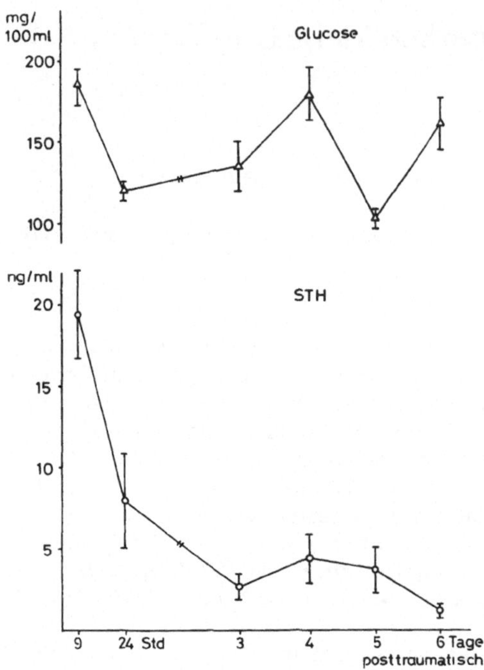


Abb. 1: Glukose und Wachstumshormon bei schwerem Schädel - Hirn - Trauma (Contusio cerebri) im Nüchternblut (Basalsekretion).

wurde nach der stationären Aufnahme, d.h. 2 - 8 Stunden nach dem Unfallereignis eine intravenöse Glukosebelastung mit 0,33 g/ kg KG durchgeführt. Diese Belastungen wurden am 3. und 5. - 7. Tag nach dem Unfall wiederholt. Die intravenöse Glukosebelastung erlaubt neben der Aussage über einen möglichen Suppressionseffekt auf die STH-Werte eine Angabe über die Glukosetoleranz ($k_G$-Wert), d.h. das Ausmaß der diabetischen Stoffwechsellage.

Das Wachstumshormon wurde radioimmunologisch (Normwert bis 5 ng/ml), die Blutglukose enzymatisch kolorimetrisch bestimmt.

Ergebnisse: Bei 10 Patienten mit Commotio cerebri liegen die Blutglukosewerte zwischen 87 und 109 mg% über einen Beobachtungszeitraum von 6 Tagen. Die STH-Werte liegen am Aufnahmetag, d.h. 2 - 8 Stunden nach dem Unfallereignis, zwischen 5,6 und 7,1 ng/ml. Bereits nach 48 Stunden liegen die Werte zwischen 2 und 3 ng/ml und damit im Normbereich. Patienten mit einer Contusio cerebri (n=10) haben innerhalb der ersten 8 Stunden nach dem Unfallereignis STH-Werte um 19,4 ng/ml. Innerhalb der fol-

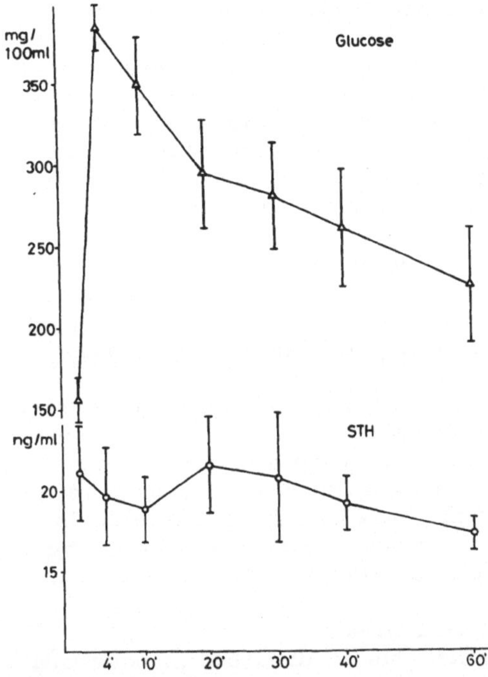


Abb. 2: Glukose und Wachstumshormon bei Contusio cerebri nach intravenöser Glukosebelastung (0, 33 g/kg KG) innerhalb von 8 Stunden nach dem Unfallereignis.

genden Stunden fallen sie rasch ab (Abb. 1). Nach 3 - 6 Tagen liegen die STH-Werte im Normbereich. Die Blutglukosekonzentrationen sind bei den schweren Schädel-Hirn-Traumen bereits bei der Aufnahme mit 186 mg% erhöht (Abb. 1).

Die intravenöse Glukosebelastung bei Patienten mit einer Contusio cerebri (n=9) hat auf die erhöhten STH-Werte in den ersten 8 Stunden nach dem Unfallereignis keinen Einfluß. Es ist zwar ein Abfall von 21, 1 auf 17, 2 ng/ml feststellbar (Abb. 2), dieser ist jedoch statistisch nicht zu sichern. Die Glukosetoleranz ist mit einem $k_G$-Wert von 0, 7 herabgesetzt. Nach 3 Tagen haben sich auch bei dieser Patientengruppe die basalen STH-Spiegel normalisiert. Eine intravenöse Glukosebelastung führt zu einem Anstieg der STH-Werte auf 8, 2 ng/ml nach 40 Minuten, die Glukosetoleranz liegt bei 1, 15.

Zusammenfassend zeigen die Ergebnisse einen Anstieg der STH-Konzentrationen im Blut nach Schädel-Hirn-Traumen. Die Contusio geht mit höheren STH-Werten einher als die Commotio cerebri. Die Blutglukosewerte sind als Ausdruck der diabetischen Stoffwechsellage erhöht. Eine intravenöse Glukosegabe innerhalb der ersten 8 Stunden nach dem Unfallereignis beeinflußt die erhöhten STH-Konzentrationen bei den Patienten mit Contusio cerebri nicht im Sinne einer Suppression. Die Befunde ergänzen die Untersuchungen von CAREY (1), der nach Schocksituationen erhöhte STH-Spiegel fand. Es kann verallgemeinernd gesagt werden, daß Streßsituationen trotz erhöhter Blutglukosewerte zu einem STH-Anstieg führen (2). Als Ursache des STH-Anstieges nach Schädel-Hirn-Traumen kommen in Frage:

1. Eine vermehrte Katecholaminfreisetzung (3)
2. Ein intrazellulärer Glukosemangel bei gestörter Glukoseutilisation (4).
3. Eine lokale Durchblutungsänderung infolge des Traumas.

Summary: Following head injuries with various degrees of cerebral trauma increased STH-concentrations of plasma can be measured. Blood glucose values are elevated reflecting a diabetic metabolism Within the first 8 hours after trauma a glucose infusion does not lead to a suppressive effect of increased STH-blood levels. In general it can be stated, that a stress situation is followed by an increase of STH-secretion despite of elevated blood glucose concentrations. The reason may be:

1. increased liberation of catecholamines,
2. an intracellular glucose deficit due to disturbed glucose utilisation,
3. alteration of regional blood flow after trauma.

Literatur

1. Carey, L.C., Ch. T. Cloutier, B.D. Lowery: Growth Hormone and Adrenal Cortical Response to Shock and Trauma in the Human. Ann. Surg. 174, 451 (1971)
2. Glick, S.M., J. Roth, R.S. Yalow and S.A. Berson: The Regulation of Growth Hormone Secretion. Recent Prog. Horm. Res. 21, 241 (1965)
3. Imura, H., Y. Kato, M. Ikeoa, M. Morimoto and M. Yawata: Effect of Adrenergic-Blocking or -Stimulating Agents on Plasma Growth Hormone, Immunoreactive Insulin and Blood Free Fatty Acid Levels in Man. J. Clin. Invest. 50, 1069, (1971)
4. Stremmel, W.: Zur Pathogenese der Kohlenhydratstoffwechselstörung nach operativen Eingriffen. Infusionstherapie 1, 294, (1974)

Priv.-Doz. Dr. W. Stremmel, Chirurgische Universitätsklinik
78oo Freiburg/ Br., Hugstetter Str.

# 78. Neue Untersuchungsergebnisse zur Genese der traumatischen Achillessehnenruptur

K. Wilhelm

Chirurgische Klinik der Universität München (Direktor: Prof. Dr. G. Heberer)

In der Literatur finden sich bisher lediglich Angaben über maximale Rißfestigkeitswerte bei statischer Belastung unter unphysiologischen Bedingungen. Da die Achillessehne (AS) meist kurzzeitig, d.h. dynamisch belastet wird, war es notwendig, eine Halteapparatur zu entwickeln, die sowohl eine statische wie auch dynamische Zugfestigkeitsprüfung an unbeschädigten AS zuließ.

Methodik und Material: Die Dauer der Krafteinwirkung auf die eingespannte Sehne bis zum Riß betrug bei stat. Belastung 60 - 120 sek., bei dyn. 1/30 sek.. Die Versuche wurden an frisch entnommenen Leichensehnen vorgenommen. Um eine exakte Kenntnis der Querschnittsflächen in der gesamten freien Länge einer AS zu erhalten, wurde ein neues Verfahren mit einem elastomeren Abformmittel angewandt, das eine Fehlerquote von 0,8% nicht überstieg. Die erhaltene Negativform wurde zerrfrei fotografiert, 10-fach vergrößert und planimetriert. Die im folgenden angegebenen experimentell erzielten Werte sind statistisch ausgewertet und gesichert und beziehen sich nur auf das Sehnenmaterial, das histologisch keinerlei pathologische Gewebeveränderungen aufwies.

Ergebnisse

1. Die statisch erzielten Belastungswerte betrugen bei n = 56 Sehnen ohne Berücksichtigung des Geschlechtes 437 kp ($s_x$ = 130 kp, $x_{max}$ = 690 kp), während bei dyn. Prüfung ein Mittelwert der Maximalbelastbarkeit von 624 kp ($s_x$ = 170 kp, xmax = 930 kp) bei n = 51 Sehnen nachgewiesen wurde. Durch Varianzanalyse ergab sich eine gesicherte Lage zweier Regressionsgeraden, wobei die dyn. Belastbarkeit erheblich höher liegt (Abb. 1a). Ab dem 25. Lebensjahr nimmt die durchschnittliche Sehnenbelastbarkeit kontinuierlich ab.

2. Vergleicht man die Rißfestigkeitswerte im Verhalten zur geringsten Querschnittsfläche einer Sehne, ergibt sich eine gesicherte Abhängigkeit der Belastbarkeit vom Lebensalter (Abb. 1b). Es fand sich hierbei eine mittlere Rißfestigkeit bei dyn. Belastung von 10,1 kg/mm$^2$, bei statischer eine von 7,5 kp/mm$^2$ (Abb. 2).

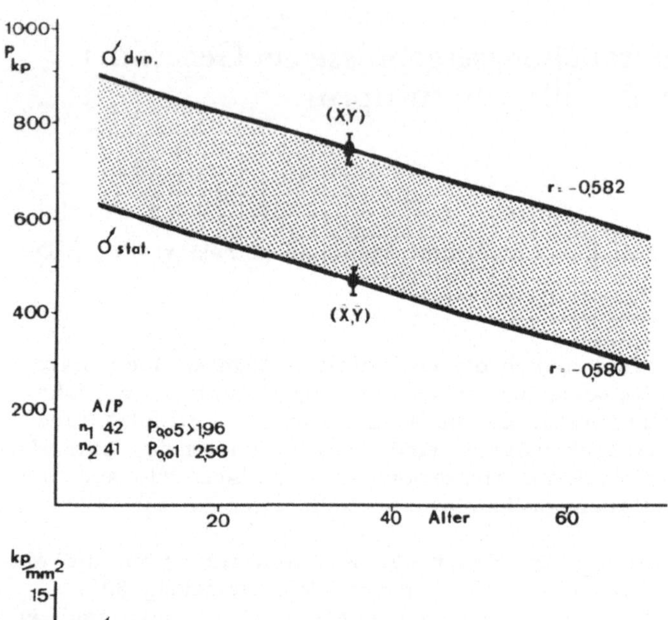


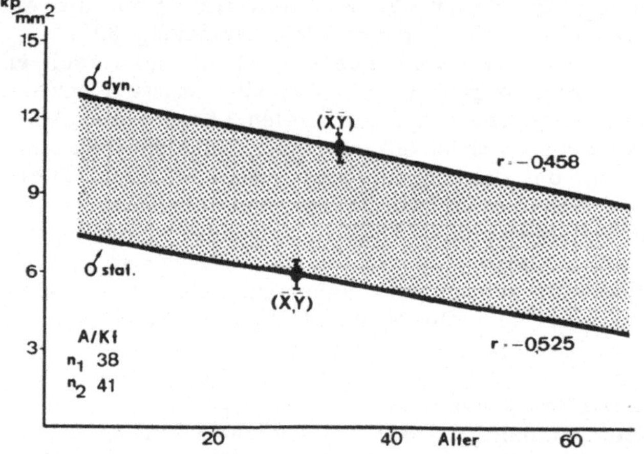


Abb. 1a: Abhängigkeit der max. Rißfestigkeit vom Alter bei statischer und dynamischer Belastung gesichert durch Varianzanalyse.

Abb. 1b: Altersabhängigkeit der Maximalbelastung von der geringsten Querschnittsfläche ($kp/mm^2$) nach statischer und dynamischer Beanspruchung.

3. Setzt man die geringste Querschnittsfläche einer AS in Relation zur Körpergröße, so zeigt sich, daß mit zunehmender Körpergröße auch die Querschnittsfläche zunimmt. Insgesamt nimmt jedoch die Querschnittsfläche mit dem Alter ab. Eine Abhängigkeit der Querschnittsfläche zum Körpergewicht besteht nicht.

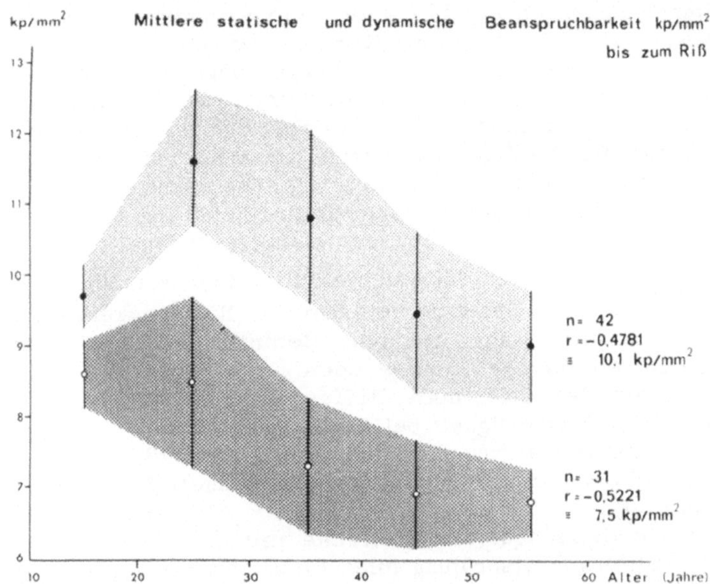


Abb. 2: Die mittlere Rißfestigkeit in kp/mm$^2$ nach statischer und dynamischer Belastung in Bezug auf die verschiedenen Lebensjahrzehnte.

4. Die Abnahme der Querschnittsfläche findet eine Erklärung im altersbedingten Dehnungsverhalten. Die Dehnungsfähigkeit, die im Mittel bei 12% liegt, nimmt ebenfalls mit dem Alter ab. Die Sehne verliert bei gleichbleibender Faserzahl weitgehend ihren Federungsmechanismus, wird steifer und weniger belastbar.

5. Die Rißbilder bei der experimentellen Rißfestigkeitsprüfung gleichen den klinischen Rißformen. Es ist möglich experimentell Sehnenrisse zu simulieren, die in Form und Lokalisation den traumatischen Rupturen entsprechen. Im Bereich der sanduhrförmigen Einschnürung der AS in ihrer freien Länge hat jede Sehne einen Bereich des geringsten Sehnenquerschnittes, der immer in das Rißgeschehen miteinbezogen ist.

Diskussion: Aufgrund der experimentell erzielten Ergebnisse kann festgestellt werden, daß die dyn. Belastbarkeit einer AS um 1/3 höher liegt als die statische und um 100% als die bisher in der Literatur angegebenen Höchstbelastungswerte. Unter Berücksichtigung des Dehnungsverhaltens der AS in Abhängigkeit vom Alter, der Altersabhängigkeit der Rißfestigkeit, der Abnahme der geringsten Sehnenquerschnittsfläche mit dem Alter und aufgrund der exp. erzielten Rißformen ergeben sich neue Aspekte zur Genese der traumatischen Achillessehnenruptur. Da anhand von Rechenmodellen auch eine gesunde Sehne durchaus überlastet werden kann, halten wir die vorherrschende Meinung, eine gesunde AS könne nicht reißen, für nicht mehr haltbar. Für die Klinik bedeutet dies, daß zur Beurteilung der Frage - traumatische Ruptur/ Spontanruptur - eine ausreichende histologische Sehnengewebsuntersuchung sowie eine genaue anamnestische Erhebung des Unfallgeschehens, eine unabdingbare Voraussetzung sein muß.

Zusammenfassung: Aufgrund der Entwicklung einer speziellen Halteapparatur, der eine Prüfung der maximalen Rißfestigkeit an unbeschädigten AS unter stat. und dyn. Bedingungen zuließ, konnte statistisch gesichert nachgewiesen werden, daß

1. der Mittelwert der stat. max. Rißfestigkeit bei 7,5 kg/mm$^2$, der dyn. max. Rißfestigkeit bei 10,1 kp/mm$^2$ liegt,
2. die Belastbarkeit mit zunehmenden Alter abnimmt,
3. die Rißfestigkeit von der geringsten Querschnittsfläche der Sehne abhängt,
4. die geringste Sehnenquerschnittsfläche mit dem Alter abnimmt,
5. die dyn. Rißfestigkeitsprüfung eine Achillessehnenruptur simulieren kann.

Summary: As a result of the development of a new fixing mechanism, which permitted the test of peak value of tensile strength in Achilles tendons, the following facts were demonstrated:

1. The average value of static maximum of tensile strength is about 7,5 kp/mm$^2$, of the dynamic maximum is about 10,1 kp/mm$^2$.
2. The charge maximum decreases with progressive age.
3. The tensile strength depends on the minimal cross-section plane of the tendon.
4. The minimal cross section plane decreases with progressive age.
5. With the test of dynamic tensile strength it is possible to malinger a Achilles tendon rupture.

Literatur

1. Albrecht, P.: Arch. Orthop. Chir. 23, 359 (1925)
2. Grafe, H.: Zbl. Chir. 94, 1073 (1969)
3. Stucke, K.: Langenbecks Arch. Klin. Chir. 265, 579 (1956)
4. Wilhelm, K., G. Hauer: Arch. orthop. Unfall-Chir. 77, 132 (1973)
5. Wilhelm, K.: Res. exp. Med. 162, 281 (1974)

Priv.-Doz. Dr. K. Wilhelm, Chirurgische Universitäts-Klinik 8000 München 2, Nußbaumstr. 20

# 79. Experimentelle Untersuchungen zur Biomechanik der Syndesmose

Henkemeyer, H., R. Püschel und C. Burri

Abteilung für Unfallchirurgie (Direktor: Professor Dr. C. Burri)
Chirurgisches Department der Universität Ulm

Zielsetzung: Bei Sprengungen der Malleolengabel mit hoher Fibulafraktur erfordert die Naht der zerrissenen Syndesmosenbänder zu ihrer Sicherung eine temporäre tibiofibulare Fixation. Diese muß einerseits die Gabel zuverlässig geschlossen halten, andererseits darf sie nicht durch exzessive Druckentfaltung zur Synostose im distalen Tibiofibulargelenk führen. Zur Transfixation werden höchst unterschiedliche Verfahren und metallische Implantate angegeben, die direkt transsyndesmotisch oder indirekt cranial der Syndesmose in unterschiedlichen Winkeln eingebracht werden. Da selbst die Biomechanik des "Fibula-Syndesmosen-Komplexes" (5) noch nicht vollständig geklärt ist, sollten die Bewegungsausschläge der Fibula gegenüber der Tibia bei den Bewegungen des oberen Sprunggelenkes experimentell geprüft werden, um Anhaltspunkte für die optimale Wiederherstellung der Gabel zu erhalten. Zusätzlich schien es im Hinblick auf das Entstehen posttraumatischer Arthrosen, deren Häufigkeit mit der ungenügender Repositionen zu korrelieren scheint, (3, 4) von Interesse, zu untersuchen, ob und in welchem Ausmaß die physiologischen Fibulabewegungsausschläge durch typische, verbleibende Fehlstellungen beeinflußt würden.

Material und Methodik: Mit Hilfe des modifizierten Baltensperger-Modelles (1) wurden die Bewegungsausschläge der Fibula an frischen Präparaten gemessen. Diese Messungen erfolgten mit Hilfe auf Zug arbeitender Meßuhren mit einer Genauigkeit von 0,01 mm und zwar in ventro-dorsaler, medio-lateraler und cranio-caudaler Richtung. Die Rotationsausschläge wurden über eine Winkelskala mit einem in die Fibula eingebohrten Kirschnerdraht bestimmt.

1. Bestimmung der physiologischen Fibulabeweglichkeit unter allen Bewegungsausschlägen des oberen Sprunggelenkes bei intakten, partiell und vollständig durchtrennten Syndesmosenbändern (26 Präparate).
2. Bestimmung der Fibulabeweglichkeit nach Anbringen verschiedener Fixationsformen sowie der Verschiebung der distalen Fibula, die sie durch das Anbringen der Fixation selbst erfährt (14 Präparate)
3. Bestimmung der Fibulabeweglichkeit bei einer standardisierten Fehlstellung der Fibula in Verkürzung um 3 mm.

Tabelle 1: Die Verschiebung der Fibula unter maximaler Dorsal- und Plantarflexion des Fußes bei intaktem und durchtrenntem Bandapparat sowie mit Stellschraube in Verkürzungs- und Außenrotationsfehlstellung (in $^{1}/_{100}$ mm , Rotation in $^{o}$).

| SYNDESMOSEBANDER | VERSCHIEBUNG DER FIBULA IN RICHTUNG VENTRAL-DORSAL | MEDIAL-LATERAL | CRANIAL-CAUDAL | ROTATION |
|---|---|---|---|---|
| INTAKT | 134,9 | 98,0 | 20,2 | 3,7 |
| VORDERE SYNDESMOSE DURCHTRENNT | 171,4 | 90,3 | 24,4 | 7,6 |
| BEIDE SYNDESMOSEN DURCHTRENNT | 205,7 | 105,2 | 48,8 | 8,0 |
| MIT VERKURZUNGSOSTEOTOMIE UND STELLSCHRAUBE | 57,5 | 60,9 | 26,2 | 3,5 |

Statistische Auswertung mit einer zweifachen Varianzanalyse (Programmierung Speluci-Wolf).

## Ergebnisse

1. Bei unveränderter Syndesmose bewegt sich die distale Fibula bei Dorsalflexion des Fußes nach dorsal, lateral, cranial und im Sinne der Außenrotation, bei Plantarflexion nach ventral, medial, caudal und im Sinne der Innenrotation, wobei die ventrodorsale Bewegung mit $1,34 \pm 0,22$ mm Gesamtausschlag am größten ist. Die Gesamtrotation beträgt $3,7^{o} \pm 1,2^{o}$.
2. Die Durchtrennung der Syndesmosenbänder führt zu einer erheblichen Zunahme dieser Bewegungen, vor allem in ventrodorsaler und medio-lateraler Richtung (Tabelle 1).
3. Von allen geprüften Fixationsmechanismen erwies sich die Stellschraube, 2 cm oberhalb der Syndesmose in einem aus der Frontalebene nach ventral um $30^{o}$ ansteigenden Winkel eingebracht, bezüglich der geringsten Beeinflussung der Fibulamotilität bei gleichzeitiger sicherer Fixation der Gabel als optimal. Die häufig empfohlene frühzeitige Entfernung einer wie beschrieben eingebrachten Stellschraube ist unnötig, da die physiologischen Bewegungsausschläge qualitativ nicht verändert und quantitativ in nur geringem Ausmaß vermindert werden.
4. Die Auswertung der Ergebnisse der Gruppe nach einer standardisierten Verkürzungsosteotomie der Fibula ergab keine signifikanten Unterschiede der Bewegungsausschläge zu den in anatomischer Stellung transfixierten Präparaten.
   Das annähernde Einpassen der verkürzten Fibula in die Incisura fibularis tibiae und das konsekutive Einbringen der Stellschraube führte dagegen mit großer Konstanz zu einer Außenrotationsfehlstellung von $4,65^{o} \pm 0,13^{o}$. Diese Tatsache führen

wir auf die in verschiedenen Höhen unterschiedlichen Krümmungsradien der Incisur zurück.

Zusammenfassung: An Präparaten wurden die Bewegungsausschläge der distalen Fibula bei unveränderter, durchtrennter, in anatomischer und in Fehlstellung fixierter Syndesmose gemessen. Die Fixation mit der als optimal gefundenen suprasyndesmalen, waagerecht und im Winkel von 30° aus der Frontalebene ansteigenden Stellschraube ändert die Qualität der Bewegung nicht und beeinflußt ihr Ausmaß nur gering. Die klinisch häufige Verkürzung dagegen führt zu einer statistisch signifikanten Außenrotationsfehlstellung der distalen Fibula.

Summary: The amplitude of movement of the distal fibula was measured with the tibio-fibular syndesmosis intact, severed and transfixed after anatomical and insufficient reduction. Transfixation by means of a location screw inserted above the syndesmosis horizontally and at an angle of 30° in the frontal plane proved to be optimal since the quality of movement is not altered while its amplitude is only minimally reduced. Malalignment with shortening leads to rotation outward.

Literatur

1. Baltensperger, A.: Inaugural-Dissertation, Basel (1968)
2. Henkemeyer, H., Geering, H.P., Burri, C.: Experimentelle Grundlagen zur Fixation der Syndesmose. Act. traumatologie 2, 43 (1972)
3. Magnusson, R.: Malleoli fractures, late results in nonoperated cases. Clinical roentgenologic statistical study. Fractures by external rotation. Acta chir. Scand. 84 (1944)
4. Willenegger, H.: Die Behandlung der Luxationsfrakturen des oberen Sprunggelenkes nach biomechanischen Gesichtspunkten. Helv . Chir. Acta 28, 225 (1961)
5. Willenegger, H., Weber, G.B.: Malleolarfrakturen. Langenbecks Arch. Klin. Chir. 313 (1965)

Dr. H. Henkemeyer, Abteilung für Unfallchirurgie, Department für Chirurgie der Universität Ulm, 7900 Ulm, Steinhövelstr. 9

# 80. Klinisch-experimentelle Untersuchungen zur Transplantation konservierter Sehnen

A. Voorhoeve, H.O. Sternemann, H.-J. Pesch und U. Zeuss

Berufsgenossenschaftliche Unfallklinik Duisburg-Buchholz (Direktor: Priv.-Doz. Dr. G. Hierholzer) und Pathologisches Institut der Universität Erlangen-Nürnberg (Direktor: Prof. Dr. V. Becker)

Konservierte homologe und heterologe Sehnentransplantate haben sich klinisch bei der Überbrückung altverletzter Sehnen und Bänderdefekte bewährt (4, 5).
In der Literatur wird berichtet, daß sich die verschiedenen Phasen der Einheilung beider Transplantatarten nicht wesentlich unterscheiden (2).
Voraussetzung für die reizlose Einheilung im Wirtsorganismus ist eine ausreichend lange Konservierungsdauer, während der die Antigeneigenschaften des Transplantates auf ein klinisch unbedeutsames Minimum herabgesetzt werden (1).

Bei unseren Untersuchungen sind wir folgenden Fragen nachgegangen:

1. Verändern sich Zug- und Reißfestigkeit mit der Dauer der Konservierung und sind sie abhängig vom Konservierungsverfahren?

2. Wie verhalten sich die Transplantate zu den verschiedenen Lagergeweben (Sehne, Gelenkkapsel, Muskelgewebe, Periost, Spongiosa, Compacta) ?

3. Sind die klinischen Ergebnisse vergleichbar mit den Ergebnissen der herkömmlichen Operationsverfahren?

ad 1.

a) Verschieden kalibrierte frische und cialitkonservierte Rindersehnen wurden unter gleichen Versuchsbedingungen Zerreißproben unterworfen. Die Reißfestigkeit des bis zu einem Jahr alten, cialitkonservierten Sehnengewebes nimmt mit der Konservierungsdauer nicht meßbar ab.

b) Mit verschiedenen Konservierungsverfahren behandelte Sehnen (Lyophilisierung, Cialitkonservierung) weisen dagegen unterschiedliche Reißfestigkeiten auf.

ad 2.
Cialitkonservierte, 1 Jahr alte Sehnen wurden in Kaninchenhinterläufe implantiert. Im Verlauf tangierten die Transplantate quergestreifte Skelettmuskulatur und Fascie, Gelenkkapsel, Sehnengewebe, Periost, Compacta und Markraum der Tibia. Je ein Teil der Tiere wurde nach 5, 7 bzw. 9 Monaten getötet, die Präparate wurden lichtmikroskopisch untersucht.

Ergebnis: Die heterologen Sehnentransplantate waren auch nach einer Verweildauer von 5 bis 9 Monaten im Kaninchenkörper noch nachweisbar und abgrenzbar. Sie sind von einer zum umgebenden Gewebe hin reaktionslosen faserreichen bindegewebigen Hülle ummantelt. Die innere Schicht dagegen entspricht einem ausgesprochenen zellreichen Resorptions- und Granulationsgewebe, welches das Transplantat vorwiegend von den Randpartien her ersetzt.

ad 3.
Klinisch kamen cialitkonservierte homologe Sehnen 101mal, konservierte heterologe Sehnentransplantate 56mal zur Verwendung. Bei den an der Unfallklinik Duisburg-Buchholz vom 1. 1. 1969 bis 30. 9. 1974 durchgeführten 94 Kniebandplastiken wurden 15mal konservierte homologe Sehnen und 25mal konservierte Rindersehnentransplantate verwendet. In je einem Fall kam es zu einem Infekt, der zur Entfernung des als dann als Fremdkörper wirkenden Implantates veranlaßte. In einem Fall, bei dem eine 6 Monate alte Rindersehne zur Kreuzbandplastik verwendet wurde, kam es nach anfänglich gutem Ergebnis zur späteren Lockerung. Bei Verwendung von Rindersehnen, die 1 Jahr alt waren, wurden Einheilungsstörungen nicht beobachtet.
Insgesamt waren die Ergebnisse nach Transplantation homologer und heterologer Sehnen gut und den Ergebnissen, die mit anderen Operationsverfahren (gestielte Plastiken, freie autologe Transplantate) erzielt wurden, gleichwertig.

Diskussion: Die Einheilung heterologer Transplantate erfolgt nach unseren Untersuchungen im Tierexperiment durch Ummantelung des Implantates von einem faserreichen Gewebe. Die Präparate werden durch ein zellreiches Granulationsgewebe im Inneren des Mantels allmählich abgebaut und waren in allen Versuchstieren auch noch nach 9 Monaten nachweisbar.
Heterologe Transplantate dienen nach unseren Ergebnissen deshalb nicht nur über viele Monate als Platzhalter für körpereigene Ersatzerstrebungen, sondern müssen auch über viele Monate als Funktionsträger dienen. Die guten klinischen Spätresultate nach Verwendung konservierter Rindersehnen bei einer Beobachtungszeit bis zu 4 Jahren sprechen dafür, daß das ummantelte Implantat auf Dauer als funktionstüchtiges Gewebe angesehen werden kann.

Zusammenfassung: Die Reißfestigkeit konservierter Sehnen wurde in Abhängigkeit vom Alter und vom Konservierungsverfahren untersucht. Cialitkonservierte Rindersehnen wurden in Kaninchenhinterläufe implantiert. Nach 5, 7 und 9 Monaten waren die Transplantate noch nachweisbar. Sie sind von einem reaktionslosen faserreichen Bindegewebe ummantelt, an deren innerer Schicht das Transplantat durch zellreiches Granulationsgewebe abgebaut wird.
Klinisch wurden konservierte Sehnen mit gutem Erfolg zu Bandplastiken verwendet. Über die Verwendungsmöglichkeiten und die Ergebnisse wird berichtet.

Summary: The tensile strength of preserved tendons was studied in relation with duration and preserving process. Cialite preserved cow-tendons were implanted in rear limbs of rabbit. After 5, 7 and 9 months the transplants could still be identified. They were covered by unreactive fibrous connective tissue, where by adjustant to the connective tissue the transplant was replaced by multicellular growing tissue.
In clinical practice preserved tendons were successfully used for ligament-plastic. It is reported on the possibility of use and the results.

Literatur

1. Brüchle, H.: Experimentelle Untersuchungen an konservierten Sehnen. Chir. plast. reconstruct. (Berl.) 6, 62-65 (1969)

2. Herzog, K.G.: Sehnenhomoplastik in Experiment und Klinik. Beitr. Orthop. 14, 557 (1967)

3. Seiffert, K.E.: Biologische Grundlagen der homologen Transplantation konservierter Sehnen. Hefte Unfallheilk. 93, 1-144 (1967)

4. Schmit, K.P., K.E. Seiffert: Ergebnisse der autologen und homologen Sehnentransplantation der Handchirurgie. Chir. plast. reconstruct. (Berl.) 6, 66 (1969)

5. Voorhoeve, A., H.O. Sternemann: Ergebnisse freier Transplantationen konservierter homologer und heterologer Sehnen. Hefte Unfallheilk. 114, 294 (1973)

Dr. A. Voorhoeve, Berufsgenossenschaftliche Unfallklinik
4100 Duisburg-Buchholz, Großenbaumer Allee 250

# 81. Elektromyographische Veränderungen bei temporärer Tourniquet-Ischämie beim Menschen

M. Karpf, U. Thoden, E. Gebert und W. Berger

Ordinariat für Orthopädie (Leiter: Prof. Dr. K. Bätzner) und Neurologische Klinik (Direktor: Prof. Dr. R. Jung) der Universität Freiburg/Br.

Problemstellung: In der Extremitätenchirurgie hat die pneumatische Blutsperre ihren festen Platz. Die von Esmarch empirisch angegebene Zweistundengrenze ist inzwischen durch gezielte experimentelle und klinische Untersuchungen bestätigt worden (Karpf et al. - Chir. Forum 1974). Zur Frage der gefürchteten neurologischen und funktionellen Schäden (Volkmann) war es von Interesse, ob die Nervenschädigung durch die mechanische Druckschädigung des Tourniquets oder durch die Ischämie selbst zustande kommt und ob ähnlich den Stoffwechselparametern die Nervenschädigung nach Auflassen der Blutsperre voll reversibel ist. Beide Fragen erschienen uns für die klinische Anwendung der pneumatischen Blutsperre von wesentlicher Bedeutung.

Methodik: Bei 10 Patienten im Alter von 20 bis 25 Jahren wurden vor, während und nach curativer Tourniquet-Ischämie elektromyographische Untersuchungen an der unteren Extremität vorgenommen. Vor Anlegen der Tourniquetmanschette wurden die Leerwerte bei Reizung hinter den Fibulaköpfchen des N. peronaeus und Ableitung mit Oberflächenelektroden vom M. extensor digitorum brevis bestimmt. Nach Anlegen der Tourniquetmanschette am Oberschenkel mit einem Staudruck von 600 mm Hg erfolgte die Reizung so lange supramaximal, bis das Aktionspotential ganz verschwand. Zur Differenzierung der Schädigung innerhalb des Nervenverlaufes wurde der N. peronaeus auch in Höhe des Sprunggelenkes gereizt. Nach Öffnung der zweistündigen Blutsperre wurde nach Einsetzen der Reaktivierung in Abständen von 10 sec gereizt, bis das Aktionspotential wieder die volle Ausgangshöhe erreicht hatte.

Ergebnisse und Diskussion: Bereits nach wenigen Minuten der Blutunterbrechung kam es bei proximaler Reizung des N. peronaeus am Fibulaköpfchen zu einer Verlängerung der Latenz des Muskelaktionspotentials. Etwa gleichzeitig zeigte sich eine erst langsame, dann rasche Amplitudenabnahme des Muskelaktionspotentials. Nach 24 - 37 Minuten war der Muskel über den Nerv nicht mehr erregbar. Nach Öffnen der Blutsperre begann die Reaktivierung nach 1 1/2 bis 2 1/2 Minuten, um innerhalb von 4 - 7 Minuten die Ausgangswerte zu erreichen (Abb. 1). Im Gegensatz dazu ergab sich bei distaler Reizung in Höhe des Sprungge-

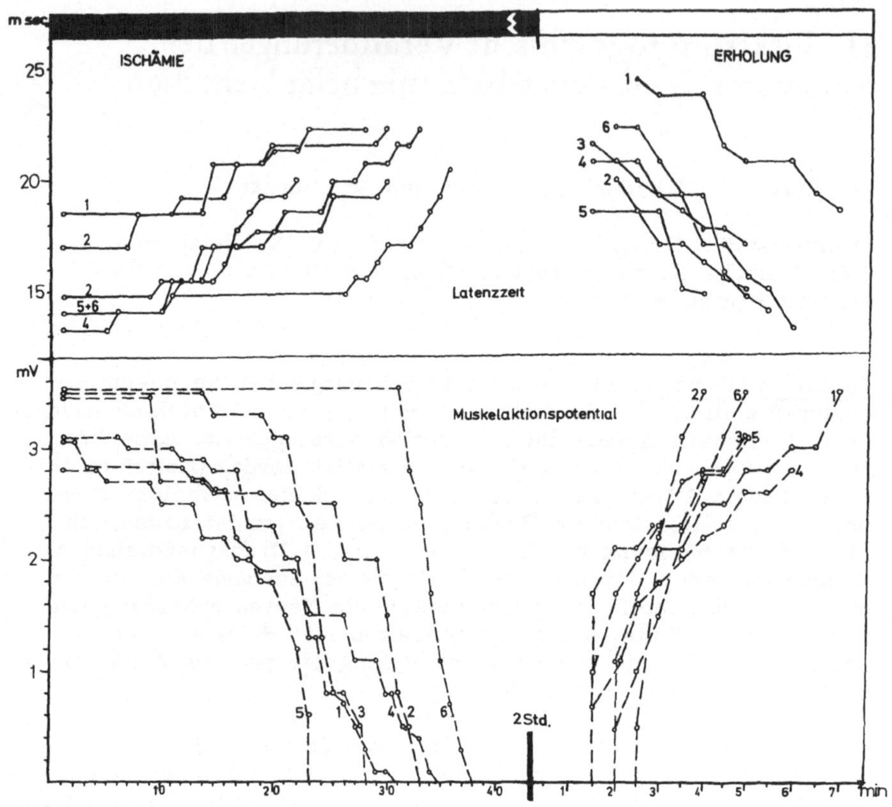


Abb. 1: Latenzzeit und Muskelaktionspotential während und nach 2 Stunden Ischämie.

lenkes nach 1/2-stündiger Ischämie weder eine signifikante Herabsetzung der NLG, noch eine Amplitudenabnahme des Potentials.

Aus diesen Befunden kann geschlossen werden, daß die Herabsetzung der Nervenleitungsgeschwindigkeit im Verlaufsabschnitt des N. peronaeus proximal des Fußgelenkes stattfindet und nicht in den markarmen und marklosen terminalen Nervenendigungen oder in der Endplatte, und somit durch den Zusammenbruch der neuromuskulären Übertragung bedingt ist. Vielmehr ist ein totaler Leitungsblock im proximalen Nervenabschnitt für den Amplitudenabfall verantwortlich.

Diese Befunde stimmen mit den klinisch-neurologischen Untersuchungsergebnissen und den subjektiven Angaben der Versuchspersonen überein. Während der Ischämie beginnt die Hypästhesie stets distal und pflanzt sich nach proximal fort. Der Verlust der

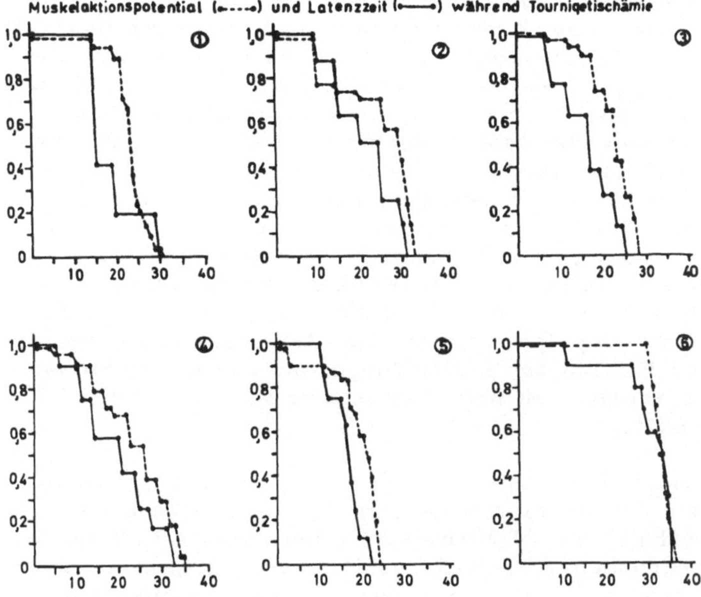


Abb. 2

Berührungsempfindlichkeit und des Lagegefühls verschwinden zuerst, die Empfindung für Schmerz, Hitze und Kälte später. Während der Erholungsphase bilden sich dann die Gefühlsstörungen von proximal nach distal bis zum Fußbereich zurück, d. h. die unterhalb der Staubinde längsten Nervenabschnitte erholen sich am langsamsten.

Über die Art der Funktionsstörung des Nervens ergeben unsere Befunde folgende Aufschlüsse. Form und Dauer des MAP zeigen, daß es nicht zum selektiven Ausfall bestimmter Fasergruppen des Nerven, sondern zu einer Verlangsamung der NLG in allen Fasern kommt. Es ist danach anzunehmen, daß sich zuerst eine partielle Leitungsstörung mit Herabsetzung der NLG und wenig später eine totale Leitungsblockade mit Amplitudenreduktion des MAP einstellt. Um Aufschluß über den genauen zeitlichen Verlauf der beiden Parameter Latenz und Amplitude des Muskelaktionspotentials zu bekommen, wurden beide Werte normalisiert. Abb. 2 zeigt eine erstaunliche Parallelität der Kurvenverläufe. Interessant ist dabei ein stufenweiser Verlauf, wobei in etwas größeren Zeitabständen sich die Amplitude bzw. die NLG verändert. Bezüglich der quantitativen Abschätzung ist zu sagen, daß es während der Ischämie zu einer Latenzverlängerung von etwa 5 - 8 msec. kommt. Der Ausfall eines einzelnen Internodiums bewirkt eine Zunahme der Leitungszeit von etwa 0,05 msec. Selbst die kleinsten Zeitsprünge liegen etwa zwischen 0,5 - 1 msec. Danach ist anzunehmen, daß zwischen den einminütigen Meßabständen mehrere Internodien gleichzeitig blockiert werden. Obwohl eine verminderte NLG des Nerven bei Temperaturabfall bekannt ist (Wright), müssen für die zunehmende Blockade der Internodien die ischämischen Stoffwechselveränderungen verantwortlich gemacht werden (Anoxie, Hyperkaliämie und metabolische Azidose). Der Ausstrom von Kalium aus der Muskel- und Nervenzelle während der Ischämie mit extrazellulärer Anhäufung von Kalium ruft eine bekannte Depolarisation an der Zellmembran hervor (Haljanäe). Der Einfluß von Kohlendioxyd und der Laktatazidose auf die Nervenerregbarkeit bzw. Fortleitung wird von Gerard und Solonen bestätigt.

Zusammenfassung: Nach Anlegen eines gut gepolsterten Tourniquets mit einem Staudruck von 600 mm Hg am Oberschenkel kommt es innerhalb von 30 Minuten zu einem totalen Leitungsblock des N. peronaeus. Diese Nervenblockade ist ischämisch bedingt und breitet sich über einen partiellen zum totalen Leitungsblock von proximal nach distal aus. Es handelt sich um eine rein ischämische Leitungsblockade, weil die Leitungsverzögerung im Nerven distal der Druckmanschette gemessen wurde und daher nicht durch eine Leitungsstörung durch Druck unter der Manschette bedingt sein kann.

Summary: After inflating a tourniquet with 600 mm Hg around the thigh a total blockade of the n. peronaeus occurs. This blockade is due to ischemia and spreads from proximal to distal. It is an ischemic blockade as the delay of nerve conduction was measured distal of the tourniquet and therefore cannot be due to the pressure under the cuff.

Literatur

1. Haljanäe, H.: Electrolyte changes in single skeletal muscle cells induced by experimental haemorrhagic shock. Diss. Gothenburg (1969)

2. Gerard, R.W.: Nerve metabolism. Physiol. Rev. 12, 469 (1932)

3. Karpf, P.M.: Zur Pathophysiologie der temporären Tourniquet-Ischämie. Habilitationsschrift - Freiburg (1974)

4. Solonen, K. A. et al.: Metabolic changes in the upper limb during Tourniquet-Ischemia. Acta orthop. Scand. 39, 20 (1968)

5. Wright, E. B.: The effects of asphyxiation and narcosis on peripheral nerve polarization and conduction. Amer. J. Physiol. 148, 174 (1947)

Dr. M. Karpf, 8016 Feldkirchen, Wendelsteinstr. 14

# 82. Einbau autologer Spongiosa am Kompaktaknochen in Abhängigkeit von der Vitalität der transplantierten Zellen

D. Wolter, P. Hutzschenreuter, C. Burri und B. Steinhardt

Abteilung für Unfallchirurgie, Abteilung für Experimentelle Chirurgie und Abteilung für Medizinische Statistik, Dokumentation und Datenverarbeitung der Universität Ulm

Fragestellung: Aufgrund ihrer osteogenetischen Potenz findet das autologe Spongiosatransplantat immer häufiger klinische Anwendung (2). Es konnte nachgewiesen werden, daß Mucopolysaccharidanteile der Grundsubstanz für eine Osteoinduktion verantwortlich gemacht werden müssen (3). Neueste Untersuchungen geben Anlaß zur Annahme, daß die Knochenneubildung von einem extracellulären enzymatischen Mechanismus beeinflußt wird (4).

Wir stellten uns daher die Frage, ob diese osteogenetische Potenz von der intakten Struktur der Spongiosa abhängig ist und in wieweit Spongiosazellen bzw. Knochenanteile der Spongiosa osteogenetische Eigenschaften aufweisen. Weiterhin schien es uns untersuchenswert, ob und welche Unterschiede in der Knochenneubildung bei Transplantation von unveränderter Spongiosa im Vergleich zu letal bestrahlter zu finden sei (1). Als Modell verwendeten wir dabei die Spongiosatransplantationstechnik am Kompaktknochen (5).

Versuchsanordnung: Bei 20 ein- bis zweijährigen männlichen Schafen, Gewicht 40 bis 60 kg, frästen wir in Intubationsnarkose an beiden lateralen Femurflächen je 5 Löcher aus, welche bei einer mittleren Kompaktadicke von 3 - 3,5 mm einen Durchmesser von 7 mm und eine Tiefe von 2 mm aufwiesen. Der Abstand zwischen den Lochrändern betrug 1 cm.
Die Spongiosa wurde nach Abtragen der Corticalis durch Auslöffelung beider Cristae iliacae gewonnen. Nach Zerkleinerung mit einem Spezial-Mehrfach-Messer hatten die präparierten Spongiosapartikel einen Durchmesser von 2 mm. Ein Teil dieser zerkleinerten Spongiosa wurde in einem Potter-Homogenisator 5 Minuten bei 400 Umdrehungen homogenisiert. Es kam hierbei zu einer weitgehenden Trennung der knöchernen Spongiosaanteile von den Markanteilen. Daneben unterzogen wir die übrige Spongiosa nach der Entnahme und Zerkleinerung einer Bestrahlung von 5000 r (1). Anschließend wurden die verschiedenen Anteile in einem Zylinder mit einem Kolben so geformt, daß diese Plomben schlüssig in die vorher gefrästen Löcher paßten (Abb. 1). Von den 5 Löchern wurde eines mit 0,1 g lockerer Spongiosa, das zweite mit 0,1 g Knochenbälkchenfraktion, das dritte mit 0,1 g Markfraktion und das vierte mit 0,1 g letal bestrahlter Spongiosa

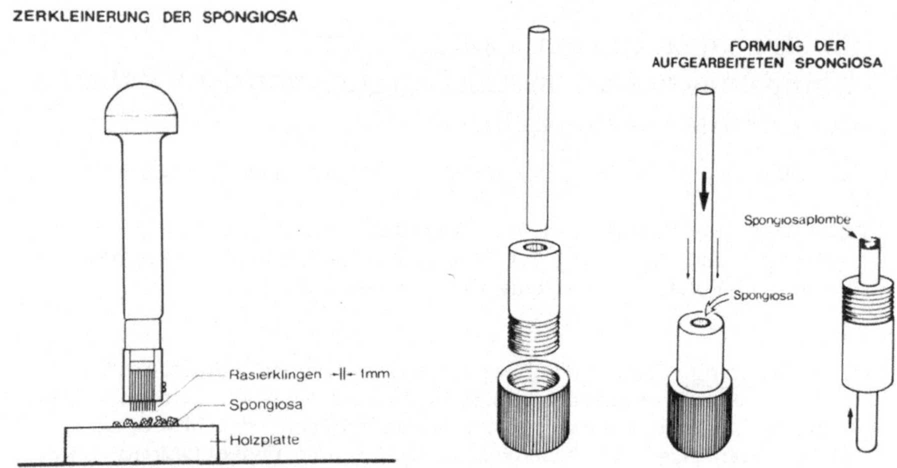


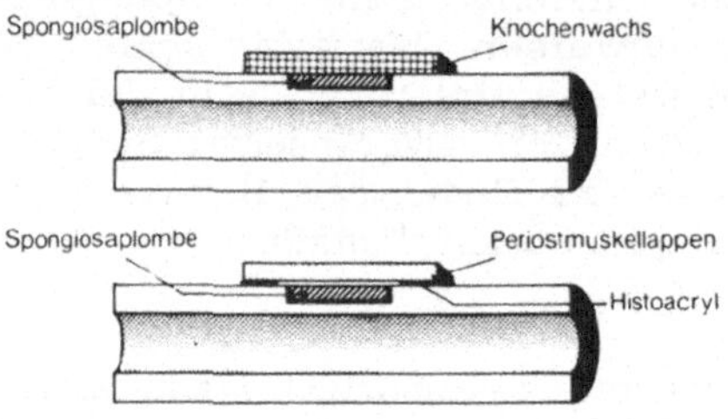


Abb. 1: Technik der Herstellung und Implantation von standardisierten Spongiosaplomben. Der Entnahme und Zerkleinerung der Spongiosa durch ein Mehrfachmesser folgt die Formung in einem Zylinder durch einen Kolben. Durch Abschrauben des Bodens erhält man bei Vorschieben des Kolbens die Spongiosaplombe. Nach Einfügen der Plombe in die Kortikalislöcher werden sie durch 2, 5 g Knochenwachs (R) oder durch den mit Histoacryl (R) am Knochen fixierten Muskelperiostlappen abgedeckt.

gefüllt. Das fünfte Loch wurde zur Kontrolle leer belassen. Diese Reihenfolge der Auffüllung wurde systematisch gewechselt. Bei 10 Schafen erfolgte die Abdeckelung der Corticalislöcher durch Knochenwachs[R], bei den 10 übrigen wurden sie mit dem Muskelperiostlappen bedeckt, der zusätzlich zirkulär durch Histoacryl[R] um die Löcher fixiert wurde. Alle Versuchstiere erhielten je nach Gruppe (Versuchsdauer 6 und 12 Wochen) präoperativ, nach 4, 8 und 12 Wochen 25 mg/kg Körpergewicht Tetracyclin (Achro-

Tabelle 1: Mittelwerte des Knochenumbaues für die verschiedenen Versuchsanordnungen und Spongiosafraktionen. Die schon früher gefundenen Werte der komprimierten und der doppelten Menge komprimierter Spongiosa werden zur Vervollständigung mit angeführt (5).

| | Leerloch (LL) | unveranderte Spongiosa (SP) | homogenisierte Markzellfraktion (M) | Knochenbalkchen (B) | letal bestrahlte Spongiosa (LSP) | komprimierte Spongiosa (KSP) | doppelte Menge komprimierte Spongiosa (DKSP) |
|---|---|---|---|---|---|---|---|
| Wachsabdeckung 6 Wochen | 5,7 | 24,5 | 2,6 | 27,9 | 21,0 | 27,1 | 27,4 |
| Wachsabdeckung 12 Wochen | 17,4 | 40,3 | 13,3 | 40,2 | 33,9 | 30,7 | 50,8 |
| Periostabdeckung 6 Wochen | 31,6 | 31,4 | 12,2 | 35,2 | 36,1 | 32,2 | 51,4 |
| Periostabdeckung 12 Wochen | 66,8 | 64,1 | 59,0 | 66,9 | 68,1 | 62,5 | 96,2 |

mycin[R]) und nach 2, 6 und 10 Wochen 20 mg/kg Körpergewicht Calcein grün in einer 2%igen $NaHCO_3$-Lösung. Die Hälfte der Tiere beider Gruppen wurde nach 6, die übrigen nach 12 Wochen getötet. Die histologische Aufarbeitung des Kompaktalagers mit den autologen Transplantaten erfolgte zur qualitativen Auswertung entweder als Frischschnitte oder nach Einbettung in Metacrylat mit der Mikroradiographie- und Fluoreszenztechnik. Die planimetrische Auswertung der histologischen Präparate wurde mit dem Universalzählokkular von Leitz (hexagonales Punktnetz nach Blaschke) ausgeführt. Zur statistischen Auswertung der Daten wurden für jede Ausprägung der Merkmalskombinationen Abdeckung, Implantationsdauer und Ausfüllmaterial 3 Mittelwerte aus den unterschiedlich großen Anzahlen der Apatitablagerungen pro Merkmalskombination gebildet, die den zwei wand- und dem bodenständigen Bereich des umgebauten autologen Spongiosatransplantates entsprachen.

Ergebnisse: Es ergaben sich für die Knochenneubildung die in Tabelle 1 aufgeführten Mittelwerte (Tabelle 1).
In der durchgeführten dreifaktoriellen Varianzanalyse mit festen Faktoren sind alle einfachen Wirkungen und alle Wechselwirkungen bei einer Irrtumswahrscheinlichkeit 1% signifikant. Unterschiede zwischen den Ausfüllmaterialien, in paarweisen Vergleichen nach Tukey geprüft, zeigen die mittleren Differenzen in Tabelle 2, signifikante Differenzen sind unterstrichen (Tabelle 2).
Daraus ergeben sich folgende Schlußfolgerungen:

1. Es besteht ein signifikanter Unterschied zwischen dem Umbau der doppelten Menge komprimierter Spongiosa gegenüber allen anderen Versuchsanordnungen ($p < 0.01$), im Sinne einer höchsten Umbaurate.
2. Die Knochenbälkchenfraktion, die letal bestrahlte Spongiosa sowie die einfach komprimierte Spongiosa weisen im wesentlichen

Tabelle 2: Paarweise Mittelwertsvergleiche nach Tukey. Die in der Diagonale liegenden Fehler bezeichnen die angrenzenden Zeilen und Spalten und geben die durchschnittlichen Mittelwerte des Knochenumbaues an. Die übrigen Felder enthalten die Differenzen.

| | | | | | | |
|---|---|---|---|---|---|---|
| DKSP 56,52 | 11,43 | 14,15 | 16,40 | 18,36 | 26,27 | 34,21 |
| | B 45,09 | 2,72 | 4,97 | 6,93 | 18,82 | 22,78 |
| | | LSP 42,37 | 2,25 | 4,21 | 12,12 | 20,06 |
| | | | SP 40,12 | 1,96 | 9,87 | 17,81 |
| | | | | KSP 38,16 | 7,91 | 15,85 |
| | | | | | LL 30,25 | 7,94 |
| | | | | | | M 22,31 |

Freiheitsgrade: 11
Behandlungen : 7
Tukey-t(0.01): 4,58
Tukey-t(0.05): 3,56

die gleichen Umbauraten wie die unveränderte Spongiosa auf.

3. Beim Vergleich aller Ergebnisse erkennt man, daß die Abdeckung mit dem Muskelperiostlappen im Vergleich zur Knochenwachsabdeckung zu deutlich höheren Umbauraten führt (Tabelle 1).
4. Die geringste Umbaurate beobachteten wir nach Einbringen einer homogenisierten Markzellfraktion.

Diskussion: Wie die Knochenumbauzahlen in der homogenisierten Markzellfraktion zeigen, scheinen keine osteoinduktiven Stoffe in der von uns durchgeführten Aufarbeitung enthalten zu sein. Geht man davon aus, daß eine Bestrahlungsdosis von 5000 r den größten Anteil der transplantierten Zellen abtötet, dann liegt der Schluß nahe, daß der Knochenumbau zu einem größeren Anteil von der übertragenen Grundsubstanz induziert und nicht von der Übertragung lebender Zellen abhängig ist. Daß dabei die Menge des übertragenen Knochenmaterials und damit die Menge der osteoinduktiven Substanz mit der Stärke des Knochenumbaues zusammenhängt, zeigen die signifikant höheren Werte der Spongiosa, die bei doppelter Gewichtsmenge auf das gleiche Volumen komprimiert wurde.

Zusammenfassung: An 20 Schafen wurden in jedem Femur nach Aufarbeitung und Bestrahlung unterschiedliche autologe Spongiosaplomben eingebracht. Dabei fanden sich Hinweise dafür, daß der Knochenumbau des Transplantates in erster Linie von der transplantierten Menge der knöchernen Spongiosaanteile und nicht so sehr von der Transplantation lebender Zellen abhängig ist. Im Vordergrund steht aber nicht die Leistung des Kompaktalagers sonder jene des Muskelperiostlappens, welche die frühe Revaskularisierung ermöglicht.
Damit kommt der raschen Ausbildung einer Gefäßstraße und der

Menge der übertragenen knöchernen Spongiosasubstanz eine entscheidende Bedeutung zu.

Summary: Different types of autogenous cancellous grafts were inserted into both femora of 20 sheep subsequent to special preparation or lethal radiation. The results were indicative of the primary role of the amount of grafted cancellous substance rather than the vitality of the transplanted cells. As compared to the outstanding effectiveness of the muscle-periosteum-flap with its revascularizing ability the significance of the compact receptor bed is minimal. These facts enhance the importance of early formation of vessels and the quantity of the osseous fraction of the substance grafted.

Literatur

1. Bond, V.P., Fliedner, Th. M., Archambeau, J.O.: Mammalian radiation lethality. Acad. Press. 1965, New York

2. Burri, C.: Die posttraumatische Osteitis. Bern/Huber, 1974

3. Schweiberer, L.: Experimentelle Untersuchungen von Knochentransplantaten mit unveränderter und denaturierter Knochensubstanz. Ein Beitrag zur kausalen Osteogenese. Hefte Unfallheilk. 103 (1970)

4. Urist, M.R., Iwata, H., Boyd, S.D., Cecotti, P.L.: Observations implicating an extracellular enzymic mechanism of control of bone morphogenesis. J. Histochem. Cytochem. 22, 2:88 - 103 (1974)

5. Wolter, D., Hutzschenreuter, P., Burri, C.: Einbaustudien autologer Spongiosa am Kompaktknochen in Abhängigkeit von der übertragenen Menge und des anliegenden Gewebes. Langenbecks Arch. Chir. Suppl. Chir. Forum 225-228 (1974)

Dr. D. Wolter, Chirurgische Universitätsklinik, Abteilung für Unfallchirurgie, 79oo Ulm, Steinhövelstr.

# 83. Quantitative Bestimmung der Gewebsverträglichkeit von Korrosionsprodukten in der Organkultur

H. Gerber, M. Bürge, J. Cordey, W. Ziegler und S.M. Perren

Laboratorium für Experimentelle Chirurgie, Schweizerisches Forschungsinstitut Davos

Einführung: Gewisse chirurgische Implantate, vor allem jene, die für Osteosynthesen verwendet werden, stellen hohe Anforderung an die Festigkeit des Implantatmaterials. Bis heute verwendete man für diesen Zweck vorwiegend Metalle. Es werden immer neue hochfeste Legierungen auf Verwendbarkeit geprüft. Alle Metalle geben selbst bei guter Korrosionsresistenz ständig Ionen an das Gewebe ab, was die Notwendigkeit mit sich bringt, standardisierbare und empfindliche Gewebsverträglichkeitstests (in vitro) vornehmen zu können. Bisherige Versuche in vitro erfolgten vorwiegend durch qualitative Tests von Metallpulver an Fibroblastenkulturen (Lit. siehe bei Pappas und Cohen 1968). Die relativ große Streuung der Resultate dieses Versuchsmodells liess jedoch eine genaue Bestimmung der Toxizität nicht zu. Es schien deshalb interessant zu untersuchen, inwiefern die Organkultur wachsender Knochen standardisierbar ist und reproduzierbare, empfindliche Tests der Toxizität ergeben kann.

Material und Methode: Embryonen von DA-Ratten im 17.-18. Trächtigkeitstag dienten für den Versuch. Von jedem Embryo wurden beide Femora explantiert, wobei das eine Femur (zufällig re/li alternierend) für den Test zur Verfügung stand und das andere als Kontrolle diente. Die Organkultur erfolgte nach Fell; das Nährmedium war semisynthetisch, es bestand aus 95% BGJ und 5% Extrakt der verwendeten Rattenembryonen. Die Kultur erfolgte in einem Hotpack $CO_2$-Inkubator in 5% $CO_2$ in Luft bei 38° C und 90 - 95% relativer Feuchtigkeit. Die Femora wurden während 10 Tagen kultiviert; darauf erfolgte die Bestimmung der Nassgewichte (NG) und der Trockengewichte (TG) mit einer Cahn 4100 Electrowaage. Je ein Testfemur und ein Kontrollfemur wurden für die histologische Auswertung in 40% Alkohol fixiert, bei diesen Femora entfiel die Bestimmung des Trockengewichtes. Metallchloride wurden in die Nährlösung zugegeben und das Wachstum mit den Konzentrationen der Metallsalze korreliert. In der 1. Versuchsserie wurde die Wirkung von $10^{-3}$M-Lösungen von $CrCl_3$, $FeCl_3$, $TiCl_3$, $NiCl_2$ und $CoCl_2$ untersucht. In der 2. Versuchsserie prüften wir $CoCl_2$- und $NiCl_2$-Lösungen in 11 logarithmisch abgestimmten Konzentrationen zwischen $10^{-5}$M und $3.16 \cdot 10^{-3}$M. Die Werte dienten der Erstellung einer Dosiswirkungskurve. Die statistische Auswertung der Messdaten erfolgte graphisch

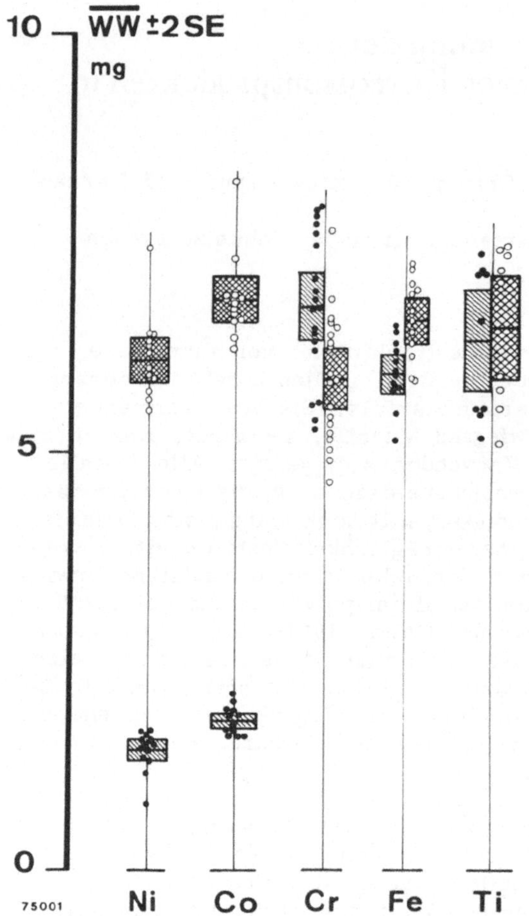


Abb. 1: Wachstumswirkung verschiedener Metallchloride in $10^{-3}$M-Konzentration, untersucht an 66 Femorapaaren (Kontrolle und Versuch von Ti-, Cr-, Fe-, Co-, Ni-Chlorid). Die Bestimmung der Nassgewichte (WW in mg) ergibt bei Ni und Co eine starke und signifikante, bei Fe und Cr eine geringe und bei Ti keine signifikante Hemmung des Wachstums. Die Mittelwerte ($\bar{x}$) sind mit 2 Standardfehler (SE) dargestellt.

($\bar{x} \pm 2$ SE) und mit dem t-Test und F-Test, es wurde der korrelationskoeffizient r bestimmt und die lineare Regression mit Vertrauensgrenze untersucht.

Resultate: In der 1. Versuchsserie ergab die Prüfung von insgesamt 132 Femora bei $10^{-3}$M Metallchloridlösungen bei Ni und Co eine signifikante starke Hemmung des Wachstums, bei Fe und Cr nur geringe Wirkung und bei Ti keinen signifikanten Effekt (Abb. 1).

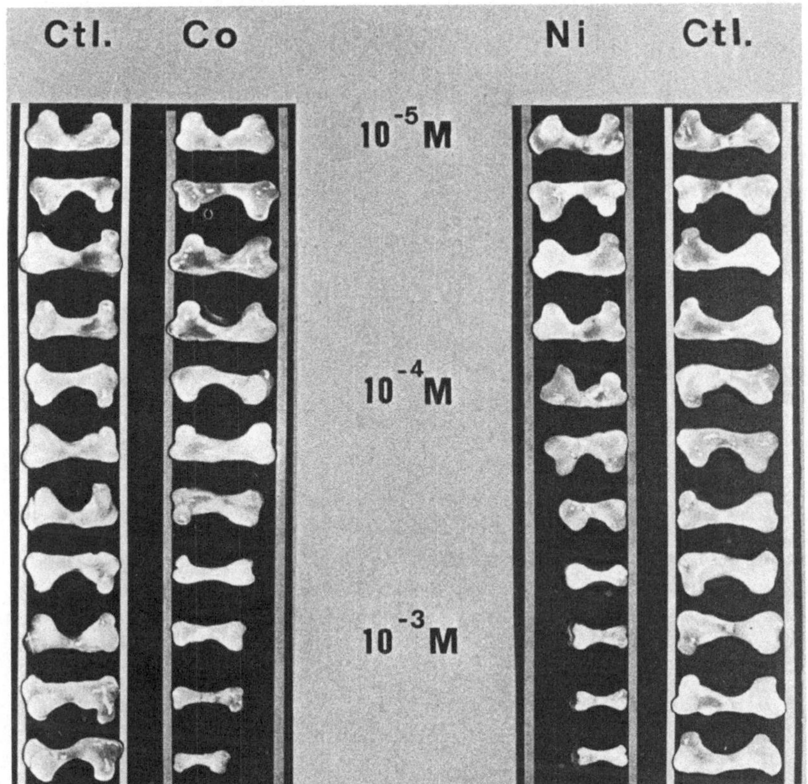


Abb. 2: Darstellung der Wachstumshemmung von Ni- und Co-Chloridlösungen in 11 logarithmisch abgestuften Konzentrationen. Je Konzentration ist ein Versuchsfemur mit der entsprechenden Kontrolle (ctl.) dargestellt. Die Auswertung der Länge ergab größere Streuung als jene der Nassgewichte.

In histologischen Schnitten von $CoCl_2$- und $NiCl_2$-Gruppen erschienen die Zellen kleiner und zahlreicher als in den Kontrollen, und die meisten Zellkerne waren pyknotisch. In histologischen Schnitten von $TiCl_3$-, $CrCl_3$, $FeCl_3$-Gruppen erschienen die Zellen normal in Größe und Anzahl und zeigten nur vereinzelte pyknotische Kerne.

In der 2. Versuchsserie mit 11 logarithmisch abgestimmten Konzentrationen von Co und Ni zeigte sich makroskopisch eine Wachstumshemmung von $10^{-4}$M-Lösungen an aufwärts (Abb. 2). Die Auswertung der Länge der Femora ergab relativ große Streuungen.

Anhand der Nassgewichte von 222 Femora fanden wir :

1) bei $NiCl_2$ von $3 \cdot 10^{-5} - 2 \cdot 10^{-4}$M-Lösungen eine deutliche, schwache Hemmung und von $5 \cdot 10^{-4}$M aufwärts eine totale

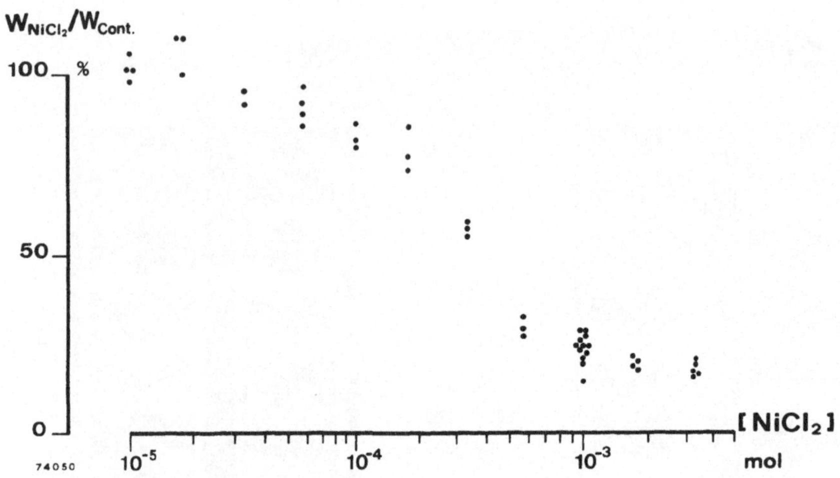


Abb. 3: Wachstumswirkung von $NiCl_2$ in 11 logarithmisch abgestimmten Konzentrationen zwischen $10^{-5}$M und 3.16 · $10^{-3}$M-Lösungen. Die Werte des Nassgewichtes der Femora in der Ni $Cl_2$-Lösung (W $NiCl_2$) sind in % der entsprechenden Kontrollwerte (W cont.) dargestellt.

Hemmung. Die Hemmdosis mit 50% Wirkung liegt bei einer 3,5 · $10^{-4}$M-Lösung (Abb. 3).

2) bei $CoCl_2$ von $10^{-5}$ - $10^{-4}$M-Lösungen keine signifikante Hemmung, von 5 · $10^{-4}$M an aufwärts aber eine totale Hemmung. Die Hemmdosis mit 50% Wirkung liegt bei 4,2 · $10^{-4}$M (Abb. 4).

Sämtliche TG betrugen ca. 10% vom jeweiligen Ng und liessen daher auf ein normales Wachstum schliessen. In histologischen Schnitten der 2. Versuchsserie verschwinden die typischen Knorpel- und Perioststrukturen bei zunehmenden $CoCl_2$- und $NiCl_2$-Konzentrationen. Dabei werden die Zellen kleiner und ihre Kerne zunehmend pyknotisch.

Diskussion: Die in vitro-Versuche ergaben gut reproduzierbare Resultate bei standardisierbaren, aber künstlichen Versuchsbedingungen. Die paarweise Verwendung von Femora als Versuchsobjekt und Kontrolle erlaubte eine empfindliche Bestimmung der Wachstumshemmung, was aus den Abbildungen deutlich hervorgeht. Als Vorteil gegenüber in vivo-Untersuchungen ist zudem das Fehlen von Fremdeffekten wie Elimination der Metallionen durch Kreislauf und Phagocytose von Korrosions- und Metallpartikeln durch Makrophagen (Winter 1974) zu rechnen.

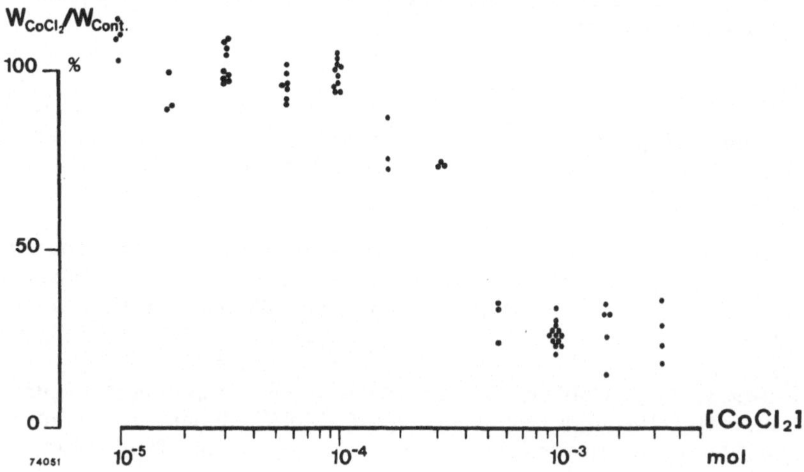


Abb. 4: Wachstumswirkung von $CoCl_2$ in 11 logarithmisch abgestimmten Konzentrationen zwischen $10^{-5}$M und $3.16 \cdot 10^{-3}$M-Lösungen. Die Werte des Nassgewichtes der Femora in der $CoCl_2$-Lösung (W $CoCl_2$) sind in % der entsprechenden Kontrollwerte (W cont.) dargestellt.

Die Ergebnisse des 1. Versuchs decken sich grundsätzlich mit denjenigen von Fleisch et al. (zit. nach Contzen et al. 1967) und Hulliger et al. 1967. Die vorliegenden Versuche zeichnen sich durch geringere Streuungen aus. Hulliger et al., die mit elementarem Metall, Metalloxyden und Metallchloriden arbeiteten, fanden bei Metallchlorid, Metalloxyd und Metall ähnliche Gewebswirkungen. Eichhorn et al. (1973) fanden bei DNS-Molekülen eine Beeinträchtigung der Basenpaarung durch höhere Konzentrationen von Schwermetallionen, was die Häufung pyknotischer Zellkerne bei zunehmenden $CoCl_2$- und $NiCl_2$-Konzentrationen erklären könnte.


Zusammenfassung: In der Organkultur embryonaler Rattenfemora wurde die Möglichkeit einer empfindlichen Metallverträglichkeitsbestimmung untersucht. Bei standardisierbaren Versuchsbedingungen ergaben sich zuverlässige Resultate. Es zeigte sich eine gute Relation zwischen angewandter Metallsalzkonzentration und resultierender Wachstumshemmung. Die Resultate erlauben die Anfertigung von Dosiswirkungskurven. Das Versuchsmodell scheint geeignet die Gewebsverträglichkeit löslicher Stoffe zu testen.

Summary: The tissue tolerance for metal was investigated using an organ culture of embryonic rat femora. We found reproducible results using a standardized experimental method. A good correlation between the applied concentrations and resulting growth inhibition occurred and dose-response curves were established.

The experimental model is applicable for testing tissue tolerance for the soluble products.

Literatur


1. Contzen, H., Straumann, F., Paschke, E., Geissendörfer, R. Grundlagen der Alloplastik mit Metallen und Kunststoffen. G. Thieme (1967)

2. Eichhorn, G. L. et al.: Some effects of metal ions on the structure and function of nucleine acids. Aus Advances in Experimental Medecine and Biology. Vol. 40, 43 Plenum Press (1973)

3. Hulliger, L., Pohler, O., Straumann, F.: Einfluss einiger feiner Metalle und Legierungen auf das Wachstum von Kaninchenfibrozyten in Gewebekulturen. Z. ges. exp. Med. 144, 145-156 (1967)

4. Pappas, A. M., Cohen, J.: Toxicity of metal particles in tissue culture I and II. J. Bone Jt. Surg. 50A, 535 (1968)

5. Winter, G. D.: Tissue reactions to metallic wear and corrosion products in human pat. J. Biomed. Mater. Res. Symposium 5, 11 (1974)



Dr. H. Gerber, Laboratorium für Experimentelle Chirurgie
Schweizerisches Forschungsinstitut CH 7270 Davos

# 84. Titan, Stahl und deren Kombination in der Knochenchirurgie

Th. Rüedi, S. M. Perren, O. Pohler und U. Riede

Department für Chirurgie im Kantonsspital - Universitätskliniken Basel

Von einem Werkstoff für Osteosyntheseimplantate werden folgende Eigenschaften gefordert: Korrosionsresistenz, Zug- und Ermüdungsfestigkeit, Duktilität, niedriger Elastizitätsmodul, geringer Abrieb, sowie einfache Bearbeitung und annehmbarer Preis. Von den drei gebräuchlichsten Materialien, den Co- Cr- Mo- Legierungen, dem rostfreien Stahl und dem Monometall Titan hat jedes Vor- und Nachteile. Uns interessierten speziell die beiden letzteren: der Chromstahl wegen seiner Festigkeit, das Titan wegen der überragenden Gewebeverträglichkeit, Duktilität und hohen Elastizität (geringe Stressprotektion), beide Metalle sind zudem mechanisch bearbeitbar. Während den schwächeren Titanplatten durch etwas größere Querschnittsdimensionierung dieselbe statische Festigkeit wie die der Stahlplatte gegeben werden kann, ist dies bei den Titanschrauben aus technisch-praktischen Gründen jedoch kaum möglich. Versuchsweise wurden deshalb Titanplatten mit Schrauben aus Stahl implantiert, obschon die Mischung zweier Metalle in elektrolytischem Milieu theoretisch zu vermehrter Korrosion führen sollte. Da eine faßbare Korrosion in diesen Fällen aber ausblieb, haben wir tierexperimentelle und klinische Untersuchungen dieser vor allem auch biomechanisch interessant erscheinenden Metallkombination durchgeführt. Bei 20 Schafen wurden schmale 6-Loch AO- DC- Platten+ aus rostfreiem Stahl++ und Titan++ in standardisierter Weise auf die Medialseite der intakten Tibia beider Beine mit folgenden 3 Metallkombinationen (Platte/Schrauben) angebracht: Titan/Stahl, Titan/Titan und Stahl/Stahl. Die Tiere wurden ohne spezielle Nachbehandlung in Einzelboxen gehalten. Nach 16-wöchiger Implantationszeit haben wir, um die Kontaktstellen zwischen Metall- und Weichgewebe bzw. Knochen möglichst unberührt zu erhalten, das plattentragende Tibiasegment mitsamt deckenden Weichteilen ausgesägt und en bloc in Methylmethacrylat eingebettet. Nach Verkleinerung der so fixierten Blöcke mit verschiedenen Spezialsägen konnten die Metallteile entfernt und die unentkalkten Präparate auf dem Zeiss-Hartschnittmikrotom zu 6 µm dicken Längsschnitten verarbeitet werden .

\+ AO-DCP = Dynamische-Kompressions-Platte der Schweiz. Arbeitsgemeinschaft für Osteosynthesefragen

++ entsprechend SNV 129 (Schweiz. Normen Vereinigung)

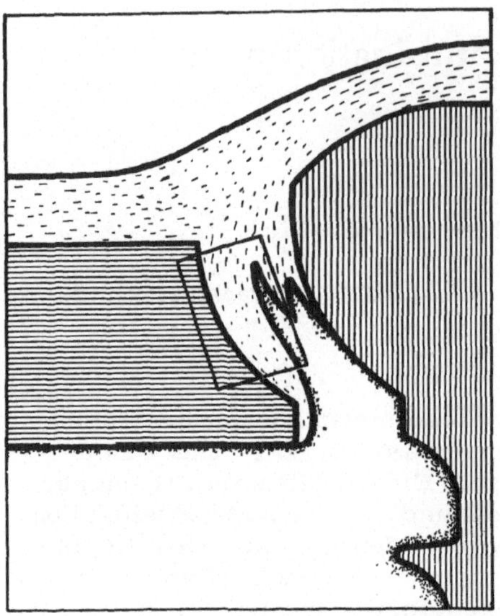

Abb. 1: Vergrößerter Ausschnitt ( mal 5 ) eines Gewebskragens: Der Gewebskragen besteht einerseits aus einem Sporn von neu gebildetem Knochen, der dem Schraubenhals und -kopf direkt anliegt, andererseits aus lockerem Bindegewebe, das die Platte und die restlichen Schraubenanteile einscheidet. Die morphometrischen Auszählungen wurden im ▭ markierten Bereich durchgeführt.

Die Auswertung erfolgte lichtmikroskopisch, durch Morphometrie, Mikroradiographie und Mikrosondenanalyse. Zur Untersuchung der Gewebereaktion wurde der Gewebskragen (Abb. 1) zwischen Plattenloch und Schraubenkopf ausgewählt, da er - in unmittelbarer Nähe der Kontaktzone der verschiedenen Implantatkomponenten - den wohl ungünstigsten Abschnitt der Plattenoberfläche darstellte. Hier fand regelmäßig Gewebeneubildung statt, obschon infolge Spaltbildung und Reibung zwischen den Implantatteilen für Korrosionsvorgänge besonders günstige Bedingungen vorgelegen haben dürften. Unabhängig von der Metallkombination zeigten sich histologisch praktisch keine Abwehrmechanismen oder Entzündungsreaktionen, was auf gute Gewebeverträglichkeit hinweist und eine relevante galvanische Elementbildung ausschliessen läßt. Demgegenüber ergab die morphometrische Auswertung der spindelförmigen Zellkerne deutliche Unterschiede, indem die durchschnittliche Kernzahl pro Einheitsfläche bei den reinen Titankombinationen mit 11,5 (SE 0,35) signifikant höher war als bei den stahlhaltigen Kombinationen (Titan/Stahl und Stahl/Stahl) mit 9 (SE 0,2), was als gewebefreundlicheres Verhalten des Titans gedeutet wurde.
Die probeweise Mikrosondenuntersuchung ergab eine derart geringe Dichte der Metallpartikel im Gewebe, daß von einer breiteren Auswertung abgesehen wurde.

Tabelle 1: Vorkommen von Plasma-Lymphocyten-Infiltraten (vereinzelt/vermehrt) in Beziehung zur Frakturheilung (Primär-/ Sekundärheilung).

| Metallkomb. | Primärheilung | vereinz./verm. | Sekundärheilung | vereinz./verm. |
|---|---|---|---|---|
| Titan/Stahl | n = 28 | 16 : 12 | n = 10 | 5 : 5 |
| Titan/Titan | n = 16 | 15 : 1 | n = 5 | 3 : 2 |
| Stahl/Stahl | n = 13 | 9 : 4 | n = 3 | 0 : 3 |
| Total | n = 57 | 40 : 17 | n = 18 | 8 : 10 |

Die zellulären Entzündungsreaktionen (Plasma-Lymphozyten-Infiltrate) schienen bei allen drei Metallkombinationen in direkter Beziehung zur Art der Bruchheilung bzw. zur Stabilität der Osteosynthese zu stehen. Dementsprechend fanden sich bei der Primärheilung weit weniger Plasma-Lymphozyten-Infiltrate als bei den Fällen mit Sekundärheilung.

Die klinische Studie umfaßte 75 Tibiaplattenosteosynthesen, die mit denselben Metallkombinationen (Titan/Stahl, Titan/Titan und Stahl/ Stahl) versorgt worden waren. Neben dem klinischen Heilverlauf wurde der anläßlich der Metallentfernung gewonnene, sog. Plattenmantel histologisch, morphometrisch und durch Atomabsorption analysiert. Eine Abkapselung des Fremdkörpers war immer nachweisbar und viel ausgesprochener als im Tierversuch, wo an intakten Knochen gearbeitet wurde. Dabei schienen die zellulären Reaktionen und die Metallablagerungen bei allen drei Metallkombinationen in direkter Beziehung zur Stabilität der Osteosynthese bzw. zur Art der Bruchheilung zu stehen (Tabelle 1). Als besonders interessant erwiesen sich die Resultate der Atomabsorption. Sie ergaben - in Abhängigkeit vom makroskopischen Verfärbungsgrad - recht unterschiedliche Metallgehalte der Gewebe. Im Falle der Titan/Stahl Mischung schien dabei lediglich der rostfreie Stahl zu korrodieren, während auch bei massiver Gewebeverfärbung nie mehr als 1000 ppm Titan gemessen wurden, gegenüber nahezu 8000 ppm Titan bei gewissen reinen Titankombinationen. Als besonders empfindlichen Parameter für die Korrosion der stahlhaltigen Kombinationen erwies sich das Chrom, während die Nickel- und Eisenwerte stark schwankten.

Zusammenfassung: Die Mischung von Titanplatten mit Stahlschrauben erschien interessant, als bei gleicher Festigkeit eine elastischere Platte zur Verfügung stand und das Risiko von Schraubenbrüchen geringer erschien. 3 verschiedene Metallkombinationen zwischen Titan und Stahl wurden deshalb im Tierversuch und am Menschen untersucht. Bei der morphometrischen Auswertung der Gewebekragen (Tierversuch) verhielt sich die Metallmischung (Titan/Stahl) ähnlich wie Stahl allein, während Titan/Titan deutlich besser abschnitt. Die Atomabsorptionsanalyse (Mensch) zeigte, daß bei der Titan/Stahl-Mischung nur der Stahl korrodierte und - im Vergleich zu den reinen Titanimplantaten - praktisch kein Titanabrieb stattfand. Sekundärheilungen führten, verglichen mit den Primärheilungen, immer zu einer deutlich stärkeren Metallbelastung der Gewebe. Da, wo die Vorteile des Titans als notwendig erachtet werden und auf die Festigkeit der Stahlschrauben nicht verzichtet werden will, erscheint die Mischung der beiden Metalle möglich und ungefährlich.

Summary: The combined application of Titanium plates with stainless steel screws appeared interesting, making a more elastic plate available without the risk of screw fractures. 3 different combinations of Titanium und stainless steel implants were tested in the animal and on humans. A morphometric evaluation of the soft tissue (animal) gave similar good results for stainless steel implants as for the combination of Titanium and steel, while pure Titanium gave the best result. Atomic absorption tests (human) showed that in case of the Titanium/steel mixture only the stainless steel screws did corrode. Delayed fracture healing or mechanical instability always gave risk to more metal deposits in the soft tissue than primary bone healing. If the advantages of Titanium seem important and if the rigidity of stainless steel screws may not be missed, the combination of the two metals appears possible and without danger.

Priv.-Doz. Dr. Th. Rüedi, Department für Chirurgie
Universitätskliniken, Kantonspital CH 4004 Basel

## *Prae- und postoperative Therapie*

# 85. Anwendbarkeit und Grenzen der akuten normovolämischen Hämodilution

A.J. Coburg, K. Husen, O. Trentz, H. Grosse, I. Pichlmayr und R. Pichlmayr

Klinik für Abdominal- und Transplantationschirurgie (Leiter: Prof. Dr. R. Pichlmayr) und Institut für Anaesthesiologie (Leiter:Prof. Dr. E. Kirchner) der Medizinischen Hochschule Hannover

Die klinische Anwendbarkeit der a.n.H. bei größeren chirurgischen Eingriffen wurde untersucht bezüglich des Kreislaufverhaltens und der Einsparungsmöglichkeit von Fremdbluttransfusionen. Dabei gilt das Augenmerk den Kreislaufveränderungen nach Abschluß der a.n.H., insbesondere der peripheren Durchblutung und der späten HZV-Steigerung.

Krankengut und Methoden: Bei 46 Patienten verschiedener Altersgruppen wurde nach Narkoseeinleitung vor größeren chirurgischen Eingriffen, die erfahrungsgemäß Bluttransfusionen erfordern (Colon- und Rektumchirurgie, Gastrektomien u.a.), eine a.n.H. durchgeführt. Anämie unter 12 g% Hb und Infarktanamnese galten als Ausschluß. Es wurden durchschnittlich 1650 ml (Serie I) bzw. 1930 (Serie II) Eigenblut zentralvenös entzogen und ersetzt: in einer ersten Serie von 22 Patienten mit 4% Plasmaproteinlösung und 6% Dextran 60 zu gleichen Teilen, in Serie II (n=24) mit 5% Humanalbumin. Die Retransfusion des Eigenblutes erfolgte intraoperativ entsprechend dem Blutverlust bzw. postoperativ. Es wurden untersucht: Blutdruck, Puls, ZVD, Pulmonalarteriendruck (PAP), HZV (Kälteverdünnungsmethode mit 4-kanaligem Swan-Ganz-Katheter, Devices-Co-Computer), periphere Durchblutung (Venenverschlußplethysmographie, Xenon-Auswaschrate und klinische Graduierung 6 - 1), Hämatokrit, Blutgase u.v.m.

Ergebnisse: Die Mehrzahl der Patienten zeigte stabile Kreislaufverhältnisse und tolerierte die a.n.H. gut. Während der Hk von durchschnittlich 40,2 auf 24,8 gesenkt wurde, blieben Blutdruck, Puls, ZVD und PAP im Mittel stabil, das HZV stieg von 4,4 auf 6,1 l/min. Die AVDO$_2$ fiel von 2,7 auf 2,0 Vol.%, damit blieb die O$_2$-Transportkapazität stabil. Die periphere Durchblutung zeigte bei einigen Patienten einen initialen Anstieg, bei der Mehrzahl der Patienten aber abfallende Tendenz. Die Hauttemperatur (Fingerbeere) fiel von 32,7 auf 30,4°C. In der klinischen Graduierung (6=warm) nahm die Wärme der Peripherie von 5,5 auf 4,2 ab, während zugleich eine periphere Vasokonstriktion be-

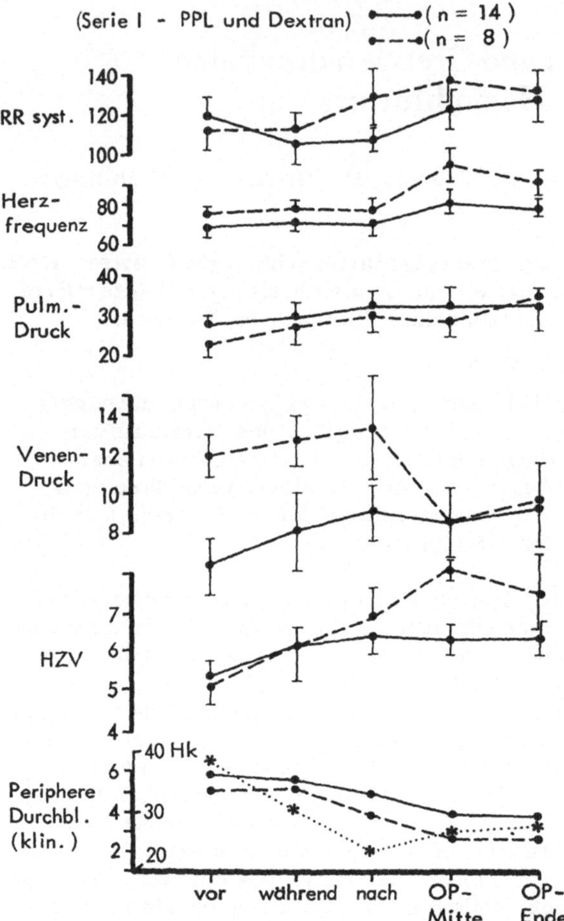


Abb. 1: Kreislaufverhalten bei guter (n=14) und schlechter (n=8) Verträglichkeit der a.n.H..

obachtet wurde.

Bei 13 Patienten (6 in Serie I, 7 in Serie II) traten meist 15 bis 30 min nach Abschluß der a.n.H. Kreislaufveränderungen mittleren Ausmaßes ein, bei noch ausreichend guter Gesamtverträglichkeit. In 10 Fällen trat eine Kombination von Nebenreaktionen auf: Blutdruckanstieg (in 3 Fällen dagegen RR-Abfall), Pulsbeschleunigung, PAP-Anstieg, periphere Vasokonstriktion und Abkühlung auf 24° C Hauttemperatur, signifikante weitere Erhöhung des HZV auf bis zu 10 l/min und ST-Senkung im EKG. In Abb. 1 sind die 8 Fälle der Serie I den anderen Fällen gegenübergestellt. Abb. 2 zeigt einen Einzelfall mit dem Vollbild der Unverträglichkeitsreak-

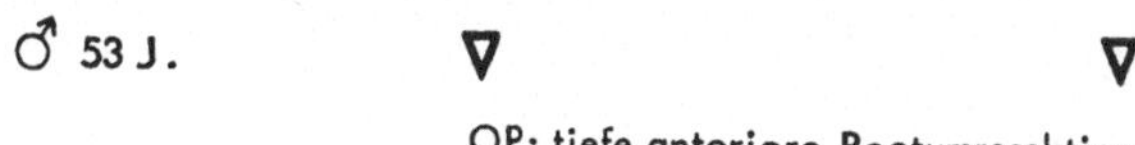


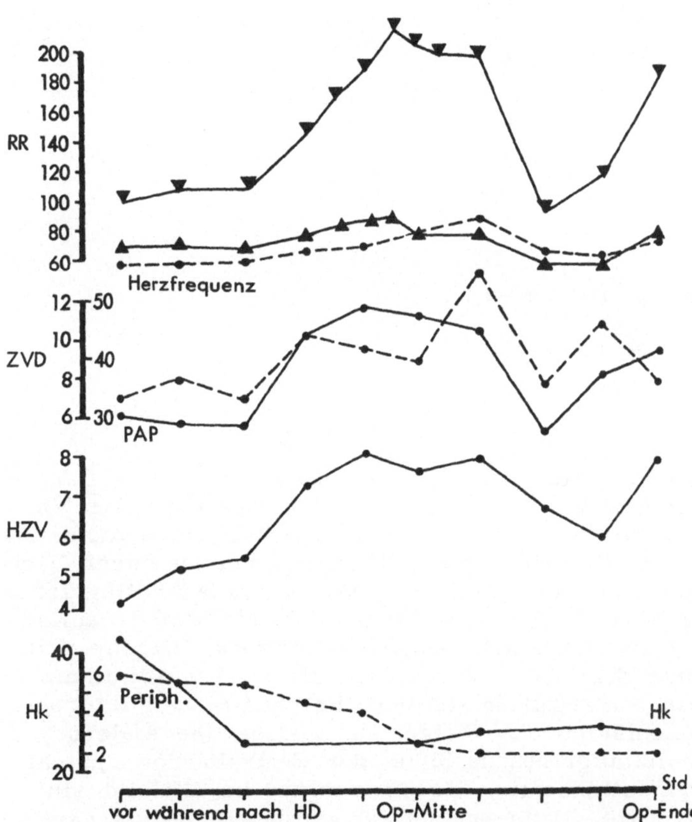


Abb. 2: Einzelfall mit Unverträglichkeitsreaktion nach a. n. H..

tion. In Serie II war bei geringerer Hk-Senkung von durchschnittlich 41, 2 auf 25, 8% die Gesamtverträglichkeit der a. n. H. deutlich besser. Die Nebenreaktionen, wenngleich zahlenmäßig gleich häufig (Tabelle 1), waren meist von geringerem Schweregrad.

Diskussion: Die Nebenreaktionen in Serie I (Tabelle 1) lassen keine sichere Zuordnung zu Alter und Hämatokrit erkennen, während in Serie II die bessere Verträglichkeit mit den höheren Hk-Tiefstwerten korreliert. Das wesentliche Argument für die a. n. H. ist die durch Verminderung der Viskosität bedingte Abnahme des peripheren Widerstandes und eine daraus resultierende HZV-Steigerung (2). Die beobachteten Nebenreaktionen erfordern jedoch kritische Betrachtung. Durch den späten HZV-Anstieg, der auch von anderen

Tabelle 1

| Nebenreaktionen | Serie I n = 22 | Serie II n = 24 |
|---|---|---|
| hypertone Reaktion | 7 | 8 |
| PAP - Anstieg | 6/15 | 10 |
| Tachycardie | 9 | 9 |
| periphere Vasokonstriktion | 16 | 18 |
| spätere HZV - Steigerung | 7/13 | 13 |
| ST - Senkung im EKG | 8 | 7 |
| A. gute Gesamtverträglichkeit | 8 | 15 |
| Alter/ohne 2 20-J. - Hk | 56 - 23,1 | 50 - 26 |
| B. mäßige Nebenreaktion | 6 | 7 |
| Alter - Hk | 54 - 23,1 | 43 - 22 |
| C. ausgeprägte Gesamtreaktion | 8 | 2 |
| | 56 - 23,9 | 63 - 24 |

Arbeitsgruppen beobachtet wurde (3), erscheint zwar die $O_2$-Transportkapazität rechnerisch gewährleistet; aber angesichts der Vasokonstriktion kann der Sauerstofftransport der Peripherie nicht zugute kommen. Nur die anfängliche HZV-Steigerung ist durch Viskositätsabfall erklärbar; der danach einsetzende steile Anstieg ist unverhältnismäßig zum Hk-Abfall und kann nicht als hämodynamisch günstige Konsequenz der a.n.H. angesehen werden. Hierfür muß u.a. eine Hypoxie diskutiert werden, die als starkes Stimulanz für Katecholamin-Ausschüttung gilt und die über sympathikotrope Reize eine notfallmäßige HZV-Steigerung auslöst. Die Änderung der anderen Kreislaufgrößen im Sinne der Zentralisation spricht ebenfalls für Sympathikusreiz. Die ST-Senkung im EKG ist ein Indiz für die Hypoxie. Dafür spricht ferner die Besserung der Nebenreaktion auf sofortige Retransfusion; dies könnte allerdings auch ein Argument für Hypovolämie sein. Die Nebenreaktionen konnten keiner anderen Ursache als der a.n.H. zugeordnet werden. Die kurzen RR-Steigerungen bei Op.-Beginn konnten deutlich abgegrenzt werden von der Zentralisationsreaktion.

Trotz der Häufigkeit der Nebenreaktionen (Tabelle 1) war in 78% der Fälle die Verträglichkeit der a.n.H. als gut oder ausreichend gut zu bewerten. Dieser Anteil wird noch zu steigern sein durch begrenzte Dilution bis etwa Hk 27%. Für die klinische Anwendung haben wir die zu entnehmende Blutmenge tabellarisch angegeben (Tabelle 2), um bei gegebenem Körpergewicht bzw. Blutvolumen und Ausgangs-Hk einen Hk von etwa 27% zu erzielen.
Trotz der genannten Probleme der a.n.H. überwiegen ihre Vorzüge durch Einsparung von Bluttransfusionen, indem bei erhaltener Hämostase der wahre Blutverlust verringert wird. Bei einem

Tabelle 2

Hämatokrit bei Hämodilution

| Körpergewicht (Blutvolumen) | Ausgangswert | nach 500 ml | nach 1000 ml | nach 1500 ml | nach 2000 ml | nach 2500 ml | nach 3000 ml |
|---|---|---|---|---|---|---|---|
| 90 | 44 | 40,5 | 37,3 | 34,3 | 31,1 | 29,1 | 26,8 |
| (6,31) | 40 | 36,9 | 33,8 | 31,2 | 28,8 | 26,4 | |
| 80 | 44 | 40,0 | 36,5 | 33,2 | 30,3 | 27,6 | |
| (5,61) | 40 | 36,4 | 33,2 | 30,2 | 27,4 | 25,0 | |
| 70 | 44 | 39,6 | 35,4 | 32,1 | 28,9 | 26 | |
| (5 l) | 40 | 36,0 | 32,4 | 29,1 | 26,2 | | |
| 60 | 44 | 38,8 | 34,1 | 30,0 | 26,5 | | |
| (4,2 l) | 40 | 35,2 | 31,0 | 27,4 | 24,0 | | |
| 50 | 44 | 37,7 | 32,2 | 27,7 | 23,8 | | |
| (3,5 l) | 40 | 34,3 | 29,4 | 25,2 | | | |

70 kg schweren Menschen mit einem Ausgangs-Hk von 40%, der durch a.n.H. mit Austausch von 2 000 ml auf 26,2% reduziert wird, beträgt bei einem Blutverlust von 2000 ml nach Retransfusion des Eigenblutes der resultierende Hk 31%. In unserem Krankengut hätten ohne a.n.H. 60 - 70% der Fälle Bluttransfusionen benötigt, in 50% 2 - 4 Konserven. Gerade ein Blutverlust von 1000 - 2000 ml aber kann durch die a.n.H. abgefangen werden. So mußte in nur 3 Fällen intraoperativ, in 4 weiteren Fällen später postoperativ Fremdblut gegeben werden. Der abschließende mittlere Hk der 46 Fälle lag bei 31,8%.

Zusammenfassung: Akute normovolämische Hämodilution wurde bei 46 Patienten vor größeren chirurgischen Eingriffen angewandt. 1800 ml Patientenblut wurde entnommen und der Hk auf 24,8% im Mittel gesenkt. Der Hk erreichte nach Retransfusion durchschnittlich 31,8%. Die Verwendung von homologem Blut konnte weitgehend vermieden werden. 78% der Patienten vertrugen die a.n.H. gut oder befriedigend. Während a.n.H. blieben die Kreislaufparameter normal während das HZV von 4,4 auf 6,1 l/min anstieg. Kurz nach a.n.H. traten bei 13 Patienten leichte, bei 10 jedoch schwere Nebenerscheinungen auf: Anstieg von RR, Pulsfrequenz, Pulmonalarteriendruck, periphere Vasokonstriktion mit Abnahme der Durchblutung, unproportionaler Anstieg des HZV und ST-Senkung im EKG. Als Ursache für diese Zentralisationsreaktion (Hämodilutionssyndrom) werden eine Sympathicusreaktion und Hypoxie diskutiert.

Summary: Acute normovolemic hemodilution was performed in 46 pts. before major surgical procedures 1800 ml of pt's blood were withdrawn and hct. lowered to 24.8% mean. The hct. after retransfusion averaged 31.8% while homologous blood could widely be avoided. 78% of pts tolerated a.n.h. well or sufficiently. During a.n.h. circulatory parameters remained constant while CO rose from 4.4 to 6.1 l/min. Shortly after a.n.h., in 13 cases slight, in 10 cases, however, severe side reactions occurred: rise in BP, HR and PAP, peripheral vasoconstriction with decrease of peripheral blood flow, unproportional increase of CO and ST-depression in ECG. As a reason of this centralisation reaction a sympathetic reaction and hypoxia are discussed.

Literatur

1. Klövekorn, W.P., H. Pichlmaier, E. Ott, H. Bauer, L. Sunder-Plassmann und K. Messmer: Akute präoperative Hämodilution - eine Möglichkeit zur autologen Bluttransfusion. Chirurg 45, 452 - 458 (1974)

2. Messmer, K. and L. Sunder-Plassmann: Hemodilution. Progr. Surg. 13, 208 - 245 (1974)

3. K. Peter und H. Lutz: Klinische Erfahrungen mit der Hämodilution. Klin. Anästh. Internsivther. 5, Mikrozirk. 175-195, (1974)

Dr. A.J. Coburg, Klinik für Abdominal- und Transplantationschirurgie der Medizinischen Hochschule 3000 Hannover, Karl-Wiechert-Allee 9

# 86. Totaler Blutaustausch mit Zirkulationsstillstand in tiefer Hypothermie

F. Jesch, L. Sunder-Plassmann, U. Pohl und K. Meßmer

Institut für Chirurgische Forschung an der Chirurgischen Universitätsklinik München

Totaler Blutaustausch gegen zellfreie Lösungen in Hypothermie wurde bisher in möglichst kurzer Zeit durchgeführt, um Gewebshypoxie und Anhäufung saurer Metabolite während der blutlosen Periode zu vermeiden (1, 2, 5).

In den vorliegenden Versuchen sollte geprüft werden, ob ein blutloser Kreislaufstillstand auf eine Zeit ausgedehnt werden kann, die ausreicht, größere chirurgische Eingriffe in totaler Blutlosigkeit durchzuführen.

Methodik: Bei 17 splenektomierten und narkotisierten Bastardhunden wurde mittels extrakorporalem partiellem Bypass über einen Gitteroxygenator und einen Wärmeaustauscher ein totaler Blutaustausch mit anschließendem Kreislaufstillstand durchgeführt. Das Perfusat bestand aus Ringer-Laktat-Lösung mit dem Zusatz von Natriumbikarbonat (10 mval/l), Glucose ( 1 g/l), Heparin 3 mg/l in der Gruppe I (n=4) und zusätzlich Dextran 60 (25 g/l) in den Gruppen II (n=7) und III (n=6). Nach Erreichen einer Oesophagustemperatur von 15 °C und eines Haematokrits unter 1% wurde die extrakorporale Zirkulation gestoppt und der Kreislaufstillstand über 30 Minuten (Gruppe I und II) bzw. 60 Minuten (Gruppe III) unter reduzierter Beatmung und externer Kühlung beibehalten. Die Wiedererwärmung begann mit dem Ersatz von 1000 ml Perfusat gegen normothermes Dextran 6o+. Bei 25°C wurde der Hämatokrit durch gewaschene homologe Erythrozyten auf 20 - 30% eingestellt und bei 35°C die extrakorporale Zirkulation beendet. Hämodynamische Messungen und Blutabnahmen wurden nach einer Kontrollperiode von 30 Minuten (I), nach 2,5 min normothermer Perfusion (II), am Ende der Auswasch- und Kühlperiode (III), bei Beginn der Wiedererwärmung (IV), bei einer Oesophagustemperatur von 35°C (V) und 10 Minuten nach Bypass-Ende (VI) durchgeführt.

Ergebnisse: Alle 4 Tiere der Gruppe I verstarben innerhalb von 20 Stunden an Lungenödem, Ascites und Hirnödem. In Gruppe II

Mit Unterstützung des Sonderforschungsbereiches 37, München

+ Macrodex 6% Knoll AG, Ludwigshafen

Tabelle 1: Hämatokrit (Hkt), Oesophagustemperatur, kolloidosmotischer Druck (KOD), Vollblutviskosität, $pCO_2$ zentral-ven. und Serumkaliumkonzentration vor und nach totalem Blutaustausch und Zirkulationsstillstand. Zeitpunkt der Abnahmen siehe Text. (Mittelwerte ± SEM).

| | Gruppe | I | II | III | IV | V | VI |
|---|---|---|---|---|---|---|---|
| Hkt % | I | 35,3±1,9 | 17,8±1,4 | < 1,0 | < 1,0 | 18,1±1,9 | 28,6±4,4 |
| | II | 32,1±2,2 | 14,0±1,1 | < 1,0 | < 1,0 | 16,2±1,4 | 22,1±2,3 |
| | III | 35,2±2,2 | 14,2±1,4 | < 1,0 | < 1,0 | 16,8±1,9 | 18,7±1,9 |
| Temp. Oesoph. °C | I | 35,8±0,5 | 32,4±1,1 | 13,7±0,3 | 20,0±1,5 | 35,5±0,3 | 34,8±0,4 |
| | II | 35,8±0,2 | 32,4±0,4 | 14,9±0,8 | 22,1±1,4 | 34,9±0,2 | 35,3±0,3 |
| | III | 34,2±0,6 | 30,2±1,4 | 14,1±0,7 | 23,0±2,2 | 35,3±0,6 | 35,3±0,6 |
| KOD cm $H_2O$ | I | 24,9±1,5 | 10,6±1,3 | 2,6±0,2 | 50,8±0,4 | 32,1±2,5 | 21,5±7,7 |
| | II | 28,9±2,1 | 25,9±1,7 | 30,4±1,3 | 65,3±5,4 | 41,6±1,7 | 36,6±1,6 |
| | III | 26,0±1,8 | 25,0±1,7 | 41,0±4,0 | 60,5±3,7 | 40,8±1,4 | 39,5±1,8 |
| Viskosität 230[+] $sec^{-1}$ cP | III | 4,96±0,39 | 3,30±0,30 | 5,59±0,28 | 3,48±0,16 | 3,21±0,21 | 3,20±0,21 |
| $pCO_2$ z.ven. mmHg | I | 46,6±2,0 | 50,0±3,5 | 54,7±16,6 | 65,4±11,2 | 52,0±5,6 | 43,9±4,0 |
| | II | 40,6±2,7 | 49,8±3,2 | 40,3± 8,0 | 49,8± 8,2 | 54,6±3,8 | 52,4±2,6 |
| | III | 44,4±1,6 | 48,3±2,4 | 31,7± 4,5 | 59,9±10,9 | 70,0±11,1 | 64,3±7,6 |
| Serumkalium mval/l | I | 3,70±0,26 | 4,28±0,62 | 5,10±0,12 | 4,90±0,45 | 3,20±0,03 | 3,33±0,44 |
| | II | 3,57±0,29 | 3,78±0,55 | 3,66±0,40 | 4,17±0,10 | 3,12±0,08 | 2,89±0,13 |
| | III | 3,33±0,35 | 3,79±0,27 | 3,74±0,26 | 4,84±0,28 | 2,99±0,21 | 2,35±0,12 |

[+] gemessen bei Oesophagustemperatur

überlebten 5 Tiere langfristig, ein Tier verstarb nach 20 Stunden an gastrointestinalen Blutungen, das andere Tier nach 5 Tagen unter Anzeichen zerebraler Schädigung. Von den Tieren der Gruppe III überlebten 3 langfristig, die restlichen 3 Tiere verstarben nach 2 bis 45 Stunden an Lungenödem, Blutungen im Intestinum und Hirnstamm.

Die totale Blutlosigkeit (Hkt 1%) und eine Oesophagustemperatur von 13,7 ± 0,3°C bis 14,9 ± 0,8% (Tabelle 1) waren innerhalb von 12,4 ± 0,6 bis 16,3 ± 1,5 min erreicht. Der arterielle Mitteldruck fiel trotz Erhöhung der Perfusionsrate signifikant auf maximal 28,5 ± 5,6 mm Hg ($p < 0,001$). Gleichzeitig nahm die Herzfrequenz ohne Auftreten cardialer Arrhythmien ab (Abb. 1). Nach Wiedererwärmung waren die Ausgangswerte des arteriellen Mitteldruckes, des zentralvenösen Druckes und der Herzfrequenz nahezu wieder erreicht. Nur in Gruppe I sank der kolloidosmotische Druck (KOD) während der Auswaschperiode signifikant auf 2,6 ± 0,2 cm $H_2O$ ($p < 0,001$). Die Blutviskosität stieg trotz extremer Hämodilution zunächst über den Ausgangswert an, fiel jedoch während der Wiedererwärmung trotz Erythrozytenrückgabe aufgrund der Temperaturerhöhung unter den Kontrollwert.

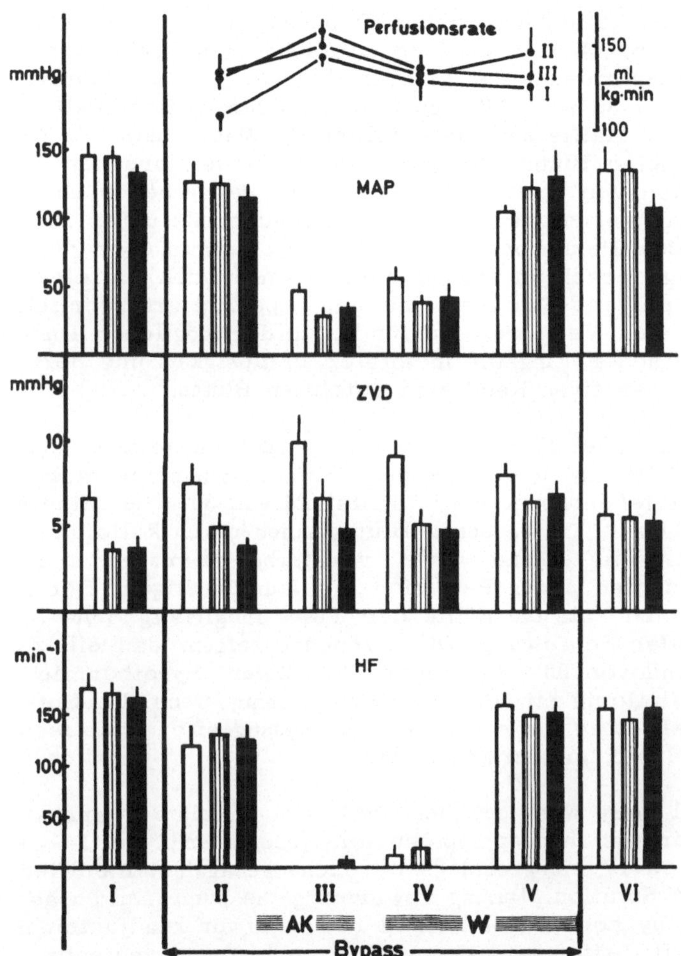


Abb. 1: Verhalten der Perfusionsrate, des arteriellen Mitteldruckes (MAP), des zentralvenösen Druckes (ZVD) und der Herzfrequenz (HF) vor und nach totalem Blutaustausch und Zirkulationsstillstand in den Gruppen I = weiße, II = gestreifte, III = schwarze Säulen, AK = Austausch, Kühlung, W = Wiedererwärmung.

Diskussion: Totaler Blutaustausch in Hypothermie ohne Kreislaufstillstand wurde sowohl experimentell (5) als auch klinisch nach CO-Intoxikation (1), im hepatischen Coma (2) und nach accidenteller massiver Transfusion ABO-inkompatiblen Blutes (4) durchgeführt. Die onkotische Aktivität des Perfusates scheint unter diesen Bedingungen keinen entscheidenden Einfluß auf die Entwicklung interstitieller Oedeme zu besitzen. Wird jedoch ein Zirkulationsstillstand längerer Dauer induziert, so erscheint ein Kolloidzusatz erforderlich, denn in Gruppe I starben alle Tiere nach signifikanter Reduktion des kolloidosmotischen Druckes an massiven interstitiellen Oedemen. Nach Anwendung colloidhaltigen Perfusates wurde in Übereinstimmung mit anderen Autoren (3) ein Zirkulationsstillstand von 30 - 60 Minuten bei absoluter Blutlosigkeit von mehr als der Hälfte der Tiere toleriert. Wahrscheinlich könnten die beobachteten Blutungskomplikationen der verstorbenen Tiere durch Substitution von Frischblut anstelle von gewaschenen Erythrozyten beherrscht werden. Da trotz eines Hämatokrits unter 1% die Viskosität des Perfusionsmediums in Hypothermie über dem Kontrollwert lag, erscheint eine extreme Hämodilution für eine schnelle und homogene Ganzkörperkühlung unbedingt erforderlich. Die Vorteile dieses Verfahrens bestünden in der möglichen Durchführung chirurgischer Eingriffe in totaler Blutlosigkeit und der intra- und postoperativen Reinfusion autologen Blutes.

Zusammenfassung: Bei 17 Bastardhunden wurden ein totaler Blutaustausch (Hkt $<$ 1%) in tiefer Hypotonie (Oesophagustemperatur 14°C) mit anschließendem Kreislaufstillstand von 30 - 60 Minuten durchgeführt. Alle 4 Tiere, deren Blutvolumen durch kolloidfreie Ringer-Laktat-Lösung ersetzt wurde, verstarben an massiven interstitiellen Oedemen. Nach Perfusion mit kolloidhaltigem Perfusat überlebten mehr als die Hälfte der Tiere langfristig ohne Anzeichen zerebraler Schädigung. Die Versuche zeigen, daß ein Zirkulationsstillstand von 30 - 60 Minuten bei tiefer Hypothermie und absoluter Blutlosigkeit überlebt werden kann, wenn die Entwicklung interstitieller Oedeme durch Anwendung einer onkotisch aktiven Perfusionslösung verhindert wird.

Summary: Total body wash out (hct $<$ 1%) with circulatory arrest of 30 to 60 minutes in deep hypothermia (esoph. temp. at 14°C) was performed in 17 mongrel dogs by exchange against modified Ringer's Lactat-Solution. During rewarming the pump fluid was partly replaced by homologous packed red cells for readjustment of the hematocrit. After perfusion with a colloidfree perfusate all animals died under signs of massive interstitial edema. 8 out of 13 animals were long term survivors after exchange perfusion with colloid containing perfusate (dextran 60, 25 g/l). It has been demonstrated that a sanguineous circulatory arrest in deep hypothermia can be tolerated for 30 to 60 minutes if the formation of interstitial edema is prevented by use of an oncotically active perfusate.

Literatur

1. Agostini, J.C., Ramirez, R.G., Labert, S.N., Goldbaum, L.R. and Absolon, K.B.: Surgery 75, 213 (1974)

2. Cline, R.E., Klebanoff, G., Armstrong, R.G. and Stanford, W.: Ann. Thorac. Surg. 16, 44 (1973)

3. Copeland, J.G., Reitz, B.A., Roberts, A.J., Michaelis, L. L.: Ann. Surg. 180, 728 (1974)

4. Seager, O.A., Nesmith, M.A., Begelman, K.A., Cullen, P., Noyes, W., Modell, J.H. and Moulder, P.V.: Jama 229, 790 (1974)

5. Sunder-Plassmann, L., Dieterle, R., Jesch, F. und Meßmer, K.: Langenbecks Arch. Chir. Suppl. Chir. Forum 1974, S.41

Dr. F. Jesch, Institut für Chirurgische Forschung an der Chirurgischen Universitätsklinik 8ooo München 2, Nußbaumstr. 2o

# 87. Immunologische Untersuchungen bei Patienten mit klinischer Humanalbuminunverträglichkeit

J. Ring, J. Seifert, G. Lob und W. Brendel

Institut für Chirurgische Forschung an der Chirurgischen Universitätsklinik München (Prof. Dr. Dr. W. Brendel)

Unverträglichkeitsreaktionen nach Applikation von Humanalbumin sind mit einer Häufigkeit von 0,1 - 1% (1,2,5) keineswegs so selten wie gemeinhin angenommen. Neben dem Problem der unterschiedlichen klinischen Symptomatik stellt sich vor allem die Frage nach der immunologischen Pathogenese dieser Reaktion.

Patienten und Methodik: 15 Patienten, die klinische Unverträglichkeitserscheinungen nach Humanalbumininfusionen zeigten, wurden untersucht. Die Indikation für die Therapie war in 10 Fällen die Eiweißbilanzierung während der Drainage des Ductus thoracicus (4) im Rahmen einer immunsuppressiven Therapie bei Autoimmunerkrankung, in 5 Fällen die Volumensubstitution im Zusammenhang mit operativen Eingriffen. Unverträglichkeitsreaktionen von Seiten anderer Medikamente konnten ausgeschlossen werden. Die verwendeten Humanalbuminlösungen, die unterschiedlich konzentriert (5% und 20%) und von verschiedenen Firmen (Behring, Biotest, Hyland) hergestellt waren, wurden sämtlich auf Verunreinigungen und Pyrogene untersucht. Die Seren der Patienten wurden mit der Immundiffusion auf präzipitierende Antikörper gegen verschiedene Albumine (kommerzielle, durch Ultrazentrifugation bei 100 000 g über 2 h desaggregierte sowie Makroaggregat-angereicherte Lösungen) untersucht. Mit dem Phadebas R - Radioimmunoassay wurde die Konzentration von Antikörpern der Klasse IgE bestimmt. Ferner wurden mit verschiedenen Albuminlösungen Intrakutanteste durchgeführt, die nach 1/2 und nach 36 h abgelesen wurden. Bei einer Patientin sowie bei 5 Kontrollen wurde die Immunantwort gegen Humanalbumin anhand der Eliminationskurve von 5%-igem 131-J-Albumin untersucht (3).

Ergebnisse: Bei den erwähnten 15 Patienten wurden 17 Unverträglichkeitsreaktionen beobachtet. 2 Patienten reagierten nach Applikation einer anderen Albumincharge veränderter Konzentration ein zweites Mal. In der klinischen Symptomatik manifestierten sich die Reaktionen in Form von Tachykardie (15 x), Temperaturanstieg (14 x), Exanthem (13 x), Schüttelfrost (12 x), Blutdruckabfall (7 x) und Kreislaufkollaps (3 x). Im zeitlichen Auftreten ließ sich deutlich eine "Früh"- von einer "Spät"-Reaktion unterscheiden, wobei die Konzentration des verabreichten Albumins von Bedeutung zu sein schien (s. Tabelle 1).

Tabelle 1: Klinische Untersuchung von "Früh"- und "Spät" - Reaktionen.

| Reaktionstyp | n | Zeitpunkt | verabreichte Albumin-menge | Häufigkeit b. Albuminin-konz. 5% | 20% | Hervorstechende klin. Symptome |
|---|---|---|---|---|---|---|
| "Früh"Reaktion | 7 | 1 h | 20 g | 1 | 4 | RR-Abfall |
| "Spät"Reaktion | 10 | 72 h | 100 g | 11 | 1 | Fieber - Urticaria |

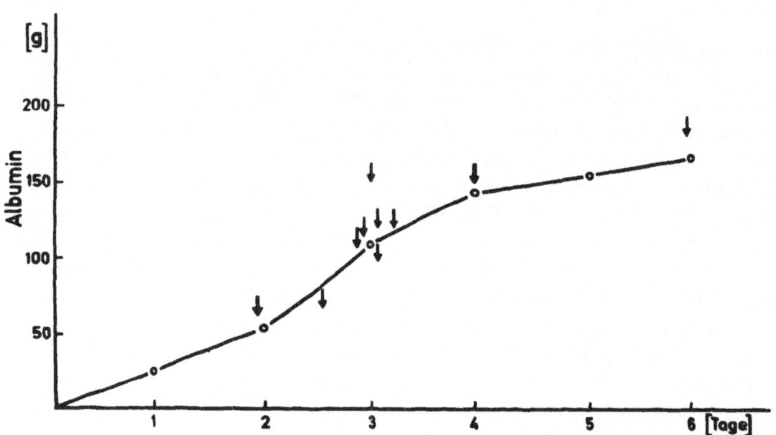


Abb. 1: Zeitliches Auftreten von Unverträglichkeitsreaktionen in Abhängigkeit von der ingesamt zugeführten Albuminmenge (n= 10).

In zehn Fällen wurde das Humanalbumin zunächst gut vertragen und erst nach einigen Tagen bzw. nach einer bestimmten Menge verabreichten Proteins kam es zu klinischen Erscheinungen (s. Abb. 1).

Den klinischen Verlauf einer solchen "Spät"-Reaktion zeigt Abb. 2. In den untersuchten Albuminlösungen waren weder bakterielle noch pyrogene Verunreinigungen nachweisbar.

Das rote und weiße Blutbild, die Thrombozytenzahl und die BSG der Patienten waren unauffällig. Die Serum-IgE-Konzentrationen lagen im Normbereich. Im Serum waren lediglich bei einer Patientin mit ausgeprägter Eiweißallergie (Anamnese:Milchschorf, Neurodermitis) präzipitierende Antikörper gegen kommerzielles Albumin nachweisbar. Bei insgesamt 9 Patienten fanden sich je-

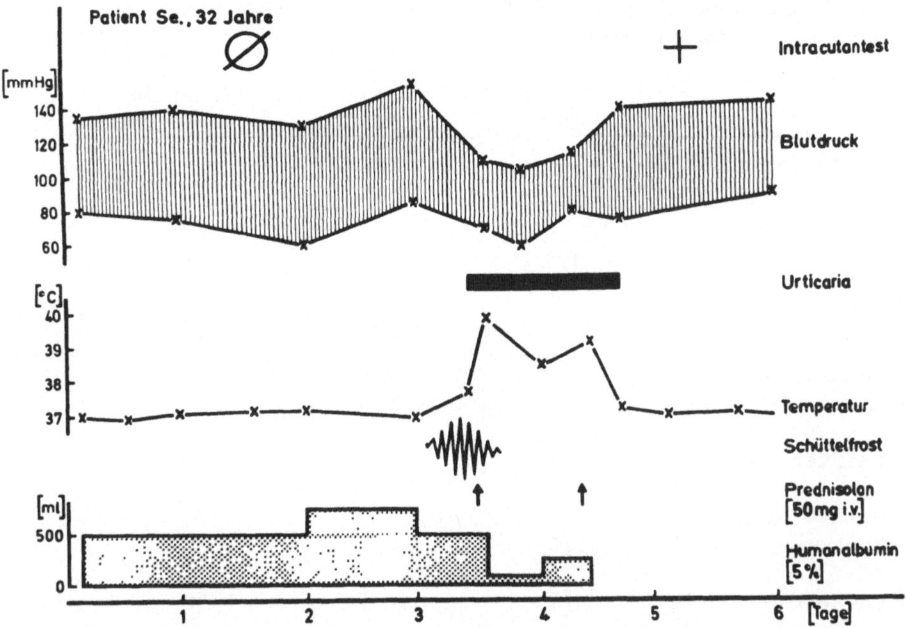


Abb. 2: Klinischer Verlauf einer Unverträglichkeitsreaktion nach Humanalbumin.

doch Antikörper gegen Albumin-Makroaggregate.
Der Intrakutantest mit Humanalbumin war in den Fällen von "Früh"-Reaktionen häufiger positiv als bei "Spät"-Reaktionen (s. Tabelle 2). Mit der Antigeneliminationstechnik zeigte sich bei einer Patientin mit klassischer Sofort-Reaktion eine Eliminationskurve des radioaktiven Albumins vom Immuntyp , wie sie für eine Sensibilisierung typisch ist.

Diskussion: Eine klassische anaphylaktische Reaktion entsteht entweder auf dem Boden einer Präsensibilisierung durch Reaktion von zirkulierenden Antikörpern mit dem zugeführten Antigen oder durch Antigen-Überbrückung von Mastzell-fixierten IgE-Molekülen und führt nach Zufuhr geringster Antigenmengen sofort zu ausgeprägten klinischen Erscheinungen. Dabei kann der Fall eintreten, daß im Serum der Patienten durch Neutralisation im Verlaufe der Reaktion keine spezifischen Antikörper mehr nachweisbar sind. Diese Erklärungsmöglichkeit bietet sich jedoch nur für die von uns als "Früh"-Reaktionen beschriebenen Erscheinungen an. Darüber hinaus stellt sich die Frage, inwieweit bei diesen Reaktionen tatsächlich das reine Humanalbumin das auslösende Antigen darstellt, da die kommerziellen Humanalbuminlösungen nur zu 95% reines Humanalbumin enthalten. In den restlichen 5% finden sich Alpha-, Beta- und Gammaglobuline.

Tabelle 2: Immunologische Untersuchungen bei Patienten mit Humanalbuminunverträglichkeit.

| Test | "Sofort"-Reaktion | "Spät"-Reaktion | Gesunde Kontrollen |
|---|---|---|---|
| Präzipitierende Antikörper gegen: | | | |
| kommerzielles Albumin | 1/7 | 0/10 | 0/20 |
| desaggregiertes Albumin | 1/7 | 0/4 | 0/20 |
| Makroaggregat-Albumin | 7/7 | 2/4 | - |
| Positiver Hauttest | 5/7 | 2/6 | 0/20 |
| Positive Antigenelimination | 1/2 | - | 0/5 |
| Erhöhtes Serum-IgE | 0/7 | 0/5 | 0/20 |

Im Hinblick auf die Reaktivität einiger Patienten gegen Albumin-Makroaggregate wäre es denkbar, daß diesen in allen kommerziell erhältlichen Humanalbuminlösungen in unterschiedlicher Menge vorhandenen Makroaggregaten (5-15%) eine Bedeutung in der Pathogenese der Unverträglichkeitsreaktionen zukommt. Diese Makroaggregate weisen multivalente Antigendeterminanten auf und wirken dadurch wesentlich stärker immunogen. Vom Modell der Pferde-Globulin-Allergie ist bekannt, daß solche Makroaggregate wesentlich stärker sensibilisierend wirken als hochgereinigtes IgE(6). In entsprechend hoher Konzentration und bei immunologisch hyperreaktiv disponierten Patienten - was für das Kollektiv der Autoimmunopathien zutrifft - könnten solche Makroaggregate zu einer Immunantwort mit darauffolgender Unverträglichkeit führen.

Daneben ist es bekannt, daß Makroaggregate das Komplementsystem über den "alternative pathway" direkt aktivieren können (7). Möglicherweise ließe sich durch Verwendung desaggregierter Lösungen die Frequenz dieser Reaktionen verringern.

Zusammenfassung: 17 Fälle von Unverträglichkeitsreaktionen nach Infusion von Humanalbumin wurden untersucht. Die Reaktionen manifestierten sich als Tachykardie, Fieberanstieg, Exanthem und Blutdruckabfall. Im zeitlichen Auftreten ließ sich eine "Früh"- von einer "Spät"-Reaktion unterscheiden. Pyrogene oder bakterielle

Verunreinigungen der verwendeten Infusionslösungen konnten als aetiologische Faktoren ausgeschlossen werden. Die Ergebnisse von Immundiffusion, Antigenelimination und Intrakutantesten sprechen dafür, daß eine immunologische Reaktion pathogenetisch von Bedeutung ist. Möglicherweise läßt sich durch Applikation von besser gereinigten Humanalbuminlösungen die Frequenz von Unverträglichkeitsreaktionen senken.

Summary: 17 cases of clinical incompatibility reactions due to human serum albumin were examined. The reactions consisted of tachycardia, fever, exanthema and hypotension. Regarding the onset of time, "early" and "late" reactions were distinguished. Pollution of the administered albumin batches as etiologic factor was excluded. The results of immunodiffusion, antigen elimination and skin tests suggest a pathogenetic influence of immunological reactions. The application of further purified albumin solutions might possibly reduce the frequency of incompatibility reactions.

Literatur

1. Bland, J.H.L. , Laver, M.B., Lowenstein, E.: Vasodilator effect of commercial 5% plasma protein fraction solutions. Jama 224, 1721 (1973)
2. Lundsgaard-Hansen, P.: Nebenwirkungen von Plasmaersatzmitteln. Praxis 58, 103 (1969)
3. Ring, J., Seifert, J., Lob, G., Coulin, K., Brendel, W.: Humanalbuminunverträglichkeit: Klinische und immunologische Untersuchungen. Klin. Wschr. 52, 595 (1974)
4. Ring, J., Seifert, J., Lob, G., Coulin, K., Spelsberg, F., Pichlmaier, H., Brendel, W.: Veränderungen des Wasser-, Elektrolyt- und Eiweißhaushaltes während immunsuppressiver Therapie durch Drainage des Ductus thoracicus (DD). Verh. Dtsch. Ges. inn. Med. (1974) in press
5. Schmidt, H.: Unverträglichkeitsreaktionen nach Volumensubstitution. Wiss. Inf. Fresenius, Beiheft 6, 42 (1972)
6. Seifert, J., Ring, J.: Unverträglichkeitsreaktionen nach Fremdserumtherapie und ihre Vermeidung. Deutsche Med. Wschr. (1975) in press
7. Bitter-Suermann, D.: Aktivierung des Komplementsystems-Ein Monopol des Immunkomplexes? Klin. Wschr. 50, 277 (1972)

Dr. J. Ring, Institut für Chirurgische Forschung der Chirurgischen Universitätsklinik 8000 München 2, Nußbaumstr. 20

# 88. Die Bestimmung von Größe und Konzentration von Mikroembolie in ACD-Blut nach unterschiedlicher Lagerungsdauer der Blutkonserve

K.L. Lauterjung und H. C. Hübner

Chirurgische Klinik der Universität München (Direktor: Prof. Dr. G. Heberer)

Bei großem Blutverlust, wie er in der Gefäßchirurgie vor allem vorkommt, kann auch heute noch nicht trotz Anwendung von Blutersatzmitteln und akuter normovolämischer Hämodilution auf die Transfusion von Konservenblut verzichtet werden. Üblicherweise wird mit ACD stabilisiertes Konservenblut unterschiedlichen Alters transfundiert. Neben der Gefahr einer Hepatitis-Infektion besteht gerade bei der Transfusion größerer Volumina von Konservenblut die Möglichkeit einer Mikrozirkulationsstörung der Lunge (1) mit nachfolgender respiratorischer Insuffizienz durch Überschwemmung der Lunge mit aus dem Konservenblut stammenden Mikroemboli.

Es konnte mit der "Siebdruckmethode" (4) nachgewiesen werden, daß mit zunehmendem Alter einer Blutkonserve deren Gehalt an wegverlegenden Emboli, bestehend aus Thrombozyten, Fibrin und Leukozyten zunimmt (2). Über die Größenverteilung und Menge der Emboli konnte bisher keine genaue quantitative Angabe gemacht werden. Ziel der Untersuchung war, mit einer photoelektrischen Methode (3) Größe und Anzahl der Emboli im Transfusionsblut in Abhängigkeit von der Lagerungsdauer der Konserve zu bestimmen.

Methodik: Bei der photoelektrischen Methode wird die relativ höhere Lichttransparenz von Emboli zu der sie umgebenden Erythrozytensuspension beim Durchfluß durch eine Glaskapillare genutzt. Durch eine Photozelle und eine geeignete Verstärkeranordnung werden die Helligkeitsunterschiede, hervorgerufen durch die die Kapillare passierenden Emboli, in elektrische Impulse umgeformt. Die Höhe dieser Impulse ist vom Durchmesser der Emboli abhängig. Durch Eingabe der Impulse in einen 100-Kanal-Impulshöhenanalysator (Channelyser, Coulter) wird eine Impulshöhen-Häufigkeitsverteilung gewonnen (Abb. 1a). Diese Häufigkeitsverteilung ist die Summe zweier Exponentialfunktionen:

$$N = N_{h_o} \cdot e^{-a_h \cdot G} + N_{e_o} \cdot e^{-a_e \cdot G}$$

In dieser Gleichung bedeutet:

$N_e$ = Anzahl der Impulse, hervorgerufen durch die Emboli.

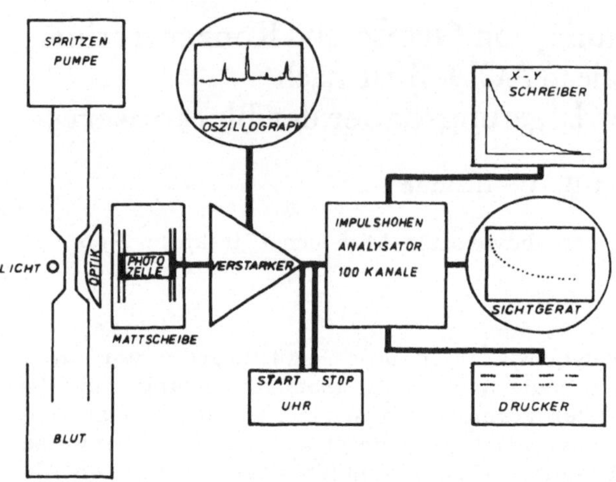


Abb. 1a: Blockdiagramm der Versuchsanordnung

$N_h$ = Anzahl der Impulse, hervorgerufen durch die Erythrozytensuspension.
$a_h$ und $a_e$ sind Konstante, $a_h$ ist vom Hämatokrit des Blutes abhängig.
Durch Übertragung der Häufigkeitsverteilung in ein halblogarithmisches Koordinatensystem wird die Funktion:

$N = N_{e_o} \cdot e^{-a_e \cdot G}$ durch Konstruktion der Tangente $N_e$ (G)

an den flachen Teil der Kurve gewonnen (Abb. 1b). Diese Gerade ist die Impulshöhen-Häufigkeitsverteilung und damit die Größenverteilung der Emboli im ACD-Blut. Durch Entfernen der Emboli durch Filtern des Blutes durch Glaswolle wird die Gerade

$N = N_{h_o} \cdot e^{-a_h \cdot G}$ gewonnen.

Aus der Funktion $N = N_{e_o} \cdot e^{-a_e \cdot G}$ kann die mittlere Emboligröße errechnet werden : $G = \frac{1}{a_e} \cdot ( 1 - e^{-a_e \cdot 100})$

Durch Filtern des Blutes durch Nylonsiebe verschiedener Poren-Größe (25 - 275 $\mu$m) und Bestimmung der Geraden $N_e$(G) kann $\bar{G}$ geeicht werden und in $\mu$m angegeben werden. Geht man von einem pathophysiologischen Zusammenhang zwischen Größe und

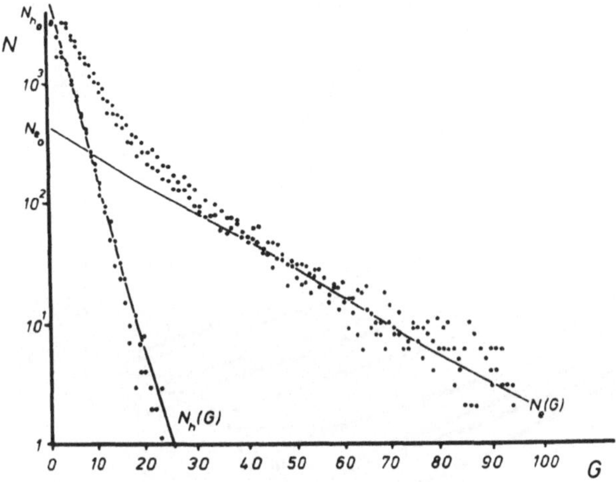


Abb. 1b:Halblogarithmische Darstellung der Impulshöhenverteilung.
N = Anzahl der Impulse
G = Höhe der Impulse
● = Vollblut im Emboli
O = Blut nach Filtern mit Glaswolle

Anzahl von Emboli im Transfusionsblut und einer Störung der Mikrozirkulation nach Transfusion des Blutes aus, so ist $N_{e_0}$ und $a_e$ ein Maß für die Qualität des Blutes.

Ergebnisse: Bei 78 Blutkonserven mit einer Lagerungsdauer von O bis 36 Tagen bei 4°C wurde die Größenverteilung der Emboli bestimmt (Abb. 2a). Mit Abnahme der Anzahl kleiner Emboli nimmt während der Lagerungszeit die Anzahl größerer Emboli zu. Dieser Verlauf der Größenverteilung ist durch die Zusammenballung kleinerer Emboli untereinander zu größeren Emboli zu erklären.
Die Veränderung der Größenverteilung der Emboli nimmt während der Lagerung der Konserve stetig ab, d.h. daß die Qualität des Transfusionsblutes sich bezüglich der Emboli in den ersten 10 Lagerungstagen verschlechtert und danach sich kaum weiter verändert. Errechnet man den mittleren Durchmesser der Emboli während der Lagerungsdauer, so steigt dieser von 13,3 µm zur Zeit der Blutentnahme auf 188,1 µm am 10. Lagerungstag an (Abb. 2b); in der Folgezeit ist die Größenzunahme gering. Die mittlere Konzentration beträgt zur Zeit der Blutentnahme 222 Emboli/ml und 55 Emboli/ml am 10. Lagerungstag. Demnach kann man annehmen, daß eine Blutkonserve nach zehntägiger Lagerungsdauer bei 4°C im Mittel 27500 Emboli eines mittleren Durchmessers von 188,1 um enthält.

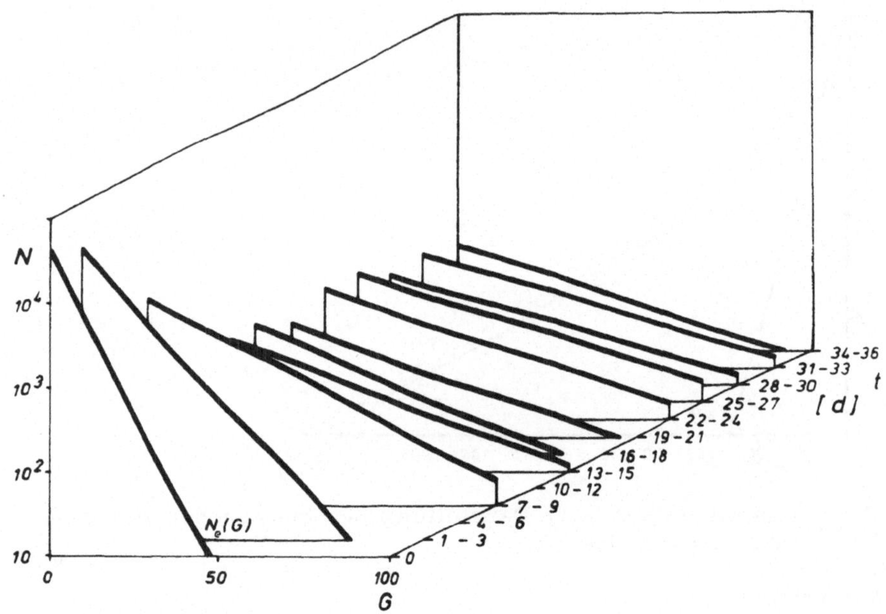


Abb. 2a: Größenverteilung der Emboli in Abhängigkeit von der Lagerdauer t der Blutkonserve.
G = Größe der Emboli (willkürliche Einheiten)
N = Anzahl der Emboli

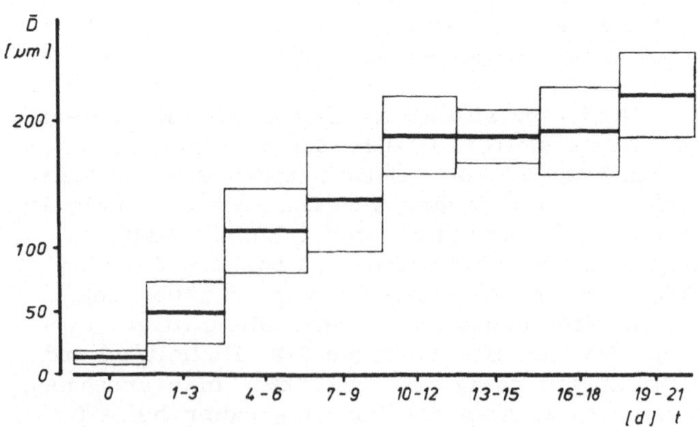


Abb. 2b: Zunahme des mittleren Durchmessers der Emboli während der Lagerungsdauer t der Konserve.

Zusammenfassung: Es wurde eine Methode zur Bestimmung der Größenverteilung von Microemboli im Transfusionsblut angegeben. In 78 Blutkonserven, die bei 4°C bis zu 36 Tagen gelagert worden waren, konnte eine signifikante Größenzunahme der Emboli nur in den ersten 10 Lagerungstagen festgestellt werden. Wegen der geringen Anzahl der Emboli in einer Konserve längerer Lagerungsdauer ist eine Störung der Microzirkulation der Lunge mit nachfolgender respiratorischer Insuffizienz erst bei Massentransfusionen zu erklären.

Summary: A method for the determination of the frequency-distribution of emboli in banked blood has been described. A significant shift towards larger emboli in banked blood can only be demonstrated within the first 10 days of storage. The possibility of a disturbance of microcirculation of the lung may only be of a higher degree after massive blood transfusions as the concentration of emboli in banked blood is relatively low.

Literatur

1. Conell, R., Swank, R.L.: Pulmonary microembolism after blood transfusions: an electron microscopic study. Ann. Surg. 177, 40 (1973)

2. Künzel, H.P.: Über die Entstehung von Aggregaten in ACD-Blutkonserven und ihre Beseitigung durch Filtration. Inaugural-Dissertation Köln 1964

3. Lauterjung, K.L., Isselhard, W.: Formation and size of platelet aggregates during hypovolemic hypotension in dog. Angiology 24, 107 (1973)

4. Swank, R.L.: Measurement of adhesiveness of aging platelets and leucocytes and their removal by filtration. New Engl. J. Med. 265, 728 (1961)

Dr. K.L. Lauterjung, Chirurgische Universitätsklinik
8000 München 2, Nußbaumstr. 20

# 89. Aussagekraft einfacher gerinnungsphysiologischer Parameter bei der perioperativen Prophylaxe von Verbrauchskoagulopathien mit geringen Heparindosen

H. R. Willmen, B. Angelkort, H. Müther, U. Wallat und E. Wenzel

Chirurgische Klinik (Vorstand: Prof. Dr. M. Reifferscheid) und Medizinische Klinik (Vorstand: Prof. Dr. R. Heintz) der RWTH Aachen

Prophylaxe und Therapie von Verbrauchsreaktionen mit Heparin sind aufgrund klinischer Erfahrungen und subtiler experimenteller Untersuchungen u. a. von Popov (3), v. Kaulla (1) und Lasch (2) unbestritten.

Zielsetzung: Aufgabe der vorliegenden Untersuchungen war es, die Aussagekraft einfacher, zuverlässiger und damit für die klinische Verlaufskontrolle praktikabler Methoden zur Erkennung von Umsatzstörungen des Hämostasepotentials unter einer prophylaktischen Low dosis - Heparin - Therapie im perioperativen Verlauf zu prüfen und statistisch zu sichern.

Methodik: Bei 69 Patienten mit großen chirurgischen Eingriffen (20 Magenresektionen, 10 Cholecystektomien, 18 Radikaloperationen wegen Neoplasmen des Magens und der Gallenwege, 9 abdominelle Gefäßoperationen und 12 weitere abdominelle Eingriffe) unterteilt in Kollektive von 2o Patienten mit Heparin und 49 Patienten ohne Heparinbehandlung, wurden folgende 10 Parameter untersucht:
Rekalzifizierungszeit mit und ohne Zusatz von Kaolin, PTT, PTZ, Hepato-Quick, Fibrinogen nach Clauss, Plasmathrombinzeit, Reptilase- , Thrombin-Coagulase-Gerinnungszeit und Fibrinverfestigungstest (4).
Die zugeführte Heparinmenge betrug jeweils 450 I. E. /h/70 kg KG und wurde ab Operationsbeginn als Dauertropfinfusion appliziert. Um den Einfluß des Operationstraumas auf das Gerinnungspotential für den zeitlichen Verlauf aufzuschlüsseln, wurden unmittelbar prä- und intraoperativ sowie 4 und 28 Stunden postoperativ alle Gerinnungsparameter kontrolliert.
Die statistische Sicherung der Ergebnisse erfolgte mit der simultanen Test Prozedur (STP) nach Gabriel unter Zugrundelegung eines Signifikanzniveaus von S = 95%.

Ergebnisse: Im Vergleich der beiden Patientenkollektive zeigten sich für das endogene Gerinnungssystem signifikante Unterschiede der Kontaktaktivierungsphase, gemessen mit der sehr empfindlichen Rekalzifizierungszeit unter Zusatz von Kaolin. Dabei waren die

Einfl. auf die Hämostase mit u. ohne Hep. (450 E/Std /70 kg)

| Testverfahren | ohne Heparin N=49 | | mit Heparin N=20 |
|---|---|---|---|
| | je 4 Verlaufsbestimmungen | | |
| Recalzifizierungszeit mit Kaolin | t | > | t |
| PTZ (Boehringer) | t | > | t |
| Hepato-Quick (Boehringer) | t | < | t |
| Thrombin-Coagulase Gerinnungszeit | t | > | t |
| Fibrinverfestigungstest 30 sec | pos./neg. | > | pos./neg. |
| S = 95% (STP nach GABRIEL) | | | |

Abb. 1: Erfassung von Umsatzstörungen des Gerinnungspotentials mit einfachen Globaltests bei großen operativen Eingriffen. Einfluß der Low dosis-Heparin-Antikoagulantienprophylaxe.

Gerinnungszeiten unter Zusatz von Kaolin im nicht heparinisierten Krankengut als Ausdruck einer geringeren Freisetzung von Plättchenfaktor 3 und gestörten Kontaktaktivierung durchschnittlich länger als unter Heparinmedikation. Die Rekalzifizierungszeit ohne Kaolin erwies sich als zu unpräzise und ergab deshalb im Vergleich der Kollektive keinen statistischen Unterschied. Der partielle Thromboplastintest (PTT) ließ in beiden Gruppen weder einen Hinweis auf eine Umsatzstörung der beteiligten Gerinnungsfaktoren noch einen Heparineinfluß erkennen. Die Prothrombingerinnungszeiten (PTZ, Hepato-Quick) wurden durch Freisetzung von Gewebsthromboplastin und konsekutiven Verbrauch von Prothrombin-Komplexfaktoren, wahrscheinlich besonders von Faktor II (3), ohne Heparin ebenfalls länger. Die Gerinnungszeiten des Hepato-Quick-Testes waren dagegen bei den antikoagulierten Patienten interessanterweise infolge des besonderen, heparinbedingten Abfalls von Faktor X (3) und der allgemein größeren Empfindlichkeit des Reagenz signifikant länger, obwohl beide Testsysteme gleichermaßen wenig heparinsensibel sind. Der fibrinpolymerisationshemmende Einfluß von Spaltprodukten ließ sich nur mit der vergleichsweise empfindlichen Thrombin-Coagulase-Gerinnungszeit (5) signifikant nachweisen. Die etwas weniger empfindliche Repti-

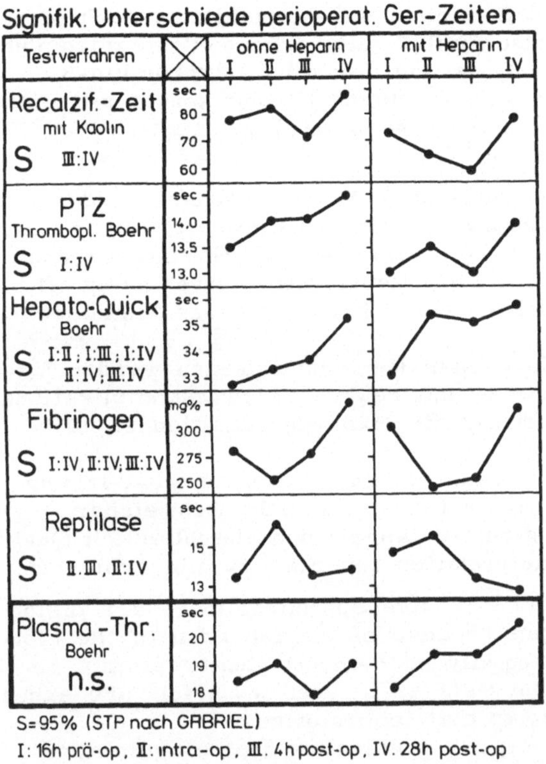

Signifik. Unterschiede perioperat. Ger.-Zeiten

| Testverfahren | | ohne Heparin I II III IV | mit Heparin I II III IV |
|---|---|---|---|
| Recalzif.-Zeit mit Kaolin S III:IV | sec 80 70 60 | | |
| PTZ Thrombopl. Boehr S I:IV | sec 14,0 13,5 13,0 | | |
| Hepato-Quick Boehr S I:II; I:III; I:IV II:IV; III:IV | sec 35 34 33 | | |
| Fibrinogen S I:IV, II:IV; III:IV | mg% 300 275 250 | | |
| Reptilase S II.III, II:IV | sec 15 13 | | |
| Plasma-Thr. Boehr n.s. | sec 20 19 18 | | |

S=95% (STP nach GABRIEL)

I: 16h prä-op, II: intra-op, III. 4h post-op, IV. 28h post-op

Abb. 2: Veränderungen der Hämostasefunktion im perioperativen Verlauf.

lase-Gerinnungszeit und die sehr heparinsensible Plasmathrombingerinnungszeit (5) blieben unverändert. Mit Hilfe des Fibrinstabilisationstestes ließ sich in der nicht antikoagulierten Patientengruppe eine signifikant häufigere Störung der Fibrinstabilisationsphase nachweisen, die auf einen Abfall von Faktor XIII zurückgeführt werden muß (Abb. 1).

Die Verlaufskontrolle ergab für beide Patientenkollektive durch einen operationsbedingten Verbrauch von Gerinnungspotential eine generell signifikante Verlängerung der Rekalzifizierungszeit unter Zusatz von Kaolin, der Quick- und Hepato-Quick-Gerinnungszeiten. In beiden Gruppen fiel die Fibrinogenkonzentration intraoperativ leicht ab und stieg dann reaktiv signifikant infolge vermehrter Nachbildung im Rahmen der Entzündungs-Reparationsphase an. Die operationsbedingte Aktivierung des Gerinnungssystems mit nachfolgender Hyperfibrinolysereaktion wird durch eine signifikante Verlängerung der Reptilase-Gerinnungszeiten deutlich nachgewiesen. Zu diesem Zeitpunkt besonders hohe Spaltproduktkonzentrationen vom Typ D und E reichen durchschnittlich jedoch nicht aus, um einen signifikanten Einfluß auch auf die Plasmathrombinzeit zu nehmen. Eine Verlängerung der sehr Antithrombin-3-empfindlichen Plasmathrombinzeit durch Heparin konnte mit einer Sicherheit von S = 95% ausgeschlossen werden.

Zusammenfassung

1. Im Verlauf großer chirurgischer Eingriffe kommt es durch Aktivierung des Gerinnungssystems zu Umsatzstörungen des Hämostasepotentials. Diese lassen sich durch einfache und schnell durchzuführende Globaltests ebenso zuverlässig wie mit aufwendigen und Speziallabors vorbehaltenen Methoden erkennen.
2. Durch konsequente Low dosis-Heparinmedikation werden Hyperkoagulabilitätszustände und reaktive Blutungskomplikationen zuverlässig verhindert und die Hämostasesituation signifikant verbessert.
3. Eine Störung der Hämostase durch Antithrombin-3-Wirkung des Heparins ist in dieser Dosierung nicht nachweisbar.
4. Die Untersuchungsergebnisse lassen sich einschließlich Qualitätssicherung und Interpretation innerhalb 30 min erbringen.

Summary: In the course of extensive operations there are disturbances of the turnover-rate because of the activation of the clotting-system. These may equally be demonstrated by simple reproducible and quick global tests as by methods which are expensive and reserved only to special laboratories.
By consequent low dosis-heparin-medication hypercoagulability-conditions and reactive hemorrhage complications are prevented and the hemostasis situation is significantly improved. No disturbance of the hemostasis by antithrombin-3-effect of the heparin-application in this dosage can be proved. The results of the examination including quality control and interpretation can be obtained in 30 minutes.

Literatur

1. v. Kaulla, K. N.: Subcutanes Heparin zur Bekämpfung der Hyperkoagulabilität. DMW 95, Nr. 19, 985 (1969)
2. Lasch, H. G.: Klin. Wschr. Heft 14, Jg. 48 (1970)
3. Popov, S., Borgolte, H.: Vergleichende Untersuchungen zur subcutanen Heparinapplikation. Med. Welt 24, 44, 1701 (1973)
4. Vinazzer, H.: Gerinnungsstörungen in der Praxis. G. Fischer-Verlag, Stuttgart, 25-82 (1972)
5. Wenzel, E., Holzhüter, H., Muschietti, F., Angelkort, B., Ochs, H.-G., Pusetai-Markos, S., Nowak, H., Stürmer, H.: Dtsch. med. Wschr. 99, 746-756 (1974)

Priv.-Doz. Dr. H. R. Willmen, Abteilung Chirurgie der RWTH Aachen, 5100 Aachen, Goethestr. 27 - 29

# 90. Thromboseprophylaxe mit Acetylsalicylsäure nach prothetischem Gefäßersatz und Endarteriektomie

R. Hetzer und D. Dragojevic

Klinik für Thorax-, Herz- und Gefäßchirurgie (Direktor: Prof. Dr. med. H.-G. Borst) der Medizinischen Hochschule Hannover

Eine effektive und gefahrlose Verhütung der Thrombenbildung an der endothellosen inneren Oberfläche des Gefäßsystems ist nach wie vor ein ungelöstes Problem der cardiovasculären Chirurgie. Bedeutung erlangt dies besonders nach chirurgischer Veränderung dieser Oberflächen vor allem in Abschnitten des Gefäßsystems, wo eine turbulente Strömung obligat ist wie im Herzen, oder wo es leichter zu einer solchen kommt, wie in Arterien mittleren oder kleinen Durchmessers.

In früheren Arbeiten konnten wir über Versuche berichten, bei denen die Wirksamkeit verschiedener gebräuchlicher Antikoagulantien auf die Thrombenbildung an alloplastischem Material im linken Herzen untersucht wurde. Gegenüber Dicumarol und Dipyridamol zeigte Acetylsalicylsäure (ASS) den besten antithrombotischen Effekt und die geringste Komplikationsrate, vor allem traten weder Embolien noch Blutungen auf.

In der vorliegenden Versuchsserie sollte der Einfluß von Acetylsalicylsäure auf Art und Ausmaß der Vorgänge an Endotheldefekten und alloplastischem Gefäßersatz in der arteriellen Strombahn überprüft werden.

Material und Methode: An zwanzig Bastardhunden wurden 4 cm der linken A. iliaca communis durch eine gestrickte 6 cm - Dacronprothese (USCI) ersetzt. Die rechte A. iliace communis wurde in gleicher Höhe über eine ebenso lange Strecke offen endarteriektomiert. Zehn dieser Tiere erhielten zwei Tage praeoperativ und vier Wochen lang postoperativ Acetylsalicylsäure (Colfarit$^{R}$) in einer Dosierung von 30 mg/kg KG/d, die übrigen erhielten ein Placebo.

Die Durchblutung der hinteren Extremitäten wurde täglich klinisch überprüft, nach zwei und vier Wochen wurde über eine A. brachialis eine Aortographie mit Referenz des Beckensitus vorgenommen. Anschließend wurden die Tiere nach Gabe von 5000 IE Heparin getötet, beide Aa. iliacae entnommen und makroskopisch und histologisch (Ladewig-Fibrin-Färbung) untersucht.

Ergebnisse: Bei dreien der Kontrolltiere kam es innerhalb der ersten beiden Wochen (4., 5. und 9. Tag) zum thrombotischen Verschluß im Bereich der Prothese. Auch die noch durchgängigen Prothesen der Kontrolltiere zeigten thrombotische Auflagerungen unterschiedlichen Ausmaßes, die histologisch verschiedenes Alter, von der fibroblastischen Umwandlung in Prothesennähe bis zu frischen Thromben dem Lumen zu aufwiesen. Die Prothesen der behandelten Tiere zeigten durchwegs eine gerade die Querfalten auskleidende Schicht fibroblastischen Gewebes wohl auf dem Boden einer frühen Thrombenabsiedlung, das gegen das Lumen durch eine dünne sog. Neointima abgegrenzt wurde. Auf einer Prothese eines behandelten Tieres lag ein umschriebener frischerer, nicht okklusiver Thrombus vor.

Die endarteriektomierten Gefäßstrecken der behandelten Tiere boten durchwegs einen dünnen Saum von Proliferationsgewebe oder nur eine schmale Fibrinschicht. Bei den Kontrolltieren lag immer eine Auflagerung wechselnder Breite von fibroblastischem Gewebe vor, bei sechsen davon auch mit frischen Thromben. Die Endarteriektomiestrecken blieben bei allen Tieren durchgängig.

Diskussion: Die Hemmung der Thrombozytenadhäsivität und damit der initialen Vorgänge der Thrombose durch ASS ist aus zahlreichen Untersuchungen bekannt (2, 3). Die vorliegenden Ergebnisse bestätigen diese antithrombotische Wirkung am Modell einer veränderten Gefäßoberfläche in mittleren Arterien. Danese und Haimoc (4) fanden nach mechanischer Endarteriektomie der Halsschlagader, Mayer und Hammond (5) nach enzymatischer Intimaschädigung der Femoralarterie bei Hunden eine signifikante Senkung der Okklusionsrate durch ASS-Gabe.

Daß bei unseren Versuchen kein vollständiger Verschluß nach Endarteriektomie auftrat, mag am größeren Kaliber der betrachteten Gefäße liegen. Immerhin konnten auch wir eine deutliche Minderung des Ausmaßes sekundärer Auflagerungen an den endarteriektomierten Gefäßstrecken demonstrieren. Demgegenüber scheint das hier gebrauchte alloplastische Material eine so massive Thrombogenität zu besitzen, daß die Menge primärer Absiedlungen genügt, in der Folge einen völligen Verschluß herbeizuführen, bevor es zur Ausbildung einer sog. Neointima kommt. Unsere Ergebnisse zeigen, daß die Progredienz dieses Prozesses durch ASS offenbar so entschleunigt wird, daß mit der Auskleidung der Prothesenunebenheiten auch schon eine solche abschließende Neointima vorliegt.

Zusammenfassung: Bei 20 Hunden wurden je ein Segment der Aa. iliacae communes endarteriektomiert und durch eine Dacronprothese ersetzt. Zehn Tiere wurden Acetylsalicylsäure (ASS) 30 mg/kg KG/d gegeben. Nach vier Wochen wurden diese Segmente makroskopisch und histologisch auf das Vorliegen von thrombotischen Auflagerungen untersucht. Die Gefäße blieben bei den ASS-Tieren immer durchgängig. Bei den Kontrolltieren kam es an den Prothesen in drei Fällen zum thrombotischen Verschluß. Die Menge der thrombotischen Auflagerungen war bei den ASS-Tieren gegenüber den Kontrolltieren deutlich verringert.

Summary: In 20 dogs one common iliac artery was intimectomized, an equal segment of the other was replaced by a knitted dacron prosthesis. Ten animals were given Acetylsalicylic Acid 30 mg/kg BW/d. Four weeks later these arterial segments were examined grossly and histologically for the presence of thrombotic deposits.

In the treated animals these segments always remained patent. Three of the untreated animals showed a complete thrombotic occlusion of the prosthesis. The amount of thrombotic deposits on intimectomized and prosthetics segments was clearly reduced in the treated animals.

Literatur

1. Dragojevic, D., R. Hetzer und H. Corterier: Thromboemboliepropylaxe nach Herzklappenersatz in einem experimentellen Modell. Thoraxchirurgie 20, 419 (1972)

2. O Brien, J.R.: Effect of salicylates on human platelets. Lancet I , 204 (1968)

3. Breddin, K., I. Scharrer, M. Schepping: Über den Wirkungsmechanismus der Acetylsalicylsäure als Hemmer der Thrombocytenaggregation. Verh. Dtsch. Ges. Inn. Med. 76, 585 (1970)

4. Danese, C.A. und M. Haimov: Inhibition of experimental arterial thrombosis in dogs with platelet - deaggregation agents. Surgery 70, 927 (1971)

5. Mayer, J.E. und G.L. Hammond: Dipyridamole and Aspirin tested against an experimental model of thrombosis. Ann. Surgery 178, 108 (1973)

Dr. R. Hetzer, Klinik für Thorax-, Herz- und Gefäßchirurgie der Medizinischen Hochschule, 3ooo Hannover, Karl-Wiechert-Allee 9

# 91. Der Einfluß von Arginin auf die Insulinfreisetzung während intraabdomineller Operationen

W. Stremmel und K. Kümmerle

Chirurgische Universitätsklinik Freiburg/Br. (Direktor: Prof. Dr. M. Schwaiger)

Unter Streßsituationen ist die Insulinsekretion gehemmt (5). Diese Hemmung ist ein wesentlicher pathogenetischer Faktor der seit langem bekannten posttraumatischen transitorischen diabetischen Stoffwechsellage, die mit einer peripheren Glukoseutilisationsstörung einhergeht. Ein intakter Glukosestoffwechsel, bei dem auf hormoneller Ebene Insulin eine zentrale Stellung einnimmt, ist jedoch für zahlreiche Organe wie ZNS, Herzmuskel und Blutzellen von entscheidender Bedeutung.

Es ist von Interesse zu untersuchen, durch welche Maßnahmen die Insulinsekretion unter Streßsituationen stimuliert werden kann. In vorangehenden Untersuchungen am Menschen konnte während intraabdomineller Operationen durch alpha-Rezeptorenblockade die katecholamininduzierte Hemmung der glukosestimulierten Insulinfreisetzung teilweise aufgehoben werden (4). Wegen der Nebeneffekte auf den Kreislauf erschien die Suche nach anderen Möglichkeiten gerechtfertigt.

Die Insulinfreisetzung wird neben Glukose durch verschiedene andere Substanzen stimuliert, unter anderem durch Aminosäuren. In der vorliegenden Studie berichten wir über den Effekt von Arginin auf die basale und glukosestimulierte Insulinfreisetzung während intraabdomineller Operationen am Menschen. Die Untersuchungen wurden an 3o stoffwechselgesunden Patienten durchgeführt. In Anlehnung an Raptis (3) wurde Arginin in einer Dosierung von O, 5 g/ kg KG über 3o Minuten infundiert. Insulin wurde radioimmunologisch, die Glukose enzymatisch bestimmt. Die Glukosestimulation erfolgte mit O, 33 g/kg KG.

Ergebnisse: In der Kontrollgruppe steigen die basalen Blutglukosekonzentrationen von 1o4 mg% kontinuierlich während einer 3o-minütigen Beobachtungszeit auf 147 mg% an. Das Seruminsulin steigt von 8 auf 14 $\mu$E/ml an (Abb. 1). Während der Arginininfusion steigen die Blutzuckerwerte auf 172 mg% an. Das Insulin steigt auf 34 $\mu$E/ml an. Die Seruminsulinwerte liegen schwach signifikant über denen der Kontrollgruppe.

Nach intravenöser Glukosebelastung (Abb. 2) erfolgt kein signifikanter Anstieg des Seruminsulins trotz stark erhöhter Glukosekonzentrationen. Unter gleichzeitiger Argininstimulation steigen die

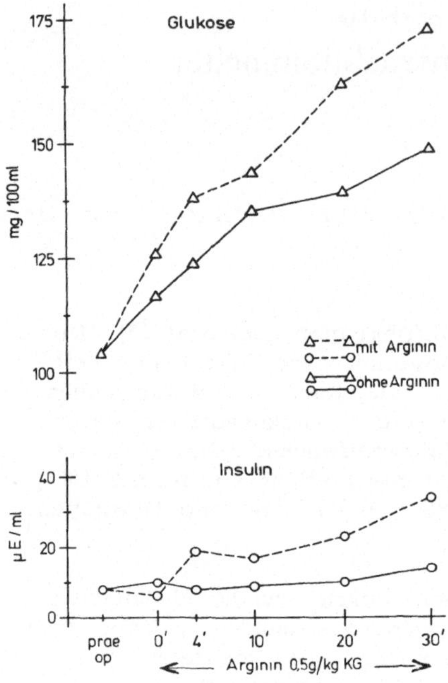


Abb. 1: Glukose und Insulin im Nüchternblut (Basalsekretion) während intraabdomineller Operationen.

Insulinkonzentrationen peakartig auf 95 $\mu$E/ml an. Das Insulin bleibt während der Beobachtungszeit erhöht (30 Minuten: 110 $\mu$E/ml).

Unter 16 getesteten Aminosäuren besitzt Arginin den stärksten Effekt auf die Insulinfreisetzung (2). Der insulinogene Effekt von Arginin steht in enger Beziehung zur Glukosekonzentration im Blut. Efendic, Cerasi und Luft (1) konnten zeigen, daß die Insulinfreisetzung während Arginininfusion durch eine Insulinhypoglykämie erheblich reduziert wird. Der primäre Glukosereiz auf die beta-Zelle ist also Voraussetzung für den Releasing-Mechanismus. Die Untersuchungsergebnisse könnten für die postoperative Infusionstherapie von Bedeutung sein. Sie bestätigen einmal die bereits geübte kombinierte Infusionstherapie von Glukose und Aminosäuren, veranlassen andererseits zur Anwendung neuer Aminosäurekompositionen. Der Insulin-Glukagon-Quotient, der über die anabole Wirkung von Insulin oder die katabole Wirkung von Glukagon entscheidet, wird durch Arginininfusionen erhöht.

Zusammenfassung: Während intraabdomineller Operationen ist die basale und glukosestimulierte Insulinfreisetzung gehemmt. Arginin (0,5 g/kg KG) über 30 Minuten infundiert, stimuliert sowohl die

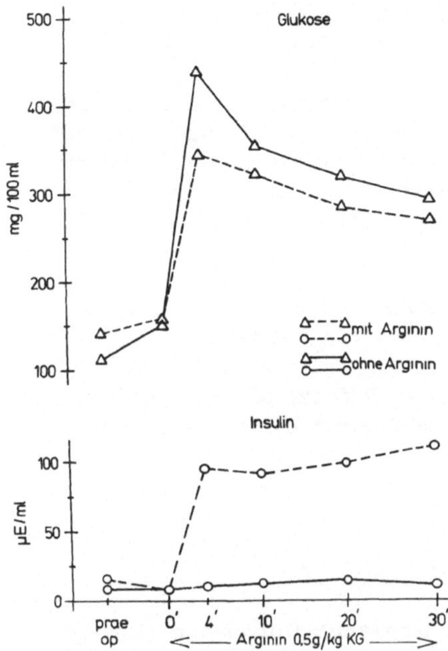


Abb. 2: Glukose und Insulin nach intraoperativer intravenöser Glukosestimulation mit 0,33 g Glukose / kg KG.

basale als auch die glukosestimulierte Insulinsekretion unter Streßsituationen. Es besteht ein Synergismus zwischen Arginineffekt und Blutglukosekonzentration auf die Insulinfreisetzung. Die Ergebnisse können für die postoperative (posttraumatische) Infusionstherapie von Bedeutung sein.

Summary: During abdominal surgery the basal and glucose stimulated insulin secretion rate is reduced. An arginine-infusion of 0,5 g/kg over 30 minutes is able to stimulate the basal as well as the glucose stimulated insulin secretion under stress condition. A synergism between the effect of arginine and blood glucose concentration concerning the influence on insulin secretion can be proven. The results are important for the postoperative (posttraumatic) infusion therapy.

Literatur

1. Efendic, S., E. Cerasi and R. Luft: Role of Glucose in Arginine-induced Insulin Release in Man. Metabolism 20, 568, (1971)

2. Fußgänger, R.D., E. Grajeda, H. Laube und E.F. Pfeiffer: Insulin- und Glukagonsekretion des isoliert perfundierten

Pankreas der Ratte nach verschiedenen Aminosäuren. 7. Kongr. Dtsch. Diabetes-Ges. Bad Nauheim 1972

3. Raptis, S., K. E. Schröter, G. Rothenbuchner, Ch. Thum, U. Klör und E. F. Pfeiffer: Immunologisch meßbares Insulin, Glukagon und Wachstumshormon nach intravenöser Gabe von Arginin mit und ohne gleichzeitige Gabe von Sulfanylharnstoffen beim Menschen. 7. Kongr. Dtsch. Ges. Diab. Bad Nauheim 1972

4. Stremmel, W.: Die Insulinsekretion unter Stress. Langenbecks Arch. Chir. Suppl. Chir. Forum 1974

5. Wright, P. H. and W. J. Malaisse: Effects of epinephrine, stress and exercise on insulin secretion by the rat. Am. J. Physiol. 214, 1031 (1968)

Priv.-Doz. Dr. W. Stremmel, Chirurgische Universitätsklinik
7800 Freiburg/Br., Hugstetter Str.

# 92. Histaminfreisetzung beim Menschen durch Plasmasubstitut auf Gelatine- und Dextranbasis: Ursache der anaphylaktoiden Reaktionen in der Klinik?

M. Thermann, A. Doenicke, K. Messmer, H. Hamelmann, H.-J. Reimann und W. Lorenz

Chirurgische Klinik und Abteilung für experimentelle Chirurgie und pathologische Biochemie der Universität Marburg/Lahn, Chirurgische Poliklinik der Universität München und Institut für Chirurgische Forschung an der Chirurgischen Klinik der Universität München

Plasmasubstitute werden therapeutisch nicht nur zur vorübergehenden Auffüllung eines verminderten Blutvolumens, sondern in erweiterter Indikation auch zur Thromboseprophylaxe und zur Hämodilution verwendet.

Da die in den letzten 2 Jahren gehäuft gemeldeten anaphylaktoiden Reaktionen nach Gabe von Plasmasubstituten dem klinischen Bild der Histaminfreisetzung ähnelten, haben wir untersucht, ob diese durch die Liberierung von Histamin zu erklären sind.

Methodik: An 71 gesunden Probanden wurde entsprechend den Techniken von Lorenz et al. (1) nach vorheriger Entnahme von 500 ml Blut eine Schnellinfusion des gleichen Volumens (2 ml/kg/min) an Gelatine (Hämaccel (R), Behringwerke Marburg) und Dextran 60 (Makrodex (R), Knoll Ludwigshafen) durchgeführt. Gemessen wurden der arterielle Blutdruck (unblutig), die Pulsfrequenz, Plasmahistaminspiegel sowie bei einem Teil der Probanden, denen Gelatine infundiert wurde, die Magensaftsekretion. Außerdem wurde bei einem Patienten, der nach Infusion von 15 ml Dextran 60 (Medac Hamburg) an den Folgen eines Herz-Kreislaufversagens verstarb, 5 min nach Eintritt des Zwischenfalles der Plasmahistaminspiegel gemessen.

Ergebnisse: Nach Gelatineinfusionen (insgesamt 46 Probanden) war innerhalb der einzelnen Versuchsserien mit verschiedenen Hämaccel R-Chargen bei bis zu 80% der Personen der Plasmahistaminspiegel, der normalerweise bei 0,6 ng/ml liegt (2), auf Werte über 2 ng/ml erhöht (Tabelle 1). Bei all diesen Testpersonen war die Magensaftsekretion gesteigert. In 5 Fällen kam es zu einer urtikariellen Reaktion mit maximaler Magensaftsekretion und Tachykardie, in zwei Fällen mit leichter Hypotension (Blutdruckabfall von 20 - 30 mm Hg). Bei diesen Probanden stiegen - soweit untersucht - die Plasmahistaminspiegel auf Werte bis 7,3 ng/ml an. In allen Fällen bestand eine gute Korrelation zwischen dem Ausmaß der Erhöhung des Plasmahistaminspiegels

Tabelle 1: Inzidenz der Histaminfreisetzung beim Menschen durch verschiedene Chargen von Gelatine und Dextran, gemessen durch Anstieg der Magensaftsekretion bzw. Erhöhung des Plasmahistaminspiegels.
Mittelwerte ± S.D. $n_1$ = Zahl der Probanden, die nach der Infusion eine Histaminfreisetzung aufwiesen. $n_2$ = Gesamtzahl der Probanden der jeweiligen Versuchsserie. Die maximalen Werte beziehen sich auf den Zeitpunkt der maximalen Reaktion.

| Substanz | Charge Nr. | Inzidenz der Histaminfreisetzung Magensaftsekretion $n_1/n_2$ | max.Volumen (mäq/min) | Plasmahistaminkonzentr. $n_1/n_2$ | höchster beob. Wert (ng/ml) |
|---|---|---|---|---|---|
| Gelatine | | | | | |
| Haemaccel(R) | 1786 | 2/7 | 0.32 | - | - |
| | 2019 | 3/8 | 0.20±0.2 | - | - |
| | 2549 | 5/8 | 0.21±0.8 | - | - |
| | 2551 | 8/10 | 0.26±0.12 | 10/12 | 1.9±0.3 |
| | 3000 | - | - | 0/5 | 0.2 |
| | V 183 I | - | - | 2/5 | 6.2 |
| Dextran | | | | | |
| Macrodex(R) | K 169 | - | - | 2/10 | 2.3 |
| | 3262/A3 | - | - | 6/15 | 2.2±0.9 |

und der Schwere der klinischen Symptomatik bzw. des Anstieges der Magensaftsekretion.

Nach Dextraninfusionen bei 25 Probanden war die Inzidenz der Histaminfreisetzung geringer. Bei 8 Probanden waren die Plasmahistaminspiegel im Durchschnitt auf 2, 3 ng/ml erhöht. Klinisch manifeste Reaktionen allergischer Art waren bei den Probanden mit Histaminanstieg nicht zu beobachten. Dagegen trat bei einem Probanden, der keine Histaminfreisetzung aufwies, eine anaphylaktoide Reaktion mit Bronchospasmus, Erythem des Gesichtes und Tachycardie auf. Derselbe Befund wurde bei einem tödlichen Zwischenfall mit Dextran 60 erhoben, der sich an der Chirurgischen Klinik Marburg ereignete. Ein 79-jähriger Patient wurde im Oktober 1974 zur Vorbereitung einer Gefäßoperation mit Dextran 60 präfundiert. Nach Infusion von ca. 15 ml des Plasmasubstitutes kam es zu einem generalisierten Erythem, Bronchospasmus mit Cyanose und massiver Hypotension ohne Tachycardie. Trotz Gabe von Steroiden, Antihistaminika, Calcium und $O_2$-Beatmung trat ein Herzstillstand auf, der durch Reanimationsmaßnahmen nicht beherrschbar war. In einer 5 min nach Auftreten des Herzstillstandes entnommenen Blutprobe lag der Plasmahistaminspiegel bei 0, 5 ng/ml, war also nicht erhöht. Die Sektion ergab altersgemäße Befunde ohne Hinweise für die Todesursache.

Diskussion: Nach rascher Gelatineinfusion traten bei 5 von 46 Probanden klinisch manifeste anaphylaktoide Reaktionen auf. Diese korrelierten mit der Höhe der gemessenen Plasmahistaminspiegel. Derartige Reaktionen sind durch Antihistaminika- und Katecholamingabe beherrschbar und führen nur äußerst selten zu einer vitalen Gefährdung.

Die Inzidenz der anaphylaktoiden Reaktionen auf Dextran war bei unseren Versuchen niedriger als nach Gelatinegabe, jedoch nicht als Folge der gelegentlich auftretenden geringen Histaminfreisetzung zu erklären. Die beobachteten zwei Zwischenfälle, einer davon tödlich, zeigten keine Erhöhung der Plasmahistaminspiegel. Die Ursache der Dextranzwischenfälle dürfte damit nicht die Histaminfreisetzung sein. Therapeutische Maßnahmen können tödliche Zwischenfälle nicht immer verhindern (3).

Zusammenfassung: Nach rascher Gelatineinfusion kommt es beim Menschen häufig zu einer Histaminfreisetzung, die bei entsprechendem Ausmaß eine klinische oder biologische Symptomatik hervorruft. Diese ist meist harmlos. Die Infusion von Dextran 60 führte in zwei Fällen zu anaphylaktoiden Reaktionen, von denen eine tödlich verlief. In beiden Fällen war der Plasmahistaminspiegel nicht erhöht. Histaminfreisetzung dürfte nicht die Ursache der Reaktionen auf Dextran sein.

Summary: After rapid gelatin infusion in many cases a release of relatively small amounts of histamine was observed. Clinical symptoms occured in 5 cases in correspondence to the increased histamine levels, but were relatively harmless. The application of dextran 60 induced anaphylactoid reactions in 2 persons, with death in one case. Plasma histamine level were normal in both cases. Histamine release probably is not the cause of dextran induced anaphylactoid reactions.

Literatur

1. Lorenz, W. et al.: Klin. Wschr. 52, 419 - 425 (1974)

2. Lorenz, W. et al.: Hoppe-Seylers Z. Phys. Chem. 353, 911 - 920 (1972)

3. Lorenz, W. et al.: Br. J. Anaesth. (eingereicht 1974)

Dr. M. Thermann, Chirurgische Universitätsklinik
355 Marburg / Lahn, Robert-Koch-Str. 8

# 93. Continuous Positive Airway Pressure in the Prophylaxis of the Adult Respiratory Distress Syndrome (ARDS)

G. B. Schmidt, C. Th. Bombeck, E. J. Bennett and K. M. Kotb

Department of Anesthesiology and Surgery of the University of Illinois, Abraham Lincoln School of Medicine, Chicago/Ill. USA

Surgery has been recognized as the leading precipitating cause of the Adult Respiratory Distress Syndrome. The patients at risk for developing ARDS may be fairly well determined by the end of the surgical procedure. It was postulated that prophylactic therapy should begin at the end of the surgical procedure, rather than wait for the blood gases to deteriorate.

Recently, prophylactic positive end expiratory pressure or PEEP has been shown to improve the status of animals subjected to experimental aspiration, drowning in both salt and fresh water, and fat embolization.

End expiratory pressure may also be given without mechanical ventilation. Modell's group show in their dogs drowned with sea water that end expiratory pressure without mechanical ventilation was just as effective in increasing oxygenation as PEEP with a ventilator. Ventilation of patients at risk for developing acute respiratory failure not infrequently leads to severe respiratory alkalosis, as the primary problem in these patients is oxygenation rather than ventilation. These patients generally already have some degree of respiratory alkalosis which may only be compounded by the ventilator.

PEEP without mechanical ventilation, now usually referred to as CPAP or continuous positive airway pressure, was described in 1971 by Gregory for the treatment of the idiopathic respiratory distress syndrome of the newborn. Since the institution of earlier and earlier CPAP in the ARDS based on clinical criteria not always waiting for the blood gases to deteriorate, most centers have reported a decline in mortality rates from 80% to 20% as well as marked decrease in the use of mechanical ventilation. As the ARDS and the IRDS share the same pathophysiologic lesion of a low functional residual capacity (FRC), CPAP which increases the FRC should also be of benefit in the ARDS.

Methods: Alternate at risk patients were placed on CPAP for the first twentyfour hours post abdominal surgery. The patients at risk for developing ARDS were defined for this study as being abdominal surgery patients going to our surgical intensive care

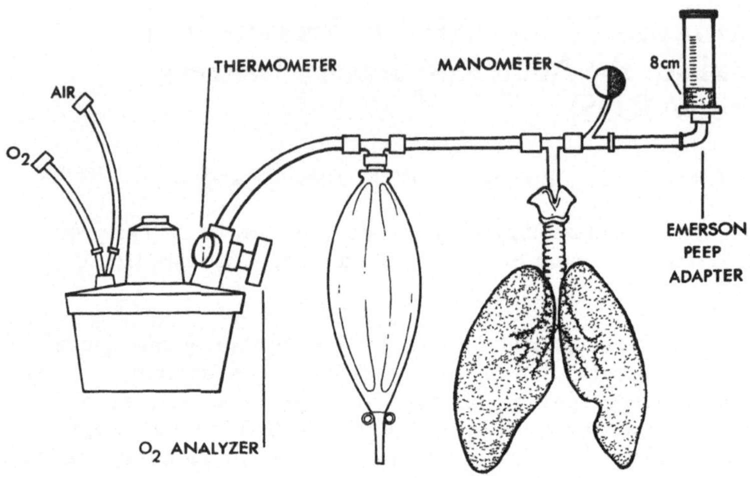


Fig. 1: CPAP Apparatus

unit with any one or more of the criteria listed on this slide: (1) surgery longer than four hours; (2) transfusion of more than four units of blood; (3) hypotension pre- or intra-operatively; (4) age greater than 65 years; (5) marked obesity; (6) repeated gastric or hepatic surgery; (7) ASA physical status III or IV. Elective nasotracheal intubation at the beginning of the surgical procedure was the preferred airway. Patients requiring mechanical ventilation postoperatively were placed on ZEEP or zero end expiratory pressure if in the control group, and PEEP if in the CPAP group.

After the patients were judged able to breathe adequately spontaneously, the CPAP group was placed on 8 cm $H_2O$ of CPAP using the apparatus seen in Figure 1. The amount of CPAP is controlled by the height of the column of water in the Engstrom PEEP adapter. Vital signs and blood gases were monitored frequently. Chest x-rays were taken, generally at least the two mornings following surgery and interpreted by radiologists who were not faimiliar with the study.
The patients were followed for respiratory complications until their discharge. The incidence of x-ray complications, ARDS, and other respiratory complications were studied.

Results: Fifty-nine CPAP patients and 58 control patients were studied. The groups were comparable in terms of ASA physical status, weight and age. The mean respiratory rate at twenty-four hours was 21 for the CPAP patients and 28 for the controls (x = 4.44). A respiratory rate of 28, being twice normal, is indicative of an increased work of breathing most likely due to a

Table 1: Blood gas results at 24 hours postoperative.

| PARAMETERS | CONTROL | CPAP |
|---|---|---|
| $\bar{m}$ $FiO_2$ | .37 | .37 |
| $\bar{m}$ $PaO_2$ in torr | 113 | 123 |
| $\bar{m}$ $PaCO_2$ in torr | 34 | 34 |
| $\bar{m}$ pH | 7.46 | 7.43 |

Table 2: Respiratory complications

| PARAMETERS | CONTROL | CPAP |
|---|---|---|
| N total | 58 | 59 |
| N x-ray complications<br>% | 25<br>43 | 10<br>15 |
| N with ARDS<br>% | 10<br>16 | 1(?)<br>2 |
| N mortality due to respiratory reasons | 3/10 ARDS | 0 |

low FRC and a low compliance. The control and CPAP patients maintained a $\bar{m}$ $PaCO_2$ at 24° of 34 torr. The $\bar{m}$ pH for the CPAP group was 7.43 compared with 7.46 (t = 1.4 in N.S.). The $\bar{m}$ temperatures were also identical (100.4°F), indicating fever was not the cause of the increased respiratory rate in the controls. The CPAP patients were maintained on the same $FiO_2$ ($\bar{m}$ .37) yet had a higher $\bar{m}$ $PaO_2$ (123 vs. 113). These differences continued into the post extubation period as seen in Table 1. Forty-three percent of the control patients developed x-ray complications compared with 15% of the CPAP patients (see Table 2). X-ray complications were defined as new findings or significant deterioration of pre-existing findings. Ten of the 58 control patients developed ARDS. ARDS was defined as hypoxemia requiring and responding to the institution of PEEP, tachypnea greater than 36 per minute, and x-ray findings of diffuse fluffy alveolar infiltrates. All of these patients required prolonged periods of mechanical ventilation with PEEP and a $\bar{m}$ duration of mechanical ventilation of ten days. Eight of the ten ARDS patients were ventilated prophylactically with ZEEP using sighs and large tidal volumes. This would tend to indicate that mechanical ventilation per se does not prevent ARDS. Three of the ten patients died in respiratory failure. There was one possible new case of ARDS in the 59 CPAP patients. Although in retrospect, all agreed that he most likely had fluid overload and congestive heart failure, he did meet one criteria for ARDS. He required mechanical assistance for less than twenty-four hours, responding rapidly to diuretic therapy.

Summary: Alternate patients believed to be at risk for developing ARDS were placed on CPAP for the first twenty-four hours post upper abdominal surgery. Ten of the 58 controls developed ARDS, requiring prolonged mechanical ventilation with a 30% mortality rate. Only one of the 59 CPAP patients developed evidence of ARDS. This patient, however, is believed to have had fluid overload, and responded quickly to diuretics and was extubated within two days. Thus, prophylactic CPAP has greatly decreased our postoperative morbidity and mortality related to respiratory causes.

Zusammenfassung: Patienten, bei denen der Verdacht bestand das ARDS zu entwickeln, wurden in alternierender Weise mit CPAP während der ersten 24 Stunden nach Chirurgie am Oberbauch behandelt. 10 der als Kontrolle dienenden 58 Patienten entwickelten ARDS, welches verlängerte mechanische Beatmung notwendig machte und mit einer Mortalitätsrate von 30% behaftet war. Nur einer der 59 mit CPAP behandelten Patienten entwickelte Anzeichen von ARDS. Dieser Patient litt aber wahrscheinlich unter Flüssigkeitsüberladung, sprach schnell auf Diuretica an und konnte in weniger als zwei Tagen extubiert werden.
Es wird gefolgert, daß die prophylaktische Benutzung von CPAP unsere, durch pulmonologische Komplikationen verursachte postoperative Morbidität und Mortalität wesentlich verringert hat.

Literatur

1. Chapman, R.L. et al.: Effect of Continuous Positive Pressure Ventilation and Steroids on Aspiration of Hydrochloric Acid (pH1.8) in Dogs. Anaesthesia & Analgesia 53, 556-562 (1974)
2. Ruiz , B.C. et al.: Effect of Ventilating Patterns on Arterial Oxygenation after Near Drowning with Fresh Water. Anaesthesia & Analgesia 52, 570-576 (1973)
3. Modell, J.H. et al.: Effects of Ventilating Patterns on Arterial Oxygenation After Near Drowning in Sea Water. Anaesthesiology 40, 376-384 (1974)
4. Parker, F.B. et al.: Chest 65, 54-56, April 1974 Suppl.
5. Gregory, G.A. et al.: New England Journal of Medicine 284 1333-1340 (1971)

Prof. G.B. Schmidt, Department of Anesthesiology
Abraham Lincoln School of Medicine, Chicago, Ill./USA

# 94. Colonic Dialysis

R.D. Rosin

The Surgical Unit, Westminster Hospital, London, England.
(Director: Prof. Harold Ellis)

The concept of extrarenal elimination of waste products from the blood stream across living membrane barriers is not new. Previous workers have utilized the small intestine for dialysis as a simple alternative to haemo- and peritoneal dialysis in patients with chronic renal failure. There is very little information available in the use of the colon for this purpose (1, 2, 3). Although haemodialysis and renal transplantation, the recognized forms of treatment for patients suffering from chronic renal disease, are effective, unfortunately these treatments are expensive and the demand is greater than the machines or cadaver kidneys available. This paper presents an experimental investigation of the feasibility of colonic loop dialysis based on studies performed in sheep.

Method: 15 female sheep, average weight 45 kg., had an isolated loop of colon prepared as a modified Thiry Vella fistula under general anaesthesia. The average length of the colonic loop was 185 cms., the average capacity 220 mls. Two weeks later nine of the sheep had bilateral nephrectomies performed, whilst 3 of the remaining were used in "urea-loading" experiments and the other 3 injected with a human lung preparation to induce chronic uraemia (4). Six of those sheep nephrectomized were dialysed via the colonic loop daily for 8 hours using a hypertonic 20% dextrose solution containing 141 mEq/litre of sodium, 3.6 mEq/litre of calcium, 100.8 mEq/litre of chloride ions and 46.6 mEq/litre of bicarbonate ions as lactate. Dialysis was carried out by intubating both colostomies with Foley catheters and perfusing the loop with warmed solution at a rate of between 5 and 10 mls. per minute. Urea loading was performed by injecting 40 G as ureaphil reconstituted with 105 mls. of physiological saline subcutaneously in the region of the shoulders. Chronic uraemia was induced by injecting the sheep on alternate weeks with 5 to 6 mls. of human lung preparation as described by Steblay and Rudofski (4). The experimental design contained the following separate investigations.

1. A study of sheep subjected to bilateral nephrectomy.
2. A study of the electrolyte and nitrogenous excretions of sheep used in these experiments.
3. A study of colonic dialysis in acute uraemic, urea-loaded and chronic uraemic sheep.

Table 1: Dialysis with 1 litre of solution in approximately 2 hours in nephrectomized sheep at different post operative days.

| Sheep No. | Days Postop. | Days alive Postop. | Blood Urea mgs/100ml. | Urea Removed mgs. | C10 Clearance mls/min. | Dialysate Content mEq/L. | | | Fluid Removed in mls. |
|---|---|---|---|---|---|---|---|---|---|
| | | | | | | K | Na | HCO3 | |
| 11 | 6 | 7 | 400 | 640 | 1.6 | 6.5 | 117 | 6 | 166 |
| 13 | 1 | 9 | 240 | 460 | 1.9 | 6.0 | 107 | 9 | 100 |
| 15 | 2 | 19 | 380 | 1440 | 3.8 | 3.5 | 121 | 6 | 150 |
| 16 | 4 | 10 | 470 | 1110 | 2.4 | 9.5 | 103 | 12 | 240 |
| 18 | 10 | 12 | 620 | 1680 | 2.7 | 5.9 | 119 | 3 | 50 |
| 19 | 8 | 11 | 530 | 1360 | 2.6 | 7.2 | 105 | 2 | 180 |

Table 2: Dialysis with 1 litre of solution in approximately 2 hours in sheep loaded with 40 G urea in saline subcutaneously.

| Sheep No. | Blood urea mgs/100 ml. | Urea removed mgs. | C10 clearance mls/min. | Potassium removed mEq / L. | Sodium absorbed mEq / L. |
|---|---|---|---|---|---|
| 9 | 84 | 350 | 4.2 | 21 | 900 |
| 12 | 76 | 280 | 3.6 | 17 | 600 |
| 25 | 98 | 310 | 3.2 | 34 | 1400 |
| Average values | 86 | 313 | 3.7 | 24 | 967 |

Results

1. The sheep nephrectomized but not dialysed died on days 6, 7 and 8 after operation with blood ureas of 438 mgs/100 mls., 487 mgs/100 mls. and 850 mgs/100 mls., serum concentrations of potassium also rose from a normal of 4.5 mEq/litre to an average value at death of 7.4 mEq/litre. The average serum sodium was 136 mEq/litre and bicarbonate 21 mEq/litre.

2. The level of electrolytes and nitrogenous excretion of sheep was estimated in the 3 sheep later used for urea-loading experiments. An average value of 28.9 G of urea was excreted daily while the average value of sodium excretion was 92 mEq/litre and potassium 299 mEq/litre during a 24 hour period.

3. In order to compare experiments, the clearances determined from the results are expressed as C10 clearances. The C10 clearance is defined as the number of mls. of blood (theoretically) cleared of a substance by a solution flowing at a perfusion rate of 10 mls. per minute through the loop (5).

The dialysing solution was perfused through the isolated loop of colon at a rate of 5 - 10 mls/minute over a period of 8 hours each day in 6 of the nephrectomized sheep. Urea, water, calcium and potassium were taken into the perfusion solution. The average C 10 clearance for urea was 2.5 mls/minute with a range of values from 1.6 to 3.8 mls/minute. Potassium was gained at the rate of an average of 6.4 mEq/litre with values ranging from 3.5 to 9.5 mEq/litre. The average water gained by the dialysis fluid was 145 mls/litre (Table 1).
In each of the 3 sheep loaded with 40 G of urea subcutaneously the blood urea rose the serum electrolytes remained normal. The level to which the blood urea rose was very variable and peak values varied between 76 and 98 mgs/100 ml. The time taken to reach the peak value varied from animal to animal and even in the same animal. The results of perfusions during which urea was recovered in the dialysate even though the kidneys were working normally is shown in Table 2.
Bacteriological studies were made on the sheep colon contents and on the isolated colonic segment contents both prior to and following dialysis. The colonic loops were examined histologically and the cells showed a decrease in mucin production with shedding of the epithelial lining.

Summary: It has been demonstrated using sheep that the colon is permeable to urea. Of nine sheep subjected to bilateral nephrectomy, six had an increased life span when dialysed via an isolated loop of colon compared to the other three used as controls. Further experiments were carried out on urea-loaded sheep and in sheep made chronically uraemic by an immunological technique which confirmed that urea could be dialysed across the colon at lower blood urea levels as well.

Zusammenfassung: Mit der Hilfe von Schafen konnte demonstriert werden, daß das Colon gegenüber Harnstoff permeabel ist. Von neun Schafen, die der bilateralen Nephrektomie unterworfen wurden, hatten sechs eine längere Lebensspanne nach Anwendung einer Dialyse mit Hilfe einer isolierten Dickdarmschlinge, während dem die restlichen drei Schafe zum Vergleich unbehandelt verblieben. Weitere Experimente wurden an Harnstoff intensiven Schafen und an solchen, die mit Hilfe eines immunologischen Verfahrens chronisch uraemisch wurden, unternommen. Diese bestätigten, daß Harnstoff auch wenn es in weniger konzentrierter Form im Blut vorhanden ist, erfolgreich über das Colon dialysiert werden konnte.

References

1. Landsberg, M. & Szenkier, D.: Zrschr. f. Urol. 24, 95 (1930)

2. Kolff J.W.: New Ways of Treating Uraemia. J & A Churchill Ltd. London, pp 101-102 (1947)

3. Daugherty, G.W., Odel, H.M. & Ferris, D.O.: Proc. Staff. Meet. Mayo Clin. 23, 209 (1948)

4. Steblay, R.W. and Rudofski, U.: Science 160, 204 (1968)

5. Hopcroft S.C.: Exp. Med. Surg. 28, 137 (1970)

R.D. Rosin, M.D., Westminster Medical School
Westminster Hospital, London , S.W. 1

# 95. Tierexperimentell quantitativ bakteriologische Untersuchungen über die Wirksamkeit intraoperativer Peritonealspülungen

F. v. Meißner, G. Zierott und K. O. Gundermann

Abteilung für Allgemeinchirurgie (Leiter: Prof. Dr. B. Löhr) und Abteilung für Hygiene- und Mikrobiologie (Leiter: Prof. Dr. H. Gärtner) der Universität Kiel

Die Behandlung der postoperativen Peritonitis gilt auch heute noch trotz Einsatzes hochwirksamer Antibiotika und bei optimaler Schocktherapie als problematisch. Versuche, über eine lokale Spülung die Behandlungsergebnisse zu verbessern, sind in der Vergangenheit zahlreich gewesen (4). Aber obwohl teils günstige Ergebnisse in tierexperimentellen wie klinischen Studien unter intraperitonealer Spülung erzielt wurden, findet die Spülbehandlung bisher keine allgemeine Verbreitung. Kritische Einwände beziehen sich nicht nur auf die Wirksamkeit der Spülung ansich, sondern auch darauf, daß hierdurch eine anfänglich lokal begrenzte Infektion auf die gesamte Bauchhöhle ausgedehnt werden könnte. Beim Studium der Literatur fällt auf, daß bisher praktisch keine quantitativ bakteriologischen Experimente zur Effektivität einer intraperitonealen Spülung vorliegen (1).

Material und Methode: In einem Modellversuch wurde in 4 Versuchsserien mit insgesamt 75 Albino-Ratten die Wirksamkeit der intraperitonealen Spülung bei artefiziell induzierter Peritonitis durch Infektion mit einer definierten Keimzahl von Staph. aureus untersucht. In einer ersten Versuchsreihe wurde die Letaldosis für die verwendeten Keime - Staph. aureus - bei Inokulation in das Rattenperitoneum bestimmt. In den weiteren Versuchsreihen wurde dann nach Anlage einer medianen Unterbauchlaparotomie, Ligatur eines Netzzipfels zur Induktion einer Nekrose, die Letaldosis an Staph. aureus-Keimen appliziert.
In der ersten Gruppe wurde sofort danach mit einer Serie von 3 Spülungen begonnen. In weiteren Versuchen wurden erst 15 bzw. 3o Minuten nach Keimapplikation die Spülungen vorgenommen. Die Laparotomiewunde wurde so ausgespannt, daß sich jeweils eine Höhle von 2o ccm ergab. In den ersten Spülungen wurden 2o ml physiologischer Kochsalzlösung über eine Redondrainage eingebracht und auf demselben Wege wieder abgezogen und der weiteren quantitativ-bakteriologischen Untersuchung zugeführt. Bei der zweiten und dritten Spülung wurden jeweils 1o ml physiologischer Kochsalzlösung verwandt.

Ergebnisse: Bei allen Versuchstieren ließen sich bereits 15 Minuten nach erfolgter Keimapplikation Bakteriämien aus dem Blut der

Tabelle 1: Zusammenfassung der Versuchsergebnisse bei 3-facher Spülung des Rattenperitoneums nach definierter Keiminkubation.

| Serie | Anzahl der Tiere | Beginn der Spülung min. | Entfernte Keime in % zur eingebrachten Gesamt-Keimzahl 1.Splg. | 2.Splg. | 3. Splg. | total | Anzahl der Tiere überl. | tot |
|---|---|---|---|---|---|---|---|---|
| Ia | 27 | sofort | 9,74 | 0,56 | 0,097 | 10,4 | 25 | 2 |
| Ib | 7 | ∅ | ∅ | ∅ | ∅ | ∅ | ∅ | 7 |
| IIa | 6 | 15 | 0,068 | 0,06 | 0,06 | 0,195 | ∅ | 6 |
| IIb | 1 | - | - | - | - | - | - | 1 |
| IIIa | 6 | 30 | 0,025 | 0,03 | 0,02 | 0,075 | - | 6 |
| IIIb | 1 | - | | | | | - | 1 |
| IV | 27 | ∅ | Bestimmung d.Letaldosis | | | | 15 | 12 |
| Gesamt | 75 | | | | | | 40 | 35 |

Schwanzvene nachweisen. 27 Tiere der Gruppe Ia mit Letaldosis und Sofortspülung überlebten bis auf zwei Tiere. Die als Kontrolle beigegebenen 7 Tiere mit Keim-Inokulation aber ohne Peritonealspülung starben alle. Im Gegensatz zu diesem günstigen biologischen Ergebnis zeigte die quantitative Untersuchung der gewonnenen Spülflüssigkeit, daß trotz aufwendiger Spülung nur 10% der verabreichten Gesamtkeimzahl ausgespült wurden. Bei verzögert einsetzender Peritonealspülung , d. h. 15 bzw. 30 Minuten nach erfolgter Keimapplikation, erbrachte die Spülbehandlung keinen Erfolg mehr, die verabreichte letale Keimdosis wurde also nicht mehr ausreichend reduziert. Es ließen sich nur noch weniger als 1% der eingebrachten Keime entfernen (Tabelle 1).

Diskussion: Die in der Literatur angegebenen günstigen Ergebnisse bei intraperitonealen Spülungen erklären sich teilweise durch eine nicht definierte und in der Dosierung offenbar zu gering gehaltene Keimkontamination (3). In Übereinstimmung mit unseren Ergebnissen lassen sich bei sofort einsetzender Peritonealspülung günstige Ergebnisse erzielen, wenngleich der quantitativ bakteriologische Effekt der Peritonealspülung nur in einer Verminderung der Gesamtkeimzahl um 10% liegt. Ein schädlicher Einfluß der Peritonealspülung etwa durch Hämoglobinfreisetzung oder Verteilung der Keime in das gesamte Cavum des Peritoneums wurde nicht beobachtet

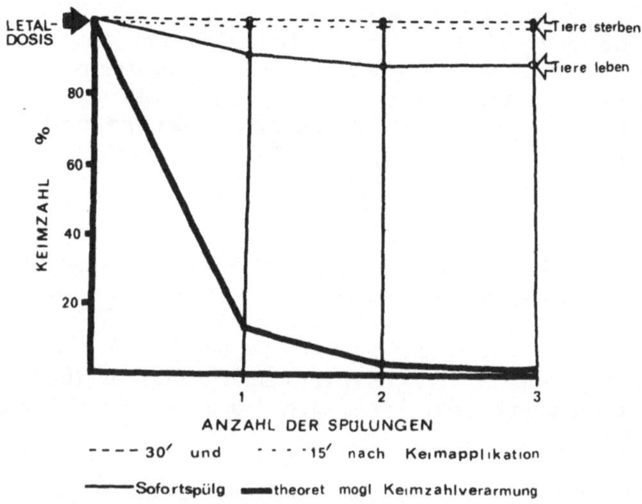


Abb. 1: Quantitative und biologische Effektivität intraperitonealer Spülungen im Rattenmodellversuch.

(2). Ein entscheidender Vorteil für die Peritonitis-Behandlung ist bei einer Spülung 15 bzw. 30 Minuten nach Keimapplikation wegen des geringen Wirkungsgrades von weniger als 1% nicht mehr festzustellen (Abb. 1).

Zusammenfassung: In einem Modellversuch an Albino-Ratten wurde die Wirksamkeit intraoperativer Peritonealspülung anhand definierter letal wirkender Staph. aureus-Infektionen geprüft. Ein positiver Effekt ist nur dann zu erwarten, wenn unverzüglich nach Auftreten einer bakteriellen Kontamination mit einer ausgiebigen Peritonealspülung begonnen wird. In diesem Fall kann mit einer Verringerung der Gesamtkeimzahl um 10% gerechnet werden. Bei einer 15 bzw. 30 Minuten nach Keimapplikation eintretenden Spülung sinkt der Wirkungsgrad unter 1%, gleichzeitig können bereits 15 Minuten nach Keimapplikation Bakteriämien nachgewiesen werden. Die Grenzen der Peritonealspülung mit physiologischer Kochsalzlösung werden anhand dieser Ergebnisse offenkundig.

Summary: In a model experiment with albino rats the effectiveness of intraoperative peritoneal lavage has been tested by means of defined lethal staphylococus aureus infections. A positive result can only be expected, if intraperitoneal lavage is started immediately after bacterial contamination. In this can a 10%

decrease in the total number of germs be expected.
If the lavage is done up to 15 or 30 min after the germ application the efficiency rate declines to less than 1%. In addition bacteraemia could be proved already 15 min after germ application. These results clearly show the limits of peritoneal lavage with physiological saline.

Literatur

1. Filler, R.M., Sleeman, H.K., Hendry, W.S. et Pulaski, E. J.: Lethal factors in experimental peritonitis. Surg. 60, 671 (1966)

2. Hovnanian, A.P., Saddawi, N.: Experimental Study of the Consequence of Intraperitoneal Irrigation. Surg. Gynec. Obstet. 134, 575 (1972)

3. Mühe, E., Schierl, W.: Peritonitisprophylaxe durch Saug-Spüldrainage der Bauchhöhle. Chirurg 42, 458 (1971)

4. Perkash, I., Satpati, P., Agarwal, K.C., Chakravarti, R.N., Chhuttani, P.N.: Prolonged peritoneal Lavage in Fecal Peritonitis. Surg. 68, 842 (1970)

Dr. F. v. Meißner, Chirurgische Universitätsklinik
2300 Kiel, Hospitalstr. 4o

## *Endokrinologie*

# 96. Blutdruckverhalten bei Ratten nach Ableitung des Nierenvenenblutes in die Pfortader

J. Medrano, H.-D. Jakubowski, H. Löbermann

Abteilung für Allgemeine Chirurgie (Direktor: Prof. Dr. F.W. Eigler) der Chirurgischen Klinik und Poliklinik des Universitätsklinikum der Gesamthochschule Essen

Ausgehend von der humoralen Genese des renovasculären Hochdrucks (2) und in der Annahme, daß Renin oder reninähnliche Substanzen in der Leber enzymatisch abgebaut werden könnten, wurde von verschiedenen Autoren tierexperimentell versucht, den vasculorenalen Druck durch Umleitung des renalen Venenblutes über die Leber mittels renoportaler bzw. cavoportaler Anastomosen zu beeinflussen. Hierbei wurden unterschiedliche, sich widersprechende Ergebnisse erzielt (1, 3, 4, 5). Wegen der großen klinischen Relevanz dieser organerhaltenden Behandlungsmaßnahme für die Behandlung peripher nicht angehbarer Nierenarterienstenosen oder renalparenchymatöser Hochdruckformen wurde die Frage der hepatischen Beeinflußbarkeit des renalen Hochdrucks an Ratten untersucht.

Methodik: Die Untersuchungen wurden an 208 Ratten - Stamm Wistar II - mit einem Gewicht zwischen 150 und 350 g durchgeführt. Nach Bestimmung der Blutdruckausgangswerte dieser Tiere wurde die rechte Nierenarterie stenosiert und die linke Niere entfernt. Die Stenosierung der rechten Nierenarterie erfolgte mit einer 2 mm breiten und 0,2 mm starken Silberklemme, die eine lichte Weite von 0,2 mm hatte; eine Woche danach wurde immer die linke Niere exstirpiert. Der Blutdruck wurde hier immer indirekt am Schwanz der nichtnarkotisierten Ratte unblutig mittels aufblasbarer Gummimanschette und Infratonpulsabnehmer gemessen. 120 Ratten (57 % von 208) entwickelten einen Hochdruck mit Werten über 170 mm Hg. Bei diesen Tieren wurden mit Hilfe mikrogefäßchirurgischer Methoden hämodynamisch einwandfreie cavoportale und renoportale Anastomosen durchgeführt. 22 hypertone Tiere mit nachgewiesener offener Gefäßanastomose, darunter 12 mit cavoportalen Anastomosen (Gruppe I) und 10 mit renoportalen Anastomosen (Gruppe II) konnten über eine Zeitperiode von 7 Wochen bis 10 Monate beobachtet werden. Weiterhin wurde der Einfluß cavoportaler Anastomosen (Gruppe III) und renoportaler Anastomosen (Gruppe IV) auf den Blutdruck 6 normotoner Ratten überprüft.

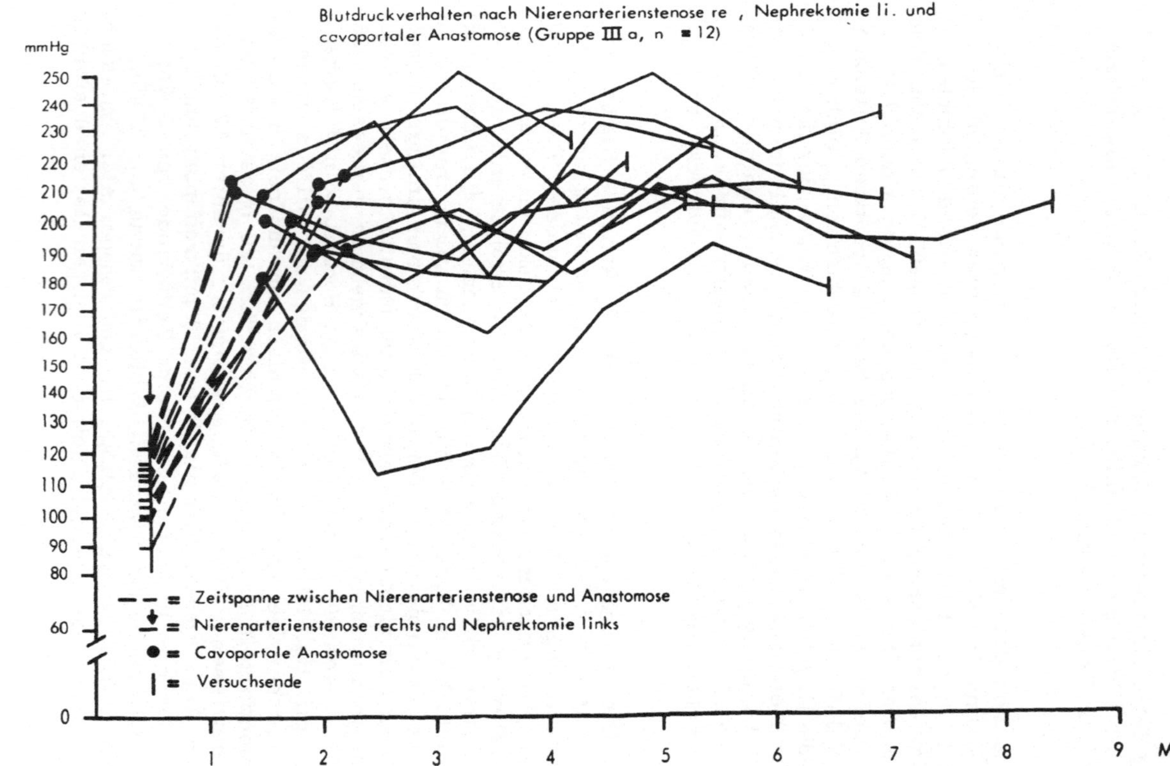


Abb. 1: Blutdruckverhalten bei 12 Ratten nach Stenosierung der rechten Nierenarterie, linksseitiger Nephrektomie und cavoportaler Anastomose (Gruppe I).

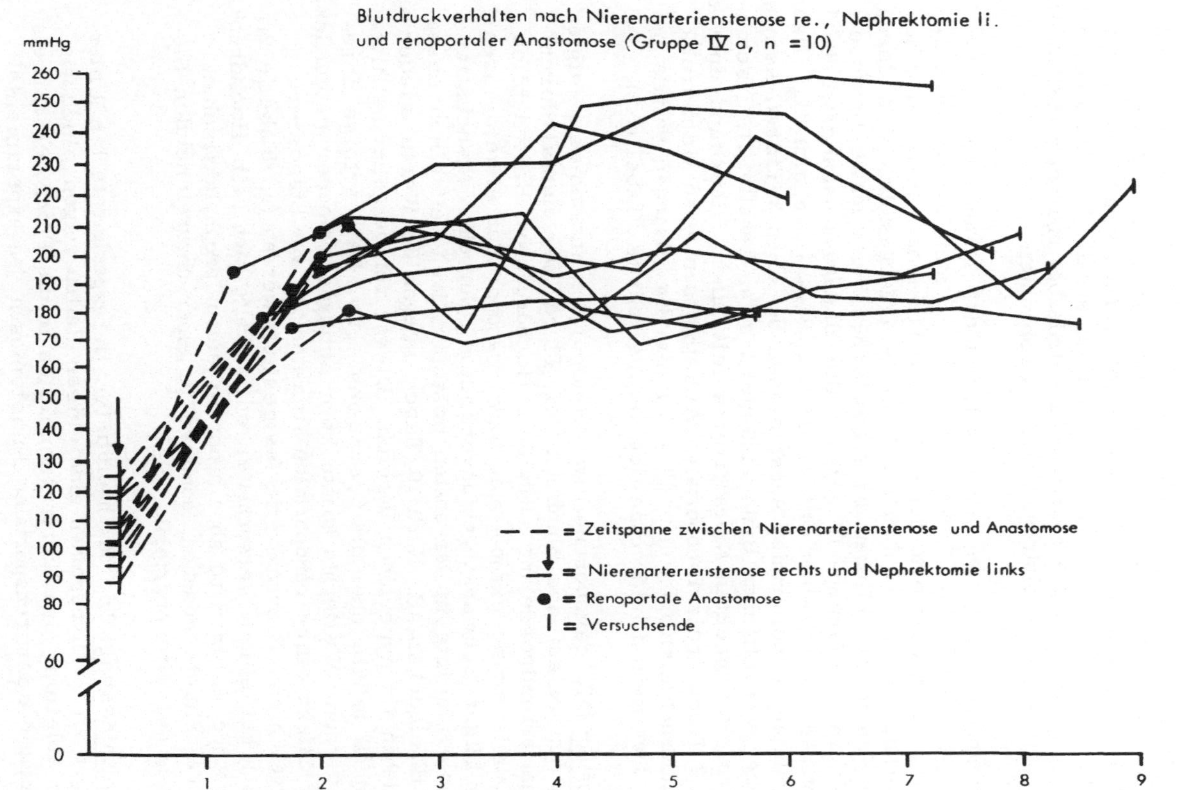


Abb. 2: Blutdruckverhalten bei 10 Ratten nach Stenosierung der rechten Nierenarterie, linksseitiger Nephrektomie und renoportaler Anastomose (Gruppe II).

Ergebnisse: Die Blutdruckausgangswerte dieser Tiere betrugen 1o4 ± 2,5 mm Hg (Gruppe I) und 1o5 ± 5,o mm Hg (Gruppe II). Nach Stenosierung der rechten Nierenarterie und kontralateraler Nephrektomie stiegen diese Werte auf: 2oo ± 3,o mm Hg (Gruppe I) und 191 ± 3,9 mm Hg (Gruppe II); nach Durchführung der cavoportalen bzw. renoportalen Anastomosen konnte keine nennenswerte anhaltende Blutdrucksenkung erzielt werden. In der Abb. 1 ist das Blutdruckverhalten der Tiere der Gruppe I dargestellt. Wie daraus zu entnehmen ist, wurde lediglich bei einem Tier ein vorübergehender Blutdruckabfall registriert, der bei den nachfolgenden Blutdruckmessungen nicht mehr beobachtet werden konnte. In der Gruppe II (S. Abb. 2) war ebenfalls keine dauerhafte Blutdrucksenkung zu verzeichnen. Im Gegensatz dazu wurde bei über der Hälfte der Tiere ein weiterer Blutdruckanstieg beobachtet.

In der Gruppe III betrug der Mittelwert des systolischen Blutdrucks vor der Shunt-Operation 96,2 ± 2,3 mm Hg. Die systolischen Mitteldruckwerte der einzelnen Tiere nach Anlegen eines cavoportalen Shunts sind in der Tabelle 1 dargestellt. Wie daraus zu entnehmen ist, blieben die systolischen Blutdruckwerte unbeeinflußt. In der Gruppe IV ergaben die Blutdruckausgangswerte 3 normotoner Ratten einen Mittelwert von 94,4 ± o,6 mm Hg. Nach Durchführung renoportaler Anastomosen bei allen 3 Tieren kam es zu keiner wesentlichen Blutdruckänderung (s. Tabelle 2). Nach Einengung der rechten Nierenarterie mit einem Silberband entwikkelten 2 Tiere trotz renoportaler Anastomosen einen Hochdruck mit Blutdruckanstiegen über 60 - 70 mm Hg. Dagegen wurde bei einem Tier kein Blutdruckanstieg festgestellt (s. Tabelle 2).

Diskussion: Die cavoportale bzw. renoportale Anastomose zeigte keinen Einfluß auf den Blutdruck der Tiere. Der einmal durch Nierenarteriendrosselung ausgelöste Hochdruck bei Ratten blieb nach Durchführung cavoportaler bzw. renoportaler Anastomosen trotz mäßiger Schwankungen unverändert. Nur ein Versuchstier (s. Abb. 1) zeigte in der ersten postoperativen Zeit einen passageren Blutdruckabfall. Nach 10 Tagen stiegen die Werte wieder an und blieben im hypertonen Bereich. Dieser vorübergehende Blutdruckabfall müßte eher als Operations- bzw. Narkosefolge angesehen werden. Weiterhin konnte kein antihypertonischer prophylaktischer Effekt einer renoportalen Anastomose vor Stenosierung der zugehörigen Nierenarterie festgestellt werden (s. Tabelle 2). Lediglich bei einem Versuchstier entwickelte sich kein Hochdruck. Die Ursache dafür wird aber nicht in einem prophylaktischen Effekt des Shunts gesehen, sondern in einer unzureichenden Stenosierung der Nierenarterie.

Zusammenfassung: Die durchgeführten tierexperimentellen Untersuchungen an 22 hypertonen einnierigen Ratten zeigen eindeutig, daß die Ableitung des Nierenvenenblutes in die Pfortader mittels cavoportaler oder renoportaler Anastomosen den experimentell

Tabelle 1: Versuchsgruppe III: Systolische Blutdruckwerte bei 3 Ratten vor und nach Anlegen eines cavoportalen Shunts.
C-P. Shunt = cavoportaler Shunt
n = Anzahl der einzelnen Messungen
m = Mittelwert der gemittelten Werte der einzelnen Tiere

| Versuchstier | Ausgangswerte | | Nach C-P Shunt | |
|---|---|---|---|---|
| n | $\bar{x} \pm s_{\bar{x}}$ (mm/Hg) | n | $\bar{x} \pm s_{\bar{x}}$ (mm/Hg) | n |
| 334 | 95,7 ± 3,9 | 6 | 99,0 ± 1,6 | 6 |
| 346 | 92,4 ± 2,6 | 5 | 92,8 ± 2,8 | 5 |
| 287 | 100,4 ± 2,5 | 5 | 100,0 ± 2,4 | 5 |
| m | 96,2 ± 2,3 | | 97,3 ± 2,2 | |

Tabelle 2: Versuchsgruppe IV: Systolische Blutdruckwerte bei 3 Ratten vor und nach renoportalem Shunt sowie nach darauffolgender Nierenarterienstenosierung rechts.
R-P Shunt = renoportaler Shunt
St. re. = Nierenarterienstenose rechts
n = Anzahl der einzelnen Messungen
m = Mittelwert der Mittelwerte

| Versuchstier | Ausgangswerte | | Nach R-P Shunt re. | | Nach St. re. | |
|---|---|---|---|---|---|---|
| Nr. | $\bar{x} \pm s_{\bar{x}}$ (mm/Hg) | n | $\bar{x} \pm s_{\bar{x}}$ (mm/Hg) | n | $\bar{x} \pm s_{\bar{x}}$ (mm/Hg) | n |
| 649 | 95,2 ± 2,4 | 5 | 95,6 ± 3,3 | 5 | 161,2 ± 10,1 | 5 |
| 650 | 93,2 ± 2,8 | 5 | 92,4 ± 3,7 | 5 | 94,4 ± 2,9 | 5 |
| 690 | 94,8 ± 2,4 | 5 | 94,4 ± 2,9 | 5 | 170,4 ± 6,5 | 5 |
| m | 94,4 ± 0,6 | | 94,1 ± 0,9 | | 142,0 ± 23,9 | |

erzeugten, renovasculären Hochdruck nicht senken kann. Darüberhinaus zeigten solche Anastomosen keinen Einfluß auf das Blutdruckverhalten 3 normotoner Ratten. Ihre prophylaktische Anwendung konnte den Drosselungshochdruck bei 2 von 3 Versuchstieren nicht verhindern.

Summary: Experimental studies on 22 hypertonic rats which had previously one kidney removed show that the deviation of the renal vein blood into the portal vein through a cavoportal or splenoportal anastomosis does not result in a lowering of the experimentally induced renovascular hypertension. These anastomoses did not alter the blood pressure in 3 normotonic rats. The prophylactic use of these anastomoses could not prevent the development of experimental renal hypertension in 2 of 3 test animals.

Literatur


1. Brunner, L., B. Heisig und H. Emmermann: Der Einfluß der Leber auf den experimentellen nephrogenen Hochdruck intrarenaler Genese. Langenbecks Arch. Klin. Chir. 326, 137 (1970)

2. Houssay, B.A. and E. Braun - Menendez: Role of renin in experimental hypertension. Brit. Med. J. 2, 179 (1942)

3. Ito, N.S. Aoki, K. Sakamoto, K. Nose and M. Naghama: Effect on the renal hypertension by connecting the renal vein to the portal vein. Kobe J. Med. Sci. 7208 (1961)

4. Najafi, H.: Diversion of renal venous effects on experimental hypertension in dogs. Arch. Surg. 91, 489 (1965)

5. Reichle, F.A., R.D. Hover, N.R. Bernstein, R.N. Reichle and P. Rosemond: Prevention of experimental renovascular hypertension by caval portal shunt. Arch. Surg. 105, 599 (1972)



Dr. J. Medrano, Abteilung für Allgemeine Chirurgie
des Universitätsklinikum der Gesamthochschule
43 Essen, Hufelandstr.

# 97. Selektive Parathormonbestimmung zur Lokalisationsdiagnostik von Epithelkörperchentumoren

M. Rothmund, R. Günther, B. Heicke und H. Brünner

Chirurgische Universitätsklinik Mainz (Direktor: Professor Dr. F. Kümmerle)

Die Erfolge der Lokalisationsdiagnostik von Epithelkörperchentumoren mit Hilfe der Szintigraphie, der Angiographie, des Pneumomediastinums und intravitaler Färbemethoden waren begrenzt. Mit der Möglichkeit Parathormon radioimmunchemisch zu messen, war eine für hormonüberaktives Parathyreoidea-Gewebe spezifische Methode gegeben. Eine weitere Voraussetzung war die Kenntnis der venösen Drainage von Epithelkörperchen, die fast ausschließlich seitengetrennt durch die Venae thyreoideae inferiores erfolgt (2).

Methodik: Nach transfemoraler Venenkatheterisierung in Seldinger-Technik werden mit einem steuerbaren Koaxialkatheter (Medi-Tech-Selektorkatheter) die großen Venen des Halses und des oberen Mediastinums sowie die Einmündungen der Schilddrüsenvenen aufgesucht und an etwa 10 bis 18 Stellen ca. 10 ml Blut entnommen. Die Entnahmestellen werden in ein Venenschema eingetragen. Gleichzeitig wird ein Venogramm der Schilddrüsen- und Halsvenen angefertigt.
In den entnommenen Proben, die nach Zentrifugieren bis zur Aufarbeitung eingefroren werden, wird radioimmunologisch Parathormon bestimmt. Der Radioimmunoassay ist an anderer Stelle beschrieben (3). Der Ort der höchsten Hormonkonzentration weist auf die Lokalisation des Epithelkörperchentumors hin, bzw. läßt sich feststellen im Einzugsbereich welcher Vene der Tumor gelegen ist. Bei solitären Epithelkörperchenadenomen wird ein Seitengradient von mehr als 1 : 1, 8 als signifikant angesehen.

Ergebnisse: Insgesamt wurden bisher 24 Patienten untersucht. Bei 15 Patienten lag ein primärer Hyperparathyreoidismus vor. Neun Patienten wurden wegen Verdachts auf Hyperparathyreoidismus bei unklarer Osteoporose, recidivierendem Nierensteinleiden oder okkultem Neoplasma mit paraneoplastischer Hypercalcämie untersucht. Bei 12 von 15 Patienten mit primärem Hyperparathyreoidismus konnte die Lokalisation des hormonaktiven Tumors exakt angegeben werden, bei zwei Patienten mit je zwei Adenomen konnte nur ein Adenom lokalisiert werden. Es wurde jedoch die Multiplizität der Tumoren präoperativ erkannt.

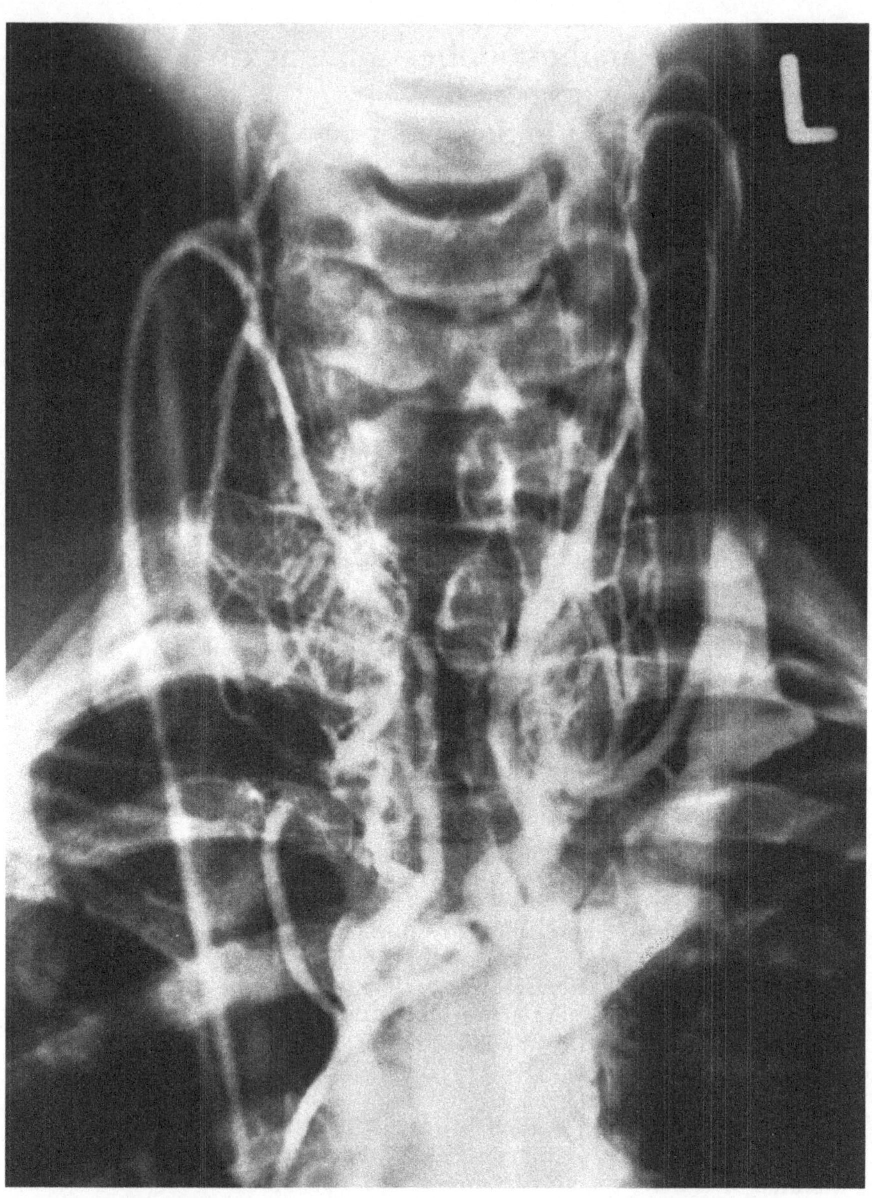


Abb. 1a und 1b: Typisches Hormonmuster für solitäres Epithelkörperchenadenom. Bei allgemein erhöhten Parathormonwerten (Norm bis 0,5 ng/ml) deutlicher Spitzenwert an der Einmündung einer kleinen Vene in der V. anonyma links. Im gleichzeitig angefertigten Venogramm sieht man, daß es sich um die linke V. thyreoidea inferior handelt, die nur das gleichseitige Schilddrüsen- und Epithelkörperchengewebe drainiert.

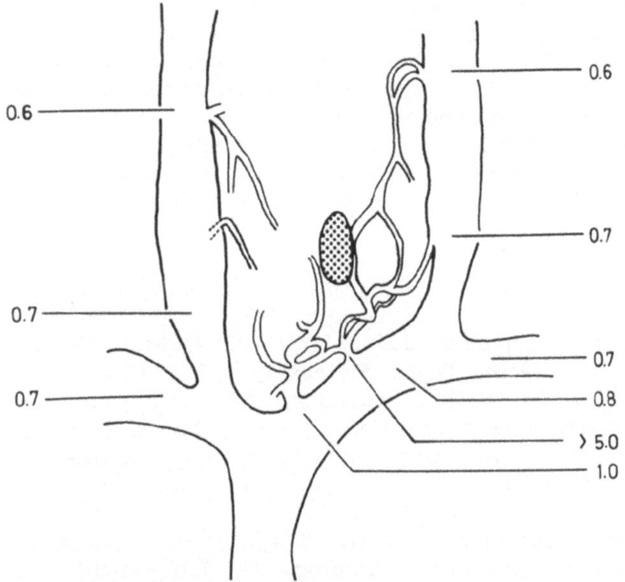


Abb. 1a und b (Fortsetzung)
Diagnose: linksseitiges Epithelkörperchenadenom, am unteren Schilddrüsenpol gelegen (nur leicht erhöhte Werte in der gleichseitigen Vena thyreoidea superior und media).

Diskussion: Die selektive Blutentnahme und Parathormonbestimmung ist allen anderen Verfahren in der Lokalisationsdiagnostik von Epithelkörperchentumoren überlegen. In unserem Krankengut und in der Literatur (1, 4) konnten mehr als 80% der solitären Adenome lokalisiert werden. Die Untersuchung führt präoperativ zur Seitenlokalisation des Tumors, sie beantwortet die Frage, solitäres oder multiples Parathyreoidea-Gewebe und sichert die mögliche Lage im Mediastinum. Darüberhinaus ist die selektive Parathormonbestimmung geeignet, in ausgewählten Fällen eines klinisch, röntgenologisch und laborchemisch nicht zu klärenden Verdachts auf primären Hyperparathyreoidismus die Diagnose zu klären. In unserem Krankengut konnte die Operationszeit verkürzt und die Reeingriffe vermieden werden.

Zusammenfassung: Es wird über Methodik und Ergebnisse der selektiven Parathormonbestimmung zur Lokalisation von Epithelkörperchentumoren berichtet. Nach Katheterisierung der V. femoralis wird an verschiedenen Stellen der Hals- und Schilddrüsenvenen Blut entnommen und radioimmunologisch Parathormon bestimmt. Die Methode erlaubte die Lokalisation von 13 Epithelkörperchentumoren bei 15 Patienten. Sie scheint gegenüber den bisher verwendeten Methoden überlegen zu sein.

Summary: A method for localization of parathyroid tumors by selective venous blood sampling and measurement of parathyroid hormone is reported. The blood samples are taken after catheterization of the femoral vein from the veins of the neck and the thyroid gland. Parathyroid hormone levels are measured by radioimmunoassay. By this method localisation of 13 parathyroid adenomas in 15 patients was achieved. Parathyroid venous sampling seems to be more effective than any other localisation method used.

Literatur

1. Bilezikian, J.P., Doppman, J.L., Shimkin, P.M., Powell, D., Wells, S.A., Heath, D.A. Ketcham, A.S., Monchik, J., Malette, L.E., Potts, D.T., Aurbach, G.D.: Preoperative localisation of abnormal parathyroid tissue. Cumulative experience with venous sampling and arteriography. Amer. J. Med. 55 505 (1973)

2. Doppman , J.L., Hammond, W.G.: The anatomic basis of parathyroid venous sampling. Radiology 95, 603 (1970)

3. Rothmund, M., Günther, R., Heicke, B., Brünner, H., Georgi, M., Kümmerle, F.: Selektive Blutentnahme und Parathormonbestimmung beim primären Hyperparathyreoidismus. Dtsch. Med. Wschr. 99, 2557 (1974)

4. Tomlinson, S., Clemente, V.R., Smith, W.J.G., Kendall, B.E., O`Riordan, J.L.H.: Selective catheterisation of the thyroid veins for preoperative localisation of parathyroid tumors. Brit. J. Surg. 61, 633 (1974)

Dr. M. Rothmund, Chirurgische Universitätsklinik
65oo Mainz, Langenbeckstr. 1

# 98. Primärer Hyperparathyreoidismus (1° HPT): Vitamin D im Plasma und cyclisches AMP im Urin in der postoperativen Phase

H. Schmidt-Gayk, H. Haueisen, I. Martiskainen, H. D. Röher

Medizinische Universitätsklinik (Direktor: Prof. Dr. G. Schettler) und Chirurgische Universitätsklinik (Direktor: Prof. Dr. F. Linder) Heidelberg

Die postoperative Phase beim 1°HPT erfordert eine sorgfältige Überwachung des Calcium-Haushalts. Vielfältige Störungen sind möglich:

a) eine Calcium-Verarmung des Skeletts,
b) eine verminderte Hormonsekretion der verbliebenen Epithelkörperchen, die lange Zeit supprimiert waren,
c) unzureichende oder zu weitgehende Entfernung von Nebenschilddrüsengewebe,
d) eine Verarmung an Vitamin D.

Wir versuchten, durch die Messung von Calcium und 25-OH-Vitamin D (25-OH-D) im Serum und zyklischem AMP (cAMP) im Urin eine Differenzierung der Calciumstoffwechselstörung in der postoperativen Phase zu erzielen.

Eine vermehrte Sekretion von Parathormon führt zu erhöhter Ausscheidung von cAMP (1). Wir bestimmten die renale Ausscheidung von cAMP bei 30 Kontrollpersonen und 30 Patienten mit gesichertem 1°HPT. Die Messungen von cAMP (2) und 25-OH-D (3) wurden mit kompetitiven Proteinbindungstests ausgeführt. Wir bezogen die ausgeschiedene cAMP-Menge auf die glomeruläre Filtrationsrate. Präoperativ war die Ausscheidung von cAMP bei 28 von 30 Patienten mit 1°HPT deutlich vermehrt, bei 2 Patienten im oberen Normbereich.

Nach Entfernung von Adenomen (14 Patienten) und Hyperplasien (3 Patienten) der Nebenschilddrüsen fiel die Ausscheidung von cAMP innerhalb von 48 Stunden - abgesehen von 2 Patienten - in den Kontrollbereich (27-45 nMol/l Glomerulumfiltrat) oder darunter. Bei zwei Patienten trat eine Normalisierung erst zu einem späteren Zeitpunkt auf.

Der weitere Verlauf war nicht einheitlich: eine Patientin entwickelte eine Hypocalcämie (Entfernung von 3 1/2 Nebenschilddrüsen, Hyperplasie) bei niedriger Ausscheidung von cAMP, so daß ein postoperativer Hypoparathyreoidismus anzunehmen war. Die Patientin benötigte hochdosiert Vitamin D oral. Weitere Kontrollen müssen zeigen, ob sich der verbliebene Gewebsrest erholt.

Bei den meisten Patienten wurde postoperativ nach anfänglicher Normalisierung wieder ein Anstieg der renalen Ausscheidung von cAMP festgestellt. Dieser Anstieg trat ein bis zwei Tage nach Unterschreiten des Serum-Calcium-Spiegels von 4,5 mval/l auf. Durch orale Calciumgaben ließ sich das Serumcalcium in den Normbereich heben. Damit ging ein Abfall der cAMP-Ausscheidung auf normale Werte einher. Die postoperative Hypocalcämie wurde besonders bei Calciumverarmung des Skeletts beobachtet.

Findet sich postoperativ eine vermehrte Ausscheidung von cAMP bei einer Hypocalcämie, ist aufgrund dieser eine regulatorische Mehrsekretion von Parathormon anzunehmen. Dafür spricht auch, daß sich postoperativ durch eine i.v. Calciuminfusion die erhöhte Ausscheidung von cAMP in den Normbereich senken läßt. Dagegen wird präoperativ durch eine Calciuminfusion die cAMP-Ausscheidung nicht wesentlich supprimiert (4), siehe Tabelle 1.

Tabelle 1: Einfluß einer Calciuminfusion auf Serum-Calcium und renale Ausscheidung von zyklischem AMP bei einer Patientin mit primärem Hyperparathyreoidismus.

| | präoperativ | | postoperativ | |
|---|---|---|---|---|
| | vor - | nach | vor - | nach |
| | Infusion | | Infusion | |
| Calcium mval/l | 5,1 | 5,6 | 4,3 | 5,4 |
| cAMP nMol/l GF | 111 | 113 | 89 | 49 |

Bei einer Patientin blieb trotz fortdauernder oraler Einnahme von 3,6 g $Ca^{++}$ der Calciumspiegel 3 Monate postoperativ um 4,2 mval/l, die Ausscheidung von cAMP war erhöht. Ursächlich für das Versagen, die Hypocalcämie zu korrigieren, wurde ein erniedrigter Plasmaspiegel von 25-OH-D festgestellt: 19 pMol/ml (normal 25-150). Erst durch die zusätzliche orale Gabe von Vitamin D wurde die Hypocalcämie und die erhöhte Ausscheidung von cAMP normalisiert. Im Vergleich zur Kontrollgruppe lagen die Spiegel von 25-OH-D bei den Patienten mit 1°HPT niedriger.

Zusammenfassung: Bei 30 Kontrollpersonen und 30 Patienten mit gesichertem primärem Hyperparathyreoidismus maßen wir die renale Ausscheidung von cAMP und die Plasmaspiegel von Vitamin-D In der postoperativen Phase wurden folgende Befunde erhoben:

1. Hypocalcämie und niedrige Ausscheidung von cAMP bei Unterfunktion oder Mangel an Nebenschilddrüsengewebe,

2. Hypocalcämie und erhöhte Ausscheidung von cAMP bei Calciummangel nach Calciumverarmung des Skeletts,
3. Hypocalcämie und erhöhte Ausscheidung von cAMP aufgrund Calciummangels nach Vitamin D - Verarmung.

Beim primären Hyperparathyreoidismus erlaubt somit die Messung von Vitamin D im Plasma und von cAMP im Urin die Differenzierung von postoperativ auftretenden Hypocalcämien.

Summary: In 30 controls and 30 patients with primary hyperparathyroidism 25-OH-vitamin D in serum and urinary cyclic AMP were determined by competitive protein binding assays. Removal of hyperplastic or adenomatous parathyroid glands resulted in hypocalcemia with

1. low urinary cyclic AMP in surgical hypoparathyreoidism
2. high urinary cyclic AMP in skeletal calcium deficiency,
3. high urinary cyclic AMP in 25-OH-vitamin D deficiency.

In calcium or vitamin D deficiency, therapy with calcium or calcium and vitamin D corrected hypocalcemia and urinary cyclic AMP.

## Literatur

1. Murad, F., Pak, C.Y.C.: Urinary excretion of adenosine 3`, 5`monophosphate and guanosine 3`, 5`- monophosphate. New Engl. J. of Med. 286, 1382 (1972)

2. Tovey, K.C., Oldham, K.G., Whelan, J.A.M.: A simple direct assay for cyclic AMP in plasma and other ciological samples using an improved competitive protein binding technique. Clin. Chim. Acta, 56, 221-234 (1974)

3. Edelstein, S., Charman, M., Lawson, D.E.M., Kodicek, E.: Competitive protein-binding assay for 25-hydroxycholecalciferol. Clin. Sci. and Mol. Med. 46, 231-240 (1974)

4. Schmidt-Gayk, H., Seyberth, H.W., Köhler, R. und H.D. Röher: Renale Ausscheidung von zyklischem AMP während der Infusion von Calcium bei Gesunden und Patienten mit primärem Hyperparathyreoidismus. Langenbecks Archiv f. Chir. Suppl. 49 (1973)

Dr. H. Schmidt-Gayk, Klin.-Chem. Labor der Medizinischen Universitätsklinik, 6900 Heidelberg, Bergheimer Str. 58

# 99. Früherkennung der Recidivgefährdung Strumektomierter mit Hilfe des TSH-Serumspiegels

A. Erdt, P. Bottermann, M. Fischer, G. Hör, W. Theisinger

Chirurgische Klinik und Poliklinik (Direktor: Prof. Dr. G. Maurer), II. Medizinische Klinik und Poliklinik (Direktor: Prof. Dr. H. Ley) und Nuklearmedizinische Klinik und Poliklinik (Direktor: Prof. Dr. H.W. Pabst) Rechts der Isar der Technischen Universität München

Die Früherkennung eines Recidivs bei strumektomierten Patienten ist aus chirurgischer Sicht wichtig. Recidivstrumektomien sind gegenüber Erstoperationen mit einer erhöhten Komplikationsrate wie Recurrensparese, Nachblutungen, Wundheilungsstörungen, Tetanien und Tracheomalazien belastet. Die Möglichkeiten einer Frühdiagnostik von Recidivstrumen waren zunächst auf rein klinische Überwachung, Radiojod-2-Phasen-Studium, Scanner-Szintigraphie beschränkt. Erweitert wurde dies durch Einbezug von nuklearmedizinischen in vitro-Untersuchungen einschließlich der Ergebnisse des Radio-Immun-Assay von TSH in Kombination mit TRH-Stimulation.

Methodik: Seit 1972 haben wir in einer Untersuchungsreihe 170 Patienten nach Strumektomie unter einheitlichen Gesichtspunkten nachuntersucht (3/4 Frauen, 1/4 Männer). Anamnese und klinische Untersuchung erfaßten im einzelnen Zeichen von Schilddrüsenfunktionsstörungen: Gewichtsveränderungen, Temperaturempfindlichkeit, Herzsensationen, Fingertremor, Augensymptome, Schlafstörungen, Nervosität, Atem- und Schluckbeschwerden, eine Vermehrung des Halsumfanges. Die schilddrüsenunspezifische Labordiagnostik betraf die Bestimmung der Serumelektrolyte, des Gesamtproteins, des Gesamtcholesterins, der alkalischen Phosphatase. Schilddrüsenspezifische nuklearmedizinische Untersuchungen berücksichtigten speziell die Ergebnisse der $T_3$-Bestimmung (kompetitive Proteinbindungsanalyse), Ermittlung des Gesamtthyroxins, quantitativ-radioimmunologische Erfassung der TSH-Basissekretion, bzw. der TSH-Basissekretion, bzw. der TSH-Sekretion nach TRH-Stimulation.

Ergebnisse: Von den 170 nachuntersuchten Patienten klagten 2/3 über Temperaturempfindlichkeit, hauptsächlich Kälteintoleranz, gesteigerte Nervosität, anfallweises Herzjagen, Fingerzittern und Schlafstörungen. Diejenigen Patienten, bei denen die Strumektomie 2 - 5 Jahre zurücklag, hatten nicht regelmäßig Schilddrüsenhormone eingenommen. 30% davon (45 Frauen, 12 Männer) hatten Recidive, meist I. bis II. Grades.

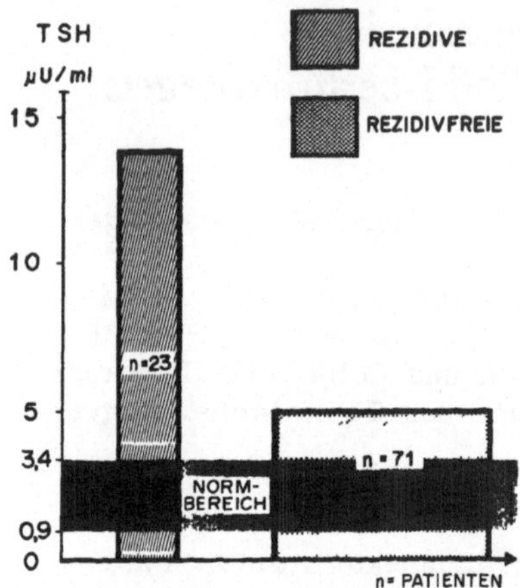


Abb. 1: TSH-Serumspiegel von 94 Patienten nach Strumektomie.

Trotz durch die Operation verkleinerter Restschilddrüse war im Radiojod-2-Phasentest kein eindeutig beschleunigter Radiojodumsatz zu erkennen. Der $T_3$-Wert und das Gesamtthyroxin zeigten bei den strumektomierten Patienten gegenüber Schilddrüsengesunden keine signifikanten Unterschiede. Bei einer Gruppe von 90 Patienten war der durchschnittliche Wert von $T_4$ bei 56 Patienten ohne Recidiv 7, 74 mcg/ 100 ml gegenüber 34 Patienten mit Recidiv 6, 91 mcg/ 100 ml. Die Werte des $T_3$-Testes verhielten sich analog. Die Messung des Funktionszustandes der Schilddrüse mit Hilfe dieser Parameter läßt die Gefahr eines Strumarecidivs also nicht sicher und nicht rechtzeitig erkennen. Die Auswertung unserer Untersuchungsreihe zeigte dagegen eine deutliche Erhöhung des TSH-Spiegels bei Recidivträgern gegenüber Patienten ohne Kropfrecidiv. Wir fanden im Mittel bei Recidivträgern TSH-Werte von 14, 02 µU/ml, bei recidivfreien Patienten Durchschnittswerte von 5, 05 µU/ml. Der Normalbereich liegt bei unserer Methode zwischen 0, 9 und 3, 4 µU/ml (Abb. 1).

Bei einer Gruppe von 16 Patienten führten wir eine TSH-Stimulation mit 200 mikrogramm TRH (Pyroglutymyl-histidyl-prolinamid) durch. Von den 16 Patienten waren 12 ohne Recidiv, 4 mit Recidiv. Die 12 Patienten ohne Recidiv hatten durchschnittlich einen TSH-Spiegel von 2, 57 µU/ml und einen TSH-Anstieg 30 Minuten nach TRH-Stimulation von durchschnittlich 10, 78 µU/ml. Bei den Patienten mit Recidiven ermittelten wir einen TSH-Basalsekretionswert von 13, 35 µU/ml und nach TRH-Stimulation einen TSH-Mittelwert von 43, 3 µU/ml. Daraus läßt sich schliessen, daß bei der Ermittlung der individuellen optimalen Substitutionsdosis die Bestimmung des basalen TSH-Spiegels der TSH-Anstieg nach TRH-Stimulation als zuverlässig gilt: Normalisierung der basalen TSH-

Werte und Anstieg des TSH um weniger als 5 µU/ml nach TRH-Stimulation waren sichere Kriterien einer ausreichenden Hypophysensuppression. Die dazu notwendige tägliche Dosis an Schilddrüsenhormonen betrug meist 100 µg l-Thyroxin und 20 µg l-Trijodthyronin, lag jedoch bei einem Drittel der Patienten bei 150 µg l-Thyroxin und 30 µg l-Trijodthyronin.

Es ergibt sich also, daß bei einem Recidivträger der ohnehin erhöhte TSH-Serumspiegel nach parenteraler Applikation von 200 µg TRH auf ein Vielfaches des Ausgangswertes steigt.

Zusammenfassung: Die Bestimmung des TSH-Serumspiegels, des zentralen Faktors für die Recidiventstehung einer Struma, ist der zuverlässigste Indikator zur rechtzeitigen Erkennung der Recidivgefährdung nach Strumektomie. Die funktionelle Reserve des Hypothalamus-Hypophysen-Systems erwies sich in eigenen Untersuchungen als wesentlich: TSH-Basalwerterhöhungen und TSH-Anstieg nach Stimulation mit TRH waren bei Recidivträgern signifikant erhöht. Da die Bestimmung der $T_3$- und $T_4$-Werte zur Recidiverkennung weniger geeignet sind, empfehlen wir zur Frage der optimalen postoperativen Substitutionstherapie die Bestimmung des TSH.

Summary: The determination of the serum level of TSH, the essential factor in goitrogenesis, was the best indicator in order to recognize imminent recurrence of goitre in strumectomized patients. The functional reserve of the hypothalamic-pituitary system proved to be important: Elevation of basic TSH level and increase of TSH after stimulation with TRH was significantly higher in patients with recurrent goitre. We, therefore, recommend this test for the postoperative surveillance of patients after strumectomy.

Literatur

1. Pickardt, C.R., Erhardt, S., Grüner, J., Heinze, H.G., Horn, K., Scriba, P.C.: Stimulierbarkeit der TSH-Sekretion durch TRH bei autonomen Adenomen der Schilddrüse. Dtsch. Med. Wschr. 98, 152 (1973)
2. Pickardt, C.R., Horn, K., Scriba, P.C.: Stimulation der TSH-Sekretion durch TRH bei blander Struma. Allg. Med. 48 258 (1972)
3. Steiner, H., Sorg, W., Zimmermann, G.: Strumarecidiv-Prophylaxe. Operative und medikamentöse Gesichtspunkte. Münch. Med. Wschr. 116, 1237 (1974)
4. Wagner, H., Hrubesch, M., Böckel, F., Vosberg, H.: TSH-Spiegel im Serum bei Gesunden und Patienten mit Schilddrüsenfunktionsstörungen vor und nach intravenöser Gabe von synthetischem Thyreotropin Releasing Hormon. Med. Welt 22, 1883 (1883).

Dr. A. Erdt, Chirurgische Klinik und Poliklinik rechts der Isar der TUM, 8000 München 80, Ismaniger Str. 22
Langenbecks Arch. Chir. Suppl. Chir. Forum 1975

# 100. Überprüfung der verläßlichen hypophysären Suppressionstherapie durch unterschiedliche Schilddrüsenhormondosierungen nach totaler Thyreoidektomie wegen eines differenzierten Schilddrüsen-Karzinoms

R. Wahl, M. Hüfner, H.-D. Röher, W. Papke

Chirurgische Universitätsklinik Heidelberg (Direktor: Prof. Dr. med. F. Linder) und Medizinische Universitäts-Poliklinik (Direktor: Prof. Dr. med. W. Hunstein)

Nach der radikalen chirurgischen Tumorentfernung durch totale Thyreoidektomie und der anschließenden Ausschaltung etwa noch verbliebenen jodspeicherungsfähigen Gewebes durch Radiojodbestrahlung stellt die Behandlung mit Schilddrüsenhormonpräparaten den dritten Eckpfeiler im komplexen Therapieplan histologisch differenzierter Schilddrüsencarcinome dar. Durch diese Suppressionsbehandlung soll der Wachstumsreiz des thyreotropen Hormons der Hypophyse (TSH) auf potentiell verbliebenes Tumor-Schilddrüsengewebe oder Metastasen ausgeschaltet werden, dementsprechend die Stimulierbarkeit der TSH-Sekretion speziell durch hypothalamische Reize (TRH) verhindert werden. Die herkömmliche Anwendung benutzt dazu die nach klinischen Kriterien bemessene, individuell noch verträgliche Höchstdosierung eines synthetischen reinen Thyroxin-oder kombinierten Thyroxin-Trijodthyronin-Präparates, in der Regel von o, 4 mg Thyroxin bzw. o, 4 mg Thyroxin + o, o8 mg Trijodthyronin pro Tag, wobei gemäß eigener langfristiger Kontrolluntersuchungen nicht unwesentliche hyperthyreote Erscheinungen in Kauf genommen werden.

Als aussagekräftigste Methode zur Überprüfung der hypophysären Regulation steht uns der TSH-Stimulationstest mit TRH, kurz TRH-Test, zur Verfügung, ergänzt durch die Bestimmung der peripheren Hormonkonzentrationen.

Untersuchungsziel: Die vorliegende Untersuchung verfolgt die Absicht, die tatsächlich erforderliche Schilddrüsenhormondosierung zu ermitteln, die einerseits eine zuverlässige TSH-Suppression gewährleistet, andererseits überflüssige und unerwünschte hyperthyreote Begleiterscheinungen vermeidet. Dabei interessieren folgende spezielle Fragen:

1. In welchem Bereich liegen Plasma $T_3$ und $T_4$-Werte bei einer Suppression mit o, 4 mg $T_4$ pro Tag , ist der TRH-Test erwartungsgemäß negativ?
2. Ist bei einer Dosisreduktion auf o, 2 mg $T_4$ pro Tag für zunächst 4 Wochen, dann für weitere 1o Wochen die TSH-Antwort auf TRH noch sicher supprimiert?

Tabelle 1: Verhalten von Plasma-$T_4$, i-$T_3$ und PBJ bei 13 athyreoten Patienten unter wechselnden Suppressionsbedingungen.

| | $T_4$ µg% (normal:4, 0-10, 5) | | $T_3$ ng/ml (normal:0, 85-1, 70) | | PBJ µ%(normal:3, 8-7, 9) | |
|---|---|---|---|---|---|---|
| | Mittelwert | Streuung | Mittelwert | Streuung | Mittelwert | Streuung |
| Dauersuppression mit 0, 4 mg $T_4$ | 13, 6±2, 3 | 9, 8 bis 16, 5 | 1, 60±0, 30 | 1, 20 bis 1, 87 | 12, 2 | 11, 2 bis 13, 0 |
| 0, 2 mg $T_4$ über 4 Wochen | 11, 3±2, 0 | 8, 0 bis 15, 5 | 1, 30±0, 30 | 1, 00 bis 1, 67 | 7, 2 | 5, 8 bis12, 4 |
| 0, 2 mg $T_4$ über 10 Wochen | 11, 6±3, 1 | 8, 1 bis 16, 5 | 1, 1 ±0, 4 | 0, 80 bis 1, 86 | 7, 7 | 5, 7 bis10, 3 |
| 0, 2 mg $T_4$ + 0, 04 mg $T_3$ über 4 Wochen | 13, 3±2, 3 | 10, 1 bis 18, 1 | 3, 0 ±0, 7 | 2, 55 bis 4, 30 | 8, 5 | 5, 5 bis12, 9 |

3. Ergeben sich bei Verwendung eines $T_3$-$T_4$-Kombinationspräparates erkennbare Vorteile in Hinblick auf die hypophysäre Suppression.

Methodik: Bei 13 gesichert athyreoten, metastasenfreien Patienten, die nach 2 bis 5 Jahre zurückliegender Thyreoidektomie und anschließender 2-maliger Radiojodbehandlung unter Dauersuppressionstherapie mit 0,4 mg L-Thyroxin standen, wurden folgende Parameter bestimmt: Plasma $T_4$, $T_3$, PBJ und TRH-Test, also TSH unmittelbar vor und 30 Minuten nach schneller intravenöser Gabe von 200 µgTRH.

Dieselben Untersuchungen wurden nach Reduktion der Suppressionsdosis auf 0,2 mg $T_4$ für 4 Wochen durchgeführt. Anschließend wurde auf ein Kombinationspräparat in der Dosierung von 0,2 mg $T_4$ und 0,04 mg $T_3$ umgesetzt und ebenfalls nach 4 Wochen die genannten Parameter untersucht. Im Folgenden wurde wieder auf 0,2 mg $T_4$ umgesetzt, diese Dosierung 10 Wochen lang beibehalten und erneut der beschriebene Untersuchungsgang durchlaufen.
Das Serum $T_4$ wurde mit dem Test nach Amersham-Buchler bestimmt. Die $T_3$-Bestimmung erfolgte mit Hilfe des Radioimmunoassays in der Modifikation von Hüfner und Hesch, die Bestimmung des PBJ nach der üblichen Routinemethode.
Der TRH-Test wurde entsprechend den Angaben des National Institute of Health in der Modifikation nach von zur Mühlen u.a. durchgeführt.

Ergebnisse
1) Unter Dauersuppression mit 0,4 mg L-Thyroxin lagen die $T_4$-Plasmaspiegel zwischen 9,8 und 16,8 µg% bei einem Mittelwert von 13,4 µg% überwiegend im hyperthyreoten Bereich, die $T_3$-Spiegel zwischen 1,2 und 2,1 ng/ml bei einem Mittelwert von 1,6 ng/ml ebenfalls. Das PBJ war in dieser Serie aus technischen Gründen nur bei 5 Patienten bestimmt worden und lag mit Werten zwischen 11,2 γ% und 13,0 γ% ebenfalls stets im hyperthyreoten Bereich. Die TSH-Werte lagen sämtlich vor und 30 Minuten nach dem Stimulationsversuch im Bereich zwischen 1,0 und 4,0 µU/ml, auf TRH-Gabe erfolgte kein signifikanter Anstieg, d.h. die TSH-Sekretion war vollständig supprimiert.

2) Nach Dosisreduktion auf 0,2 mg $T_4$ über 4 Wochen lag das Plasma-$T_4$ mit Werten zwischen 8,0 und 14,5 µg% bei einem Mittelwert von 11,3 µg% etwas niedriger im oberen Norm- bis unteren hyperthyreoten Bereich, ebenso i-$T_3$ zwischen 1,0 und 1,65 ng/ml bei einem Mittelwert von 1,3 ng/ml. Die PBJ-Spiegel waren ebenfalls gesunken (5,8 bis 12,4 γ% bei einem Mittelwert von 7,4 γ%). Der TRH-Test war auch hier stets negativ, mit TSH-Konzentrationen zwischen 3,0 µU/ml und 4,6 µU/ml vor TRH-Injektion und zwischen 3,0 µU/ml und 5,3 µU/ml danach. Auch bei den Patienten, bei denen hier die peripheren $T_4$- und $T_3$-Werte durchaus dem

Tabelle 2: TRH-Test bei 13 athyreoten Patienten unter wechselnden Suppressionsbedingungen.

| TSH $\mu U/ml$ | TSH vor Stimulation | | TSH nach Stimulation mit 200 $\mu g$ TRH | | $\triangle$ TSH | |
|---|---|---|---|---|---|---|
| | Mittel | Streuung | Mittel | Streuung | Mittel | Streuung |
| Dauersuppression mit 0,4 mg $T_4$ | 2,2 | 1,0 bis 3,8 | 2,3 | 1,0 bis 4,0 | + 0,1 | -0,8 bis +2,04 |
| 0,2 mg $T_4$ über 4 Wochen | 3,4 | 3,0 bis 4,6 | 3,4 | 3,0 bis 5,3 | + 0,01 | -1,1 bis +1,1 |
| 0,2 mg $T_4$ über 10 Wochen | 3,2 | 2,0 bis 5,2 | 3,8 | 2,0 bis 5,8 | + 0,5 | -1,3 bis +3,6 |
| 0,2 mg $T_4$ + 0,04 mg $T_3$ über 4 Wochen | 1,2 | 1,0 bis 2,0 | 1,3 | 1,0 bis 2,0 | + 0,1 | -0,5 bis +1,0 |

Normbereich angehörten, war bemerkenswerterweise kein TSH-Anstieg erfolgt.
Zur größeren Sicherheit der Aussage führten wir die Therapie mit lediglich 0,2 mg L-Thyroxin über weitere 10 Wochen durch. Dabei ergab sich im Vergleich zur 4-wöchigen Suppression mit derselben Dosis keine wesentliche Veränderung (Tabelle 1 und 2).

3) Umsetzen der Therapie auf das Kombinationspräparat hatte bei erneuter Bestimmung nach 4 Wochen einen Wiederanstieg der $T_4$-Konzentration und vor allem eine Erhöhung der $T_3$-Konzentration auf im Mittel 3,0 ± 0,7 ng/ml (2,55 bis 4,30 ng/ml) und somit weit in den hyperthyreoten Bereich zur Folge. Das PBJ zeigte demgegenüber nur einen leichten Anstieg. Der TRH-Test war hier stets eindeutig negativ.

Die Registrierung klinischer Symptome während des Testablaufs zeigte deutlich den Rückgang hyperthyreoter Erscheinungen nach Reduktion der Hormon-Dosis, sowie eine frappante Zunahme der Beschwerden bei Umsetzen auf das Kombinationspräparat, wofür wohl die auftretenden hohen $T_3$-Konzentrationen verantwortlich gemacht werden müssen.

Schlußfolgerung: Aus den Ergebnissen kann gefolgert werden, daß eine Suppressions-Therapie in der vergleichsweise niedrigen Dosierung von 0,2 mg $T_4$ pro Tag für eine vollständige TSH-Suppression in der Regel ausreicht, daß allenfalls für eine Dauersuppression aus Sicherheitsgründen die Dosierung von 0,3 mg $T_4$ angebracht ist. Die bisher routinemäßig geübte hohe Dosierung mit entsprechenden Nebenwirkungen ist nicht gerechtfertigt. Die Gabe eines $T_4$ und $T_3$ enthaltenden Kombinationspräparates bietet keinen erkennbaren Vorteil und ist wegen der hohen $T_3$-Spiegel und entsprechenden Nebenwirkungen nicht zu empfehlen.

Zusammenfassung: Bei 13 sicher athyreoten ehemaligen Schilddrüsen-Carcinomträgern wurden mit dem Ziel, der Verläßlichkeit der hormonellen Suppression der Hypophyse zu überprüfen, unter verschieden dosierter Therapie mit reinem L-Thyroxin und mit einer $T_3$-$T_4$-Kombination der TRH-Test durchgeführt und die peripheren Hormonkonzentrationen gemessen. Die Ergebnisse zeigen, daß im Gegensatz zum üblichen Vorgehen eine niedrigere Dosierung von 0,2 bis 0,3 mg $T_4$ pro Tag ausreicht, um die TSH-Stimulierbarkeit vollständig zu unterdrücken und weiter, daß die Kombination von $T_3$ + $T_4$ bei erhöhten Nebenwirkungen keine erkennbaren Vorteile bietet.

Summary: The reliability of pituitary suppression by administration of l-thyroxin ($t_4$) or a combination of thyroxin and triiodothyronin ($t_3$) of variable dosage following radical surgery for thyroid cancer in 13 patients was investigated by means of TRH-test and measurement of serum hormone levels. In contrary to generally applied higher doses the results were able to demonstrate that 0. 2 to 0. 3 mg l-thyroxin is a sufficient dosage for a complete suppression of TSH-stimulation. In the presence of obviously more side effects the treatment with a combination of $t_4$ and $t_3$ is not of any advantage.

Literatur


1. Ormston, B. J. et al.: Thyrotropin Releasing Hormone as a Thyroid-Function Test . Lancet July 3, 10-14 (1971)

2. v. z. Mühlen, A., Emrich, D.: Zur Methodik der radioimmunchemischen Bestimmung von menschlichem thyreotropem Hormon. Zschr. Klin. Chem. 9, 257 - 265 (1971)

3. Braverman, L. E. et al.: Conversion of Thyroxine ($T_4$) to Trijodthyronine ($T_3$) in Athyreotic Human Subjects. J. Clin. Invest. 49, 855 - 863 (1970)

4. Pickardt, C. R. et al.: Stimulation der TSH-Sekretion durch TRH bei blander Struma: Diagnostische Bedeutung und pathophysiologische Folgerungen. Klin. Wschr. 50, 1134 - 1137 (1972)

5. Hüfner, M. und Hesch, R. D.: Radioimmunoassay for Trijodthyronine in Human Serum. Acta endocr. 72, 464 - 474 (1973)



Dr. R. Wahl, Chirurgische Universitätsklinik
69oo Heidelberg, Im Neuenheimer Feld

## Chirurgisches Forum 1976
## (München, 28. April–1. Mai 1976)

*Vortragsanmeldungen*

Die Sitzungen des Forum sind ein fester Bestandteil im Gesamtkongreßprogramm. Sie bestehen aus 8-Minuten-Vorträgen mit ausreichender Diskussionszeit über Ergebnisse aus der experimentellen und klinischen Forschung. Zur Beteiligung sind bevorzugt der chirurgische Nachwuchs, aber auch junge Forscher aus anderen medizinischen Fachgebieten zur Pflege interdisziplinärer Kontakte aufgefordert. Verhandlungssprachen sind Deutsch und Englisch.

Als Leitthemen der einzelnen Sitzungen sind vorgesehen: Schock, Herz, Gefäßsystem, Lunge, Magen und Darm, Leber-Galle-Pankreas, Niere, Transplantation, endokrine Organe, Trauma, prä- und postoperative Behandlung, Wundheilung und -behandlung.

Die Auswahl der Sitzungstitel für das endgültige Programm richtet sich nach dem zahlenmäßigen Überwiegen der eingereichten Beiträge zu den verschiedenen Themenkreisen auf der Basis der Qualitätsbewertung (siehe 5).

*Bedingungen*

1. Für die Anmeldung ist eine Kurzfassung in sechsfacher Ausfertigung bis spätestens 30. September 1975 an den Forum-Ausschuß der Deutschen Gesellschaft für Chirurgie

   Sekretariat „Chirurgisches Forum"
   Chirurgische Universitätsklinik
   6900 Heidelberg

   einzusenden.
2. Die Kurzfassung soll in klarer Gliederung ausschließlich objektive Fakten über die Zahl der Untersuchungen oder Experimente, die angewandten Methoden und endgültige Ergebnisse enthalten. Ausführliche Einleitungen, historische Daten und Literaturübersichten sind zu vermeiden. Nur Mitteilungen von *wesentlichem Informationswert* ermöglichen eine sachliche Beurteilung durch die Mitglieder des wissenschaftlichen Beirats.
3. Der Kurzfassung voranzustellen sind die Namen der Autoren, beginnend mit dem Vortragenden mit akademischem Grad sowie Anschrift ihrer Klinik bzw. Institutszugehörigkeit. Es folgt der Arbeitstitel. Der Umfang darf 2 Seiten (doppelter Zeilenabstand, 4 cm Rand) nicht überschreiten. Die Einsendung hat per Einschreiben zu erfolgen. Sammelsendungen einer Klinik bzw. eines Institutes ist eine Liste der Einzelbeiträge beizufügen.
4. Die Beiträge sollen von den Autoren durch einen Vermerk für eine der oben zitierten Forum-Sitzungen vorgeschlagen werden.
5. Vor der Sitzung des Forum-Ausschusses werden die Beiträge anonym (ohne Nennung der Autoren und der Herkunft) zur Beurteilung an die Mitglieder des wissenschaftlichen Beirats versandt (Bestimmungen für den Forum-Ausschuß siehe Mitteilungen Heft 3/1973 S. 70)

6. Die Autoren der angenommenen Beiträge werden bis zur ersten Novemberwoche 1975 verständigt. Das endgültige Manuskript (s. 8) muß in doppelter Ausfertigung bis zum 31. Dezember 1975 an das Forum-Sekretariat der Deutschen Gesellschaft für Chirurgie eingereicht werden (siehe 1).

7. Die endgültige Fassung wird in einem eigenen zitierfähigen Forum-Band als Supplement des Langenbecks Archiv vor dem nächsten Kongreß gedruckt vorliegen. Sie darf den Umfang von *insgesamt 3 Schreibmaschinenseiten DIN A 4 mit je 35 Zeilen bei 1 1/2zeiliger Schaltung nicht überschreiten.*

8. Die Manuskripte sind mit klarer Gliederung (Zielsetzung, Methodik, Ergebnisse) und einer *Zusammenfassung* auf Deutsch und Englisch einzureichen.

9. Zusätzlich ist die Wiedergabe von 2 Schwarz-weiß-Abbildungen (schematische Strichabbildungen oder Halbtonbilder) und 2 Tabellen möglich. Die eingereichten Vorlagen müssen unmittelbar zur Reproduktion geeignet sein. Aus Zeitgründen sind nachträgliche Umzeichnungen durch den Verlag grundsätzlich nicht möglich; auch Xeroxkopien sind nicht akzeptabel. Für *Strichzeichnungen* werden scharf gezeichnete Photographien der Reinzeichnungen in 125% der gewünschten Endgröße erbeten. Die Beschriftung darf nicht zu klein sein; die eingereichten Vorlagen müssen auf jeden Fall eine nachträgliche Verkleinerung auf 4/5 zulassen und den zur Verfügung stehenden Schreibsatzrahmen von 15 x 24 cm nicht überschreiten.

   *Halbtonbilder* sollen als rechtwinklig beschnittene kontrastreiche Hochglanzfotos in der gewünschten Endgröße eingereicht werden, sie dürfen den verfügbaren Satzspiegel im Druck (12 x 19,5 cm) nicht überschreiten.

   *Tabellen* sind als *Original*-Manuskriptseiten zur direkten Übernahme willkommen.

   Für jede Abbildung und Tabelle wird eine kurze prägnante Legende auf besonderem Blatt erbeten.

   Die Bibliographie soll 5 Zitate nicht überschreiten.

10. Die redaktionellen Vorschriften sind sorgfältig zu beachten. Gelegentlich trotzdem erforderlich werdende redaktionelle Änderungen im Rahmen der gegebenen Vorschriften behält sich die Schriftleitung vor.

11. Manuskripte, die bis zum 31. Dezember 1975 nicht eingegangen sind, können im Forum-Band nicht berücksichtigt werden und schließen eine Aufnahme im endgültigen Kongreßprogramm aus.

12. Von jedem Beitrag werden 40 Sonderdrucke kostenlos zur Verfügung gestellt.

13. Grundsätzlich ist die Anmeldung mehrerer verschiedener Beiträge zulässig. Die Auswahl durch den wissenschaftlichen Beirat orientiert sich jedoch grundsätzlich dahingehend, daß jeder Verfasser im endgültigen Programm als *Erstautor* nur *einmal* erscheinen kann.

14. Die gleichzeitige Anmeldung eines Beitrags für eine andere Kongreßsitzung schließt seine Berücksichtigung gänzlich aus.

Wissenschaftlicher Beirat im Forum-Ausschuß
der Deutschen Gesellschaft für Chirurgie

F. Linder – Heidelberg